现代公立中医医院
运营管理实践
与案例解析

农雯琦　郑　焰　陆瑜萍　主编

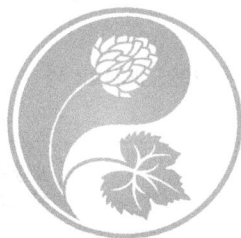

化学工业出版社

·北京·

内容简介

本书共分为九章，分别为公立中医医院运营管理概述、公立中医医院运营管理体系建设、公立中医医院以战略为导向的全面预算管理、公立中医医院战略成本管理、公立中医医院绩效管理、公立中医医院内部控制建设、公立中医医院资产精细化管理、公立中医医院运营管理信息化建设、公立中医医院运营管理评价体系。第一章作为总纲，系统剖析公立中医医院运营管理的政策背景、发展历程、核心特点与核心挑战。第二章至第九章则从体系建设、工具方法、专项管理三大维度切入，形成"战略—执行—评价"的闭环。全书系统构建了公立中医医院运营管理的完整框架，聚焦如何在坚守公益性与中医特色的同时提升现代管理效能。本书可供医院管理者、政策制定者及医院管理方面的研究者参考阅读。

图书在版编目（CIP）数据

现代公立中医医院运营管理实践与案例解析 / 农雯琦，郑焰，陆瑜萍主编． -- 北京 ：化学工业出版社，2025．8． -- ISBN 978-7-122-48449-9

Ⅰ．R197.4

中国国家版本馆 CIP 数据核字第 2025GK3142 号

责任编辑：赵兰江 　　　　　　　　　　　　　文字编辑：何　芳
责任校对：李雨晴 　　　　　　　　　　　　　装帧设计：张　辉

出版发行：化学工业出版社（北京市东城区青年湖南街 13 号　邮政编码 100011）
印　　装：北京科印技术咨询服务有限公司数码印刷分部
710mm×1000mm　1/16　印张 30¼　字数 595 千字　2025 年 11 月北京第 1 版第 1 次印刷

购书咨询：010-64518888 　　　　　　　　　　售后服务：010-64518899
网　　址：http://www.cip.com.cn
凡购买本书，如有缺损质量问题，本社销售中心负责调换。

定　　价：198.00 元

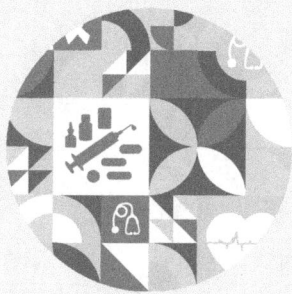

编写人员名单

主　编　农雯琦　郑　焰　陆瑜萍

副主编　龚　颖　刘丽娟　罗　瑄

　　　　　洪　佳

编　者　农雯琦　郑　焰　陆瑜萍

　　　　　龚　颖　刘丽娟　罗　瑄

　　　　　洪　佳　唐连连　刘　璐

　　　　　黄佳锐　覃钰津　林绍琴

　　　　　周巧春　王小莺　刘萌萌

　　　　　韦锦山　梁越群　霍鑫鑫

　　　　　彭慧儒　周　颖　易璟仪

　　　　　卢　陆　田晶晶

前言

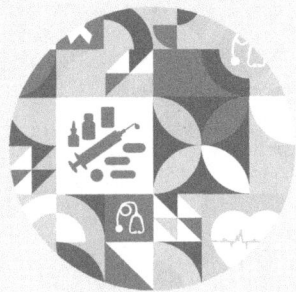

　　中医药是中华民族的瑰宝，承载着数千年的智慧积淀，其独特的理论体系和临床实践为人类健康事业作出了不可替代的贡献。近年来，随着《中华人民共和国中医药法》《"十四五"中医药发展规划》等的相继出台，中医药事业迎来了前所未有的发展机遇。然而，在公立医院改革持续深化、医保支付方式革新（如DRG/DIP）、医疗服务要求不断提升的背景下，公立中医医院如何在坚持中医药特色的同时实现现代化、精细化的运营管理，成为亟待解决的重要课题。本书正是基于这一时代命题，系统梳理了公立中医医院运营管理的理论与实践路径，旨在为行业提供兼具战略高度与实操价值的参考指南。

　　当前，公立中医医院正面临双重使命：一方面，需积极响应国家"传承精华、守正创新"的号召，推动中医药服务能力提升；另一方面，必须适应现代医院管理制度的要求，破解运营效率、成本控制、资源配置等管理难题。这种双重属性使得公立中医医院的运营管理既不同于综合医院，也区别于传统中医机构。例如，中药饮片的使用率、中医非药物疗法的推广、中西医结合诊疗模式的探索，均对医院的成本核算、绩效评价、内部控制等环节提出了特殊要求。与此同时，DRG支付改革、公立医院绩效考核、智慧医院建设等政策压力，进一步倒逼中医医院在管理模式上突破创新。本书的编写，正是为了回应这一复杂背景下的现实需求。本书通过整合政策分析、理论框架、实践案例与工具方法，试图构建一个既符合中医药发展规律，又适配现代管理科学的运营管理体系，助力公立中医医院在变革中实现高质量发展。

　　本书共分为九章，内容层层递进，覆盖公立中医医院运营管理的全周期：

第一章作为总纲，系统剖析公立中医医院运营管理的政策背景、发展历程、核心特点与核心挑战。本章特别强调公立中医医院在"公益性"与"可持续性"之间的平衡逻辑，并指出中医药服务定价机制不完善、中西医协同机制待优化等深层次问题，为后续章节的展开奠定基调。

第二章至第九章则从体系建设、工具方法、专项管理三大维度切入，形成"战略—执行—评价"的闭环。

体系建设篇（第二章）：聚焦运营管理的组织架构、制度规范、控制流程与评价机制，提出"四维一体"的模型框架，并辅以典型案例说明如何将抽象的制度转化为可操作的管理动作。

工具方法篇（第三至第五章）：深入解析全面预算管理、战略成本管理与绩效管理三大核心工具。例如，在预算管理中融入"中医优势病种培育""中药制剂研发"等战略目标；在成本控制环节结合 DRG 改革，设计"病种—中医药—疗效"三维成本分析模型；在绩效评价中纳入"中医治疗参与率""患者中医药服务满意度"等特色指标，凸显中医医院的管理导向。

专项管理篇（第六至第九章）：针对内部控制、资产精细化管理、信息化、评价体系等关键领域展开专论。其中，第七章提出"供应链全周期管理"方案，解决饮片损耗、煎药效率等痛点；第八章构建"特色数据中台"，整合电子病历、成本数据与疗效反馈，为管理决策提供智能支持；第九章独创"运营健康度指数"，从服务能力、效率、效益、发展潜力四个维度量化医院运营质量。

全书贯穿"理论—工具—案例"三位一体的写作逻辑，每章末节均附有真实管理案例。例如，某三甲中医医院通过战略成本管理实现 DRG 结余率提升，某省级中医院借助信息化平台将资产周转率提高等。这些案例不仅验证了管理工具的有效性，更为读者提供了可参考的实践经验。

本书的独特价值在于打破"中医"与"管理"的学科壁垒，致力于解决两大核心问题：

1. 如何将现代管理工具"中医化"

例如，传统全面预算管理多聚焦财务指标，本书则提出"战略地图"方法，将"中医重点专科建设""名老中医经验传承"等非财务目标转化为可量化的预算条目；在内部控制设计中，特别关注中药采购中的质量风险、中医师执业规范性等关键控制点。

2. 如何通过管理创新释放中医药价值

例如，在绩效管理中，设计"西学中"考核机制，鼓励西医科室合理应用中医药技术；在成本管理中，通过"辨证施护"路径优化，降低患者平均住院日的同时提升中医护理收入占比。这些创新均体现了"以管理促医疗，以疗效显特色"的核心理念。

本书面向以下四类读者群体。

医院管理者：可通过第三章至第五章的系统学习，掌握预算编制、成本管控与绩效激励的落地方法。

政策制定者：第一章的政策趋势分析与第九章的评价体系设计，可为行业标准制定提供参考。

学术研究者：书中提出的"中医医院DRG成本模型""运营健康度指数"等原创框架，可作为进一步研究的理论起点。

医学院校师生：案例库与实操工具包（如附录中的预算编制模板、内部控制流程图）可作为教学与实践的桥梁。

建议读者根据自身需求选择性精读。管理者可重点关注第二、五、八章；研究者可深入研读第四、九章的理论模型；临床科室负责人则可从第六章内部控制与第七章资产管理的案例中汲取科室运营灵感。

本书的成稿得益于国家及省、市级中医药管理局相关政策的支持，在此衷心感谢。感谢参与本书编写及提出宝贵意见的医院领导、专家、学者，感谢他们对本书撰写付出的专业贡献，他们的真知灼见让本书的学术性与实践性得以统一。同时也特别感谢化学工业出版社的编辑和出版人员对本书顺利出版所给予的支持和帮助。

未来，随着人工智能、区块链等技术在医疗领域的渗透，中医医院运营管理必将面临新的变革。我们期待本书能抛砖引玉，激发更多同行投身于这一领域的研究与实践，共同书写中医药事业与现代医院管理融合发展的新篇章。

由于时间和水平关系，书中难免出现纰漏和不足，恳请读者批评指正！

编者

2025 年 4 月

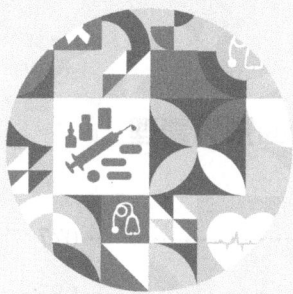

目录

第九章 公立中医医院运营管理评价体系 | 424

参考文献 | 469

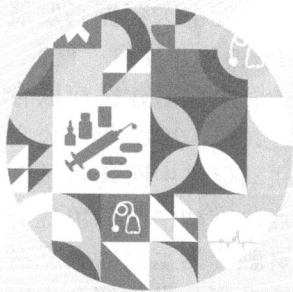

公立中医医院运营管理概述

第一节 国家政策背景与发展趋势

一、国家政策背景

（一）医药体制改革不断深化

自 2009 年 3 月《中共中央国务院关于深化医药卫生体制改革的意见》出台后，新一轮医药卫生服务改革揭开序幕，改革分为有效解决"看病难、看病贵"的短期目标，以及"建立健全覆盖城乡居民的基本医疗卫生制度，为群众提供安全、有效、方便、价廉的医疗卫生服务"的总体目标。

深化医药卫生体制改革重要任务之一的公立医院改革自 2009 年开始试点，2011 年逐步推开，从公立医院管理体制、运行机制和监管机制等方面逐步推进。2014 年，公立医院改革重点解决公立医院规划布局不合理、公益性不强、管理制度不健全、就医秩序不规范以及综合改革不配套等问题。2015 年，公立医院综合改革在全国所有县（市）全面推开，涉及 100 个地级以上城市。2016 年，医药卫生体制改革强调同步推进公立中医医院综合改革，制定实施差别化的价格调整、绩效考核等政策，建立维护公益性、突出中医药特色优势的公立中医医院运行新机制。2017 年 9 月公立医院综合改革全面推开，所有公立医院全部取消药品加成（中药饮片除外）。同时，国家全面推进建立以按病种付费为主的多元复合型医保支付方式，选择部分地区开展按疾病诊断相关分组（diagnosis related groups，DRG）付费试点，并鼓励其他地方积极探索。2019 年，公立医院改革强调支持中医药事业传承创新发展，发挥中医药在治未病、重大疾病治疗、疾病康复中的重要作用，完善中医药服务体系和符合中医药特点的医保支付政策。2020—2021 年，公立医院改革强调推动公立医院高质量发展，完善并深入实施三级公立医院绩效考核，推动中医药振兴发展，实施中医药振兴发展重大工程，支持打造一批国家中医药传承创新中心、中西医协同"旗舰"医院、中医特色重点医院、国家中医疫病防治基地，推进中医医院牵头组建医疗联合体，完善符合中医药特点的医保支付政策，发布中医优势病种。2022 年，公立医院改革推进中医药综合改革。开展医疗、医保、医药联动促进中医药传承创新发展试点。选择部分地区开展医保支持中医药发展试点，推动中医特色优势病种按病种付费。2024 年，公立医院改革强调推进以业财融合为重点的公立医院运营管理。加强公立医院债务风险管控，指导推动各地有序分类化解公立医院长期债务。

回望改革 15 年，随着各项政策措施的切实推进，中国人民平均健康状况不断改善，合理用药水平不断提升，基本医疗保险覆盖率稳定在 95% 以上，个人自付卫生支出大幅下降，群众看病难、看病贵的问题得到了有效缓解。我国医疗资源总量虽然逐年增长，但资源分布不均、服务质量参差不齐等问题依然突出，卫生服务可得性还可进一步提高，群众看病成本仍有很大下降空间，因此医改的步伐不容懈怠。

（二）"以药养医"补偿机制的破除

"以药养医"一直被认为是造成看病贵的重要原因，取消"以药养医"，理顺医药价格，打击药价虚高，建立科学合理的补偿机制，坚持公立医院的公益性，完善医疗保障制度是推进公立医院改革的一剂良药。2009 年新医改明确了"医药分开"的改革方向，明确逐步将公立医院补偿由服务收费、药品加成收入和财政补助三个渠道改为服务收费和财政补助两个渠道。而近年来，国家财政投入占比逐年减少，"以药养医"补偿机制的破除对医院的经费结构冲击巨大，医院亟需建立以医疗服务为主导的新运行机制。在此背景下，公立医院亟需加强运营管理，缓解运行压力，提升内部资源配置和运营管理效率。

（三）医保支付方式改革推进

医保支付方式改革作为深化医改的重要环节，在"三医联动"中发挥关键作用。从改革路径来看，2018 年国家医疗保障局成立以来，相继开展了一系列工作。从启动 DRG 试点至今，分阶段、分地区试点是我国医保支付方式改革的主要特点。2019 年 6 月首次推行 30 个城市 DRG 试点工作，2020 年 11 月进一步推行 71 个城市按病种分值付费（diagnosis-intervention packet，DIP）试点工作。从改革内容看，从单一的付费方式向按病种、按疾病诊断相关分组付费为主，按床日、按人头、按服务单元付费等协同发展的多元复合型支付方式转变。从强调控费向基于控费、提升医疗服务质量与效率、强调改革联动性的方向转变。

随着医保支付方式改革、药耗带量采购、公立医院绩效考核等重点工作深入推进，公立医院运行压力不断加大，不仅要考虑内部成本控制，还要面临区域医保总额下与其他医院资源的竞争。随着 DRG/DIP 支付方式在全国范围内推开，公立医院预算、成本、绩效管理等运营重点环节面临的挑战将促使公立医院加强内部精细化管理、转变诊疗行为、提高医疗质量、控制医疗费用不合理增长，实现为群众提供优质、有效、便捷的医疗服务的目的。

（四）医保基金监管加强

随着基本医疗保险的覆盖范围不断扩大，医疗服务的供给数量大幅提升，医保基金监管的压力和形势越来越严峻。为保障参保者的利益，保障医保制度的可持续发展，规范医疗服务行为，近年来我国不断加强对医保基金的监管。

自 2018 年 9 月起，国家医保局会同国家卫健委、公安部、国家药监局联合开展打击欺诈骗取医疗保障基金专项整治行动，并组织开展飞行检查，在全国范围内严查部分医疗机构的基金违规使用情况，实现了对各类欺诈骗保违约违规行为的高压震慑，对我国公立医院的发展提出了更高标准的要求。2021 年 5 月 1 日《医疗保障基金使用监督管理条例》（国务院令第 735 号）正式实施，标志着我国医保基金监管逐步趋于法治化和规范化。国家医保部门对医保诊疗行为、准入标准、医保病历、医保收费等进行全方位监控，其智能审核、人工稽核、飞行检查等多样化的监管手段和力度，也警示医院必须主动转变思想理念，完善院内的医保审核机制，合法合规使用医保基金，提高自身医保物价精细化管理水平。同时，DRG/DIP 付费改革的快速落地降低了参保患者的自费负担，提升了医保基金的使用效能，重构了医疗机构的内部运行机制，但也给医保基金监管带来新的挑战。虚编高套、分解住院、转嫁费用、服务不足等违规行为，对医保基金监管理念、手段、队伍等都提出了更高的要求。

因此，公立医院目前正面临着医保基金监管高压态势和医保管理精细化水平不足的双重考验。医保基金控费管理工作是医院医保管理体系的一个核心分支，对于把控不合理医疗费用支出、规范医疗收费行为具有重要影响，需探索将医保控费和医保支付方式改革等医保重点工作紧密关联，以推进医保基金监管实现从医疗费用质控到医疗费用和医疗质量双质控的转变。

（五）中医药发展迎来新机遇

2016 年，国务院印发《中医药发展战略规划纲要（2016—2030 年）》，中医药发展上升为国家战略；之后，经国务院同意，建立了国务院中医药工作部际联席会议制度，进一步加强对中医药工作的组织领导，强化部门间协调配合，统筹做好中医药工作。2016 年 12 月通过了《中华人民共和国中医药法》，为扶持和促进中医药事业发展提供了法律依据，开辟了依法促进、保障中医药事业发展的新局面。2017年10月，"中西医并重"方针写入党的十九大报告。为贯彻落实党的方针政策和中医药法等有关规定，2017~2018年相继出台《中医医术确有专长人员医师资格考核注册管理暂行办法》和《中医诊所备案管理暂行办法》以及《古代经典名方中药复方制剂简化注册审批管理规定》等多项配套制度与规定，全国有26个省份结合实际颁布新制定或修订的地方中医药法规，同时各级人大积极指导和监督中医药相关法律的贯彻落实，我国中医药服务体系不断完善，服务能力稳步提升，在维护和促进人民群众身心健康中的独特作用进一步彰显。2019年，中共中央、国务院印发《中共中央　国务院关于促进中医药传承创新发展的意见》，全国中医药大会召开，进一步彰显党中央对中医药工作的重视。2020年实施的《中华人民共和国基本医疗卫生与健康促进法》，进一步明确国家要大力发展中医药事业，坚持中西医并重、传承与创新相结合。2021年国务院办公厅印发《关于加快中医药特色发展的若干政策措施》，2023年国务院办公厅印发《中医药振兴发展重大工程实施方案》，均与"十四五"发展规划紧密衔接，进一步加大对中医药发展的支持和促进力度。一系列中医药利好政策连续出台，顶层设计不断完善，发展环境持续优化，中医药发展迎来新的发展机遇。

因此，公立中医医院要启动中医特色重点医院项目建设，以名医、名科、名药带动中医医院特色发展，发挥辐射和示范作用。在中医医院建设与管理中注重遵循中医药发展规律。同时，在公立中医医院绩效考核和中医医院评审等工作中突出中医内涵，发挥中医药特色优势，修订公立中医医院绩效考核指标体系和中医医院评审标准，常态化推进公立中医医院绩效考核工作，引导中医医院落实功能定位，坚持以中医为主的办院方向。围绕中医治疗具有优势的病种，推广应用中医诊疗方案和临床路径，促进中医医疗机构因病施治、规范诊疗。

（六）"三明医改"启动全国推广进程

2024年8月30日，国家卫生健康委召开"推广三明医改经验"专题新闻发布会，明确要求至2029年实现全国范围内三明模式"因地制宜"推广全覆盖。此次政策推进标志着医改进入深水区的攻坚阶段，对公立医院尤其是公立中医医院运营管理将产生以下影响。

1. 药耗集采和医疗服务价格动态调整

三明模式通过"三医联动"实现药品耗材集采全覆盖，同步建立"腾笼换鸟"调价机制，减轻了患者的医疗费用负担。这将促使公立中医医院在运营管理中更加注重医疗服务的内涵建设，通过提高中医诊疗技术的附加值，提高医疗服务比重，确保结构更加合理。

2. 医保基金"双打包"支付

三明医改推行医保基金"双打包"支付，即按疾病诊断相关分组（DRG）

或按病种分值付费（DIP）等支付方式，这将促使公立中医医院加强中医优势病种管理，更加注重费用控制。

3. 建立以健康产出和服务质量为导向的公立医院绩效考核体系

三明医改强调建立以健康产出和服务质量为导向的公立医院绩效考核体系，这需要公立中医医院加强内部管理，提高运营效率和服务质量。

4. 实施全员岗位目标年薪制与绩效年薪制

绩效年薪制与医务人员的服务质量和工作效率挂钩，这将促使公立中医医院绩效分配向中医特色技术倾斜，保证薪酬体系更加科学合理，以吸引和留住优秀人才。

二、国家政策发展趋势

在破除"以药养医"补偿机制、不断深化医保支付方式改革、不断加强医保基金监管和不断加深对中医药工作重视程度的背景下，国家陆续颁布多部法律法规，为我国公立中医医院运营管理实践提供了政策指导。

（一）《关于同步推进公立中医医院综合改革的实施意见》

为深入贯彻落实《国务院办公厅关于全面推开县级公立医院综合改革的实施意见》（国办发〔2015〕33号）、《国务院办公厅关于城市公立医院综合改革试点的指导意见》（国办发〔2015〕38号）、《国务院办公厅关于推进分级诊疗制度建设的指导意见》（国办发〔2015〕70号）和各个医改文件对公立中医医院综合改革政策要求，同步做好公立中医医院综合改革，充分发挥中医药（含民族医药，下同）特色优势，更好服务百姓健康，2015年11月国家卫健委、中医药管理局提出《关于同步推进公立中医医院综合改革的实施意见》（以下简称《意见》）。

《意见》从优化公立中医医院收入结构、鼓励和规范中药饮片使用、加快理顺中医医疗服务价格等方面为公立中医医院有效运行提出新机制，鼓励中医药服务提供和使用。同时，鼓励各地探索符合中医药和中医医院特点与实际情况的医保支付政策及措施，引导中医医院和医务人员充分发挥中医药特色和优势。

（二）《国务院深化医药卫生体制改革领导小组关于进一步推广深化医药卫生体制改革经验的若干意见》

新一轮医改启动以来，特别是党的十八大以来，我国深化医改取得重大进展和明显成效。为了在改革爬坡过坎的关键时期，总结推广前期深化医改获得的好做法和成熟经验，充分发挥典型经验对全局改革的示范、突破、带动作用，2016年11月，中共中央办公厅、国务院办公厅转发了《国务院深化医药卫生体制改革领导小组关于进一步推广深化医药卫生体制改革经验的若干意见》（以下简称《若干意见》）。《若干意见》在深化医药卫生体制改革的背景下，从运行新机制、推进支付方式改革、建立现代医院管理制度、分级诊疗制度建设等方面对公立医院提出发展新要求。

在公立医院运行机制建设方面，《若干意见》强调要按照腾空间、调结构、保衔接的基本路径逐步顺医疗服务价格，重点提高体现医务人员技术劳务价值的诊疗、手术、护理、康复和中医等医疗项目价格，降低大型医用设备检查治疗和检验等价格，并做好与医保支付、分级诊疗、费用控制等政策的相互衔接。通过综合施策，逐步增加医疗服务收入（不含药品、耗材、检查、化验收入）在医院总收入中的比例。

在现代医院管理制度建设方面，《若干意见》强调要实施公立医院绩效考核。建立以公益性为导向的考核评价体系，突出功能定位、职责履行、社会满意度、费用控制、运行绩效、财务管理等指标。同时强调公立医院加强精细化管理，完善医疗质量安全管理制度，健全质量监控考评体系，实行全面预算管理，开展成本核算，全面分析收支情况、预算执行、成本效率和偿债能力等，作为医院运行管理决策的重要依据。

在分级诊疗制度建设方面，强调组建医疗联合体，在医疗联合体内部明确城市三级医院、二级医院和基层医疗卫生机构的责权利关系，签订双向转诊协议，健全相关管理、运行和考核等机制。同时，发挥中医药服务优势。在提高中医医疗服务价格、体现中医药技术劳务价值的基础上，合理确定中医按病种支付标准。

（三）《国务院办公厅关于加强三级公立医院绩效考核工作的意见》《国家三级公立中医医院绩效考核操作手册（2024版）》

2019年，为进一步深化公立医院改革，推进现代医院管理制度建设，通过绩效考核推动三级公立医院在发展方式上由规模扩张型转向质量效率型，在管理模式上由粗放的行政化管理转向全方位的绩效管理，促进收入分配更科学更公平，实现效率提高和质量提升，促进公立医院综合改革政策落地见效，国务院办公厅提出《关于加强三级公立医院绩效考核工作的意见》。2024年3月，国家中医药管理局结合最新政策文件，组织专家研究，修订形成《国家三级公立中医医院绩效考核操作手册（2024版）》。

三级公立中医医院绩效考核指标体系由医疗质量、运营效率、持续发展、满意度评价等四个方面的指标构成。一是医疗质量指标方面，除了涉及医院医疗质量、合理用药、服务流程方面，还重点关注"门诊中药处方比例""门诊/出院患者中药饮片使用率""门诊/出院患者使用中医非药物疗法比例"等体现中医药特色服务的相关指标。二是运营效率指标方面，考核医院资源配置效率、医疗收支结构、门诊/住院次均费用控制情况等，同时重点关注"中药收入占药品收入比例""中药饮片收入占药品收入比例"等中医药服务指标。三是持续发展指标方面，通过人才结构指标考核医务人员稳定性，通过科研成果临床转化指标考核医院创新支撑能力，通过技术应用指标考核医院引领发展和持续运行情况，通过公共信用综合评价等级指标考核医院信用建设。四是满意度评价指标方面，通过门诊患者、住院患者和医务人员满意度评价，衡量患者获得感及医务人员积极性。

（四）《关于开展"公立医疗机构经济管理年"活动的通知》《关于在全国范围内持续开展"公立医疗机构经济管理年"活动的通知》

随着药品和耗材零加成政策的实施、政府对医院投入方式改变以及医保支付制度改革，从预算管理能力、经济管理模式、成本管控能力等方面对医院经济管理提出严峻的挑战。为更好地满足人民群众日益增长的医疗服务需求，推动公立医疗机构加快补齐内部管理短板和弱项，推进高质量发展，促进发展模式由规模扩张型向质量效率型转变、管理模式从粗放式向精细化转变，2020年6月28日，国家卫健委联合国家中医药管理局发布《关于开展"公立医疗机构经济管理年"活动的通知》（以下简称《通知》）。《通知》强调从梳理分析问题，及时整改堵塞漏洞；强化价格管理，规范业务和价格行为；加强财务管理，夯实经济管理基础；推进业务财务融合，促进经济管理提质增效；改革创新强化监管，健全长效机制等五大方面开展活动。2021～2024年，为深入贯彻《国务院办公厅关于推动公立医院高质量发展的意见》，巩固"公立医疗机构经济管理年"活动成果，国家卫健委决定在全国范围内继续开展"公立医疗机构经济管理年"活动（以下简称经济管理年活动），持续加强以业财融合为核心的运营管理体系建设，推动公立医疗机构质量效率提升。

在开展经济管理年活动中，公立医院需要加快健全运营管理组织体系、理顺运营机制、优化管理流程、强化信息平台建设、建立决策分析体系等，细化实化医疗、教学、科研、预防等业务工作规范化、精细化管理的要求，充分发挥预算、成本、资源、流程、绩效管理的支撑保障作用，逐步建成组织保障健全、运营职责明晰、资源配置科学、业务流程高效、数据集成整合、业财深度融合的公立医院运营管理体系，强化医教研防核心业务的运营管理指导，有效防范和管控运营风险，提升医院各项业务的协同服务能力，助力公立医院高质量发展。同时，进一步防范公立医院经济运行风险。强化风险意识，树立底线思维，聚焦重点领域、关键环节，进行风险识别和评估，明确措施，精准防控，健全机制，保障公立医院健康可持续运行。

（五）《关于加强公立医院运营管理的指导意见》

在公立医院收支规模不断扩大，医教研防等业务活动、预算资金资产成本管理等经济活动、人财物技术等资源配置活动愈加复杂，经济运行压力逐渐加大的背景下，为推动公立医院高质量发展，推进管理模式和运行方式加快转变，进一步提高医院运营管理科学化、规范化、精细化、信息化水平，2020年12月，国家卫生健康委联合国家中医药局发布《关于加强公立医院运营管理的指导意见》（以下简称《指导意见》）。

《指导意见》明确了公立医院运营管理的概念内涵及任务要求，主要包括以下四部分内容。

第一部分介绍了公立医院运营管理的基本概念、总体要求和基本原则。

第二部分介绍了构建运营管理组织体系。

第三部分明确了运营管理的重点任务。

第四部分是加大组织保障力度。

重点任务主要包括以下内容。

一是明确管理范畴。包括：优化资源配置，加强财务管理，加强资产管理，加强后勤管理，加强临床、医技、医辅科室运营指导，强化业务管理与经济管理相融合，强化运营风险防控，加强内部绩效考核，推进运营管理信息化建设。

二是优化管理流程。包括：梳理运营流程，评价运营流程，优化运营流程，推进流程管理标准化和信息化。

三是强化信息支撑。包括：建立运营管理系统和数据中心，实现资源全流程管理；促进互联互通，实现业务系统与运营系统融合；利用数据分析技术，构建运营数据仓库。

四是提高决策质量。包括：建立决策分析体系，推进决策分析一体化平台建设，加强分析结果应用。

（六）《关于推动公立医院高质量发展的意见》及《公立医院高质量发展促进行动（2021—2025年）》

公立医院作为我国医疗服务体系的主体，在深化医药卫生体制改革进程中已经进入从"量的积累"转向"质的提升"的关键期，为加快提高我国卫生健康供给质量和服务水平，必须把公立医院高质量发展放在更加突出的位置。因此，2021年国务院办公厅印发《国务院办公厅关于推动公立医院高质量发展的意见》（以下简称《意见》），明确了公立医院高质量发展的目标、方向、举措，从发展方式、运行模式、资源配置等方面为公立医院指明了发展方向，力争通过5年努力，公立医院发展方式从规模扩张转向提质增效，运行模式从粗放管理转向精细化管理，资源配置从注重物质要素转向更加注重人才技术要素，为更好提供优质高效医疗卫生服务、防范化解重大疫情和突发公共卫生风险、建设健康中国提供有力支撑。

在运营管理方面，《意见》提出要健全以经济管理为重点的科学化、规范化、精细化运营管理体系，引导医院回归功能定位，提高效率、节约费用。加强全面预算管理，完善内部控制制度，提高资源配置和使用效率。坚持和强化公益性导向，健全绩效评价机制，不断提高医疗质量、运行效率、可持续发展能力和患者满意度。

2021年9月14日，国家卫生健康委和国家中医药管理局联合印发《公立医院高质量发展促进行动（2021—2025年）》（以下简称《行动》），明确了"十四五"时期公立医院高质量发展的8项具体行动。涉及高水平公立医院网络建设、临床重点专科群建设、高质量人才队伍建设、"三位一体"智慧医院建设、医疗质量提升行动实施、医院管理提升行动实施、临床科研提升行动实施等四个重点建设行动和四个能力提升行动。

《行动》强调公立医院要提升医院管理精细化水平，建立基于循证数据的医院运营管理决策支持系统；提升医院运营管理水平，建立健全全面预算管理、成本管理、预算绩效管理、内部审计机制，规范开展风险评估和内部控制评价，优化医院内部辅助性、支持性服务流程，促进资源有效分配和使用，确保医院管理科学化、规范化、精细化。

（七）《医疗保障基金使用监督管理条例》

为改变我国医疗保障领域缺乏专门法律法规的状况，提升医疗保障基金监管能力，促进医保基金安全有效使用，2021年5月1日《医疗保障基金使用监督管理条例》正式实施。

《医疗保障基金使用监督管理条例》对公立医院等定点医院提出四个"应当"和五个"不得"。"应当"为命令性规范。

一是"应当"建立医疗保障基金使用内部管理制度，由专门机构或者人员负责医疗保障基金使用管理工作，建立健全考核评价体系。

二是"应当"执行实名就医和购药管理规定，核验参保人员医疗保障凭证，按照诊疗规范提供合理、必要的医药服务，向参保人员如实出具费用单据和相关资料。

三是除急诊、抢救等特殊情形外，提供医疗保障基金支付范围以外的医药服务的，"应当"经参保人员或者其近亲属、监护人同意。

四是"应当"按照规定保管财务账目、会计凭证、处方、病历、治疗检查记录、费用明细、药品和医用耗材出入库记录等资料，及时通过医疗保障信息系统全面准确传送医疗保障基金使用有关数据，向医疗保障行政部门报告医疗保障基金使用监督管理所需信息，向社会公开医药费用、费用结构等信息，接受社会监督。

"不得"为禁止性规范。

一是"不得"分解住院、挂床住院。

二是"不得"违反诊疗规范过度诊疗、过度检查、分解处方、超量开药、重复开药。

三是"不得"重复收费、超标准收费、分解项目收费，不得串换药品、医用耗材、诊疗项目和服务设施。

四是"不得"诱导、协助他人冒名或者虚假就医、购药。

五是"不得"通过伪造、变造、隐匿、涂改、销毁医学文书、医学证明、会计凭证、电子信息等有关资料，或者虚构医药服务项目等方式，骗取医疗保障基金。

（八）《关于医保支持中医药传承创新发展的指导意见》

2021年12月，为贯彻落实《中共中央国务院关于促进中医药传承创新发展的意见》及《国务院办公厅关于加快中医药特色发展的若干政策措施》等文件要求，充分发挥医疗保障制度优势，支持中医药传承创新发展，更好满足人民群众对中医药服务的需求，国家医疗保障局和国家中医药管理局联合发布《关于医保支持中医药传承创新发展的指导意见》（以下简称《意见》）。

《意见》从支持中医药机构纳入医保定点范围、推动中医药服务价格改革、有序扩大中医药医保支付范围、深化医保支付方式改革、提升中医药采购配送服务水平、强化医保基金监管等六个方面提出政策，涵盖了医保的全流程、全要素管理，充分发挥医疗保障在调节医疗资源合理配置、促进医改等方面的积极作用，多措并举支持和促进中医药传承创新发展。

（九）《"十四五"中医药发展规划》

为贯彻落实习近平总书记关于中医药工作的重要论述、《中共中央国务院关于促进中医药传承创新发展的意见》以及全国中医药大会精神，国家中医药局会同相关部门编制形成了《"十四五"中医药发展规划》（以下简称《规划》），2022年由国务院办公厅印发。

在公立中医医院业务运营中，《规划》指出公立中医医院要围绕骨伤、肛肠、儿科、皮肤科、妇科、针灸、推拿及脾胃病、心脑血管病、肾病、肿瘤、周围血管病等专科专病，加强中医优势专科建设，及时总结形成诊疗方案，巩固扩大优势，带动特色发展；加强康复科建设，提升中医药特色康复服务能力；注重遵循中医药发展规律，在公立中医医院绩效考核和中医医院评审等工作中突出中医内涵、发挥中医药特色优势，修订公立中医医院绩效考核指标体系和中医医院评审标准，常态化推进公立中医医院绩效考核工作，引导中医医院落实功能定位，坚持以中医为主的办院方向；围绕中医治疗具有优势的病种，推广应用中医诊疗方案和临床路径，促进中医医疗机构因病施治、规范诊疗；持续改进中医护理质量，开展中医护理门诊试点，提高中医特色护理能力；以病人为核心，推广中医综合诊疗模式、多专业一体化诊疗模式、全链条服务模式，优化服务流程和服务方式；围绕儿童、老年人、慢病管理等提升中医药健康管理服务能力，提高中医药健康管理率。

（十）《关于进一步规范中医医院评审工作的通知》

2022年3月，为落实国家"放管服"改革，适应新形势对中医医院评审工作的要求，进一步完善中医医院评审工作组织管理，提高管理效率，国家中医药管理局发布《关于进一步规范中医医院评审工作的通知》，要求各省级中医药主管部门要高度重视中医医院评审工作，按照《中医医院评审暂行办法》（国中医药医政函〔2012〕96号）、《关于做好中医医院评审有关工作的通知》（国中医药办医政发〔2017〕3号）等相关文件要求，公正、公平开展中医医院评审。

三级中医医院评审的标准，涵盖了中医药服务功能、综合服务功能以及党的建设等多个方面。涉及医院运营管理的核心指标有：科室综合考核目标中有发挥中医药特色优势和提高中医临床疗效的相关指标；中医类别执业医师占执业医师总数的比例>60%；采用非药物中医技术诊疗人次占门诊总人次的比例>10%；门诊处方中，中药处方（饮片、中成药、院内制剂）处方数占门诊总处方数的比例>60%；医院的功能、任务和定位明确，符合区域卫生规划和医疗机构设置规划要求，保持适度规模，医院编制及实有床位数均>400张，科室设置、每床建筑面积、人员配备和设备、设施符合三级中医医院基本标准。

第二节　公立中医医院运营管理发展历程

一、我国公立医院运营管理发展历程

我国公立医院运营管理探索始于1999年，分三个阶段：1999～2008年是第一阶段，2009～2013年是第二阶段，2014年至今是现阶段（李春英等，2021）。

第一阶段是公立医院运营管理理论起步阶段，大部分公立医院没有成立运营管理统筹机构，多是将运营管理的概念、工具和方法分散应用在医院各职能工作中。这时期公立医院对运营管理的研究集中在基础理论、借鉴企业和其他国家的经验方面，主要展现了运营管理的新理念、新思维。如2005年国家卫健委发起公立医院管理年活动以来，四川大学华西医院围绕"以病人为中心，提高服务质量，保障医疗服务的安全性和有效性"的主题，在公立医院医疗管理改革中进行了积极有效的实践探索，率先在国内开展专科经营助理培训，为临床科室提供资源配置、流程优化、绩效评估、运营创新、项目管理等院科协同的精细化管理服务。

第二阶段是在新医改政策深入推进背景下，公立医院围绕运营管理展开系统性研究的深化阶段。在此阶段，众多大型公立医院开始突破传统管理模式，借助科学化、精细化的管理工具，通过典型案例解析或实证研究路径，围绕运营效率评价体系构建、运营指标体系量化分析、运营管理模式创新探索、运营信息系统迭代升级、运营管理组织架构优化及运营发展理念迭代等核心维度展开系统研究，并积极推动研究成果向实践场景的转化落地。

第三阶段是我国医疗改革的实质性重要阶段，公立医院由被动转向主动寻求发展道路。特别是 2021 年国家提出公立医院高质量发展目标以来，我国公立医院开始转变运营管理策略，优化资源配置，推动运行模式从"粗放式管理"向"精细化管理"转变。同时，2019 年至 2025 年间 DRG/DIP 支付方式由 30 个试点城市逐渐覆盖到全国所有统筹地区，公立医院不断调整运营战略，探索有效的运营管理路径。

二、我国公立中医医院运营管理发展历程

2016 年 2 月《国务院关于印发中医药发展战略规划纲要（2016—2030 年）的通知》强调中医药在经济社会发展中的重要作用，明确公立中医医院运营管理中要切实提高中医医疗服务能力。2019 年，为提升公立中医医院中医药服务能力和运营效率，国家中医药管理局全面启动公立三级中医医院绩效考核工作。越来越多的公立中医医院开始对医院运营管理进行研究和实践探索，如山西省中医院"1+N+X"专兼职运营管理模式的探索和实践，南京中医药大学附属南京中医院顺应价值医疗发展趋势对 DRG 整体运营管理方案的探索和实践。

第三节　公立中医医院运营管理简述

一、医院运营与企业经营的区别与联系

（一）医院运营与企业经营的区别

公立医院与企业作为两类性质迥异的组织主体，其运行逻辑和管理模式存在本质区别，下面从服务对象、核心目标、管理维度及监管体系四个层面系统阐述医院运营与企业经营的区别。

1. 服务对象的本质差异

医院运营以患者为核心服务对象，聚焦健康与生命保障；企业经营以客户为中心，通过市场交易实现价值交换。

2. 核心目标不同

公立医院隶属公共服务领域，其公益性本质决定了其运营目标既要提升医疗服务质量，又要实现现代医院管理效能，与企业的单一利润导向形成鲜明对

比。而企业经营属于市场竞争领域，其核心目标聚焦于战略目标的盈利实现，这种目标导向的纯粹性，与医院必须兼顾社会效益的特征形成强烈反差。

3.管理维度的结构性差异

医院运营侧重内部资源整合和流程优化，其价值实现路径强调成本控制；企业经营注重外部资源获取，并通过以市场为导向的基本活动（生产、营销等）和辅助活动（人力资源、技术开发等）的协同实现价值增值。

4.监管体系的约束差异

医院运营受到三重监管约束：一是法律层面需遵守《基本医疗卫生与健康促进法》等法规；二是伦理层面受《赫尔辛基宣言》等医学伦理规范；三是质量层面执行病案质控等标准。而企业经营主要受市场规则和商业法律约束，监管重点在于维护市场公平竞争而非生命伦理，因此医院需建立伦理委员会等特殊治理机构，而企业则着力构建合规部门应对商业风险。

（二）医院运营与企业经营的共性

根据国家卫生健康委《关于加强公立医院运营管理的指导意见》（国卫财务发〔2020〕27号），医院运营管理是以全面预算和业务流程为核心，以全成本管理和绩效管理为工具，对医院内部运营各环节的设计、计划、组织、实施、控制和评价等管理活动的总称，分为资源配置、财务管理、资产管理、后勤管理、业务科室运营指导、运营风险防控、内部绩效考核、运营管理信息化建设等管理模块。因此，医院运营管理是过程管理，即对不同类型的资源投入、转换、产出的全过程管理。

企业经营，即企业经营管理，本质上是一组将输入转化为输出的相互关联或相互作用的活动。在这一系列活动过程中，企业经营者使用一组实际方法、技术和工具来策划、实施、监控和改进过程的有效性、效率和敏捷性，让这些过程所形成的网络能够协调一致地产生出可预测的结果，从而有效和高效地为顾客和相关方增值，落实组织的战略，最终实现组织的使命和愿景，由此对应衍生出各个管理分支：人力资源管理、行政管理、财务管理、研发管理、生产管理、采购管理、营销管理等模块。

医院运营管理和企业经营管理的主要共同点如下。

1.资源优化

企业在经营管理过程中需要优化人力、物力、财力资源，提升效率；医院在运营管理中需要合理配置医疗资源（如医护人员、设备、药品等），二者都需要高效管理资源，降低成本，提高产出。

2.质量管理

企业需要通过质量管理体系（如ISO）确保产品和服务质量；医院通过医

疗质量控制和患者安全管理提升服务水平，二者都需要建立标准化流程，确保高质量输出。

3. 绩效管理

医院运营管理和企业经营管理都需要建立科学的绩效评估体系，推动管理效果持续改进。

4. 风险管理

医院和企业都需要建立风险管理机制，预防和应对潜在风险。如企业经营需要应对市场、财务、运营等风险；医院运营需要应对医疗风险、患者安全风险、合规风险。

5. 技术创新

医院和企业都需要关注技术发展，来提高诊疗水平 / 提升竞争力。

6. 成本控制

医院和企业都需要在保证质量的前提下，优化成本结构以控制医疗 / 生产成本，提高运营效率。

综上所述，医院运营管理和企业经营管理存在诸多共性，在本质上都是通过优化资源、提升效率、控制风险来实现科学管理。尽管行业不同，但管理理念和工具（如精益管理、六西格玛、数据分析等）可以相互借鉴。

二、公立中医医院运营管理的定义

根据《关于加强公立医院运营管理的指导意见》《国家卫生健康委财务司关于组织学习公立医院运营管理相关解读材料的函》等政策要求，结合中医药行业特性，公立中医医院运营管理的定义可系统阐述为：公立中医医院运营管理是以公益性为根本导向，以全面预算管理和业务流程管理为双核心驱动，以全成本核算与绩效评价为双工具支撑，对医院内部运营各环节的人、财、物、技术等核心资源进行科学配置、精细管理和有效使用等活动的总称。其本质是通过"战略规划—资源配置—流程优化—价值创造"的全周期治理，实现中医药特色服务能力提升与现代化医院治理能力的协同发展。具体内涵如下。

（一）公益性导向的价值根基

公立中医医院的公益性属性决定了其运营管理的根本价值取向。根据《中医药法》和《公立医院高质量发展促进行动》要求，运营管理必须坚持"中西医并重、突出特色"，将保障基本医疗、传承中医精髓、服务健康中国作为核心使命。

（二）双核心驱动的管理创新

1. 全面预算管理的战略穿透

全面预算管理是连接战略规划与资源配置的神经中枢，其全方位、全员、全过程的特点在横向上实现了医院对所有经济活动全部纳入预算管理范围，在纵向上贯穿医院运营管理从资源配置、使用到评价的全过程，能有效推动运营管理水平提升。

2. 流程管理提升运营效率

医院的运营流程是一个完整的治疗链，包括患者进入医院挂号、注册、医疗专家和团队提供医疗服务、医院得到保险报销的全流程。运营管理必须有规范的业务流程，科学的业务流程有助于员工在执行过程中清楚地知道什么时候该做什么，先干什么、后干什么，做事情要达到什么标准。这样才能确保这个治疗链的完整及高效。但实际运营过程中，这个链条经常遇到设计不合理、流程执行与设计不相符等一系列问题，这就需要建立"流程梳理—评价—优化—信息化"的动态管理机制予以解决。

（三）双工具联动的价值闭环

1. 全成本核算的精细穿透

当前，我国医疗卫生改革向纵深方向推进，公立医院改革主要聚焦于回归公益性、提高效率和公平等方面；同时，取消药品加成，药品收入转变为医院运营成本；此外，国务院《关于整合城乡居民基本医疗保险制度的意见》明确提出要推行以病种付费为主的多元复合式医保支付方式，建立结余留用、合理超支分担的激励约束机制。也就是说，医院实际发生的医疗费用总额的超支费用由医院自己消化承担，而结余部分留归医院自己所有。在此背景下，为了在保持公益性情况下实现良好运转和可持续发展，最有效的手段便是降低医疗费用支出、减少资源浪费，逐渐从以收入管控为中心向以成本管控为中心转变。这决定了公立医院必须寻找医院成本控制点、深挖成本下降空间，医院成本核算要向项目成本、病种成本等精细化核算发展，这也是医院推进全成本核算、进行成本控制的内生动力。同时，实施全成本管理有利于医院获取日常经营管理活动中的真实发生的收入和支出数据，帮助医院查漏补缺，做准确性和针对性的战略部署，促使医院走"低耗、高效、优质"发展之路。

2. 绩效评价的战略牵引

绩效评价是加强医院运营管理的重要抓手。绩效评价有利于医院建立激励约束机制，正确引导医院和医务人员行为，促进医院提质增效，使得医院在"切好蛋糕"基础上不断把"蛋糕"做大。同时推动国家医疗政策和制度的有效落实，引领我国医疗服务体系的健康发展。

从宏观角度看，公立医院绩效评价结果能够作为公立医院发展规划、重大项目立项、财政投入、经费核拨、绩效工资总量核定、医保政策调整的重要依据，与医院评审评价、国家医学中心和区域医疗中心建设以及各项评优评先工作紧密结合。这将激发公立医院从自身条件出发，根据绩效评价结果查缺补漏，充分挖掘发展潜力。可以说，公立医院绩效考核是国家引导公立医院坚持公益性导向、提供运营管理水平、推进现代医院管理制度建设以及医改政策落地的重要政策工具。

从微观角度看，科学的绩效评价是医院精细化运营管理的重要保障，医院应结合公立医院绩效考核指标和医院自身发展战略，分析医院在医疗、教学、科研、预防以及学科建设等方面的工作重点，确定医院运营管理战略目标；医院绩效评价体系根据运营管理目标制定医院层级的关键绩效指标，进而将这些关键指标逐层分解，形成科室层级和个人层级的绩效目标，明确衡量方式，并在绩效考核中予以全面贯彻。如此一来，绩效评价体系给予医院各个科室和员工个人一个鲜明而又统一的努力方向，调动医院和医务人员工作积极性，提高工作效率。举例来说，为了坚持公立医院公益性，医院可以引入DRG绩效管理体系，将费用消耗指数等效率指标与医生个人绩效挂钩，有效控制医疗费用不合理增长；为了鼓励开展新技术、新项目，提高整体手术难度等，可以引入RBRVS对高难度手术、新项目等设置高点数。

医院内部绩效评价要注重其考核项目应与医院相关风险控制点紧密关联，在此基础上通过绩效评价的反馈机制，发现医院运营管理中的问题，及时查缺补漏，并对医院相关制度、流程进行梳理和改善，形成PDCA流程闭环，实现医院内部运营螺旋式发展。值得关注的是，医院应持续优化绩效考核体系和考核方法，保持科学内部绩效评价不仅是医务人员自身职业发展的"指挥棒"，也是实现医院发展理模式转变的"指挥棒"，以绩效评价为工具，加强医院经济运营管理，已经成为医院实现高质量发展的必经之路。

3. 相辅相成：全成本管理和绩效评价应结合使用

全成本管理与绩效评价作为推动医院高质量发展的两大工具，相辅相成，缺一不可。

（1）全成本管理是医院绩效评价的基础　全成本管理是医院绩效评价的基础。医院要建立科学有效的绩效评价体系，需要准确、完整、全面的成本核算数据作为基础和支撑。然而，传统成本管理模式存在核算范围片面、核算方法过时等弊端，成本失真无法真实反映医院的经营状况，导致了医院绩效评价不健全、绩效评价体系与医院运营管理和发展战略关联性较低等问题。全成本管理则纠正了过去传统成本管理的一些弊端：一是核算单元精细化，成本核算细化到项目成本、病种成本等，数据准确度提高；二是核算范围和过程更加全面，反映了医院的实际成本，有效保障数据的全面性和准确性。

（2）医院绩效评价推动全成本管理落实见效　绩效评价是医院加强全成本管理的"指挥棒"。定期对医院成本项目结构、成本偏差原因进行分析，并将分析结果融入医院绩效评价体系中，发挥绩效考核杠杆作用，可以加强医院对不同科室、不同环节和不同层次的成本管理与控制；同时，可以根据绩效评价结果对医院成本目标值和成本控制侧重点进行调整、优化。对于科室和员工个人来说，绩效评价与其收入息息相关，强化成本控制系数在绩效评价体系中的权重可以激发科室和员工全成本管理的自主意识，减少业务过程中不必要的浪费。总而言之，将全成本管理和绩效评价两项工具相结合，建立联动管理体系以推动医院精益化运营管理，可以促使公立医院在维护公益性前提下提质增效，推动医院高质量发展。

三、公立中医医院运营管理的范畴

公立医院运营管理不仅是财务管理向业务的延伸管理，还是对公立医院资源的投入和服务的输出转换过程所进行的过程管理。

对此，结合运营管理的一般范畴，考虑公立医院与一般企业的区别，整合《关于加强公立医院运营管理的指导意见》中的部分内容，我们将公立中医医院运营管理范畴的内容界定如下。

（一）资源配置

公立医院运营管理普遍存在资源错配问题，部分科室资源闲置与短缺并存。因此，公立中医医院要依据医院建设规划和中长期事业发展规划，建立人、财、物、技术、空间、设施等资源分类配置标准和动态调整机制，实现资源与业务的精准匹配，提升资源利用效率，提高内部资源配置对医、教、研、防等业务工作的协同服务能力，更好发挥中医药特色优势，保障公益性服务能力。

（二）财务管理

财务管理包含全面预算、成本核算、经济合同、价格、医保结算等管理，是公立医院实现资源精准配置的核心工具。公立中医医院通过构建全面预算管理与全成本核算体系，不仅能将医保结算、价格管理等经济行为纳入统一监管框架，还能将有限财政拨款、医保资金与自有收入进行科学分配，避免科室间资源的低效配置，确保医院实现社会效益和经济效益的统一。

（三）资产管理

资产管理包含货币资金、固定资产、无形资产、物资用品、在建工程等管理，本质是医院价值链的重构。国家政策导向已从"重购置"转向"重效能"，《指导意见》明确将资产管理列为九大管理范畴之一，通过业财融合实现"物尽其用、财尽其效"的管理闭环，这正是公立医院突破粗放式发展瓶颈的关键路径。因此，公立中医医院从采购端的预算绩效联动，到使用端的成本动因分析，直至报废端的残值评估，每个环节都应嵌入运营管理目标。

（四）后勤管理

后勤管理是医疗服务的物质基础，涵盖水电气热、餐饮、环境卫生、建筑用房、安全保卫等关键环节，不仅直接影响诊疗活动的连续性，而且后勤服务的响应效率直接关联患者满意度。因此，公立中医医院运营管理应积极探索智慧化"一站式"服务模式，提升服务响应速度，持续改进后勤服务质量和效率，释放更多资源投入核心医疗业务。

（五）临床、医技、医辅等业务科室运营指导

业务科室运营指导是公立医院实现"粗放管理转向精细管理""注重物质要素转向注重人才技术"的核心路径。它通过将运营管理嵌入诊疗活动全链条，既保障医疗服务的公益性，又提升资源使用效能，最终构建起适应现代医院管理制度的新型治理体系。因此，公立中医医院运营管理应积极探索建立运营助理团队，常态化关注科室运营发展情况，有效指导医疗业务科室提升运营效率；强化教学、科研、预防、后勤服务等工作的制度管理和成本控制。

（六）业务管理与经济管理相融合

业务活动是价值创造的起点，经济管理是资源配置的杠杆，二者通过目标协同、流程再造和数据互通形成闭环，最终实现"以合理消耗创造最大社会价值"的高质量发展目标。因此，公立中医医院运营管理要强化预算、成本、绩效、内控管理意识，将经济管理各项要求融入医院核心业务流程和质量控制各环节，促进业务与资源管理深度融合；探索完善临床路径标准化，规范临床术语，促进医疗服务活动规范化管理；强化医疗服务行为转化为经济行为的流程管控和内部监管。

（七）运营风险防控

国家多部委明确要求公立医院将风险防控作为高质量发展的核心任务。财政部等四部门《关于进一步加强公立医院内部控制建设的指导意见》提出，到2025年需建立权责清晰、监督到位的内部控制体系，重点防控资金规模大、廉政风险高、业务模式新等领域的风险。国家卫健委亦在《公立医院内部控制管理办法》中强调，需通过制度、流程和技术手段防范经济与业务活动的合规性风险。目前，公立医院面临的风险已从单一经济风险扩展至多维度复合型风险，包含财务风险、医疗质量分析、合规风险和信息风险等领域。因此，公立中医医院运营管理要加强内部审计监督管理、风险管理及单位层面、财务层面、业

务层面的内部控制建设，强化运营风险防控。

（八）内部绩效考核

内部绩效考核是公立医院运营管理的核心抓手，通过政策落地、资源优化、质量提升、员工激励和管理改进，推动医院实现从粗放式扩张到精细化管理的转型。因此，公立中医医院应当根据卫生健康、中医药主管部门确定的绩效考核指标，建立内部综合绩效考核指标体系，从医疗、教学、科研、预防以及学科建设等方面全方位开展绩效评价工作，全面考核运营管理实施效果；通过强化信息技术保证考核质量，并将考核结果与改善内部管理有机结合。

（九）运营管理信息化建设

公立医院运营管理强调信息化建设，既是政策驱动下的必然选择，也是提升效率、保障质量、应对行业变革的核心手段。信息化不仅支撑日常运营，更是医院实现战略目标的关键基础设施。因此，公立中医医院运营管理应按照国家和行业已发布的医院信息化建设标准，加强医院内部运营管理信息系统建设，促进实物流、资金流、业务流、信息流四流合一；加强各个信息系统的有效对接，确保各类数据信息的规范性、完整性和有效性，支撑运营数据的统计、分析、评价、监控等利用；加强运营管理信息安全，完善信息保护技术措施和制度。

综上，公立中医医院运营管理的主要范畴可以界定为：突出中医药特色优势的资源配置、财务管理、资产管理、后勤管理、业务科室运营指导、业务管理与经济管理相融合、运营风险防控、绩效考核和信息化建设。这些范畴的界定有利于正确地界定运营管理部门的职责与其他部门职责的区别，有利于正确定位运营管理职能。

第四节　公立中医医院运营管理的特点与挑战

一、公立中医医院运营管理的特点

（一）资源配置上突出中医特色办院方向

公立中医医院若要实现中医特色的全面传承与弘扬，需从队伍建设、临床科室建设、重点专科培育、文化品牌塑造、预防保健服务拓展等多维度系统施策。

人才配置层面，依据《医疗机构基本标准》要求，公立中医医院中医药专业技术人员占比需不低于医药人员总数的60%，以此保障中医临床服务的主体性。

科室设置方面,一所体系完整的综合性中医医院在强化内科、外科、妇科、儿科等基础科室建设的同时,更突出针灸、推拿、中医骨伤等体现中医传统优势科室的发展优先级。

设备配置层面,为确保医疗安全与诊疗质量,公立中医医院在配备基础现代医疗设备的同时,需同步配置与中医诊疗特色相匹配的专用设备(如针灸器具、推拿器械、中药熏洗设备等),以支撑中医特色疗法的临床应用。

(二)成本核算突出中医特色的实践路径

在医保支付方式改革与耗材零加成政策叠加的背景下,公立中医医院成本核算需深度嵌入中医药特色要素,构建差异化竞争优势。当前,中医诊疗市场已从单一院内服务延伸至区域医疗竞争,精细化成本管理成为提升中医服务价值的关键抓手,其特色实践路径体现在以下两大核心领域。

1. 院内制剂

医疗机构制剂(以下简称院内制剂)是指医院根据本单位临床需要经批准而配制、自用的固定处方制剂。以其处方有特色、临床疗效确切、研制周期短、价格较便宜、可满足疾病治疗需要而被临床实践所接受,尤其在慢性病管理、疑难病症领域发挥独特作用,是综合性中医医院的特色和优势的体现,也是增强医院成本补偿能力的重要抓手。随着医保基金战略性购买功能逐步发挥,院内制剂成本核算及医保定价决策应用问题已经成为当前中医医院探索中医药传承创新成果转化、实现价值提升的重要领域之一。公立中医医院院内制剂的研发和应用是一项综合性工作,包括管理、临床、科研等多个环节,就财务方面来说,院内制剂的成本核算工作显得尤为突出和重要。院内制剂成本不仅包含直接材料、人工,还包含工艺研发、临方定制加工、疗效追踪等特色环节成本,如膏方制备的辅料耗损率、个体化水丸的工时成本。同时,其成本也受中药材价格周期性波动、炮制标准升级影响。因此,公立中医医院院内制剂成本核算的特殊性既源于中医药理论与现代管理工具的融合需求,也受政策环境与市场规律的双重驱动。唯有构建适配中医药特色的成本核算体系,才能破解"成本隐性化、价值低估化"困局,为中医药传承创新提供可持续的经济支撑。

2. 中医特色诊疗项目

近年来,随着现代病种的日益复杂以及人们对日常养生保健重视的日益提高,中医特色诊疗项目越来越受到人们的青睐。以某三级甲等中医医院为例,几乎所有临床科室都结合本科特点,开展了中医特色诊疗项目。例如,呼吸内科根据中医理论每年于"三伏"和"三九"开展冬病夏治、夏病冬治、穴位贴敷活动;脾胃病科独创了"解毒化浊"疗法,运用该方法,使许多重度萎缩性胃炎、重度肠上皮化生、重度异型增生、真性无酸患者得到了缓解;骨伤科对腰椎间盘突出症有督脉液压疗法、手法推拿技术、中药渗透离子导入技术和中药熏蒸技术、液体灌注疗法（静脉点滴和水针注射技术）等中医治疗方法（高志妨等，2012）。

公立中医医院要突破以往在成本核算上"重科室、轻诊疗项目"的局限，在成本核算工作中贯彻既突出科室成本、又突出特色诊疗项目的原则。即中医特色诊疗项目要成为成本核算的重要对象。然而，中医特色诊疗项目区别于西医标准化诊疗，其成本结构以人力技术价值为核心，涵盖辨证论治的智力耗时、技艺操作复杂度及治未病干预周期等非物质成本要素，具有显著的特殊性，因此公立中医医院成本管理既需突破传统成本核算对物化资源的过度依赖，更要构建适配中医规律的价值评估体系，从而在公立医院公益属性约束下，通过精准成本管理实现中医药特色优势向服务效能的有效转化，为医保支付制度改革与医院高质量发展提供中医范式。

（三）运营效率考核突出中医特色

2022年，国家卫生健康委会同国家中医药管理局印发《公立医院高质量发展评价指标（试行）》《公立中医医院高质量发展评价指标（试行）》，在构建公立医院高质量发展新体系和引领公立医院高质量发展新趋势的一级指标中分别加入三级公立中医医院的中医类别执业医师占比、门诊和出院患者中药饮片使用率、以中医为主治疗的出院患者比例等中医特色指标。2024年，国家中医药管理局发布《国家三级公立中医医院绩效考核操作手册》（2024版），在功能定位、收支结构、人员结构等相关指标中增加中医药特色指标。因此，公立中医医院在运营管理中不仅要保证医疗质量和运营效率，还要重点关注中医药特色指标的管理。

二、公立中医医院运营管理的挑战

（一）内部挑战

1. 中医医院人才结构失衡与传承机制断层

在中医药振兴发展的战略背景下，公立中医医院人才队伍建设正面临多维度的系统挑战。具体体现在：一是高水平中医师的培养悖论。国家中医药管理局监测数据显示，全国能熟练运用经典方剂诊疗的主任中医师不足1.2万人，占中医师总量的4.3%。在急危重症领域，具有中西医结合救治能力的高级人才更为稀缺，导致中医医院在胸痛中心、卒中中心等现代医疗体系建设中常处于被动地位。人才培养规格的同质化倾向导致能贯通"病-证-方"辨证体系的中医思维型人才稀缺，人工智能辅助诊疗系统的开发也因缺乏高质量经验数据支撑而受阻。二是师承教育制度的双重困境。《中医药法》第二十七条虽明确师承教育地位，但实践层面存在系统性缺陷：仅23%的三级中医医院建立规范考核机制，且存在"重形式、轻内涵"倾向。隐性知识转化机制缺失导致脉诊、方剂运用等核心技能难以代际传承，年轻医师更倾向选择CT阅片、微创手术等西医技术来提升职业竞争力。

2. 运营滞后与高质量发展遇瓶颈

我国部分公立医院还存在重业务开展、轻运营管理，重资源获取、轻资源评价，重规模总量、轻效率管理等情况，经济管理能力水平还不能满足高质量发展需要。在医院内部管理中以绩效为导向的全面预算管理机制尚未形成，成本核算和控制仅停留在科室层面，项目和病种、DRG成本核算尚未全面开展，内部控制制度有待健全以及医疗服务价格行为管理方面也待加强。

此外，我国公立医院运营精细化管理发展较晚且发展参差不齐，部分学者（操礼庆等，2021）通过对全国公立医院展开问卷调查，首先发现，多数公立医院没有成立特定的运营管理部门或牵头部门，有牵头部门的医院也更多依赖财务相关部门承担运营管理工作。其次，大多数公立医院运营管理机制不健全，只能满足日常运营的需要，不能起到优化公立医院管理机制的作用。再次，部分医院仍未探索运用成本管理、绩效管理等基本的运营管理手段和方法。

而公立中医医院开展运营管理时间普遍晚于公立综合医院，内部精细化管理水平和质量效率亟待提升。知网公开发表的论文显示，关于公立中医医院内部运营管理的文献共8篇，且最早文献发表时间为2021年。这说明我国公立中医医院对运营管理的研究和实践较少，重视程度有待加强。

3. 智慧化建设面临三重阻碍

公立中医医院智慧化建设尚处基础构建阶段，面临着以下阻碍。

第一，公立中医医院智慧化建设仍处于基础架构搭建期，核心症结体现在标准化建设与系统整合层面。根据《中医医院信息化建设基本规范（修订）》（国中医药规财发〔2019〕5号）要求，三级医院需达到互联互通标准化成熟度四级水平，二级医院需实现三级标准。然而实证研究表明（邵亚楠等，2024），仅31.82%的三级中医医院通过四级乙等测评，二级医院达标率低至11.70%。电子病历应用功能分级显示，三级医院四级达标率为66.67%，二级医院三级标准达成率64.36%，距离"十四五"规划目标存在显著差距。深层矛盾源于中医辨证数据模型缺失，超过82%的医院直接移植综合医院信息标准，导致中医特色诊疗数据难以结构化采集。

第二，人力资源配置的结构性失衡制约智慧化进程。《建设规范》明确要求按床位比配置信息技术人员，但三级医院达标率仅56.06%，二级医院51.60%。关键瓶颈在于医学信息交叉人才匮乏：仅23%的信息部门人员具备中医药知识背景，能实施中医诊疗数据治理的专业人员不足15%。在281家样本医院中，89%存在系统运维依赖外包现象，院内自主开发能力薄弱。进一步分析显示，中医术语标准化、疗效评价模型开发等核心工作推进缓慢，与人才能力短板形成恶性循环。

第三，经费保障体系尚未形成良性循环机制。信息化建设经费投入不足，占医院总经费的比例较低。《中医医院信息化建设基本规范（修订）》中提出的经费要求是中医医院应将信息化建设经费列入医院年度预算，年均投入应达到年医疗总收入的1%～5%。根据部分学者（邵亚楠等，2024）问卷调查统计结果，20.99%的医院无信息化项目经费，主要是国家投入和经费限制等原因。信息化资金投入是衡量一所医院领导对信息化建设重视程度以及建设水平的重要指标。目前三级中医类医院对信息化建设工作经费投入不够以及非常不够的占59.09%，二级中医类医院为52.66%，一级中医类医院为55.56%，均超过一半以上。仍有个别医院无主管领导负责信息部门工作，89.39%的三级中医类医院在本年度总预算中纳入信息化建设工作，二级和一级中医类医院分别为61.70%和62.96%。可见经费投入不足、重视程度不够会影响研究型医院智慧化建设工作发展进程。

4. 医疗集团化背景下运营管理面临协同挑战

2023年2月，国家六部委联合印发《紧密型城市医疗集团建设试点工作方案》（以下简称《方案》），《方案》明确指出要统筹区域内医疗资源，网格化布局紧密型城市医疗集团，为网格内居民提供疾病预防、诊断、治疗、营养、康复、护理、健康管理等一体化、连续性医疗卫生服务。同时强调几大重点任务：以紧密型城市医疗集团建设为载体，构建城市网格化医疗服务新体系；以一体化管理为基础，形成紧密型城市医疗集团建设新模式，做到医疗、运营、信息管理一体化；以资源下沉共享为核心，构建分级诊疗服务新格局；以完善配套支持政策为重点，建立激励约束新机制。

对于公立中医医院，《方案》支持中医医院加入或牵头组建紧密型城市医疗集团，发展中医药特色预防保健、治疗、康复服务，鼓励在基层医疗卫生机构建立中医馆、国医堂等中医综合服务区，推广中医适宜技术，促进紧密型城市医疗集团提供中西医结合服务。

但是，一方面公立中医医院医疗集团由若干公立医院构成，相较于单个集团成员，业务活动更复杂，往来资金规模更大，面对的监管环境更严峻。另一方面，医疗集团作为发展较快的医疗服务组织形式，运行时间不长，各项运行机制尚未成熟。在医疗集团的运营管理、财务管理及内部控制建设等方面，财政、医保、卫健等管理部门出台制度办法及操作指引较少。另外，大部分医疗集团成员之间的信息系统未实现互联互通，导致业务信息、费用信息、财务信息等核心数据无法实时共享。这无疑加大了作为医疗集团牵头方的三级公立中医医院的运营管理难度。

（二）外部挑战

1. 财政补偿机制波动性显著与机构债务风险叠加

数据显示，2023 年全国公立医院财政补助占比呈现"总量递增、比重递减"的倒挂态势：财政拨款总额达 5432 亿元，但占医院总收入比重由 2022 年的 14.9% 下降至 13.3%，较 2019 年医改要求的 15% 基准线存在 1.7 个百分点的政策落实差距。政府六项投入政策落地度不足的特征显著，设备购置与学科发展两大核心项目财政补助覆盖率分别仅为 35.6% 和 36.0%，迫使医院动用 68.2% 的自有资金填补运营缺口。与此同时，在深化医改背景下，公立医院负债规模呈现"五年连增"态势。截至 2023 年末，行业长期负债总额攀升至 4428 亿元，较 2019 年激增 44.2%，单院平均负债规模达 4924 万元。

2. 医保改革的制度性适配困境

医保资金依赖性与支付制度改革的张力日益凸显。2022 年公立医院医保结算资金规模达 14902 亿元，同比增长 8.2%，占医药收入比重首次突破 50.6%。与此同时，2017 年国务院办公厅《关于进一步深化基本医疗保险支付方式改革的指导意见》启动的支付制度改革，通过 2019 年 DRG 国家试点工作组建立及 2020 年 CHS-DRG 细分组方案实施，已构建起西医主导的支付框架体系。然而，在总额预付与 DRG/DIP 复合支付机制下，公立医院每年要承担一定数额的医保超定额费用，叠加诊疗行为规范性不足等因素，近年来医保拒付医药费不断增加。另外，我国未全面建立包含中医内容的 DRG 医保支付方案，虽然部分省市积极探索符合中医药服务特点的定价和补偿机制，但还存在不足。具体表现如下。

（1）未设置独立中医编码，影响 DRG 分组 DRG 分组依赖于病案首页疾病编码的准确度，中医医院的病案首页采用中医与西医双诊断、双编码，中医、西医诊断难以完全对应，而中医医院将中医编码映射至西医编码进行最终 DRG 分组，造成病案首页质量与 DRG 入组率偏低，直接影响中医医院收入。

（2）中医诊疗项目未纳入 DRG 分组，费用易超标 DRG 是根据患者分组进行定额打包付费的医保支付方式，中医医院相对综合性医院拥有较多中医特色诊疗项目，部分病种在西医手术后辅以中医康复治疗有助于患者恢复，但医疗费用与患者住院天数增加。当前 DRG 支付方案并未考虑这类中医相关治疗的延续性，中医医院开展后续中医诊疗项目导致费用易超标，甚至存在分解住院的问题，不利于中医医院进行 DRG 医保支付方式改革实践。

（3）在中医优势病种付费实践探索中，由于缺乏专业的中医病种循证医学证据支持，遴选执行病种付费的中医优势病种存在非国家中医优势病种、非中医基础病种的情况 如癌类病（恶性增生性疾病的靶向治疗）、癌类病（恶性增生性疾病的化学治疗）临床上多以西医治疗为主、中医治疗为辅，而按中医优势病种付费要求该病种的中医诊疗费用占比不小于30%，有增加医疗总费用之忧。另外，个别病种入组条件过于苛刻，如"需提供门诊治疗效果不佳的记录"，对外院门诊治疗效果不佳后换医院住院治疗病例的纳入造成影响。

《关于进一步深化基本医疗保险支付方式改革的指导意见》提出："探索符合中医药服务特点的支付方式；在保证疗效的基础上科学合理确定中西医病种付费标准。原则上对诊疗方案和出入院标准比较明确、诊疗技术比较成熟的疾病实行按病种付费。逐步将日间手术以及符合条件的中西医病种门诊治疗纳入医保基金病种付费范围"。这一政策加速了医保支付改革进程，但也暴露了中医医保制度性适配困境，这无疑加大了公立中医医院的运营管理难度，公立中医医院亟需构建覆盖病种遴选、成本动态监测、信息化整合及医保协同谈判的全流程管理体系，重点突破中医价值量化、支付标准适配和临床路径优化等核心环节。

3. 人口老龄化背景下中医药服务需求跃迁

截至2024年末，全国60岁及以上老年人口达31031万人，占总人口22.0%，首次突破3亿大关。与2017年（24090万人，占总人口17.3%）相比，7年间增加约7000万老年人，年均增长超千万人。预计2050年老年人口将超4亿，占总人口比重突破30%。随着我国老龄化进程加快，老年群体的就医需求不断变化。一方面，老年人群慢性病患病率高达78.6%，远超其他年龄层。高血压、糖尿病、骨关节病等疾病的高发，驱动医疗资源消耗呈指数级增长，中医在慢病管理、术后康复等领域需求激增。另一方面，据《中国城乡老年人生活状况调查报告》，38.6%的老年人定期参与社区文化活动，25.4%有持续学习需求，催生老年教育、文化康养等新兴业态。中医"治未病"理念加速渗透，体质辨识、节气调养等服务量年均增长29%。因此，中医慢病管理、术后康复、"治未病"服务需求的不断增加无疑为公立中医医院的运营管理带来新的挑战，具体体现在中医药特色资源配置、中医药服务流程管理等方面。

第五节　公立中医医院运营管理的要求、原则、目标和任务

一、公立中医医院运营管理的要求

公立中医医院运营管理应深入贯彻《中共中央国务院关于促进中医药传承创新发展的意见》及《关于加强公立医院运营管理的指导意见》（国卫财务发〔2020〕27号）等文件精神，落实以下管理要求。

（1）坚持中西医并重原则，强化公益性导向，构建以中医药服务为主体、现代管理制度为支撑的运营管理体系。

（2）遵循中医药发展规律，将整体观、辨证论治等中医思维融入运营管理全流程，推动医疗、教学、科研与运营管理深度协同。

（3）以精细化管理为抓手，运用现代医院管理工具优化中医特色资源配置：重点加强中药制剂研发转化、中医特色技术设备配置及经典病房建设，建立符合中医诊疗特点的成本核算体系。

（4）强化中医医疗服务流程再造，推进电子病历四诊信息结构化、中药饮片溯源智能化等数字化转型。严格落实《公立中医医院绩效考核指标》，将中药饮片使用率、非药物疗法占比等核心指标纳入运营评价体系。

（5）健全内部控制机制，针对中药采购炮制、中医特色技术定价、医保支付等关键环节实施精准化风险防控。三级公立中医医院应率先建成中医药特色鲜明的运营管理示范体系，二级及以下医院重点强化基层中医药服务能力，形成分级分类发展格局，全面提升中医药服务的价值创造能力和可持续发展水平。

二、公立中医医院运营管理的原则

医院运营管理涉及医院多方面的工作，为了统筹推进相关工作，必然需要坚持一些基本原则，保证运营工作稳步推进。为此，《关于加强公立医院运营管理的指导意见》中提出了公立医院的运营管理须坚持公益性、整体性、融合性、成本效率和适应性五大原则。

（1）公益性原则 公立中医医院由政府开办并纳入财政预算管理，必须立足于保障人民群众卫生健康需求。因此，公立中医医院运营管理工作必然要从公益性的角度出发，实现社会效益和服务效能最大化。

（2）整体性原则 运营管理涉及医院方方面面，必然需要医院决策层统筹推进，制定全局性的计划和目标，动员全员参与运营活动的各个环节，合理配置医疗资源，总体上提高效率，满足各种需求。

（3）融合性原则 运营管理应聚焦人、财、物、技等核心资源，将运营管理理论、工具、方法与医疗、教学、科研、预防等核心业务活动深度融合，通过优化资源配置的流程及标准，提升业务活动价值。

（4）成本效率原则 在各项业务活动中，运营管理应权衡成本与效率，以合理的资源投入达到较好的产出，使得医院达到医疗资源投入和产出的效率最优。

（5）适应性原则 公立中医医院推进运营管理工作应立足于自身实际，从适应自身发展方向、特点上构建运营管理的组织架构、管理模式和体制机制，充分调动各方面的积极性，形成合力，最终达到促进医院高质量发展的目标。

三、公立中医医院运营管理的目标

公立中医医院运营管理的目标是通过将现代管理理念、方法和技术融入运营管理的各个领域、层级和环节，全面提升运营管理的科学化、规范化、精细化、信息化水平，实现社会效益与经济效率有机统一。具体包括：优化人、财、物、技等资源配置，强化医疗、教学、科研、预防等核心业务与运营管理的深度融合，将运营管理转化为价值创造，有效提升运营管理和投入产出效率；加强全面预算、成本控制、绩效考核及内部控制建设，建立健全风险研判、评估和防控机制，确保业务活动规范与经济风险可控；推进"实物流、资金流、业务流、信息流四流合一"的信息化平台建设，支撑精细化决策；最终提升内部资源配置效率和服务效能，推动公立中医医院高质量发展，构建"维护公益性、调动积极性、保障可持续"的新运行机制。

四、公立中医医院运营管理的任务

（1）传承创新中医药文化　作为传统中医药的重要载体，公立中医医院致力于传承和发展中华传统医药文化，弘扬中医药精神，推广中医学术成果和经典理论，继承中医药宝贵遗产。

（2）提供优质中医医疗服务　公立中医医院以提供优质的中医医疗服务为己任，通过中医诊疗、草药治疗等传统方法，满足患者对中医药的需求，促进患者健康。

（3）开展中医科研教育　公立中医医院承担中医药研究和教育任务，开展中医临床研究、基础研究和科普宣传，培养中医药专业人才，探索中医药现代化路径，推动中医学科的发展。

（4）促进中西医结合　公立中医医院鼓励中西医结合，探索中医药与现代医学相结合的新模式，倡导中西医结合的医疗模式，推动中医药与现代医学的融合，提升综合治疗水平，为疾病治疗提供更多选择。

（5）保障国民健康　公立中医医院积极参与国家公共卫生事业，为人民群众提供全面医疗服务，开展健康宣教活动，提高全民健康意识，预防疾病传播，促进国民健康，为实现全民健康目标作出贡献。

（6）推动中医药国际交流与合作　公立中医医院还需加强与国际中医药机构的交流与合作，吸收国际先进经验，推广中医药文化，提升中医药在国际上的影响力和竞争力，让更多国家了解和认可中医药的价值。

第二章
公立中医医院运营管理体系建设

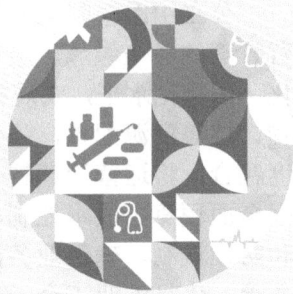

第一节 公立中医医院运营管理体系建设概述

一、公立中医医院运营管理体系的定义

很多医院管理者都尚存疑问，医院原来行政管理组织体系本身就比较完整，每个行政管理部门都有具体的分工和职责，那么运营管理体系具体负责什么？解决什么问题呢？本书结合多位学者的观点，认为医院运营管理体系是根据医院的战略和目标管理，在全院范围建立起上下衔接、便于协调和不断优化的管理体系，区别于传统职能部门以事务管理为主的工作形式，运营管理体系是以流程和资源管理为工作理念，综合服务于内部职工及患者的管理体系。

二、公立中医医院运营管理体系建设的原则

《国家卫生健康委财务司关于组织学习公立医院运营管理相关解读材料的函》指出，推动公立医院运营管理体系建设，要把握以下原则。

一要方向准，始终坚守公益性方向。公立医院运营管理要坚持在公益性前提下，满足群众健康需求，以社会效益为主，助力实现运营管理社会效益和经济效益相统一。

二要措施实，始终坚持注重工作实效。推进公立医院运营管理，不能只是口头重视、文字部署，还要靠真抓实干来推动落实，建立完善符合医院实际的业财融合具体举措和工作机制，切实提高运营管理效率效能。

三要覆盖全，始终做到全院全员参与。医院主要负责人要全面负责，总会

计师协助做好具体工作，各分管院领导对具体工作分工负责，带动全院全员参与；要围绕核心业务管理活动和资源配置管理活动的各层面、各环节、各领域，全面系统推动医院运营管理体系建设。

公立中医医院在坚持以上原则的同时还应注重将运营管理体系建设结合中医药工作特点，切实提高中医医疗服务能力。

三、公立中医医院运营管理体系建设的作用

1. 基于战略目标理论的计划和决策支撑作用

运营管理体系的运行是以实现医院的战略目标为最大前提，通过分解战略目标，制订、实施计划，把战略、业务和管理三者结合起来。在医院发展战略目标引导下，提供专业有效的管理建议和决策支持。运营管理体系通过建立运营数据监测、分析和反馈机制，及时发现和反馈问题，并提供解决问题的建议方案，为医院管理层和其他部门做出有效、全面和及时的决策提供支撑。

2. 基于协同理论的横向资源整合作用

分工越细越会加大部门之间协调的难度。由于目前公立医院很多部门各自为政，容易将自身利益放在第一位，医院利益放在第二位，其他科室利益放在第三位，这些意识导致跨部门的协作十分困难。而运营管理体系的建设应站在医院整体立场，更好地横向整合和促进沟通协作，特别是对复杂的综合性项目，更应促进医院医疗服务的改善，标准化和流程化解决问题，推动精细化和规范化流程管理，凸显运营管理的统筹资源整合作用。

3. 基于临床科室的纵向服务整合作用

协助科室提高内部管理效率。随着精细化管理要求的提高，专科管理愈加复杂，很多科主任日常医疗工作本就十分繁重，没有太多精力参与科室的运营管理。公立中医医院可以结合本身人员结构，通过建立适合医院规模和中医医院特点的运营管理体系，加强临床、医技、医辅科室运营指导，加强业务管理与经济管理相融合，协助科主任进行专科管理，利用熟悉科室自身情况的优势，参与人员配置、项目管理、服务水平提升、药品耗材管理、运营分析等事项，促进科室的内部管理，促进学科可持续发展。

四、公立中医医院运营管理体系建设的内容

只有建立科学的运营管理体系，医院才能有效地组织和协调各项工作，提高运营效率和质量。为了有序开展运营管理工作，医院应结合运营管理目标和精细化管理要求，坚持整体规划、系统协同、权责利相结合的原则，建立健全运营管理组织体系和制度体系。同时，医院需要全面梳理运营管理流程，建立

科学高效的运营控制体系，提高运营管理制度的执行力，并根据相关法律法规和医院运营状况建立健全运营管理评价体系，持续改进运营管理。

因此，公立中医医院的运营管理体系应该包括组织体系、制度体系、控制体系（工作机制）、评价体系。完善运营管理体系能够为中医医院加强运营管理打下坚实的基础，推进各项运营管理活动顺利开展。公立中医医院运营管理体系主要内容如图2-1所示。

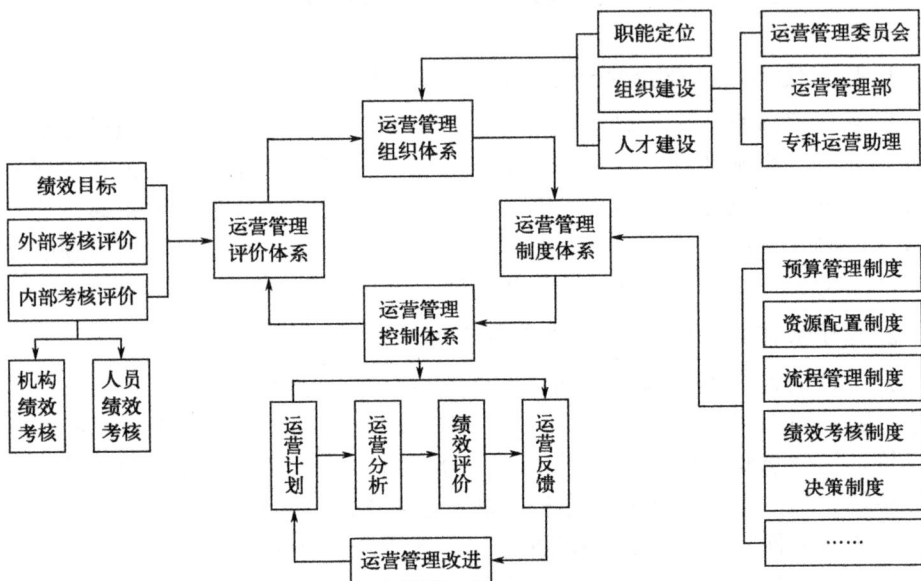

图 2-1　公立中医医院运营管理体系

本章第二节至第五节将围绕公立中医医院运营管理体系建设的主要内容进行详细阐述。

第二节　公立中医医院运营管理组织体系建设

一、公立中医医院运营管理组织体系的定义

医院运营管理组织体系，是指医院按照国家有关法律法规，结合医院运营管理工作实际，明确医院内部各层级职责权限、工作程序和相关要求的制度安排，是组织医院的全体成员为实现医院运营管理目标，在管理工作中进行分工协作，在职务范围、责任、权利方面所形成的结构体系；是表明医院在运营管理过程中，各部门排列顺序、联系方式以及各要素之间相互关系的一种模式；

是医院运营管理过程中，在职、责、权方面的动态结构体系，其本质是为实现医院运营管理战略目标而采取的一种分工协作体系，为每个成员在医院运营管理中，具有什么地位、拥有什么权力、承担什么责任、发挥什么作用，提供一个共同约定的结构。医院运营管理组织架构必须与医院发展战略相符，不同的运营战略要求具有不同的组织架构，并随着医院运营管理的重大战略调整进行相应调整，从而支持医院达到运营战略目标。

医院运营管理组织体系是医院实现战略目标和核心竞争力的载体。公立中医医院运营机制的变革需要通过组织架构的不断优化来保障其顺利实施，这就要求中医医院对组织架构、管理职能部门的设置及其职能进行相应的调整和改变，建立与中医医院特性相适应的运营管理组织体系。

二、公立中医医院运营管理组织架构建设

（一）公立中医医院运营管理组织架构建设的整体要求

《关于加强公立医院运营管理的指导意见》（以下简称《指导意见》）指出，要加强组织建设，医院主要负责人全面负责医院运营管理工作，总会计师协助做好具体工作，各分管院领导对具体工作分工负责。

医院应当成立运营管理委员会，主要负责建立完善医院运营管理组织框架体系和各项规章制度，制订医院运营管理年度工作目标、指标和计划，审议医院运营管理分析评价报告，对医院运营管理工作提出意见和改进措施。

医院应当明确负责运营管理的部门开展相关工作，主要包括：研究起草运营管理工作制度、计划、分析评价报告等；提出完善运营管理流程、优化资源配置、绩效考核指标等意见建议；组织推动各项运营管理措施任务有效落实；组织开展运营效果分析评价，撰写运营效果分析报告等。

医院应当充实运营管理部门人员力量，配备具有财务、审计、人事、医疗、护理、物价、医保、信息化、工程技术等知识背景的人员担任运营管理员，切实承担好运营管理的具体工作。积极推行运营助理员、价格协管员制度等，辅助协同临床业务科室加强科室内部运营和价格管理工作。

（二）公立中医医院运营管理组织架构建设的层级

公立中医医院运营管理组织架构建设应该按照《指导意见》有关工作要求，并根据中医药特点和实际情况进行构建，不断完善医院运营管理组织框架体系和各项规章制度，成立运营管理委员会，并逐步形成由运营管理委员会、运营管理办公室和运营助理团队共同组成的多层级联动的运营管理组织体系。按不同层级的功能和职责可以分为院领导、运营管理委员会、负责运营管理的部门、运营管理员四级管理层级。

1. 院领导

在公立中医医院运营管理组织架构建设的实践中，首先应当遵循医院运营管理组织架构建设的整体要求，由主要负责人全面负责医院运营管理工作，总会计师协助做好具体工作，各分管院领导对具体工作分工负责。以战略发展规划为导向，通过决策、组织、执行、协调和监测等管理活动，推动医院现代运营管理体系的建设。

2. 运营管理委员会

运营管理委员会是开展医院运营管理工作的最高决策机构，围绕医院总体发展目标，推动核心业务工作与运营管理工作深度融合，促进医院核心资源的科学配置、精细管理和有效使用。运营管理委员会组长由院党委书记、院长担任，副组长由副院级领导担任，协助负责运营管理工作的院领导具体组织召开运营管理委员会会议。运营管理委员会成员由各相关部门负责人组成，如医务、财务、护理、人事、医保、信息、主要临床科主任等。

运营管理委员会主要职责：建立完善医院运营管理组织框架体系和各项规章制度；制订医院运营管理年度工作目标、指标和计划；审议医院运营管理分析评价报告；对医院运营管理工作进行监督评价；对医院运营管理工作提出意见和改进措施；决定医院运营管理工作中的其他重大事项；发挥运营管理委员会协调和反馈作用及强化运营管理委员会的落实机制。

3. 负责运营管理的部门

公立中医医院根据医院规模和人员配置情况，可以设置运营管理委员会的日常工作机构负责运营管理，例如运营管理办公室，主要职责：研究起草运营管理工作制度、计划、分析评价报告等；提出完善运营管理流程、优化资源配置、绩效考核指标等意见建议；组织推动各项运营管理措施任务有效落实；组织开展运营效果分析评价，撰写运营效果分析报告等；加强临床、医技、医辅科室运营指导；强化业务管理与经济管理相融合。

4. 运营管理员

运营管理员团队一般需要由具有财务、人事、医疗、医保、护理、物价、信息等知识背景的人员构成。结合公立中医医院管理人员较综合医院相对缺乏的情况和控制人员成本的需要，运营管理员团队可以分两个层级组建。

（1）运营管理专员　在实践中，可以在运营管理办公室设置1个运营管理专员岗位，主要负责深入临床科室掌握运营情况，完成医院、科室运营管理数据汇总、分析，对资源配置、运营流程管理提出优化建议，指导科室开展运营管理。作为临床与职能科室的沟通桥梁，运营管理员旨在用财务与非财务数据和运营管理知识，与科主任交流临床业务及学科发展情况，引导临床科室调整医疗费用结构，提高工作效率，协助专科加强学科建设及医疗技术发展，保障医疗质量安全，提高患者满意度，并通过 PDCA 循环，协助医院落实精细化运营管理，实现医院可持续发展。

（2）临床科室管理团队　在实践中，临床科室管理团队需要承担科室运营管理的职责，通过与运营管理办公室的运营管理专员沟通，反馈临床管理问题。主要职责：一是常态化关注科室运营发展情况，进行科室内部运营管理、医保管理、物价管理等工作，提升科室运营效率，降低科室运行成本；二是协助医院相关职能部门梳理运营流程，进行流程描述，结合内部控制要求，注重系统性、协同性和高效性，持续优化运营流程设计；三是协助推动医院制度在相关临床、医技、医辅等业务科室中有效执行。

三、公立中医医院运营管理的职责分工

（1）优化资源配置　依据医院建设规划和中长期事业发展规划，建立人、财、物、技术、空间、设施等资源分类配置标准；加强资源调配与优化，促进各类资源动态匹配，提高内部资源配置对医、教、研、防等业务工作的协同服务能力。（各职能科室）

（2）加强财务管理　强化全面预算、成本核算、基建财务、经济合同、价格、医保结算等管理，为运营管理提供坚实基础；将事业发展目标任务、绩效考核业务指标和质量控制流程要求等融入财务管理，发挥财务管理的服务、保障和管控作用；加强财务信息共享共用，为业务发展提供支撑保障。（财务科、绩效运营办、医务部、护理部、物价科、医保办、采购办、设备科、总务科、保卫科、项目办、信息中心）

（3）加强资产管理　加强货币资金、固定资产、无形资产、物资用品、在建工程等资产管理，构建资产采购、领用、库存等全链条管理体系；做好资产配置、使用、处置等各环节管理工作，强化资产使用效率的分析和追踪评价。（财务科、设备科、总务科、项目办、药学部、信息中心）

（4）加强后勤管理　推进后勤服务社会化；加强水电气热、餐饮、环境卫生、建筑用房、安全保卫等后勤管理，优化服务流程，规范管理机制，强化能耗管控；探索智慧化"一站式"服务模式，持续改进后勤服务质量和效率。（总务科、保卫科）

（5）加强临床、医技、医辅等业务科室运营指导　探索建立运营助理团队，常态化关注科室运营发展情况，有效指导医疗业务科室提升运营效率；强化教学、科研、预防、后勤服务等工作的制度管理和成本控制。（绩效运营办、财务科、医务部、护理部、科教科、防保科、总务科、保卫科）

（6）强化业务管理与经济管理相融合　强化预算、成本、绩效、内控管理意识，将经济管理各项要求融入医院核心业务流程和质量控制各环节，促进业务与资源管理深度融合；探索完善临床路径标准化，规范临床术语，促进医疗

服务活动规范化管理；强化医疗服务行为转化为经济行为的流程管控和内部监管。（财务科、绩效运营办、医务部、护理部、物价科、医保办）

（7）强化运营风险防控　加强内部审计监督管理、风险管理及内部控制建设，建立健全风险研判、评估和防控机制；加强单位层面、财务层面、业务层面内部控制建设，实现医院经济事项全过程管控；建立医疗、价格、财务等管理部门联检联查的日常监督机制，定期和不定期开展医疗服务规范化管理检查，避免发生违法、违纪、违规追求经济利益的行为；加强债务风险管理，严禁举债建设。（审计科、监察室、医务部、护理部、医保办、物价科、设备科、药学部、财务科）

（8）加强内部绩效考核　医院应当根据卫生健康、中医药主管部门确定的绩效考核指标，建立内部综合绩效考核指标体系，从医疗、教学、科研、预防以及学科建设等方面全方位开展绩效评价工作，全面考核运营管理实施效果；通过强化信息技术保证考核质量，并将考核结果与改善内部管理有机结合。（各职能科室）

（9）推进运营管理信息化建设　按照国家和行业已发布的医院信息化建设标准，加强医院内部运营管理信息系统建设，促进实物流、资金流、业务流、信息流四流合一；加强各个信息系统的有效对接，确保各类数据信息的规范性、完整性和有效性，支撑运营数据的统计、分析、评价、监控等利用；加强运营管理信息安全，完善信息保护技术措施和制度。充分利用现代化信息技术，加强医院运营管理信息集成平台标准化建设。建立运营管理系统和数据中心，实现资源全流程管理。促进互联互通，实现业务系统与运营系统融合。利用数据分析技术，构建运营数据仓库。（信息中心）

（10）完善制度体系建设　各部门结合运营目标和精细化管理需求，聚焦人、财、物、技等核心资源，聚焦医、教、研、防等核心业务，以资源配置、流程再造、绩效考核为导向，建立健全运营管理制度体系，明确组织机构、职责权限、决策机制、业务规范、运营流程等内容，完善人力资源管理、空间和设施设备管理、绩效管理、财务管理、资产管理、风险防控管理、信息化管理等各项制度，有效保障运营管理规范化及高效协同运作，提升运营管理效率和质量。（各职能科室）

（11）优化管理流程　各部门应加强协作，将运营活动各环节的人、财、物、技术通过流程管理有机结合，形成统一的管理体系。要以患者和临床为中心，以公益性和事业发展战略为导向，以精细化和提质增效为目标，综合运用系统思维统筹优化管理流程，实现流程管理系统化、科学化、规范化和智能化。（各职能科室）

（12）加强运营活动的合法性审核　凡运营管理工作中涉及"三重一大"事项的，需经医院党委会研究讨论同意。需要进行合法性审核的事项，应当出具合法性审核意见。（医患办）

第三节 公立中医医院运营管理制度体系建设

一、公立中医医院运营管理制度体系建设的目标

公立中医医院要实现高质量发展，运营管理制度体系建设目标除了要达到综合医院的目标，还要结合中医药的发展特色，推动中医药传承创新。运营管理制度体系建设目标主要归纳为以下几点。

1. 规范运营管理行为

运营管理制度涉及医院各项医疗服务标准、操作规范、业务流程、内部控制、经济管理制度等方方面面，首先应确保医院内部各运营管理主体的行为符合外部法律、法规、规章等各项要求，符合中医药事业发展要求，并对医院内部运营管理工作做出规范要求和标准指引。通过制度的修订和完善，实现业务流程的再造、资源配置的优化组合、分析评价的科学和高效，从而提高医院运营效率，形成维护公益性、调动积极性、保障可持续性的运营机制，推动医院高质量发展。

2. 理顺运营管理关系，完善工作机制

运营管理是医院管理的重要组成部分，理顺运营管理过程中各运营管理主体的权力、责任关系，有利于正确处理好各部门之间的职责划分，从而进行系统性的统筹规划、制度体系建设和全周期的分析控制。医院运营管理制度需形成科学决策、分工负责、协同落实、分析评价、沟通反馈的高效管理机制和体系，定期开展运营监控、执行检查和分析评价，动态掌握和评价工作进展及实施效果。

3. 提升运营管理效率，实现持续良性发展

加强运营管理制度体系建设的终极目标，是确保实现医院社会效益和运营效率的双赢，在满足社会医疗服务需求的前提下提升医疗资源的利用效率，降低医疗服务成本，强化精细化管理，优化服务流程，合理配置医疗资源，从而推动公立中医医院高质量可持续发展。

二、公立中医医院运营管理制度体系建设的原则

1. 整体规划原则

制度是运营管理行为的规范，必须要从整体规划的角度，以部门业务为基础，以流程管理为目标，开展制度体系建设，才能保证运营管理行为规范的全

覆盖。

公立中医医院运营管理制度体系应包含运营战略与能力规划、空间和设施设备管理、流程管理、质量管理、运营风险防控、供应链管理、安全库存管理、医院资源管理、绩效管理等方面，是对医院人、财、物、技等核心资源及医、教、研、防等核心业务的综合管理。从医疗服务角度看，运营管理是每一项医疗服务的流程、质量、绩效的总和，涉及医疗业务流程的优化、资源配置、设备高效使用等方面，取决于运营战略与能力规划；从效率管理角度看，运营管理是每一项医疗服务资源消耗的总和，涉及成本的精细化管理、运行资金的安全与高效使用，取决于财务管理、人力资源管理、物资供应与消耗的综合管控。医院运营管理制度体系建设应采用自上而下的方式，以医院战略发展为依据，用整体化思维模式设计公立中医医院运营管理制度建设框架，消除业务和财务层面的不融合状况，以制度指导、约束、规范行为，从而实现良性持续运转。

2. 系统协同原则

制度是流程的指引，必须保证流程与制度的内在协同，才能保证运营管理体系的顺利运行。

公立中医医院运营管理制度体系，既包括国家相关法律法规，也包括医院制定的与之对应、符合医院实际的相关制度和实施细则。所以，公立中医医院运营管理制度体系的协同包括两个层面：一是国家法律法规与医院运营管理制度层面的协同；二是医院运营管理制度内部层面的协同。运营管理制度内部协同，包括各项规章制度、管理办法、质量标准、操作规范等之间的协同，形成运营管理制度的闭环，才能解决公立中医医院中长期制度建设存在的业务制度、协作机制、信息系统等方面顶层设计的缺失，业务管理与运营管理相互脱节，相关业务和运营数据不融合、不贯通，分析指导业务的效果有限等问题。

3. 责权利结合原则

制度是公共的契约，必须具备契约基本要素——责任、权利和利益的结合与协调。公立中医医院运营管理制度体系的建立，需明确各部门的运营管理职责和具体分工，运营数据分析方法、分析评价制度，运营结果和分析报告的运用，消除多头管理和主体缺位现象，给资源使用部门和运营决策部门提供资源配置的依据，实现核心资源的合理配置。

医院运营管理制度建设应在明确责权利的前提下，做到：

① 运营管理者有职有权，并要监督其履行全部职责，以保证运营目标全面实现。

② 明确运营管理责任，尽可能予以量化，以便正确评价工作绩效，防止推卸责任。

③ 实行责任追究制度，对运营管理者没有尽责的情况必须追查原因，并按其情况分别予以处罚。

④ 建立有效的监督机制，管理者的工作必须接受各方面的监督，包括上级监督、同级监督、群众监督等。

4.持续改进原则

规范科学的运营管理制度是提质增效的有力保障，在公立中医医院运营管理制度体系建设过程中，既要根据运营管理业务和技术的稳定性保证相对的稳定性，又要随着运营管理业务和管理技术的变化而变化。

宏观上，国家对卫生健康事业改革发展提出了新要求，明确提出要抓好建立现代医院管理制度建设，推动医院管理模式和运行方式转变，要显著提高医院管理的科学化、精细化、信息化水平，规范医疗行为，不断提高服务能力和运行效率；微观上，公立医院持续良性运营面临挑战，《指导意见》中明确提出实现"维护公益性、调动积极性、保障可持续"的发展目标。在医院运营管理制度体系建设中，必将面临国家层面法规制度的不断完善、医院运营状况的不断调整，如何及时调整运营管理模式，修订流程和相关运营管理制度，是医院运营管理的重要任务之一。通过对运营管理数据的分析、比较，不断建立、完善人、财、物、技术、空间、设施等资源分类配置标准，促进各类资源动态匹配，不断改进优化各类管理流程，以保证医院运营管理的可持续性发展。

三、公立中医医院运营管理制度体系建设的内容

运营管理的理念和实际管控应贯穿医院运营活动的全过程，在公立中医医院运营管理组织体系整体框架内，各职能部门应充分发挥各自职责，通过不断建立健全制度体系，协同合作，推动医院运营管理有序开展，以实现流程优化、提质增效的目标。

（一）人力资源管理制度体系建设

人才是医院最重要的资源。随着经济发展，人力成本在医院运营支出中所占比重日益增大，人力资源管理是医院管理的重要一环。公立中医医院应通过完善人力资源制度建设，"以人为本"，强化人力资源管理，提高员工素质，建立和谐、团结、进取的良好人际关系，推动中医药事业高质量发展。

一是组织管理制度。配合相关部门，做好组织架构的建立、调整、撤销、编制等业务处理。对组织机构、部门和人员等进行历史沿革管理。

二是员工招聘录用制度。应规范招聘流程，明确招聘录用过程中的权限和职责，使招聘工作有序且高效，体现公平任用、任人唯贤的原则。

三是员工岗位聘用制度。加强不同岗位的聘用管理，明确职位、职务、岗位等体系构建，落实各级医院人力资源配备要求，促进病床数与工作人员比例、卫技人员与全员职工比例、床位数与护理人员比例、护理人员占卫技人员比例

等相关指标更趋合理，以提升不同层级人员与工作岗位、科室规模的适配度。

四是人员信息管理制度。应完善人事信息管理工作，支持医院人员全流程、多分类、多属性管理，全面管理维护从入职到离职、退休全过程人员的档案信息。

五是员工考勤管理制度。应强化日常考勤管理，保证医院正常工作秩序，切实提高工作效率。

六是员工请休假管理制度。进一步加强员工日常管理，保障工作纪律的严肃性，提高遵章守法的自觉性。

七是员工教育和培训管理制度。应开展多种形式的教育和培训，保证医院人力资源整体素质和专业技能的不断提升，发挥人力资本投入的最大效力。

八是员工考核和评价制度。持续开展定期考核和评价活动，为岗位变动和工作薪酬的变动提供依据，调动员工工作积极性、提高工作有效性，最终实现人岗匹配的优化，促进医院人力资源管理水平的提高。

九是职称评审制度。进一步健全职称制度体系，完善职称评价标准，创新职称评价机制，优化职称管理服务。促进各类人员积极成长，造就素质优良、结构合理的专业技术人才队伍。

十是劳动合同管理制度。应加强劳动合同的基础管理工作，实行动态管理，促进劳动合同管理的规范化、标准化。

十一是员工薪酬管理制度。严格贯彻落实国家、省、市用工政策，制定、调整和发放医院各级各类人员的工资和福利等，建立公开透明的薪酬体系，为医院薪酬管理提供全面的标准和依据，控制人力成本合理增长，在"两个允许"的前提下提高医院人员待遇，并彰显公平公正、合理竞争、适度激励的原则。

（二）财务管理制度体系建设

1. 全面预算管理制度体系建设

《关于印发公立医院全面预算管理制度实施办法的通知》（国卫财务发〔2020〕30号）规定了全面预算管理是指医院对所有经济活动实行全面管理，全部纳入预算管理范围。包含两方面内容：一是业务主管部门对医院预算和财务实行全面管理，医院作为预算单位，所有收支全部纳入预算范围；二是医院内部建立健全全面预算管理制度，以医院战略发展规划和年度计划目标为依据，充分运用预算手段开展医院内部各类经济资源的分配、使用、控制和考核等各项管理活动。具体包括收入、支出、成本费用、筹资投资业务等预算。

全面预算管理是实现医院战略目标的工具，具有丰富的战略内涵，推行全面预算工作必须要以战略为导向。而公立中医医院以战略为导向的全面预算管理的基本特征为要，突出中医特色，不断夯实中医医院的内涵建设，持续提升医院的综合服务能力。再者，加强中医专科的学科建设，发挥中医药特色优势，发挥中医药在重大疾病治疗中的协同作用，努力提高中医药防治重大疾病的能力。有了具有"中医"特色的战略目标才能做好符合"中医"发展的全面预算管理。例如：需要考虑提高中药饮片收入占比，中药饮片处方比率，中医治疗率，优势病种住院中医治疗率，急危重症中医参与率，中医外治治疗率等，不断提高中医的应用能力。不仅要关注医疗的发展，更要注意兼顾中医文化的传承和发展，公立中医医院的全面预算管理要覆盖这些，以形成完善、全面的管理模式，提升全面预算管理的综合价值。

全面预算管理制度作为运营管理的核心管理制度之一，是因为其具有"全面性"和"目标性"的实质。具体来看，全面预算管理制度体系应达到以下要求。

（1）医院建立全面预算管理制度，应根据国家法规、政策的要求，对医院的预算管理原则、内容进行明确规定，夯实预算管理的"全面性"。

（2）建立健全预算管理组织机构，建立由全面预算管理委员会、全面预算管理办公室、预算归口管理部门和基层预算单位组成的全面预算管理组织体系，同时应根据医院各部门职能分工，明确预算归口管理部门的预算管理内容，清晰界定责任。

（3）根据全面预算管理的环节，规定预算编制、调整、审核、审批的程序、方式和时效，预算分析和报告应包含的内容，以及如何预算绩效考核。

（4）根据《医院信息化应用技术指引》和《全国医院信息化建设标准与规范》等文件要求，制订医院预算信息化建设具体实施方案，建立医院全面预算绩效管理信息化系统，并逐步推进预算管理系统与各个资源管理或流程管理系统的互联互通。

2. 成本管理制度体系建设

医院成本是指医院特定的成本核算对象所发生的资源耗费，包括人力资源耗费，房屋及建筑物、设备、材料、产品等有形资产耗费，知识产权等无形资产耗费，以及其他耗费。医院成本核算是指医院对实现其职能目标过程中实际发生的各种耗费，按照确定的成本核算对象和成本项目进行归集、分配，计算确定各成本核算对象的总成本、单位成本等，并向有关使用者提供成本信息的活动。

制定并执行成本管理制度，有利于促进医院健全成本核算体系，全面、真实、准确地反映医院成本信息，强化成本意识，加强成本管理，提高医院成本管理水平，降低各项成本，推进医院高质量发展，提升医院竞争力。成本管理制度应包含成本核算（成本核算的对象、项目，成本的计量、归集及分配，成本工具方法的选择等），成本预测，成本控制（控制环节、控制标准），成本考核（考核对象、考核方法），成本分析，成本报告等内容。

当前公立中医医院业务活动及资产管理日益复杂，收支规模不断扩大，经济运行压力不断加大，对成本核算的精细化管理需求日益增加，亟需建立有效的成本核算管理机制。因此公立中医医院在经营管理中应结合内外部管理工作需要，积极利用信息化手段进行成本数据的采集、归类、分摊、核算和分析，并结合运营管理目标，强化成本核算结果运用，构建成本控制指标体系，促进降本增效，同时为医院内部精细化管理、医疗服务价格制定和监管、完善医保支付政策、公立医院绩效评价、区域卫生资源优化配置等提供数据支撑，促进医院管理模式从粗放式向精细化、规范化转变、优化资源配置、提高运营效率，保障公立中医医院健康、可持续发展，更好地满足人民群众的基本医疗卫生服务需求，切实推进医院高质量发展。

3. 绩效管理制度体系建设

绩效管理是公立中医医院管理的重要内容，也是实现医院运营管理的有效手段，包括绩效计划、实施、考核和评价等环节。公立中医医院应结合其实际情况，建立绩效管理制度体系。根据人员类别、层次建立管理制度及量化考核标准。

（1）建立医院绩效管理岗位职责制度　公立中医医院应该根据国家有关文件政策要求，结合实际情况，搭建绩效管理机构，设立相应岗位，并明确各工作岗位职责，形成"领导参与、专人负责、部门配合"机制。专门绩效管理机制可增强医院各部门的沟通协调作用，避免不必要的部门壁垒，有利于医院运营管理的考核工作，保证绩效考核的科学性、公平公正性、准确性。

（2）建立医院绩效管理考评指标体系　公立中医医院应该根据国家出台的相关运营管理制度，结合医院实际和相关制度，建立健全绩效指标体系。可以结合医院现有的资源情况、医疗服务质量、管理工作效率、患者满意度、资产运营、科研成果等方面，再根据医院整体战略目标建立可操作的、具体的绩效管理目标，明确医院绩效考核的指标维度、相应的权重。健全考核指标体系，充分发挥绩效考核作用。

（3）建立绩效奖惩制度　公立中医医院应该根据绩效考核指标体系，建立相应的绩效奖惩制度，包含对优秀员工的奖励措施和对考核不合格员工的惩罚劝退措施。通过考评结果奖惩来激发员工的动力，使员工积极主动通过努力提升服务水平来获得奖励、晋升。

（4）建立绩效管理审计监督制度　公立中医医院应该建立绩效管理审计监督制度，通过审计监督手段评估绩效考核效果，使其能持续、动态地完善，从而保障绩效管理工作是公平、公正、公开的。

（三）资产管理制度体系建设

《指导意见》中明确规定：加强资产管理，应加强货币资金、固定资产、无形资产、物资用品、在建工程等资产管理，构建资产采购、领用、库存等全链条管理体系；做好资产配置、使用、处置等各环节管理工作，强化资产使用效率的分析和追踪评价。资产管理制度体系建设的内容如下。

1.增强资产管理制度化意识

在国家逐步要求加强资产管理的大背景下，管理制度化意识应被放在首要位置进行强调，一把手责任的落实是推动管理前进的主要动力来源。公立中医医院应摒弃落后的资产管理思维，建立有约束性的制度体系，明确资产管理的目标、管理体制、方法路径、绩效考核等，使得在管理实操层面有制度可依；根据新时代新问题，不断更新制度，努力解决执行过程中的实际问题，永葆管理制度的生命与活力，使制度始终服务于医院医疗、科研、教学等工作。唯有在制度建设完善的基础上，才能实现真正的靠制度规范运营管理；将流程固化在制度中，才能从根本上避免人治的无序和随意性。

2.完善国有资产管理体制

有效的管理体制是医院正常运转的基本保障。"统一领导、归口管理、分级负责、责任到人"是医院资产管理体制常见的管理原则。虽然医院具有较高的自主权限，部门设置有所不同，但资产管理的流程和制度与其他组织相比具有一定的相似性。从组织框架上来说，一般分为五个层级：党委会和办公会是医院国有资产管理的决策部门，对医院国有资产管理的重要事项进行决策；财务科作为统一管理部门负责统一政策、统一流程、统一方法，完成医院资产数据汇总审核和报送工作；归口管理部门作为医院国有资产管理工作的专业部门，针对其管辖范畴的实物资产制定管理细则和具体要求；资产使用部门对实际占有、使用的国有资产，按照医院规章要求切实保证资产的完整性和安全使用；资产使用个人则应承担起对实际在用资产的日常维护保养的责任。医院应制定并明确分工责任体制，运营管理才能够保障各部门各司其职，提高运营管理各部门的协作能力。

3.加强和规范各类资产管理

资产管理范畴包含流动资产、固定资产、无形资产、在建工程、对外投资等内容。由于每一类别资产之间存在管理差异，因此完善的制度体系建设需要对每种资产分类规范业务流程。

（1）医院流动资产管理　其特点是具有变动性，有时以现金、银行存款的形式出现，有时以预付账款、医疗应收款、其他应收款等形式出现。结合医院实际情况，制度体系建设中应完善对货币资金、应收款、存货等的内部控制，明确各相关部门岗位职责，严格审批权限，定期清理往来款和盘点存货。

（2）医院固定资产管理　其特点是单位价值高、使用期限长，其管理应集中从资产新增登记、调拨调配、处置报废、清查盘点、汇总报表等全生命周期方方面面建立闭环式管理制度，定期对固定资产进行清查，保证固定资产产权清晰、使用高效、处置合规、账账相符、账实相符、报表数据合理，全面反映医院固定资产管理真实情况。

（3）医院无形资产管理　其特点是没有实物形态、具有可辨认性且长期发挥作用，在制度建设上应着重对其界定方法与计价标准进行明确。医院常有的无形资产包括专利权、著作权、院名院誉、专有技术等，应规范无形资产的登记、使用、处置等工作流程，建立台账管理和备案登记制度，保证无形资产核算的完整性和准确性是制度建设的重点。

（4）医院在建工程管理　其特点是建设周期长、项目复杂程度高。医院应严格按照国家政策法规做好在建工程的概算、预算、建设成本、价款结算、合同管理、竣工验收等工作，加强在建工程的档案管理，及时办理竣工结算和财务决算，对已交付使用、尚未办理竣工决算的在建工程，必须估价入账，竣工结算和财务决算后进行相应调整。

（5）医院对外投资管理　其特点是项目选择范围有限、投资项目收益风险较大，在对外投资制度建设中立项论证、审批、决策、执行需要对其合规性、风险收益进行充分考虑，特别对于货币性资金对外投资必须严格控制，使用医院院名、院誉类无形资产对外投资，必须按规定开展资产评估，公正计价，有偿使用。

4. 搭建资产预算绩效评价体系

制度建设中应考虑将资产管理与预算管理相结合，建立科学合理的资产预算制度；运用资产预算和统计报告对存量资产和增量资产进行精细化管理；使用绩效进行考核评价，使资产的配置与单位履行的职责相匹配。同时，需统筹考虑事业发展、临床专科特点、学科设置以及医、护、管理人员构成等因素，依据国家有关标准，科学合理配置，建立以绩效为导向，开放、动态的竞争性资源配置机制；建立完善国有资产使用和管理绩效考核机制，以制度保障和经济杠杆推动资源的充分使用和循环利用，盘活存量资产，实现资源共享共用。

（四）医疗业务管理制度体系建设

医疗业务是医院的核心业务，医疗质量是医院的生命线。医疗业务管理是遵循国家相关医疗管理政策，为方便患者就医，保障医疗质量和医疗安全，维护患者权益，面向医疗服务过程而采取的管理行为和措施。加强对医疗业务的管理，有助于切实落实医院的功能定位，实现医院公益性的本质。同时通过完善管理制度，再造业务流程，优化资源配置，有助于促进运营管理与医疗业务的充分融合，有效提升运营管理效率。医疗业务管理制度体系建设的具体内容如下。

一是诊疗规范和诊疗活动管理制度。应严格按照政府主管部门批准范围开展诊疗活动，并制定医院诊疗活动有关规章制度、操作流程和业务指引，督促十八项医疗核心制度的落实和执行。

二是护理工作核心制度。强化医院护理工作常规、工作职责、规章制度和技术操作规范的落实，规范护理行为。

三是医疗质量管理制度。通过构建科室层面医疗质量与安全管理制度、医院层面医疗质量管理与监督制度，强化医疗质量管理工作，并将经济管理要求融入医院质量控制环节，促进医疗业务与资源管理深度融合。

四是护理质量管理制度。持续量化护理质量与安全控制指标，加强护理质量安全管理与持续改进，确保患者安全，提高护理服务质量。

五是临床科室诊疗活动的监督检查制度。严格控制不合理检查、不合理用药的行为，将医疗活动的收费与物价项目内涵和医疗保险政策相符合，建立与医疗保险部门、物价管理部门沟通协调机制，定期分析诊疗服务过程中可能存在的执行医疗保险、物价政策风险，及时整改完善。

（五）科研教学管理制度体系建设

临床科研业务是医院利用科学方法开展的，以个体或群体（包括医疗健康信息）为研究对象，研究疾病的诊断、治疗、康复、预后以及病因、预防和健康维护等活动。临床教学业务主要是在临床教学基地进行的，在临床带教教师指导下，开展医学生临床教学实践活动和试用期医学毕业生的临床实践活动，包括住院医师、专科医师规范化培训和轮转管理、师资带教和培训管理、理论和实践教学活动等，以及继续教育阶段管理等。加强临床教学科研制度体系建设，有助于提高科研和教学资源配置管理水平，促进运营管理与科研教学业务充分融合，推动业务活动创造衍生价值。具体内容如下。

一是科研业务管理制度。组织协调科研项目的申报、评审、管理和科研成果的鉴定、验收、应用及奖励，审核科研经费使用情况，构建相关业务的决策机制、工作机制、审核机制和监督机制。

二是教学业务管理制度。包括本科教育、研究生教育、住院医师规范化培训、专科医师规范化培训和继续医学教育等不同类型的教学管理，加强课程建设，推动教学成果产出，培养和优化师资队伍。

（六）采购管理制度体系建设

近年来，国家主管部委出台多项文件规范公立医院政府采购工作，明确公立医院的财政补助收入以及事业收入、经营性收入和其他收入等"自有资金"，均应纳入部门预算管理，凡使用纳入部门预算管理的资金开展的政府采购活动，无论资金来源，都应当执行政府采购规定。2020年6月，国家卫健委部署《关于进一步规范和加强政府采购管理工作的通知》，在卫生健康系统开展三年专项行动，进一步明确政府采购主体责任，从严格依法采购、严格政府采购预算管理等十方面全面规范政府采购行为。因此，亟须进一步规范和加强公立医院采购管理，通过健全和完善采购管理制度体系实现对采购活动内部权力运行的有效制约，确保采购工作依法依规高效运行，为公立医院高质量发展增添动力。

根据财政部《关于加强政府采购活动内部控制管理的指导意见》等相关规定，采购活动一般包括：编制采购预算、确定采购需求、开展需求审查、编制采购计划、公开采购意向、确定采购方式、编制采购文件、委托代理机构、发布采购公告、组织专家评审、确认采购结果、发布结果公告、签订采购合同、公告备案合同、项目履约验收、项目资金支付、归档采购文件、采购询问与答复、质疑投诉处理、采购监督等20多个环节。公立医院采购管理制度体系建设应当涵盖上述内容，还应包括医院内部的部门分工、归口范围、流程职责、限额权限以及相关的体制机制等内容，公立医院采购管理制度体系的内容应贯彻落实"分事行权、分岗设权、分级授权，定期轮岗，强化内部流程控制"的总体要求。加强内部归口管理和内部监督，明晰事权，依法履职，加强对政府采购活动的内部控制管理，推进采购活动中的权力制约，落实党风廉政主体责任、提升管理水平、促进依法采购。具体来看，应建立合理制度界定岗位职责和责任主体。如采购需求制定与内部审核、合同签订与验收等不相容岗位要分开设置；评审现场组织、单一来源采购项目议价等相关业务原则上应由2人以上共同办理；采购及相关人员应当实行定期轮岗等。分级授权，科学决策。通过制度强化关键环节的控制，明确各个节点的工作时限要求，提高采购效率，通过制度强化利益冲突管理，严格制定需求管理制度、回避制度、评审管理制度、代理机构和供应商管理制度等。公立中医医院应结合本单位实际，通过单独出台制度文件或在某些章节、条款中对采购活动的20多个环节进行明确规定，不断健全和完善制度体系，真正做到"有法可依"。

（七）后勤管理制度体系建设

医院后勤管理是医院管理重要部分，是医院能够顺利开展医疗业务活动、教学工作和科研活动的前提和基础。它涉及的领域广、范围大、服务对象特殊、内容繁杂，包含全院物资供应、水电气暖供应、设备维修、房屋维修、膳食供应、车辆调度运输、被服洗涤、通信、排污处理、环境卫生保洁、园林绿化、通风净化系统、消防安保等内容。具体制度体系如下。

一是医院后勤管理岗位职责制度。医院应对其后勤所有岗位、专业进行全面梳理，合理设置岗位，明确各岗位、各工种的职责以及相应的人员配置比例。建立权责明确的岗位责任制，要求员工充分了解自身岗位内容，知道自己该做什么、怎么做，科学用工。

二是医院后勤管理操作流程制度。将医院后勤业务分门别类，可根据业务的重要性分类，将非核心的、非重要的、技术性不强的业务，比如洗涤、餐饮、绿化、保洁、安保、消防、电梯维修等，制定标准化的操作流程，明确每个岗位、工种的职责，严格要求对照标准制度现场执行。如果这些业务外包给外部企业，医院也可把标准化流程写入招投标文件和合同中，转换为对服务企业的服务标准，保障服务质量。其中，属于核心的、重要的、技术性强的业务，如物资供应、房屋维修、车辆调度、排污处理等。医院应完善各核心业务管理制度，根据业务的特性，结合医院实际情况，具体业务具体分析，细化流程，应尽可能精细化、有针对性地对每一个环节进行规范，制定符合实际各岗位工作特点的相关规章制度，让后勤工作过程中有章可循、有据可依。

三是继续教育制度。应加强现有后勤管理人员继续教育，培训教育不限于专家讲课形式，可以采用多元化途径，如定向委培、线上教育、研讨会等，内容也不限于专业技术对口知识，可涉及一些管理学方面、医院现代管理建设、思想政治教育以及基础医学等知识。

四是全员轮岗制度。轮岗是人才发展的一种方式，也是人力资源调配的一种机制，全员轮岗制度的建立是锻炼员工业务能力、提高员工综合能力、培养复合型人才的重要手段。

五是后勤信息化制度。后勤信息化建设可建设"一站式服务平台"系统，将医院能源管理、安保管理、设备运维巡检管理、合同管理、预警管理等模块融合在一个平台，全面打通各业务流程，缩短流程传递时间，提高响应效率，提升工作效率，缩短服务时间，同时，打破各管理模块壁垒，实现数据共享，统一数据标准，智能化数据分析，有利于后勤管理成本的分析和管控。

六是后勤管理工作考核评价体系。医院应对员工工作行为或社会化服务公司服务质量进行评价，并制定相应的制度体系。医院在后勤员工的考核时，没有像临床医护岗位那样建立系统考核评价体系，很多是形式上或片面简易考核，考核结果缺乏有效反馈和奖惩制度，没有达到应有的考核效果。考核评价体系可从定量和定性两方面建立。例如，定量方面可建立后勤员工考试制度，因为平时部门制定完规章制度后，要落实执行制度，可先组织员工学习，掌握有关制度内容，定期组织讨论，不定期考试，登记考试成绩，成绩作为定量考核基础。通过考核体系，一方面提高员工的素质水平，另一方面提升医院运营管理水平。

（八）内部控制制度体系建设

医院的内部控制建设要求以维护公立性为导向，建立决策、执行、监督相互协调、相互制衡、相互促进的治理机制，促进医院健康发展，推动各级分类医院管理规范化、精细化、科学化，建立权责清晰、管理科学、治理完善、运行高效、监督有力的现代化管理制度。公立医院内部控制制度建设应以2020年国家卫生健康委、国家中医药局联合印发的《公立医院内部控制管理办法》（以下简称《管理办法》）要求为依据，结合医院实际制定具体的实施办法，确实保障医院的内部治理体制权责一致、制衡有效、运行顺畅、执行有力、管理科学。

1. 建立医院管理内部控制的组织架构和工作机制

明确医院党委在内部控制建设中的领导作用，医院党委主要负责人是内部控制的主要负责人，医院应建立内部控制小组，明确医院各部门内部控制建设职能和牵头部门的职责，建立部门间的内部控制沟通协调机制，统一领导，归口管理，权责明确，流程规范。

2. 建设风险评估管理制度

医院根据《管理办法》要求建立内部控制目标和规划，全面、系统和客观地识别并分析医院经济活动及相关业务活动存在的风险，确定相应风险承受度和风险应对策略。风险评估至少每年进行一次，必要时可聘请具有相应资质的第三方开展风险评估工作。通过风险评估，检验内部控制制度是否健全，内部控制制度是否体现内部控制的要求，相关制度是否有效执行。

3. 建立与业务管理层面各环节相融合的内控制度

（1）预算管理的内控制度　预算制度包括预算管理在编制过程中是否遵照医院战略目标，确保经费投向科学合理。预算收支编制是否进行科学分类，根据不同经费来源、支出性质，建立不同的编制方法、控制手段和差异化的绩效评价体系。是否建立完整的预算项目库管理和绩效评价体系。预算审批是否按国家相关程序报办公会、职代会等类似机构审批。预算执行中要建立内部控制管理手段，做到开支内容要与预算编制的内容一致，无预算不支出，预算调整必须按相应程序办理，要建立预算与绩效一体化的管理制度，做到"花钱必有效，无效必问责"。

（2）收支管理制度的内控制度　各种收入必须制定相关管理制度，确保收入来源合法合规，实行归口管理。医院应建立完善的收入管理制度，建立健全收入岗位责任制，明确岗位职责权限。建立票据管理制度，对票据的申购、保管、领取、使用、核销等环节统一全程管理。建立定期收入分析和检查制度，确保收入业务正常进行。

各种支出必须制定相关管理制度，明确各支出事项的开支范围、标准、依据。完善支出管理控制流程，如支出的内部审批权限、审批流程、岗位职责等。

（3）政府采购管理内控制度　医院要建立招标采购中心，明确医院的招标采购要"统一管理，统一制度，统一流程，统一信息平台"，从制度上明确医院决策机构党委会、办公会、招标采购领导小组、招标采购中心归口管理以及需求单位职责，做到采管分离、权责明确。要制定招标采购的论证、立项、预算、审批、需求制定、招投标、合同管理、验收、资产登记等环节的管理细则，完善招标代理制度和专家库管理，做到权责对等、制衡有效、流程畅通、执行有力。

（4）资产管理内控制度　建立"统一领导，归口管理、分项负责、责任到人"的管理体制，并明确各部门职责，建设资产管理中流动资产、固定资产、无形资产、对外投资、出租出借和在建工程的管理制度。做到产权清晰、配置科学、使用合理、处置规范，确保国有资产保值、增值，提高资产使用效率，防止国有资产流失。建立流动资产支付从申请、审批、复核到支付完成整个环节的规章制度。完善固定资产的预算、采购、验收、领用、日常维护、内部调剂、报废处置等各环节制度。建立医院专利权、技术、著作权、院名院誉等无形资产的管理制度，实行归口管理，建立台账。制定出租、出借管理细则。对外投资要依法依规，从可行性分析、审批、投资计划各方面，协助监督、评价各项管理制度。

（5）建设项目管理内控制度　建设项目业务包括项目立项、设计、概预算、招标、建设、结算、决算等环节。医院应根据建设项目业务各环节特点制定具体管理制度，设置合理岗位，明确各岗位职责，确保不相容岗位分离。建立集体研究、专家论证和技术咨询的议事决策机制。建立项目立项审批制度、招投标制度、概预算审核制度、工程设计变更审批制度、资金结算制度、工程竣工验收制度、工程档案管理制度、工程竣工结算和决算制度、内部考评监督制度等。根据实际细化规定，保障建设项目合法合规顺利进行。

（6）合同管理内控制度　医院要建立科学的合同管理体制，根据医院业务管理和经济活动范畴，对合同进行科学分类，要建立合同策划、调查、谈判、文本拟定、审核、签订、履行、变更、结算、评价、归档各环节的制度。

制定合同内部管理制度，应明确医院合同归口管理部门，以及其他各部门在合同管理中的分工和职责，合理设置岗位，不相容岗位应分离。

（7）医疗业务内控制度　医院应当建立健全诊疗规范和诊疗活动管理制度，严格按照政府主管部门批准范围开展诊疗活动，其收费应当符合政策。医疗业务活动应当实行归口管理，明确内部各部门的职责。设立管理岗位，明确岗位职责权限，不相容岗位相互分离。加强对临床科室诊疗活动的监督检查，严格控制不合理检查、不合理用药的行为。

医院应建立与医疗业务相关的委员会制度，明确委员会的组织构成和运行机制。加强对药品、医用耗材、医疗设备引进的专业评估和审查，各临床科室应当建立本部门药品、医用耗材、医疗设备引进的内部申请和决策机制。

（8）科研项目和临床试验项目管理内控制度　科研项目和临床试验项目管理，包括是否实现科研或临床试验项目归口管理，明确各部门职责权限；是否建立项目立项管理程序，项目立项论证是否充分；是否按照批复的预算和合同约定使用科研或临床试验资金；是否采取有效措施保护技术成果；是否建立科研档案管理规定等。合理设置岗位，明确其职责权限，建立沟通配合机制，建立横向课题和临床试验项目立项审批和审查制度，加强经费使用管理。

（9）教学业务管理内控制度　教学业务医院应当建立健全教学业务管理制度，建立教学业务工作的决策机制、工作机制、审核机制和监督机制。明确教学业务归口管理部门及其职责权限，明确各部门在教学管理中的职责权限。合理设置教学业务管理岗位，明确岗位职责权限，确保教学业务预算编制与审核、教学资金使用与付款审批等不相容岗位相互分离。优化教学业务管理的工作流程、工作规范，建立部门间沟通配合机制；按批复预算使用教学资金，专款专用，加强教学经费使用管理。

（10）互联网医疗业务管理内控制度　互联网医疗业务管理包括：实现互联网诊疗业务归口管理；是否取得互联网诊疗业务准入资格；开展的互联网诊疗项目是否经有关部门核准；是否建立信息安全管理制度；电子病历及处方等是否符合相关规定等。

开展互联网医疗业务的医院，应当建立健全互联网诊疗服务与收费的相关管理制度，严格诊疗行为和费用监管。医院应当明确互联网医疗业务的归口管理部门及其职责权限，明确各部门在互联网医疗业务管理工作中的职责权限。

建立互联网医疗业务的工作流程、业务规范、沟通配合机制，对互联网医疗业务管理的关键环节实行重点管控。

（11）医联体、医疗集团业务管理内控制度　医联体、医疗集团业务管理包括：是否实现医联体、医疗集团业务归口管理；是否明确内部责任分工；是否建立内部协调协作机制等。

医联体、医疗集团牵头医院负责建立医联体、医疗集团议事决策机制、工作机制、审核机制、监督机制；负责建立健全医联体、医疗集团相关工作管理制度，涵盖医联体、医疗集团诊疗服务与收费，资源与信息共享，绩效与利益分配等内容；负责建立风险评估机制，确保法律法规、规章制度及医联体、医疗集团运营管理政策的贯彻执行，促进医联体、医疗集团平稳运行和健康发展。

（12）信息化管理内控制度　信息化管理包括：是否实现信息化建设归口管理；是否制定信息系统建设总体规划；是否符合信息化建设相关标准规范；是否将内部控制流程和要求嵌入信息系统；是否实现各主要信息系统之间的互联互通、信息共享和业务协同；是否采取有效措施强化信息系统安全等。

医院应当建立健全信息化建设管理制度，涵盖信息化建设需求分析、系统开发、升级改造、运行维护、信息安全和数据管理等方面内容。信息化建设应当实行归口管理，明确归口管理部门和信息系统建设项目牵头部门，建立相互合作与制约的工作机制。

（九）信息化管理制度建设

公立中医医院运营管理信息化是实现业务管理和经济管理科学化、规范化、精细化的重要支撑和基础保障，有助于将两者的流程管控和管理要求进行整体设计、有效衔接、融合贯通，并持续推进两类数据的分析应用。公立医院运营管理信息化管理制度建设的内容如下。

一是信息化建设项目管理制度。涵盖项目需求分析、规划、申报、设计、实施、验收等各环节。在相关制度的指导下，将医院管理分为医教研防业务活动、综合管理、财务、资产、人力、事项、运营管理决策、数据基础、基础管理与集成九大类业务进行建设，搭建统一信息平台，推进决策分析一体化平台建设。

二是信息系统运维管理制度。明确信息系统运维的标准、规划、故障处理等流程和要求，保障相关系统正常运行。

三是信息系统安全管理制度。建立用户管理制度、系统数据定期备份制度、信息系统安全保密和泄密责任追究制度等，确保重要信息系统安全、可靠，增强信息安全保障能力。

四是信息数据质量管理制度。落实信息化建设相关标准规范，制定数据共享与交互的规则和标准，实现各主要信息系统之间的互联互通、信息共享和业务协同，通过对运营数据进行标准化、集成化、自动化处理，强化数据应用，为医院运营管理持续改进提供全面、准确、及时的数据支撑。

第四节　公立中医医院运营管理控制体系建设

医院应建立和完善运营管理工作机制，高效、有序地开展运营管理工作，确保运营决策的顺利实施，推动运营管理目标的实现。结合企业运营管理经验和医院运营管理的实践，运营管理部门主要通过以下路径开展工作。

一、运营计划

运营管理部门首先要做的就是将医院战略规划转变为运营计划，运营计划应实现战略、业务和管理的有机统一。运营计划是一份有明确的时间、事务、过程、风险、风险预案、预算等综合信息的周期性全面计划，用来指导医院完成战略规划。在运营计划制订的过程中，运营管理部门还要针对运营计划内容制定相应的分析模板，建立对应的数据分析模型并明确数据来源，以便后期数据分析使用。

例如，医院要以建立具有专科特色的医院为战略规划，首先需要确定在什么时间周期内，医院需要建立什么特色专科；构建这些特色专科的关联影响因素是什么；这些关联因素又有什么决定因素和干扰因素；如果发生干扰，如何应对；如果某个专科或某些专科建立失败，替换方案有哪些；医院为此付出什么，又能收获什么。在完善这些内容后，相关部门才能有目的地进行工作，有效开展特色专科建立工作。运营计划通过相关流程批准后，医院所有与运营计划有关的部门了解本部门需要执行哪些工作和需要配合哪些工作。

医院战略管理聚焦于长期发展，涵盖使命、愿景、核心价值观的定位，以及核心竞争力的构建（如差异化服务、学科建设），不仅能为医院提供"北斗导航系统"，明确发展方向，而且决定着资源分配的优先级。而运营计划聚焦中短期，通过预算管理、成本控制、流程优化等将战略分解为可执行、可监控、可调整的行动方案，其核心价值在于通过系统化的机制设计，解决战略与执行之间的结构性矛盾，确保战略意图在复杂运营环境中得以实现。

1. 制定原则

（1）战略一致性原则　以国家医疗卫生政策导向为根本，确保运营计划与医院中长期发展规划、功能定位及公益性目标高度契合。

（2）分级管控原则　建立"院级统筹决策—职能科室分解落实—临床科室执行反馈"三级管理体系，实现权责匹配与目标逐级传导。

（3）全流程闭环原则　贯穿"计划编制、执行监控、评估改进"全周期，形成"目标设定→资源配置→过程管控→结果评价→动态修正"的闭环管理链条。

2. 制定主体

（1）院级决策主体

① 党委 / 院长办公会：审定战略方向、资源配置方案及重大事项。

② 运营管理委员会：制订医院运营管理年度工作目标、指标和计划，统筹协调跨部门资源，监督计划执行进度。

③ 总会计师：主导全面预算管理，控制财务风险。

（2）职能管理主体

① 运营管理部门：制定运营指标体系，监控关键绩效数据。

② 财务部门：编制预算方案，实施成本核算与效率分析。

③ 医务 / 质控部门：保障医疗质量与安全，优化诊疗流程。

（3）科室执行主体

① 临床科室：落实业务目标，控制药耗成本，提升服务效率。

② 运营助理：协助科室分解任务，开展日常运营数据监测。

二、运营分析

（一）医院运营管理分析的意义

1. 运营管理分析是运营管理的重要环节

公立中医医院要在竞争中立于不败之地，不仅要认真组织好各项医疗服务活动，而且要及时掌握自身的运营状况，而运营分析是一个重要的手段。医院可以通过对相关指标的分析准确了解运营现状并科学预测发展趋势；可以在运营分析的基础上制定发展战略和运营计划；可以根据运营分析所提供的情况，找出医疗服务的组织和医院运营中存在的问题，拟定提升社会效益和运营效率的方案，制定挖掘潜力的措施。只有不断开展运营分析，才能及时发现问题、总结经验教训，让医院保持持续发展。

2. 运营管理分析是提高会计信息质量的重要手段

以较少资源占用和耗费取得高质量的服务产出，兼顾社会效益和运营效率是医院重要的管理目标。要实现这一目标，首先要确保财务会计核算的准确性、及时性和可靠性。只有经常开展运营分析，明确及时地掌握医院各收入、费用实际情况及其变化规律，才能发现会计核算中可能的问题，不断提高会计信息质量，推动财务管理能力的提升。在一定的意义上可以说，运营分析是对会计核算的有效复核手段之一；运营分析数据来源于财务核算提供的信息，分析也可以促进会计核算的精准，提高会计信息质量。

3. 运营管理分析是促进医疗服务科学性、合理性的重要方法

国内大部分公立中医医院在现有财务状况下，除了政府少量的拨款，其他运营资金都需要通过医疗服务来补充。医院的各项医疗服务都同其一定时期的运营目标有着密切的联系；运营管理分析则是了解医院运营现状及发展潜力，恰当组织医疗服务活动的必要手段。如果通过运营管理分析发现医院服务效率有下降的趋势，那么就要分析其背后的原因，如果是非外界特殊因素导致的，后续在组织医疗服务过程中，就应把调动职工的工作积极性、完善服务组织、加强刚性约束作为工作重点；同样，如果通过运营管理分析发现运营效果有下降的趋势，就应把优化服务结构、提高服务质量、降低不必要的消耗作为工作重点。

4. 运营管理分析是外部了解医院的重要途径

医院开展运营管理分析，可以使医院外部的相关单位较准确地掌握医院的运营状况，进而采取有效的支持政策或监管措施。医院自身则可因此得到外部相关单位的更多支持和资源，从而加快自身发展。如卫生行政、财政、医保、物价、审计和各类监管机构等可以根据医院的运营状况，相应地对医院工作给予指导、支持、监督和服务，从外部促进医院的高质量发展。

（二）医院运营管理分析的要求

运营管理分析是对医院运营状况做的综合性诊断。当前，大部分公立中医医院运营分析存在分析目标不够明确、层次不深入、建议对策不具体、业财融合不到位、运营管理人才缺乏等诸多问题。为此做好运营分析应主要把握以下方向。

1. 抓住重点，明确分析目的

分析重点应根据不同管理领域或不同科室的运营管理特点而变化，也需要根据医院发展而调整。例如，公立中医医院的专科运营分析，内外科之间、重

点学科和普通学科之间、临床和医技科室之间，因业务内容、专科特点、资源配置等诸多差别，在收支结构、指标设置、业务量占比以及发展趋势等方面都有着非常明显的差异。

2. 层层剖析，找出问题内因

运营分析可以分为医院层面分析和科室层面分析。医院层面运营分析着力于战略统筹与资源优化，科室层面运营分析着力于精细化管理与执行优化。因此，公立中医医院应根据运营管理战略要求，选取关键指标，建立运营管理分析评价体系，分别对医院整体、临床科室定期分析运营管理实施效果，提出优化建议，形成运营管理分析报告。

3. 合理建议，提出有效方案

运营分析作为价值创造的过程控制工具，其本质是通过数据驱动的动态监测与优化机制，确保战略目标在医疗服务全流程中有效转化。运营管理分析的主要目的在于了解医院的发展潜力、发展趋势、潜在问题和不稳定因素，以支撑医院的运营决策，为实现医院的战略目标、保持长期高质量发展助力。

4. 深入业务，促进业财融合

运营管理分析不能仅着眼于财务数据，还要结合医院业务活动，将非财务数据一并纳入探讨。财务分析是医院会计核算的继续和深入，是以医院的会计核算、统计资料为依据，对医院一定期间内全部业务活动中的财务状况进行分析研究和评价，揭露矛盾，找出存在的问题及原因，并提出成本、效率、质量等方面改进措施的一种管理方法。进行财务分析的主要目的在于了解医院各项医疗服务中财务活动的完成情况；查明影响各项财务指标完成的因素；总结经验、克服缺点、挖掘潜力、改进工作，以尽可能少的消耗取得尽可能大的财务效果。运营管理分析则是财务分析的深入和发展。其分析内容并不只是医疗服务过程中的财务状况本身，而更重要的是医疗服务过程中运营活动的结果。运营管理分析利用管理会计工具和信息化手段，提供大量定制型的分析图形和报表，多维度分类汇总展示医院主要的业务指标和经济指标，并呈现医院主要绩效指标的历史状况、发展趋势、行业对标等。

（三）医院运营管理分析的工具和方法

在公立中医医院运营管理实践中，应根据分析内容选择使用不同的分析方法，可以结合定量分析与定性分析、财务信息与非财务信息，应用成本性态析、边际成本分析、成本效益分析、本量利分析、敏感性分析及因素分析法等管理会计工具，以及比较分析法（比预算、比前期、比同类型先进科室）、趋势分析法、比率分析法（相关比率、构成比率）、因素分析法和收支平衡分析法等分析方法，饼图、柱状图及折线图等图表，呈现运营数据纵向、横向比较变化。较常用的分析工具和方法有趋势分析、结构分析、比率分析、因素分析、本量利分析和盈余敏感度分析等。

1. 趋势分析

趋势分析是运营分析中经常应用的方法，它通过对各项指标在不同时期的变化情况来判断医院运营方向的变化。这种方法以每项运营指标某一年度的数值为基数，将其他年度的该项指标数值与此基准进行比较，从而找出各项指标的发展变化规律，判断医院的运营发展趋势。

在运用趋势分析时需要注意以下几点。

（1）分析时应剔除偶然性因素的影响，以使分析的数据能反映正常的经营情况，否则各期间的趋势分析可能被歪曲。

（2）当趋势分析涉及的时间较长时，物价水平的变动对各期财务数据的影响程度较大，必要时可以剔除物价变动因素的影响后再作趋势分析。

（3）分析时应结合医院运营的内外环境变化，应注意一些重大事项和会计政策不一致时对财务数据的影响。

2. 结构分析

结构分析是运营管理分析的又一重要方法。该方法首先要确定各类医院的标准数据结构，再以此判断本医院的运营状况。当本医院数据结构与标准数据结构相同或相近时，说明医院运营正常；如果两者相差较大，则表示医院运营不正常。不同类型、不同规模医院的数据结构是不相同的。所谓标准数据结构，只是对特定医院或某一类医院而言，不能要求所有医院都具有相同的数据结构。只有根据医院的不同情况确定不同的标准数据结构，并以其对不同医院进行分析，才能发挥此方法的作用，客观反映医院的运营状况。

因此，在进行结构分析时需要注意以下几点。

（1）在采用结构分析法时，对于有关项目指标所包含的内容口径必须注意其一致性，只有一致才具有可比性。

（2）数据处理方法、计量标准必须一致。例如，对由于会计政策、会计处理方法和会计计量标准的变动而不具可比性的会计数据，必须进行调整，否则计算出的结构就不适合进行分析。

（3）时间单位和区间的一致性。在采用结构分析法时，总体指标、个体指标的计算等都必须注意数据的时间及其长度的一致。

例如：如表 2-1 所示，某公立中医医院 2022 年、2023 年、2024 年连续三年药品结构发生改变。其中，西/中成药收入占医疗收入比例分别为 14.83%、14.18%、12.96%，西/中成药占比呈现逐年下降趋势；中药饮片收入占医疗收入比例分别为 9.80%、10.06%、11.72%，中药饮片占比呈现逐年上升趋势；院内制剂收入占医疗收入比例分别为 3.72%、3.76%、2.28%，院内制剂占比 2024 年呈现下降趋势。运用结构性指标并结合该医院实际分析，药品结构发生变化的原因：一是受益于国家"4+7 药品带量集采"工作推进，西/中成药采购价格逐年降低，西／中成药占比呈现逐年下降趋势；二是该医院强化"门诊患者中药饮片使用率"的管理，中药饮片占比呈现逐年上升趋势；三是 2024 年上半年，该医院院内制剂暂未纳入医保目录，下半年该医院院内制剂纳入医保目录后价格降低，院内制剂占比 2024 年呈现下降趋势。意味着院内制剂的管理需要引起医院管理者的关注和干预，控制院内制剂生产成本，并加强中药新药研发，推动中医药的继承与创新。

表 2-1　某公立中医医院药品结构分析

指标	2022 年	2023 年	2024 年
西／中成药收入占医疗收入比例	14.83%	14.18%	12.96%
中药饮片收入占医疗收入比例	9.80%	10.06%	11.72%
院内制剂收入占医疗收入比例	3.72%	3.76%	2.28%
合计	28.35%	28.00%	26.96%

3. 比率分析

比率分析是运营管理分析中适用性最强、应用范围最广的方法。它以财务数据和非财务数据所提供医院运营情况的各项指标数值为依据，通过计算这些指标间的比率关系来判断医院发展能力、运营效率和稳定程度。例如：计算人力与工作量的比率，考察服务效率；计算流动资产与流动负债的比率关系，判断医院稳定发展的程度等。

（1）在进行比率分析时，应注意分析比率之间说明问题的一致性。运用比率分析最重要的是通过比率了解医院全貌时不能仅仅依据某一个比率来作出判断。

（2）注意各项政策对比率的影响。例如，在医院会计制度中有许多会计处理方法可供选择，不同的会计处理方法会产生不同的财务报表数据，进而影响各财务比率的数值及可比性。因此，在比较分析时，还需要对这些数据的差异进行调整。

4. 因素分析

医院的很多指标往往是由多个相互联系的因素共同决定的，当这些因素发生不同方向、不同程度的变动时，对相应的财务指标也会产生不同的影响。因此，对这些财务指标的影响因素进行分析，有助于寻找问题的成因，便于抓住主要矛盾，找到解决问题的线索。

在运用因素分析时需要注意以下几点。

（1）因素分解的相关性　运用因素分析法进行分析必须注意构成因素的相关性，按照影响因素与综合性指标之间的因果关系，确定影响因素，并根据各个影响因素的依存关系确定计算公式。

（2）计算过程的假设性 在分析某一因素对分析指标的影响数量时，必须假设其他因素不变，即第一个因素的影响程度是在其他因素均不发生变化的条件下测算的结果；第二个因素的影响程度是在扣除了第一个因素的影响程度且其他因素均不发生变化的条件下测算的结果。

（3）因素替代的顺序性 在分析各因素对总体的影响程度时，必须注意替代的顺序，如果替代的程序不一样，分解出的各个因素的影响值就不一样，不能准确地说明问题。一般来说，替代顺序在前的因素对财务指标的影响程度不受其他因素影响或影响较小，而替代顺序在后的因素对财务指标的影响程度受其他因素的影响较大。当经济指标被分解为多个因素时，如果这些指标既有数量指标，又有质量指标，应先替代数量指标，后替代质量指标；当多因素指标中既有实物量指标又有价值量指标时，应先替代实物量指标，后替代价值量指标；当多因素指标中存在两个以上的同类指标时，应依据事物的先后与主次依存关系来确定各因素对总体的影响。

5. 本量利分析

（1）本量利分析的含义 本量利分析是"成本、服务量、盈余"分析的简称，又称CVP分析、保本分析、盈亏临界点分析。它是以成本性态分析为基础，根据医疗服务量、价格、成本、盈余之间相互制约关系的综合分析，用来预测盈余、控制成本、判断运营状况的一套分析方法。主要是研究医院在持续运营活动中有关因素的变动对盈余的影响，为实现医院目标盈余所应采取的措施，不同的服务量或管理方法下盈余的对比分析，以及实现收支盈余的最优规划等。一般来说，医院收入＝成本＋盈余，如果盈余等于0，则收入＝成本＝固定成本＋变动成本，而收入＝服务量×服务单价，变动成本＝单位变动成本×服务量，则服务量×服务单价＝固定成本＋单位变动成本×服务量，可以推导出盈亏平衡点的计算公式如下。

盈亏平衡点服务量＝固定成本÷每单位边际贡献
＝固定成本÷（单价–单位变动成本）

盈亏平衡点医疗收入＝固定成本÷（1–变动成本率）
＝固定成本÷（1–单位变动成本÷单价）

例如，某临床科室每月固定成本为180万元，变动成本平均为40%，依上述公式，计算盈亏平衡点的月收入。

盈亏平衡点收入＝固定成本÷（1–变动成本比率）
＝180万元÷（1–40%）=300万元

病床使用率是医院运营管理上很重要的指标，反映住院部门资源利用率，从盈亏平衡点收入可计算盈亏平衡点时的病床使用率。通常情况下，病床使用率越高，病房的运营效率就会越高。该临床科室盈亏平衡点收入为每月300万元，其门诊次均费用250元，住院次均费用8500元，门诊收入院率4%，平均住院日 8.5 天，病床 70 张。

假设门诊人次为 x，则 $3000000=250x+8500\times4\%x$

解得 $x=5085$

住院人次 $=5085\times4\%=203$

盈亏平衡点病床使用率 $=（8.5\times203）\div（70\times30）=82.17\%$

盈亏平衡点每日住院床数 $=70\times82.17\%=58$ 床

盈亏平衡点每日门诊人次 $=5085\div22=231$ 人次

损益平衡点服务量：每天住院病人 58 床；除去周末后，每天门诊人数应为 231 人。

（2）盈亏平衡点在管理中的应用分析

① 固定成本增加、变动成本增加，损益平衡点向右移动，需要更多的服务量与收入才能达到盈亏平衡。降低固定成本或降低变动成本单价，则盈亏平衡点向左移动，达到盈亏平衡点的收入或服务量都可减少。

② 从损益平衡点比率分析出抵抗运营风险的能力。医院现有的医疗收入距离盈亏平衡点越近，则越不安全，因为只要业务量稍有波动，医院就会面临亏损。

盈亏平衡点比率 = 盈亏平衡点医疗收入 ÷ 实际医疗收入 $\times100\%$

当盈亏平衡点比率小于 60% 时，医院运营风险较低；当比率在 60%～70% 时，运营存在低风险；当比率在 70%～80% 时，运营存在中风险；当比率在 80%～90% 时，运营存在高风险；如果盈亏平衡点比率超过 90%，则医院运营处于危险状态。

6. 盈余敏感度分析

（1）盈余敏感度分析法的含义　影响医院盈余的因素主要有 4 个：服务价格、服务的单位变动成本、服务量和服务的固定成本。其中任何一个因素的变动都会引起医院盈余的变动，甚至会使一所医院由盈变亏，也会使一所医院扭亏为盈。所谓盈余敏感度分析是研究当制约盈余的有关因素发生某种变化时，盈余变化程度的一种分析方法。在日常经营环境中，影响盈余的因素是经常发生变动的。有些因素增长会导致盈余增长（如单价），如政府出台医疗服务价格调整政策；而另一些因素降低才会使盈余增长（如单位变动成本），如实行药品和卫生材料集中招标采购政策；有些因素略有变化就会使盈余发生很大的变化，而有些因素虽然变化幅度很大，却只对盈余产生微小的影响。其中对盈余影响大的因素被称为敏感因素，反之，为非敏感因素。所以，管理者不仅要了解哪些因素对盈余增减有影响，而且要知道影响盈余的因素中，哪些是敏感因素，哪些是非敏感因素，综合分析各有关因素之间的相互关系，采取综合措施，才能在经营管理中把握主动性。

（2）盈余敏感性分析助力医院决策　一般而言，在对盈余产生影响的各因素中，灵敏度最高的是服务单价，最低的是固定成本，而服务量和单位变动成本介于两者之间。

① 慎重评价价格调整对运营影响：单价为绝对敏感因素，单价的变化会引起盈余以几倍于单价变化的速度发生变化。所以在运营决策中，对医疗服务价格的调整必须被高度重视。价格下调带来的盈余损失，若不能通过扩大服务量或降低单位成本予以更大程度的补偿，医院的整体盈余肯定会下降。同时，价格上调，应尽可能抑制服务量的大幅缩减和成本的大幅上升。

② 降低单位成本：单位变动成本同样属于盈余的敏感因素，所以降低单位变动成本对实现医院的目标盈余具有重要意义。特别是从长期来看，成本的高低将是医院能否生存和发展的关键。医院降低单位成本的主要措施有以下几个方面：源头控制，降低物资的采购成本；服务过程控制，降低物耗性成本支出和人力服务成本；实行批量服务，优化服务流程，共享人力、场地、设备，缩减耗材、药品使用目录，实现规模效益；建立责任成本控制制度。将成本控制的责任落实到个人或具体的部门。

③ 增加服务量：服务的增加会导致医院盈余的大幅度增加，但前提是，次均费用的降低幅度不能太大，否则，由于价格的敏感程度大于服务量的敏感程度，服务量的增加未必能增加医院的盈余。

一般而言，医院扩大服务量的主要措施包括：提高医疗水平与服务质量，以质取胜；实施品牌战略，提高就诊者品牌忠诚度；与下级医疗机构合作，扩大转诊患者来源；实施集中化策略，针对某种疾病投入优势资源进行深度研究，提升专科口碑和影响力，建立品牌效应。

（四）医院运营管理分析的内容

运营管理分析的内容应该围绕运营计划开展，坚持重要性、真实性、可靠性、及时性和针对性等原则。分析的内容主要如下。

1. 资产负债表分析

资产负债表是主要反映医院某一时点总资产、负债以及净资产等各种财务状况的会计报表。医院向外部公布财务情况的主要财务报表就是资产负债表，财务报表在一定程度上能直接反映出医院当前的财务状况，同时反映出整个医院对债务的偿还能力。

分析医院资产负债表是医院管理者全面获得经济信息的重要途径，更是管理者为医院发展制定科学合理措施的重要依据。通过分析资产负债表，能够了解到医院总资产与负债、盈余之间的关系是否合理，以及医院当前发展过程中是否具有较高的偿债能力，从而帮助医院管理者制定出更加合理的运营策略，推动医院更好地持续发展。

（1）分析医院资产的来源和构成　资产负债表资产合计数表明医院的资产

规模，各明细项目列示资产的构成和关系。净资产表明自由资产总额和各组成项目的份额，其变动还表明医院的成长性。由于医院总资产在一定程度上反映了医院的经营规模，而它的增减变化与医院负债与净资产的变化有极大的关系，当医院净资产的增长幅度高于资产总额的增长时，说明医院的资金实力有了相对的提高；反之则说明医院规模扩大的主要原因是来自负债的大规模上升，进而说明医院的资金实力相对降低，偿还债务的风险亦增加。

（2）判断医院经营情况　分类项目数表明资产的构成，通过它们在资产总和中的比例，可以反映出不少问题。对于期初与期末数据变化幅度很大，或金额变化很大的项目需要进一步分析，如流动资产、流动负债、固定资产、长期银行借款、应付票据、应收账款、货币资金等具体项目。例如，存货的比例过大，说明医院的业务效率不高，存货资金占用较多；而如果银行存款的比例过小，应收账款的比例过大，说明医院的资金回笼有问题，应重点关注病人欠费或医保结算周期；固定资产的增加数以及在建工程项目都可以说明医院的投资情况。

2. 医疗活动收入费用分析

医疗活动收入　费用表反映医院一段时期内业务开展和成本费用支出情况，是评价医院经营成果最直观的报表。

（1）医疗业务收入　是反映和评价医院运营状况的主要指标之一，是医院运营结果的重要体现。业务收入增减受服务量和次均费用两个因素共同作用，在医疗物价政策调整和次均费用增幅受到政府调控的政策环境下，医院需要及时调整业务结构，通过增加服务量和服务技术提升业务收入总额。进一步分析服务收入明细项，在药品、卫生材料零加成政策背景下，如果药品收入、材料收入占比过高，说明医院医疗服务收入低，在保障医疗质量的前提下，应不断降低药品、卫生材料等收入占比；重点分析能体现医护人员劳动价值的医疗收入（诊疗、护理、手术、麻醉等）的占比和增长情况，采取措施不断提高此类项目占比，优化收入结构，促进医院高质量发展。

（2）费用　是指医院在日常医疗服务活动中发生的各项资源耗费，包括直接人工、药品、材料、管理费用等。各项费用会导致医院经济利益流出，进而影响医院盈余水平，费用分析的重点是关注与业务开展无密切关联的支出项目和金额变动，控制浪费，精细化管控成本。在分析医院各项费用时，可与预算目标值或同行业标准进行对比，并分析主要费用与医疗收入比率，注意各费用项目与业务量变化情况。

3. 盈亏平衡点分析

盈亏平衡点通常是指全部医疗业务收入等于全部成本费用时的服务量。以盈亏平衡点为界限，当医疗收入高于盈亏平衡点时医院有盈余，反之，医院就亏损。盈亏平衡点可以用服务量来表示，即盈亏平衡点的服务量；也可以用医疗收入来表示，即盈亏平衡点的医疗收入。盈亏平衡点的高低影响运营结果，盈亏平衡点越高，则需创造的服务量与医疗收入越高，医院运营难度也越大。

分析盈亏平衡点、盈亏平衡点比率和安全率的变化，受到医疗收入增减、固定成本增减、边际利润率变化的影响，分析最大的影响因素，并采取应对措施。医疗收入变化会直接影响盈亏金额、盈亏平衡点、边际利润率、盈亏平衡点比率和安全率等指标，当医疗服务量增加或医疗服务价格上调均能增加医疗收入，应重点分析其变化原因。重点分析政府价格调整因素，如药品、卫生材料集中采购、实施零加成等政策对采购成本影响，以及重点科室高值耗材使用情况。分析固定成本及其占比情况，对比自身历史值和行业平均水平，并关注固定成本中的主要组成部分的变动情况。

4.资源产出能力分析

资源产出代表医院在发展过程中投入的设备、培养和引进的人才等资源是否能创造效率，医院投入资源如果不能产生效率，则运营能力和资金周转都会恶化，设备更新维护、人员薪酬提升和留住人才将面临威胁。医院作为智力、技术密集型的服务行业，人员是最具价值的资源因素，在资源产出能力分析中"人均医疗工作量"是最为关键性的分析指标。

在各期财务报表比较中，资产负债表中的静态指标或收入费用表中的动态指标，随着运营情况会上下波动，但因人员工资具有刚性，人力成本通常逐年上涨。因此，人均医疗工作量也必须逐年提升才能覆盖增加的人力成本。通过分析，控制人员规模，单位人力成本创造的医疗工作量越高，则医院运营效率越高。

资源产出能力分析，除了纵向比较，还需要与同行业或标准值横向比较分析，找到提升效率的关键因素。

5.效率分析

医院投入各项资源（人力、设备、空间、资金等）后，各项资源是否能有效运用，直接影响医院运营结果，医院或科室效率分析可通过平均住院日、择期手术患者术前等候时间、手术室使用率、患者检查预约等候时间等项目予以展开，以提升运营效率。

（1）平均住院日　平均住院日是指一定时期内出院患者的平均住院天数，不仅能反映医院的医、护、技力量，而且能全面反映医院的管理水平，是评价医院工作的重要考核指标，也是提高医院绩效管理水平的重要手段和措施。平均住院日是评价医疗效率和技术水平的比较硬性的综合指标。有效缩短平均住院日能使医院在实现资源成本最小化的同时降低患者费用，同时达到医院综合效率的最大化。但平均住院日也不是越短越好，盲目缩短平均住院日可能导致科室单纯收治简单病种，或者使一些病情稍有好转或刚做完手术没多久的病人出院，出院后患者因病情加重或术后并发症而重复入院，最终增加医疗风险，降低医疗质量。所以，缩短平均住院日的理想状态是在不降低服务质量和诊疗效果的前提下，保障患者的有效住院天数。可从以下几个影响因素分析平均住院日是否合理。

① 患者入院时的情况：患者住院时年龄大，基础疾病相对较多，免疫力低下，康复起来相对困难，导致住院时间延长；慢性病患者、疑难危重症患者以及院前诊断不明的患者，入院时需完成多项检查以明确诊断，甚至需要抢救，这也会延长住院时间。

② 外部环境因素：国家医保政策、医保项目及自费比例，使患者为减少自费部分更倾向于入院治疗、护理、康复。双向转诊制度实施过程中，因为目前基层医疗机构医疗水平与大医院尚未同质化，导致"转上容易转下难"，导致延长上级医院患者的住院时间。

③ 医院管理制度：医院管理制度包括三级医师查房制度、分级护理制度、会诊制度、转院转科制度、医患沟通制度、多学科联合诊疗制度、临床路径及单病种入组，以及麻醉室和手术室的操作规程未落实等因素都会直接影响患者的诊疗进程及患者住院时间。

④ 医务人员及医疗设备的情况：科室人才梯队建设不合理，技术水平不过硬，职能部门未制定行之有效的业务考核及激励机制等使得医务人员工作积极性不高、工作效率低下；医疗设备落后，部分大型设备检查及微创手术不能开展，都可导致患者住院时间延长。

（2）择期手术患者术前等候时间　对择期手术患者，医院应尽量确保其住院次日就能手术，避免无效占用医疗资源。因此，要及时分析择期手术住院后无法按时手术的原因；必要时，可指定归口管理部门主动监测在院等候手术的状况，发现问题立即整改。同时要制定相应流程制度，要求各科室积极配合，确保手术时间不会延后。可从以下几个影响因素分析择期手术患者术前等候时间是否合理。

① 医院管理因素：例如，工作流程欠完善，手术安排不到位，手术医生没有或错误录入手术通知单，医生随意更换手术顺序，无手术室专用电梯，手术间过少，无法满足病人及时手术的需求。

② 医护人员因素：例如，术前准备室无固定护士，手术室护士操作技术不熟练，术前准备时间过久，沟通不到位，错误估计手术进程，过早接下一台手术患者；麻醉医生没有关注手术进展，患者自身条件差异，前一患者拔管时间长以及操作技术差异因素；外科医生对手术时间估计不足，操作技术有差异等。

③ 物资保障因素：例如，手术仪器设备数量少、有损坏，无专人负责维修，物品供应不到位，数量少、周转慢，部分手术医生对设备或材料的偏好无法得到满足等。

（3）手术室使用率　对于公立中医医院，手术室同样是医院各种医疗资源最集中的单位，也是医院建设发展的核心。优化手术的流程及有效管理开台、周转时间有利于提高手术间的利用率、充分合理利用人力资源、提高医护人员和患者的满意度，是医院整体运行效率和质量的重要体现。手术室效率低下会引起诸多问题，例如对患者的护理不及时可能引起医患矛盾，手术室空间、人力资源和各种物资设备的浪费会加重医院的负担。手术室从竣工投入使用起，每日要计提固定折旧，每间手术室要配置若干名护理人员，因此手术室使用率如果不高，不仅单位时间使用成本增加，同时会形成手术室人员闲置而浪费人力成本。在分析手术室利用率时要关注以下几个影响因素。

① 关注每日第一台手术的开台时间：手术室的管理涉及各类人员和物资的管理，手术室的有效运作是以相关专业和学科人员为前提，仪器物资保障为基础，第一台手术的准时开始对手术室的利用效率尤为重要。关注麻醉师和外科医生第一台手术到达手术间的时间，明确规定第一台手术最迟的切皮开始时间。手术室管理者应加强实时检查、督导、反馈分析并持续改进，以提高手术室的使用效率。

② 是否制定手术标准时间来协助手术安排：先按各专科相对固定手术间，分析确定各手术专科常见手术的标准时间，优先安排手术标准时间短的手术；复杂有变数的手术安排在后，避免人力、物力的空耗。最后，根据手术进程合理进行手术间接台的调整，保证手术间利用率最大化。

③ 关注人员资源是否得到最大限度的利用：激励手术室管理者动态调整手术排期，提高手术室使用率，从而提高运营效率。在实行弹性工作制的同时，打破原有的器械、巡回护士相对固定手术间的排班模式，以手术标准时间为依据交替安排巡回护士。如果手术与预计手术时间有差异，备班护士应临时补位，保证在手术开始前有足够时间接手术患者进入手术准备室，进行术前准备。以人力换空间，以人力提升手术室利用率。

（4）患者等候检查时间　患者等候检查时间长，不仅造成医院资源浪费，也会降低患者满意度。因此，通过分析患者等候时间，明确是患者病情改变无法按时检查，还是检查科室人员安排不合理，或者是设备故障或设备超负荷运转等因素造成的。找出原因并予以解决，以缩短患者等候检查时间，提高患者满意度和检查效率。

① CT、MRI、DR、B超、心脑电图等各类检查设备，是否已从医技科室释放设备资源进入全院预约信息系统。分类统计各检查项目所需时间，由信息系统排出资源号池，每一号源具体到分钟，供门急诊、住院部医生预约时使用。患者经预约后能准确得知何时、何地进行等候检查。24小时动态心电图可在08：00～10：00集中放号；胃肠镜检查按时间段放号，便于麻醉评估及做检查前准备。

② 从患者角度评估预约检查是否高效便捷。患者缴费后打印出导诊单，是否有效告知需要到指定的检查服务科室预约，预约成功后，是否有效告知患者检查的具体地点和等候时间以及检查前的准备工作。

③ 分析检查患者是否存在特殊需求并做好应对措施。部分患者因个体情况对检查时间有特殊要求的，检查申请单上留有备注栏，医生可将所有需求在栏内注明。对需要轮椅、平车运送的患者，医生在开具申请单时必须勾选运送方式，经检查服务中心预约后，后勤服务中心即会收到信息，在规定时间内携带运送工具陪送检查。

④ 评估检查服务机构工作人员的培训工作是否到位。包括工作职责、管理制度、服务规范、工作流程等，将每项检查的耗时、注意事项，尤其多项检查的关联要求、先后顺序等制作成表格集中学习培训，然后再到各医技检查科室登记窗口集中跟班实践，经考核合格后上岗。为了保证分时段预约检查顺利进行，避免出现病人等医生、医生等设备、设备等病人的情况，定期对预约方式、预约时间段分配进行改进和调整。

⑤ 评估病区单元和医技科室工作人员的培训是否到位。为了使各医技、临床科室熟悉并配合预约，所有病区单元、医技科室的医生护士要进行检查流程、医嘱和申请单开具、检查配合的培训，并制定考核方案，以确保工作有序运行。

6. 质量分析

医院在追求运营效率的前提下，医疗与服务质量是不可忽视的要素，没有好的质量，再高的效率也都失去意义，因此，在运营分析工作中，质量分析是必须要关注的。医院质量可通过"结构""过程""结果"三个维度进行分析。"结构"维度通常分析评价硬件，指保障高质量服务开展所需的各类资源的静态配置关系，如床位、设备、人力配置、服务项目及范围、服务能力等。"过程"维度主要分析评价软件，指医院动态运行的质量情况，如临床治疗和护理的路径、各项活动的监测与评价、员工培训与教育等。"结果"维度主要分析整体情况，医院通过运营管理取得了何种结果，包括病人满意度测定、再住院率、死亡率、剖宫产率、病人等候时间、规培医师人数、带教实习学生人次数、科研论文发表、科研成果临床转化数量等。

（1）医疗质量　医疗质量是医院持续运营的重要保障，包括医疗安全事件的预防、不良事件上报制度、死亡病例讨论、新技术新项目准入制度、疾病严重度分析、院内感染事件预防等方面。可通过出院患者四级手术比例、Ⅰ类切口手术部位感染率、手术患者并发症发生率、低风险组死亡率、抗菌药物使用强度、单病种质控等指标监控和改进医疗质量，控制医疗风险。

（2）教学质量　人才是医院最重要的资源，需要源源不断地注入新鲜血液。医院教学质量水平可表现在住院医师与带教医师的教学人数、教学满意度及教学成果等三方面。加强示范教室、图书馆、临床技能培训中心及信息化建设，构建完整的培训体系，不断充实师资，提升教学水平。

（3）科研质量　在医院运营过程中，科研能力在医院的未来发展中扮演了极为重要的角色，这可以体现在学科发展规划和科研项目质量中各学科必须制定中长期发展战略，并定期监控战略落实情况。医院科研应该以支持临床医疗发展为主，因此，除鼓励科研项目的立项外，更要关注科研成果的转化和应用。协助科研专利申请与转化，鼓励对科研有兴趣的临床人员在医疗工作之外参与科研项目，为医院医疗技术发展注入动力。

（4）服务质量 患者就医体验中能直接感受到的就是医护人员的服务态度、医患沟通、应对礼仪、就医流程等。患者就医满意度越高，其对医院忠诚度也越高，进而转化为来院就医次数和社会口碑，推动医院可持续发展。医院应坚持以患者为中心，通过患者满意度调查，发现和分析现有服务措施的不足，增加便民惠民硬件设施，改善就医服务流程，利用信息化技术提高就医效率，从而提高服务质量。

7. 医保分析

医院进行医保分析是一个复杂而重要的过程，旨在通过深入挖掘医疗保险数据，确保医保基金使用合规、优化医保基金使用、提升医疗服务质量、控制不合理费用，为医院管理、政策制定、服务优化以及资源分配提供科学依据。通过系统化的医保分析，医院可提升精细化管理水平，在保障患者权益的同时实现医保基金的高效使用。

（1）医保合规性分析 通过医保局拒付／扣款记录、违规提示等，分析诊疗行为合规性，检查科室是否存在"分解收费""超限用药""虚假住院"等违规行为，针对常见违规点（如诊断依据不足）培训医务人员。匹配医保目录，分析药品、耗材、服务项目是否在医保目录内，适应证是否符合报销要求。分析高值耗材使用情况，从而追踪耗材使用合理性（如支架、植入物等）。

（2）DRG绩效分析 分析科室和病组盈亏，对比实际费用与医保支付标准，从而评价科室整体医保管理情况，识别科室亏损／盈利病组，将医保控费指标纳入科室／医生绩效评价体系，不断提高科室医保管理水平。分析病例组合指数（CMI值），衡量医院治疗疾病的技术难度以及收治疑难重症的综合能力。分析时间／费用消耗指数，识别治疗效率，优化临床路径，减少不必要的检查，优先使用医保目录内性价比高的药品。分析病例入组准确性，避免因诊断编码错误导致分组偏差，调整医院管理策略以适应DRG支付方式、集采政策改革等。

（3）费用结构分析 通过费用占比分析药品、检查、治疗、手术等费用的结构，识别是否存在"以药养医"或过度检查。通过次均费用监控，对比不同科室、病种、医生的次均费用，分析异常波动。通过自费比例分析患者自付费用是否合理，避免违规转嫁费用。

（4）患者群体分析 梳理医保结算数据、患者诊疗信息、费用明细、医保报销比例等，分析疾病谱，识别高频病种、慢性病管理需求。分析报销比例分布，识别低收入患者是否因自费过高影响治疗。

三、绩效评价

绩效是指一个组织或个人在一定时期内为实现既定目标而产生的成就和效果。绩效评价机制就是按照一定的方法设立评价指标体系，对医院运营绩效目标的实现程度进行评价。绩效考评是战略实施的驱动链条，通过绩效考评促进运营效率的提高，推动战略实施，通过绩效考评促进战略执行力的提升，确保战略目标实现。

（1）明确运营管理绩效评价的目标　公立医院运营管理的总体目标是在坚持公益性方向的基础上，加强人、财、物、技术资源的运用，补齐运营管理的短板，向精细化管理要效率。绩效评价机制以绩效考核体系为后盾，如果医院没有设立明确的绩效考核指标以及对获得与目标值的差距的评价，绩效评价将会流于形式。

运营管理绩效评价的目标定位于医院运营管理总体目标，据以建立起的运营管理绩效考核体系，有效激励医院内部各部门和全体职工发挥主动性，改进医院运营活动中存在的问题，提高工作效率，改善工作流程，实现绩效考核指标，从而达到医院运营管理总体目标。

（2）建立运营绩效考核指标体系并加强结果应用　美国学者 Oppler Hetal（1990）提出将平衡计分卡运用于医疗绩效评审过程中，此后美国和欧洲国家的学者为平衡计分卡创立了相关操作指南并应用到医院绩效管理工作中。英国的卫生审计和检查委员会面向医院的绩效管理设定了关键绩效指标法（KPI）。KPI来源于"二八理论"，即 80% 的工作任务由 20% 的关键行为完成。日本从 1997年开始对医院开展评审工作并建立起评审标准。

在国内医院中，平衡计分卡方法也得到了广泛的应用，并融合 RBRVS（Resource Based Relative Value Scale）和 DRG（Diagnosis Related Groups）等形成了面向工作量的绩效考核方法。此外很多医院在绩效考核中还应用了 PDCA循环、KPI 等管理工具。在医院外部，国家层面也建立了绩效考核的标准。从1989 年起我国就启动了医院等级评审工作，并在实施过程中不断完善评审标准。2019 年国务院办公厅发布了《三级公立医院绩效考核工作的意见》，从医疗质量、运营效率、持续发展、满意度评价四个方面构建起对公立医院进行评价的绩效考核指标体系。

在众多的绩效考核指标中，公立医院应侧重运营管理战略要求，选择关键的绩效指标建立考核体系，一方面要与国家对公立医院的发展要求保持一致，另一方面也要符合医院自身运营管理的特点，细化和补充完善国家绩效考核体系，比如将指标分解至临床科室，建立排名机制，对排名靠后的科室分析原因，协助临床科室解决问题，协同完成医院的运营管理战略。

医院的绩效考核体系需与内部激励挂钩，将绩效评价结果应用于激励科室和职工奖优罚劣，有效激发职工的积极性。建立多维度的绩效激励方式，不仅仅体现在薪酬奖金方面，也要体现在职务晋升、岗位调动、职称评聘等方面，以及为职工学习与培训提供平台和支持。

运营管理评价机制建立在有效的运营绩效考核指标体系之上，绩效考核结果体现在对职工的激励中，激发职工积极性，使职工朝着实现运营管理目标的方向努力。

四、运营反馈

运营管理反馈机制的建立使得运营管理各环节形成了闭环，以运营计划为开端，以运营分析为执行过程，以运营评价为推动促进，以反馈机制为持续改进并开启下一个循环。建立反馈机制能够及时调整决策和运营管理活动，使之朝着运营管理目标稳步前进。

在公立中医医院运营反馈实践中，运用的方式有以下几种。

（一）口头反馈

口头反馈是通过语言交流的方式提供运营反馈。这种反馈方式可以面对面进行，如召开运营管理会议，也可以通过电话、语音聊天等方式进行。口头反馈可以快速传达信息，有助于双方即时交流并调整行动方向。

（二）书面反馈

书面反馈是通过文字表达医院或临床医技科室运营管理情况的方式。书面反馈可以详细地阐述医院运营管理的问题和建议，并提供充分的证据和支持。常见的书面反馈形式包括分析报告、分析表、电子邮件等。在公立中医医院运营反馈工作中，最重要的书面反馈形式是运营管理报告。

1. 运营管理报告的定义与目标

公立医院运营管理报告是指公立医院运用管理会计方法，根据财务和业务的基础信息加工整理形成的、满足医院价值管理和决策支持需要的内部报告。公立医院运营管理报告是医院运营管理活动成果的重要表现形式，旨在为报告使用者提供满足管理需要的信息。因此，公立医院运营管理报告的目标是为医院各层级的规划、决策、控制和评价等管理活动提供有用信息。公立医院运营管理报告是综合性的报告，包括医院在人、财、物、技等方面运营情况的财务信息与非财务信息。

公立医院运营管理报告是医院运营管理信息的重要载体，也是公立医院管理活动成果的重要表现形式。一方面，公立医院运营管理报告是对公立医院当前运营情况的量化，可以更直观地反映公立医院运营的状况；另一方面，通过对公立医院运营管理报告中各项指标的分析，医院管理者能够快速了解医院当前运营的重点难点，为进一步改善提升战略决策提供有力抓手。

2. 公立中医医院运营管理报告的分类

公立医院运营管理报告体系可以按照多种标准分类，为了满足公立中医医院管理的需要以及不同层次的信息需求，运营管理报告的信息必须与公立中医医院的管理层级相对应，按照运营管理报告使用者所处的管理层级，公立中医医院运营管理报告分为战略层运营管理报告、经营层运营管理报告、业务层运营管理报告。

（1）战略层运营管理报告　战略层运营管理报告是为战略层开展战略规划、决策、控制和评价以及其他方面的管理活动提供相关信息的对内报告。战略层运营管理报告的报告对象是公立中医医院的党委会、行政领导班子和运营管理委员会等。

（2）经营层运营管理报告　经营层运营管理报告是在公立中医医院的决策目标与总体运营方针都已经明晰的前提下，为执行既定的决策方案、总体运营方针而实施的有关规划、控制，从而保证实现预期目标，进而满足公立医院履行规划、控制等相关职能的信息需求。经营层运营管理报告是为医院职能部门开展与运营管理目标相关的管理活动提供相关信息的对内报告。经营层运营管理报告的报告对象是医院各职能部门。

（3）业务层运营管理报告　业务层运营管理报告是按照分权管理的思想，根据内部管理层次的相应权限、职责以及所承担的相应义务的内容与范围，通过考核评价各个相关方面的履责情况，满足公立医院履行考评职能的信息需求。业务层运营管理报告通过反映"权、责、利"的情况，保障公立医院的运营管理尽可能沿着正确的方向发展。

业务层运营管理报告是为公立中医医院开展日常业务或作业活动提供相关信息的对内报告。业务层运营管理报告的报告对象是公立医院的业务部门、职能部门以及临床医技科室。

3. 公立中医医院运营管理报告的内容

广义地讲，公立中医医院的运营管理活动涵盖了医院运营管理的各个方面。以全面预算管理和业务流程管理为核心、以全成本管理和绩效管理为工具的医院运营管理活动是当前医院运营管理的核心内容，与其他运营管理活动共同构成了医院运营管理的框架结构，形成了公立中医医院运营管理报告的基本内容。在此基础上，还需要增加推动中医药内涵建设的内容。

具体来讲，公立中医医院运营管理报告的内容应当根据管理需要和报告目标而定，每一层级的运营管理报告的内容也应有所不同。在实际工作中，运营管理报告不能把所有的内容罗列穷尽，故各层级运营管理报告的侧重点也有所不同。

（1）战略层运营管理报告内容要点　战略层运营管理报告应包括但不限于公立医院绩效考核情况报告、医院战略执行情况报告、医院资源配置情况报告、医院年度财务报告、医院预算编制与执行报告、医院内部控制报告、医院风险评估报告等。

（2）经营层运营管理报告内容要点　经营层运营管理报告应包括但不限于医院成本核算报告、绩效分配报告、资产使用情况报告、医疗质量报告、市场拓展情况报告、科研情况报告、教学情况报告、人力资源情况报告等。

（3）业务层运营管理报告内容要点　业务层运营管理报告应包括但不限于各类别各级别人员占比、医师床位比、护理人员床位比、卫技人员床位比、医师日均诊疗人次、医师日均负担住院床日数、护士日均负担住院床日数、平均开放床位数、门诊手术人次数、急诊手术人次数、出院患者来源构成情况、平均住院日、病床使用率、盈亏平衡点、平均开放床位数、平均加床数、科室用房面积、入院出院人次数、择期手术术前平均住院日、大型医疗设备预约等候时间等。

（三）信息系统反馈

信息系统反馈是一种利用信息技术手段进行运营反馈的方式，例如建立医院运营管理系统。这种运营反馈方式可以全面整合数据、消除数据孤岛，实现资金流、实物流、业务流以及信息流的互通共享、深度融合，实现医院业务和运营的数据同源、共享复用，并能通过系统实时反馈运营情况，为医院构建起战略决策、管理决策、业务决策三位一体的决策分析体系，促进业务管理与经济管理的良性融合，有效助力公立中医医院和临床科室高质量发展。

第五节　公立中医医院运营管理评价体系建设

公立中医医院的运营管理评价是客观、真实、全面地评价医院运营效果的方法，有助于医院加强自身的运营管理能力，提高医院运营效率和服务质量。

当前，在国家深化三级公立医院绩效考核的新形势下，公立中医医院要想又好又快地发展，管理者应关注医院整体运营的可持续发展，既要确保医疗服务质量和服务能力水平的提高，同时又要确保管理指标和运行效率指标之间的平衡。医院在快速发展的基础上，应持续对各项指标进行监测和管控，用各种综合评价方法对管理过程和效果进行评价，为医院管理者宏观把握医院发展提供客观依据，积极探索科学方法进行医院内部管理。

本书第九章将围绕公立中医医院运营管理评价体系建设进行详细阐述。

第六节 管理案例

◆ 案例一 ◆

某三级甲等公立医院凝聚运营管理合力促进提质增效案例

一、背景介绍

在推进高质量发展进程中，医院内部仍然存在重医疗管理轻运营管理、重资源获取轻资源使用评价、重规模总量轻效率的情况，以及医疗服务的质量、效率与自身功能定位不完全匹配，物耗成本高位运行、医务工作者劳动价值体现不充分等现实问题，某三级甲等公立医院以深入分析内外部环境为前提，围绕公立医院高质量发展的"三个转变、三个提高"，以公立医疗机构经济管理年活动为契机，以提升医院运营效率为突破点，坚持内涵建设，凝聚管理合力，协同提质增效，打出了一套"组合拳"。

二、主要做法

（一）建章立制，强化制度体系建设

医院根据国家加强运营管理等文件要求，结合医院相关规章制度，研究制定医院《运营管理制度》，进一步明确医院的管理模式和运行方式，统筹运营管理工作的顶层设计，并在整体框架内，先后细化和出台了《运营助理职责》《运营助理考核制度》等文件；严格预算管理、强化预算约束，修订了《全面预算管理制度实施办法》《预算调整管理制度实施办法》，拟定了《预算绩效管理制度实施办法》，同时建立完善符合医院工作实际的预算绩效指标库，进一步健全了医院的全面预算管理制度体系；研究制定《成本管理制度》等文件。医院运营管理制度体系不断健全和完善，为构建权责清晰、管理科学、治理完善、运行高效、监督有力的现代医院管理制度体系发挥了重要作用。

（二）公开选拔，组建运营助理团队

2020 年，医院建立公开、公平、公正的考核任用机制，面向全院行政部门 226 名（35 周岁以下）青年管理人员组织开展考核。根据考核结果，将其中 56 名人员选拔至运营助理岗位，将 31 名人员调整至窗口服务岗位，实现岗位结构的优化。新组建的运营助理团队，涵盖来自不同专业背景、职能科室的青年人员。将运营助理进行对口科室分组，明确管理职责。医院借鉴临床多学科诊疗模式，

搭建了多部门共同参与的"运营MDT"，为真正落实医院发展战略、解决临床实际问题提供了有效路径。运营助理团队累计发现涵盖诊疗效率、服务流程、设备运行效率和物耗管控等专业问题230条，切实解决问题213条。

（三）精准发力，规范耗材使用

医院针对外科专业为发展特色、医用卫生材料占比较高的特征，制定《医用耗材管控方案（试行）》，成立耗材管控领导小组，全院上下团结协作，针对普耗、高值类等医用耗材开展全方位管控工作。在管理模式方面，一是规范医疗行为，开展普通医用耗材限额管控、重点医用耗材单品专项管控、不可收费耗材定额管控，规范高值耗材的合理使用。二是优化新增医用耗材入院流程，强化医用耗材准入管理，有效把握医用耗材的"入口关"。三是强化医用耗材编码管理，对标医疗服务项目、医保医用耗材的国家标准编码，逐一梳理医用耗材，严把"使用关"。四是搭建医用耗材监管体系，成立耗材使用评价小组，对各科室使用耗材排名靠前的医生、单元进行专业评估，制定惩罚措施，结合实际情况定期与不定期开展预警、约谈。在管理工具运用方面，一是以信息化为载体，通过卫生材料二级库建设，真正意义上实现医用耗材从采购、入库、转库、使用消耗、结算的全程可追溯；通过止血材料智能化管理平台建设，建立完善医用耗材异常使用预警机制。二是以卫生材料为试点，创新开展四级预算管控，形成预算管理与医用卫生材料成本管控环环相扣、相互促进的全方位、全过程、全覆盖的管控模式。三是将科室卫生材料使用情况、质控目标完成情况与绩效挂钩，充分发挥绩效管理的"指挥棒"作用，激励医用耗材合理使用，有效树立科室成本节约意识。

（四）目标导向，推动资源配置向人员劳动价值聚焦发力

在既往绩效管理成果的基础上，将医、教、研全面纳入绩效考核体系，明确以RBRVS+DRG相关工作量双核心模式考核为基础，结合运营成本与质控考核的绩效工资分配方式，使绩效分配有所依循，实现按劳取酬、优绩优酬的改革目标。在工作量考核方面，聚焦贡献程度，为不同项目赋予相应点值，体现医疗服务价值差异；突出岗位价值，针对不同系列人员，制定不同绩效考核方案，医师以医疗组为基本核算单元，护士以护理单元为基本核算单位，构建了科学、合理的医护技薪酬梯度；关注疑难重症，进一步完善绩效分配体系，以宏观控制医疗费用、优化规范诊疗路径为目标，将各医疗组RW、CMI值纳入绩效考核体系，赋予相关权重，使临床科室加强对疑难危重症患者的关注。

（五）精益核算，夯实成本管控基础

医院首先规范基础信息，全面统一医院组织机构字典，对HIS系统、HRP系统、成本系统的组织机构和数据进行对照和校验，确保科室属性、科室对照、

数据对应关系的一致性和准确性。先后两轮全成本核算，共完成 4757 个医疗服务项目成本核算、723 个 DRG 组成本核算。为医疗服务价格动态调整、DRG 支付方式改革提供数据参考。

（六）统筹规划，稳步推进信息化建设进程

持续优化医院 HRP 项目建设，全面整合数据，消除数据孤岛，加强对医院人、财、物、技术等核心资源的科学配置，实现资金流、实物流、业务流以及信息流的互通共享、深度融合。着眼数据衍生价值的挖掘和创造，开展 BI 数据决策系统建设，相继上线资产效益分析、专科运营分析等功能应用，为医院构建起战略决策、管理决策、业务决策三位一体的决策分析体系，实现了医院业务和运营的数据同源、共享复用，促进业务管理与经济管理的良性融合，有效助力临床科室内涵式发展。

三、实施效果

（一）以物耗占比的量变推动经济结构的质变

2020 年医院物耗占比较 2019 年下降 4.4 个百分点，2021 年再降 4 个百分点，百元医疗收入（不含药品）的卫生材料支出较 2019 年下降 3.4%，收支结构得以进一步优化。在卫生材料单品管控方面，管控实施后月均使用成本降幅明显，其中，精密输液器成本下降了 55.5%，止血防粘连材料成本下降了 56.6%，单品管控卫生材料年节约成本 5800 万元。各项管控举措协同推进，2021 年医疗服务收入（不含药品、耗材、检查检验收入）占医疗收入比例较 2019 年提高了 3.9 个百分点，医疗盈余率提高了 4.9 个百分点，使医院得以有空间进一步提升职工待遇，医院人员支出占业务支出比例提升了 3.9 个百分点。

（二）以管理队伍的量变推动管理效能的质变

运营助理队伍的建设，拓展了医院运营管理工作的广度和深度，形成了医院管理层面"及时发现问题、研究问题、解决问题"的长效工作机制，促进了医院经济管理整体效能不断提升。以手术室运营效率提升专题为例，首台手术开台时间达成率提升至 96%，有效提高了手术室运转效率，力求实现资源成本最小化、工作效率最大化。

（三）以人员绩效的量变推动学科发展的质变

医院绩效总额相比改革前增长 28.1%，医生人均绩效增长 29.0%，护士人均绩效增长 18.4%，依靠技术服务工作的医技类科室绩效有所上涨，形成了合理的医护技薪酬梯度。医院各项质控指标显著改善。2021 年，CMI 值较 2019 年增

长了 8.3%，出院患者手术占比增加了 5.5 个百分点，出院患者四级手术占比增加了 3.0 个百分点；医院手术患者并发症发生率降低了 22.1%，Ⅰ类切口手术部位感染率降低了 93.4%；医疗服务提质增效，辅助用药占比下降了 11.8 个百分点，平均住院日缩短了 0.6 天，病床使用率增加了 5.0 个百分点。

◆案例二◆
某三级甲等公立中医医院"行政 MDT"工作机制赋能中医 DRG 改革案例

一、背景介绍

（一）政策与行业双重驱动

在国家深化医改与 DRG/DIP 支付方式改革的背景下，某三级甲等公立中医医院面临两大核心挑战。

1.DRG"西医化"框架的适配困境

一方面，现行 DRG 分组基于西医疾病分类体系，中医诊疗的"辨证施治"特点难以通过标准化编码体现，导致中医优势病种常被归入低分值组，无法体现"简、便、验、廉"的价值。另一方面，目前中医医疗服务收费项目偏少，部分中医特色诊疗技术并未纳入医保支付范围，中医医疗服务整体定价偏低。因此，在现行的定价机制和补偿机制下，中医医生的技术劳务价值难以体现，中医医院难以取得符合中医特点的收入，甚至亏损经营。

2.粗放式管理向精细化转型的迫切性

传统中医医院普遍存在成本核算粗放、业财数据割裂等问题，难以适应医保控费与高质量发展的要求。

（二）医院改革契机

该医院作为市级三级甲等中医医院，以"经济管理年"活动为契机，聚焦"中医特色＋现代管理"融合路径。

（1）战略目标　构建中医优势病种 DRG 付费的本土化解决方案，破解"水土不服"问题。

（2）核心矛盾　需同步解决成本控制、疗效评价、医保结算三大难题，实现患者负担减轻、医保基金节约、医院效率提升的"三方平衡"。

（三）改革理论框架

基于"业财融合＋行政 MDT"双轮驱动模型，见图 2-2。

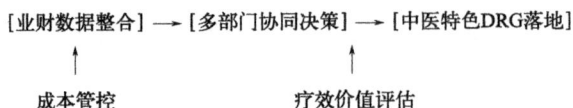

$$[业财数据整合] \rightarrow [多部门协同决策] \rightarrow [中医特色DRG落地]$$

成本管控　　　　　　　　疗效价值评估

图 2-2　"业财融合＋行政 MDT"双轮驱动模型

二、主要做法

（一）打破部门壁垒，搭建行政 MDT 工作机制

1.组织架构

（1）决策层　分管院领导领衔的 DRG 改革领导小组，统筹战略规划。

（2）协调层　"行政 MDT"项目组，牵头科室为医保办，由医务部、护理部、质控科、药学部、财务科、绩效运营办公室等部门形成相对固定的团队成员，通过定期、定时的会议，商讨存在问题，提出解决问题的具体措施和方法。

（3）执行层　临床科室负责病种级数据挖掘与路径优化。

2.工作机制

（1）每月召开 MDT 联席会议，采用"问题树分析法"锁定症结（如腰椎间盘突出病组成本超支）。

（2）通过 PDCA 循环来解决"问题清单"。有以下措施。

① 职能科室实时动态监测质控指标，运用管理工具进行管控。

② 医保办、医务科、药学部、感控科每月通报质控指标超标的前 5～10 名诊疗组相关信息。

③ 医保办、医务科、药学部联合"三合理"专项检查；找医保管理中的短板、服务中的漏洞、工作中的缺陷，追溯问题的源头，列出"问题清单"，按照"问题清单处理工作流程"，通过计划、执行、检查、行动循环管理，及时发现问题、解决问题，并动态评估，结果满意则固化成标准化操作进行精准管理，不满意则持续改进。为患者提供高效、精准、优质的医疗服务。

（二）强化业财融合，重塑经济管理体系

1.中医特色成本核算体系

（1）四级成本模型，见表 2-2。

表2-2　公立中医医院四级成本模型

层级	核算对象	应用场景
医院级	医院总成本	宏观资源配置决策
科室级	临床科室成本	绩效评价与奖金分配
病种级	DRG病组成本	医保谈判与临床路径优化
作业级	中医治疗项目单次操作	技术价值评估与定价建议

（2）医嘱核销成本归集法　通过HIS系统实现"医嘱-耗材-成本"实时联动，例如骨科医生开具小夹板固定医嘱后，系统自动核销材料库存并归集至"桡骨骨折"病组成本。

2. 中医优势病种管理实践创新

该医院医务部、医保办、护理部、质控科、药学部、财务科、绩效运营办公室等部门分工协作，整合财务（收入、成本、预算、绩效）和业务（工作量、质量、效率、CMI）等多维度数据进行分析，研判开展中医优势病种管理可能存在的问题并提出改进建议，从临床路径管理、改进诊疗流程、优化资源配置、控制医疗成本等方面为临床科室申报中医优势病种点数付费项目作全方位精准辅导。

（三）绩效管理杠杆作用

1.KPI指标体系重构

将中医药服务特色指标纳入KPI指标考核评价。

2. 激励约束并举策略

（1）正向激励　设立"中医优势病种贡献奖"，对CMI值提升前3名的科室给予绩效奖励；

（2）负向约束　对成本超支且疗效未达标的病组，实行"超支部分科室承担50%"的考核机制。

三、实施效果

2022年该医院实施中医优势病种诊疗的患者人均负担减少6377元，以"腰椎间盘突出"病组为例，在保证疗效的前提下，平均住院日减少1.4天，例均费用减少1021元。同时，中医优势病种相关科室中医治疗占比由12.54%增长到25.29%，药耗占比下降13%，医保基金盈余650余万元。在有效减轻患者负担的同时节约了医保基金，优化了医院的收支结构，促进中医药事业和医院的高质量发展，取得了患者、医生、医院、医保、社会共赢的局面。

◆ 案例三 ◆

某三级甲等公立医院构建精益管理体系助力医院发展案例

一、背景介绍

近年来，某三级甲等公立医院聚焦推进高质量发展，积极构建精益管理体系，以"组团式"临床专科运营助理作为实施的核心主体；以全面预算管理、战略成本管理横贯资源投入产出的全流程；以现代化信息技术搭建的运营数据中心配合科室单元评估模型，动态评价各项医疗资源投入产出效率，并应用信息化技术支撑实现高智能 AI 辅助决策，从而给出了"谁来管"（"组团式"临床专科运营助理）、"用什么管"（全面预算管理＋战略成本管理）和"拿什么支撑"（运营数据中心＋科室单元评估模型）这三个问题的具体实现路径，形成了相对完整的精益管理框架体系，并在医院管理实践中发挥了积极作用。

二、主要做法

（一）实施路径

1. "三要素"设计

医院以"组团式"临床专科运营助理团队的建设、全面预算管理和战略成本管理为代表的一系列先进管理工具的应用、以技术创新推动的运营数据中心建设，丰富了劳动者、劳动资料和劳动对象三个维度，并充分加以循环利用，从而为形成符合高质量发展要求的精益管理体系奠定了基础。

2. 智力驱动：劳动者

以培养更高素质的复合型管理团队为目标，提出了"组团式"专科运营队伍的建队方针，即每一个临床专科运营助理团队由"紧密型搭档党委委员＋选拔的专科运营助理（兼职）＋财务（或绩效）管理人员＋科室"攀登计划"管理干部＋科室主管护士（长）"五人组成，同时具备临床背景与管理背景。辅以"双向选择制""问题清单制""绿色通道制""项目管理制"等多样化的工作机制保障了落地实效，并建立起完善的运营助理考核晋升与淘汰机制。医院已经组建起 41 人的临床专科运营助理专业化管理团队。

3. 管理驱动：劳动资料

医院实现了以"资源有效配置"为核心的全面预算编制、以"过程可知可控"为支撑的全面预算执行、以"绩效目标考核"为导向的全面预算评价，贯穿了医院经济运行管理全流程，形成了"预算—会计—成本—绩效"四位一体的管理会计体系和"院级、归口部门、预算科室"三级预算管理体系，信息高度集成、业财深度融合、绩效导向优先等管理特点。医院实施战略成本管理，以科室全成本、项目成本和病种成本数据为基础，探索利用价值链管理等管理会计手段，实施了多个管理项目，显著提升了存量资源的投入产出效率，逐渐形成了基于资源投放、基于运营效率、基于收益费用、基于优化结构四大成本管理视角和成熟的管理实施路径。

4. 技术驱动：劳动对象

医院于 2013 年开展了 HRP 一体化平台的建设，打造了覆盖管理应用端、业务流程端以及运营决策端为一体的运营数据中心，实现了资产的全生命周期管理、资源的全方位调配与利用、资金的无盲点全过程监控、业务的全流程智能化服务，为数据支撑辅助决策奠定了扎实的信息化基础。医院从学科发展、成本控制两个维度出发建立了科室单元评估模型（将每个临床科室视为一个成本单元），从学科发展水平和成本控制水平两个维度出发，构建了衡量学科发展水平的核心业务、医疗质量、运营效率、学科人才 4 个一级指标和服务、竞争、发展 3 个二级指标以及下设 35 个三级指标；从成本控制水平出发设立了药品成本、耗材成本、设备成本、管理后勤成本和人员经费 5 个一级指标和 14 项二级指标，在明确每个指标权重的基础上，按照管理目标要求，制定详细的指标计分方法，通过运营数据中心进行数据清洗和采集后，采用百分制对各临床科室（成本单元）进行量化评分，将所有临床科室区分为第一象限的"优势科室"、第二象限"关注科室"、第三象限"薄弱科室"、第四象限"潜力科室"，并结合上述 4 类科室特点，分类设计不同的成本管理策略并设定强、中、弱三类控制属性，为采取差异化管控措施提供支撑。

（二）管理举措

1. 以"投入产出"为核心，探索资源配置管理新模式

人力资源管理方面，医院从 2023 年起开始探索覆盖人力资源"人员储备规划→人员需求细化→人均效率监测"全流程的人力资源配置路径，以人床比、专技比、医护比三个核心指标为标准，以科室效率指标和科室床位规模划定应配人数与储备人数上下限，作为核定每一个科室"人员需求"的合理性；以每医护门诊服务效率、每医护住院服务效率、每医护收入结构情况等九大核心指标，对每一个科室的"人均效率"进行实时监测。设备购置方面，医院建立"专用设备项目库"，全年面向临床医技科室开放。项目库按照"先入库、再论证、后安排资金"的管理路径，以"绩效论证"为突破口，设置了包括影响力目标、效果目标等在内的 26 项细分指标，建立了空间改造协同需求、房屋屏蔽与装饰装修需求、水电配套需求三大类部门协同审批机制，并可支持一键生成

设备论证报告。"专用设备项目库"的使用，为市级医院形成全时动态、可监控互动式的重大资源类投入项目论证模式提供了重要的借鉴经验。

2. 以"横纵两轴"为切入，探索精益成本管理举措新路径

以后勤保障成本、行政办公成本、设备购置成本、信息化建设成本、人力成本等成本类型为"横轴"，以临床科室医疗服务项目、医技平台科室（手术室、血透室、供应室等）多个医疗医技平台科室场景化运营成本内容为"纵轴"，形成横纵两轴覆盖面，同时联动医务部、后勤服务部、运营绩效部、护理部、医保办等多个职能部门和临床医技科室，为实施全方位、多场景的成本精细化管理举措奠定了基础。

3. 以"运营数据资产化"为焦点，深化运营数据中心建设

医院运营数据中心已形成面向四大客户视角、三大展示平台和多项运营场景的"4+3+N"运营数据中心框架，高峰同时在线使用人次已经突破 800 人／分钟，日均使用人次达到 5000 人次以上，年累计数据处理量超过 5500 万条。运营数据中心的精益成本管理体系已广泛应用于临床业务数据挖掘、科室运营分析报告、多学科协作、医技平台成本管理等多个场景，取得了显著的成效。以智能分析报告为例，临床专科运营助理和临床科室可依托运营数据管理中心 AI 技术自动生成涵盖学科概况、专科特色、资源使用情况、运营指标分析、存在瓶颈、建议与举措等复合型内容的科室运营分析报告，根据门诊住院、本地异地、医保自费、患者分组等多维视角搭建分析逻辑，并以联动图的形式，满足各科室各级数据需求，引导科主任在整体掌控科室运营概况的基础上锚定问题，实现医院管理视角的"微分效应"。

三、实施效果

（1）医疗成本增速得到控制　医疗成本同比增幅逐年下降，在全市市级医院医疗成本平均增速 12.8% 的情况下，该医院从 11% 下降到 9.6%，原有医疗成本的粗放增长模式逐渐得到控制。

（2）业务内涵质量明显提升　在总体业务量不断攀升的基础上，医院业务内部结构总体优化趋势明显，实现了"量"与"质"的同步提升，表现为医院甲类重点病种同比增长 11%、三四级手术增长近 20%。

（3）医疗费用得到有效控制　医院门急诊、出院均次费用同比分别下降 2% 和 3%，均低于市级综合医院平均费用水平和增幅。

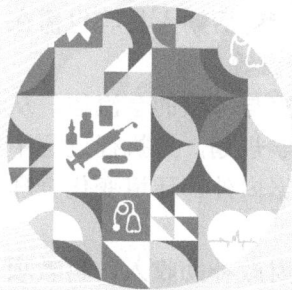

第三章
公立中医医院以战略为导向的全面预算管理

第一节　以战略为导向的全面预算管理概述

一、全面预算管理的理论基础

（一）公立医院全面预算管理的概念与特点

1. 公立医院全面预算管理的概念

全面预算管理是一种集计划、协调、控制、激励、评价等功能于一体的综合管理工具，它以货币或其他计量形式对组织未来一定时期内的生产经营活动、投资活动、财务活动等进行全面的预测和规划，并通过对执行过程的监控和分析，及时纠正偏差，以确保组织目标的实现。

公立医院全面预算是医院实现资源优化配置、落实发展战略、提高综合竞争力的重要手段，是医院根据运营目标、资源状况和战略计划运用系统方法编制的整体业务标准和行动规范，是一个按照医院经济运营活动及相关性排列组成的有机整体。包含两方面内容：一是业务主管部门对医院预算和财务实行全面管理，医院作为预算单位，所有收支全部纳入预算范围；二是医院内部建立健全全面预算管理制度，以医院战略发展规划和年度计划目标为依据，充分运用预算手段开展医院内部各类经济资源的分配、使用、控制和考核等各项管理活动。具体包括收入、支出、成本费用、筹资投资、业务等预算。

2.公立医院全面预算管理的特点

（1）全员参与，涉及医院从上至下各级人员。医院领导把控预算整体方向，各科室负责人依据科室业务规划编制预算，医护人员、行政后勤人员等也需在日常工作中落实预算要求，如控制耗材使用、节约办公资源等。

（2）全过程控制，贯穿预算编制、执行、监控、调整与考核的全流程。从预算编制时结合历史数据、市场需求与战略目标进行科学规划，到执行过程中对每笔收支严格把控，利用信息化手段实时监控，再根据内外部环境变化合理调整，最后依据考核结果改进管理，每个环节紧密相连。

（3）全方位覆盖，不仅包括医疗业务收支，还包括财政补助收入、科教项目收支、投资筹资等。无论是重点医疗项目开展，还是日常运营支出，均纳入预算管理范畴，实现对医院运营全方位的统筹安排，助力公立医院提升运营效率，达成战略目标，更好地履行医疗服务职能。

（二）公立医院全面预算管理政策背景

为推进公立医院高质量发展，规范公立医院经济运行，提高资金使用和资源利用效率，更好提供优质高效医疗卫生服务，国家卫生健康委会同国家中医药局联合印发了《关于印发公立医院全面预算管理制度实施办法的通知》（国卫财务发〔2020〕30号），围绕医院发展战略，运用信息技术，指导构建覆盖人、财、物全部资源的全面预算管理体系。

国务院办公厅出台了《关于推动公立医院高质量发展的意见》（国办发〔2021〕18号），明确要求提升公立医院高质量发展新效能，加强全面预算管理，以医院战略发展规划和年度计划目标为依据，实行全口径、全过程、全员性、全方位预算管理，从数量、质量、实效、成本、效益等方面实施预算绩效管理，强化预算约束，促进资源有效分配和使用。

国务院《关于进一步深化预算管理制度改革的意见》（国发〔2021〕5号），目的在于立足前期改革措施奠定的基础，将有关改革成果制度化，提出加大预算收入统筹力度，增强财政保障能力等六个方面的24条具体改革措施，从五个方面实现预算管理制度的重点突破。

国家卫生健康委、财政部、国家中医药局研究制定了《卫生健康领域全面实施预算绩效管理实施方案》国卫财务发〔2021〕14号，推动卫生健康领域全面实施预算绩效管理工作，建成全方位、全过程、全覆盖的卫生健康预算绩效管理体系。

国家紧密出台的一系列规范性文件，旨在通过规范医院全面预算管理，推进实现医院高质量发展目标，指导公立医院发展方式从规模扩张转向提质增效，运行模式从粗放管理转向精细化管理，资源配置从注重物质要素转向更加注重人才和技术要素，为公立医院将战略规划、全面预算有机结合提供理论依据。

保障全面预算的战略性、科学性，促进战略规划的实施、资源的合理分配和效率的提升。

（三）公立医院全面预算管理的范围

（1）业务预算　主要反映医院开展日常运营活动的预算，包括医疗业务工作量预算、财政专项预算、科研教学项目预算等，是收入费用预算、筹资投资预算编制的主要基础和依据。

（2）收入费用预算　主要反映预算期内与医院业务活动直接相关的预算，包括收入费用总预算、医疗收入和医疗费用预算（包括管理费用预算）财政补助收入费用预算、科教项目收入费用预算和其他收入费用预算。

（3）筹资投资预算　主要反映预算期内医院进行投资活动和筹资活动的预算。筹资预算主要指借款预算、融资租赁预算和引入第三方合作预算。医院借款、融资租赁和第三方合作必须符合国家有关政策规定。投资预算主要包括设备、车辆和无形资产购置预算，基本建设和大型修缮预算，对外投资预算等。医院对外投资主要包括认购国债、全资或与第三方合作举办独立法人的非营利性医疗卫生机构等。医院对外投资的资产来源和投资范围必须符合国家有关政策规定。

（四）公立医院全面预算管理的基本原则

（1）战略性原则　坚持以战略发展规划为导向，确定年度计划目标并合理配置资源，实现可持续健康发展。

（2）全面性原则　实行全口径、全过程、全员性、全方位预算管理，覆盖人、财、物全部资源，贯穿预算编制、审批、执行、监控、调整、决算、分析和考核等各个环节。

（3）约束性原则　强化预算硬约束，原则上预算一经批复不得随意调整。要明确预算执行管理责任，严格执行已经批复的预算，增强预算统筹能力。

（4）绩效性原则　建立"预算编制有目标、预算执行有监控、预算完成有评价、评价结果有反馈、反馈结果有应用"的全过程预算绩效管理机制，推进预算效果提升。

（5）适应性原则　符合国家有关规定和医院实际，依据外部政策环境和医院经济活动变化，及时调整完善预算管理制度、机制、流程、办法和标准。

二、战略导向的理论基础

（一）战略管理的概念与内涵

1. 战略管理的概念

在组织管理学的范畴中，战略是组织为谋求长期可持续发展，在全面且深入剖析内外部环境要素的基础之上，精心拟定的具有全局性、根本性意义的规划架构与决策体系。战略管理是指对长远的发展方向、目标、任务和政策以及资源配置作出决策和管理的过程。

战略具备一系列显著且独特的特性。一是全局性，其将组织视为一个有机的整体，进行通盘考量与统筹规划。二是长远性，以当下的实际状况为基点，将视野投向未来数年乃至数十年的发展前景。三是指导性，为组织的日常运营管理活动提供系统且明晰的行动纲领。

2. 战略管理的内涵

战略管理内涵是组织对自身所肩负的使命以及憧憬的愿景的一种具象化、可操作的表达形式。为适应内外部环境的复杂多变的动态演进，如政策法规的调整、技术领域的重大革新、市场供需关系的剧烈波动等，战略还必须具备足够的灵活性与适应性，能够依据环境的变化及时对策略进行优化调整，以此保障组织在发展过程中始终维持稳定且良好的发展态势。

3. 战略管理的原则

（1）目标可行原则 战略目标的设定，应具有一定的前瞻性和适当的挑战性，使战略目标通过一定的努力可以实现，并能够使长期目标与短期目标有效衔接。

（2）资源匹配原则 应根据各业务部门与战略目标的匹配程度进行资源配置。

（3）责任落实原则 应将战略目标落实到具体的责任中心和责任人，构成不同层级彼此相连的战略目标责任圈。

（4）协同管理原则 应以实现战略目标为核心，考虑不同责任中心业务目标之间的有效协同，加强各部门之间的协同管理，有效提高资源使用的效率和效果。

（二）公立医院的战略管理

公立医院的战略管理包括战略分析、战略制定、战略实施、战略评价和控制等程序。

1. 战略分析

在战略分析阶段，公立医院需要对外部环境（如政策法规、市场需求、竞争对手等）和内部资源（如医疗技术、人才队伍、设备设施等）进行全面评估，以识别机会和威胁，明确自身的优势和劣势，为制定战略目标奠定基础。

2. 战略制定

战略制定阶段则根据战略分析的结果，确定公立医院的战略方向和目标，并制定相应的战略方案。医院根据对整体目标的保障、对员工积极性的发挥以及各部门战略方案的协调等实际需要，选择自上而下、自下而上或上下结合的方法，制定战略目标。设定医院战略目标后，各部门结合医院战略目标设定本部门战略目标，并将其具体化为一套关键财务及非财务指标的预测值。为各关键指标设定的目标（预测）值，应与医院的可利用资源相匹配，并有利于执行人积极有效地实现既定目标。

3. 战略实施

战略实施阶段是将战略方案付诸实践，通过合理配置资源、调整组织结构、制定行动计划等措施，确保战略目标的实现。为了进一步加强战略管控，结合使用战略地图等管理会计工具方法，将战略实施的关键业务流程化，并落实到公立医院现有的业务流程中，确保医院高效率地实现战略目标。

4. 战略评价和控制

战略评价和控制阶段则对战略实施的效果进行监测和评估，及时发现问题并进行调整和改进。通过监测战略实施进展情况、评价战略执行效果，审视战略的科学性和有效性，不断调整战略举措，以达到预期目标。公立医院可以从以下几个方面进行战略评价：战略是否适应医院的内外部环境；战略是否达到有效的资源配置；战略涉及的风险程度是否可以接受；战略实施的时间和进度是否恰当。

三、公立中医医院的战略规划与全面预算管理

（一）公立医院以战略为导向的全面预算管理

战略是公立医院持续发展和良性运营最重要的方法和手段，是一种从全局考虑谋划实现全局目标的规划；公立医院全面预算是指根据事业发展计划和任务编制的财务收支计划，是战略的具体实现。

1. 战略导向为全面预算管理提供方向指引

公立医院的战略规划为全面预算管理明确方向和目标。公立医院战略涵盖诸多关键领域，如提升医疗服务品质、拓展特色专科、强化人才队伍建设、优化资源配置以及提高运营效率等。全面预算管理以此为依据，将战略目标细化为年度或季度预算目标。通过将战略目标层层分解到各个预算项目中，使全面预算管理能够紧密围绕医院战略展开。战略导向的全面预算管理，依据战略规划识别关键成功因素，将资源优先配置到与战略紧密相关的业务和项目上，确保资源与战略目标高度契合。通过对不同业务的战略价值评估，优化资源配置结构，提高资源使用效率，避免资源分散，保障公立医院战略的有效实施。

公立医院的战略不仅确定了发展目标，更决定了资源分配的优先级和方向。以战略为导向的全面预算管理，依据医院战略规划，识别影响战略实现的

关键因素，将有限的资源优先投入与战略紧密相关的医疗服务项目、学科建设、人才培养和设备购置上，确保资源与战略目标高度匹配。通过对不同医疗业务的战略价值进行科学评估，优化资源配置结构，提高资源利用效率，避免资源分散。

2. 全面预算管理为战略实施提供有力支撑

全面预算管理作为管理会计理论的重要内容，是公立医院管理系统的主要组成部分，也是实现战略目标的"战术"之一。全面预算管理是战略实施的"动力引擎"，从多方面为战略落地提供保障。全面预算管理是实现战略目标的工具，具有丰富的战略内涵，推行全面预算工作必须要以战略为导向。全面预算作为一种全方位、全过程、全员参与编制与实施的预算管理模式，凭借其计划、协调、控制、激励、评价等综合管理功能，整合和优化配置资源，提升运行效率，成为促进实现发展战略的重要抓手。

在资源配置方面，它依据公立医院战略目标，对人力、物力、财力进行合理分配。全面预算管理通过将战略目标转化为具体的预算指标，并对预算执行过程进行监控和调整，为战略实施提供了有效的手段和保障。预算执行情况的反馈可以帮助管理层及时了解战略实施的进展情况，发现问题并采取相应的措施进行调整和改进。全面预算管理还构建了完善的监控与评估机制。通过对预算执行情况的实时跟踪与分析，医院能够及时察觉战略实施过程中的偏差，并迅速采取纠正措施。同时，全面预算管理以预算目标为标准，对战略实施效果进行评估，清晰呈现战略实施成效，为战略的调整与优化提供依据，助力医院持续发展。

（二）开展以战略为导向的全面预算管理的必要性

国家卫生健康委办公厅发布的《2023 年度全国三级公立医院绩效考核国家监测分析情况的通报》明确指出，2023 年度，全国共 2168 家三级公立医院（不含中医）参加绩效监测（综合医院 1588 家，专科医院 580 家），与 2022 年相比，新增医院 90 家，因合并、降级、撤销等原因退出的医院 34 家。大部分公立医院业务量和现金流下降，运行和疫情防控成本普遍增长，亏损增加，公立医院持续发展面临许多压力。

一是现行医疗环境冲击导致医院运营压力大。现在公立医疗机构的运营普遍呈现"三降一升"的态势，即诊疗人次下降、出院人次下降、业务收入下降、总体支出增高。随着人们生活水平的提高和健康意识的增强，患者对医疗服务的要求越来越高，不仅希望得到高质量的医疗技术服务，还对就医环境、服务态度、就医流程等方面有更高的期望。医院需要投入更多的资源来改善就医环境、优化服务流程，以满足患者的多样化需求，因此医院运营和发展面临巨大压力。

二是医保支付方式改革带来运营管理新挑战。随着医保支付方式改革、药耗集采、公立医院绩效考核等工作深入推进，对医院运营管理提出了新要求。特别是以 DRG/DIP 为代表的医保支付方式改革，对病例组合指数、时间消耗指数、入组率、病组成本、低风险组死亡率等指标提出了更高要求。

三是医疗卫生人员压力与待遇不匹配。为满足社会需要，我国卫生人员总数呈现连年增长状态，但自 2020 年以来，每年新增的人数明显减少。这从侧面反映了医院增长的工作需求与无法负担的人员开支之间的矛盾。进而出现优秀医护人员与患者集中流向三甲医院和大城市，进一步加剧了医疗资源不平衡，使部分医院的生存与发展更加艰难。

战略在整个现代医院运营管理中居于核心地位，起着主导的、决定性的作用。所有的管理工具都应服从、支持医院战略的需要。全面预算以医院的战略为导向，发挥对战略的实施和保障作用。以战略为导向的全面预算是管理的重要手段，充分挖掘医疗市场潜力，满足患者需求，从而创造价值，提高核心竞争力。从整个医院的战略高度合理规划、科学配置有限资源，有利于医院战略目标的实现，并监控战略目标的实施进度。因此，战略导向的全面预算是整合医院内部资源实现医院战略目标的有效途径，是医院的战略工具。公立医院以战略为导向的全面预算管理可以做到统筹兼顾、协调统一、上下联动，优化收入结构，强化成本管控，提升资源的利用效率，完善运营管理体系。

（三）公立中医医院以战略为导向的全面预算管理

战略价值导向的全面预算管理以公立医院战略为出发点，涵盖医院整体运营活动，贯穿所有产生服务价值的环节，在落实精细化管理要求的过程中，更好地服务患者。全面预算管理是衔接公立医院运营活动和财务活动的综合机制，通过建立体系科学、制度规范、流程高效的战略价值导向全面预算管理模式，实现预算与战略的高度适配，提升服务于价值创造的能力。

（1）以业财融合为基础，实现全方位的管控 业务到财务横向联动，所有数据从临床科室到归口管理科室纵向穿透，覆盖全部管理链条和预算单元，构建跨部门协同、多方联动的全面预算组织体系、管理体系和制度体系，实现医疗工作与全面预算的有机融合，全面引领战略落地。

（2）以战略目标为核心，落实预算绩效指标 将战略目标依据不同科室、不同项目等分解为具体的战略规划，战略目标才能具备可实施性；依据医院的战略规划布局，进一步细化并落实各项运营计划与重点工作任务，对医疗服务开展、学科建设推进、设备购置等事务进行全面谋划与安排，实现战略真正落地至具体的管理活动。战略目标、战略规划等落实于预算绩效指标，为各项具体管理活动提供明确的目标要求，发挥绩效指标的导向作用。

（3）以指标体系为链接，编制全面预算 根据业务内容全方位编制预算，同时可根据预算周期分别编制项目全周期预算和年度预算，从横向时间维度和纵向业务维度构建全面预算体系，从计划到预算，实现业务与财务的衔接，并在此基础上完善预算绩效指标体系。

（4）以考核体系为抓手，衔接绩效指标体系与考核体系　预算绩效指标体系依据战略目标、战略规划、年度计划及各类预算构建，为满足高质量发展要求而不断完善，着重从公立医院绩效指标达成情况、医院运营能力提升、债务风险把控与偿债能力增强、资产精细化管理及质量优化、学科建设与业务拓展等发展能力维度发力，以上方面在考核体系中占主要权重。指标体系强调刚性考核，预算绩效指标体系突出刚性控制和柔性调整，在综合平衡中保障预算绩效考核指标的实现。

（5）以动态调整为保障，实现动态调整优化　全面预算编制审批完成后，可以根据实际情况对临床医疗工作、日常支出项目等各类预算进行相应调整和优化，进一步保障战略规划、战略目标的实现；同时，全面预算执行情况、各项预算绩效指标表现等可反映战略规划、战略目标的设定是否符合发展实际，是否需要纠偏，进而为战略规划、战略目标的动态调整优化提供依据。

（四）公立中医医院战略规划的特点与制定

1. 公立中医医院战略规划的特点

公立中医医院的战略规划具有独特的特点。一方面，它要遵循中医药发展的规律，注重中医药特色优势的发挥，传承和弘扬中医药文化。在医疗服务中突出中医辨证论治、针灸推拿、中药外治等特色技术，开展中医药文化宣传活动，举办中医养生讲座、中药识别科普展览等。另一方面，要适应医疗卫生体制改革的要求，满足社会对中医医疗服务的需求，同时兼顾医院的可持续发展。如响应分级诊疗政策，与基层医疗机构建立合作关系，开展双向转诊；根据社会对中医康复、治未病等服务需求的增长，调整业务布局。此外，公立中医医院还承担着一定的社会责任，如中医药人才培养、中医药科普宣传等。通过接收医学院校学生实习、开展中医适宜技术培训，为基层医疗机构培养中医药人才。

2. 公立中医医院战略规划的制定

公立中医医院战略规划的制定通常需要经过以下几个步骤：首先，进行战略环境分析，包括对宏观政策环境、医疗市场需求、行业竞争态势以及医院内部资源和能力的分析。其次，明确医院的使命和愿景，确定医院的发展定位和战略目标。然后，制定战略方案，包括总体战略和各年度的分战略。总体战略是差异化竞争战略，突出中医特色；各年度的分战略可围绕每年需达成的目标，如提升医疗服务质量、拓展服务项目展开。最后，对战略方案进行评估和选择，确定最终的战略规划。医院管理层从可行性、风险性、效益效率性等多维度分析，选择最符合医院实际情况和发展需求的战略规划。

第二节　公立中医医院全面预算管理的构建

一、公立中医医院全面预算管理组织架构

（一）全面预算管理组织体系

全面预算管理作为一个推动公立医院战略发展的工具，为了医院战略目标的顺利实施、持续深化，构建组织体系尤为关键。组织体系要紧紧围绕医院战略，围绕医院的医疗工作，才能有序、高效，实现人才的合理配置，实现医院发展战略的有效传递。

1. 建立健全预算管理组织机构

建立由全面预算管理委员会、全面预算管理办公室、预算归口管理部门和预算科室组成的全面预算管理组织体系，确保公立医院所有部门、所有科室均纳入预算管理体系，确保预算责任能够分解落实到各级预算责任单元。形成三级预算管理体系，见图3-1。通过三级预算管理体系，将公立医院的总体战略目标层层分解为具体的、可衡量的预算指标，落实到各个科室，使每个科室和员工都清楚知道自己的工作目标和任务，明确各自的责任和考核标准，有利于提高医院的整体执行力。

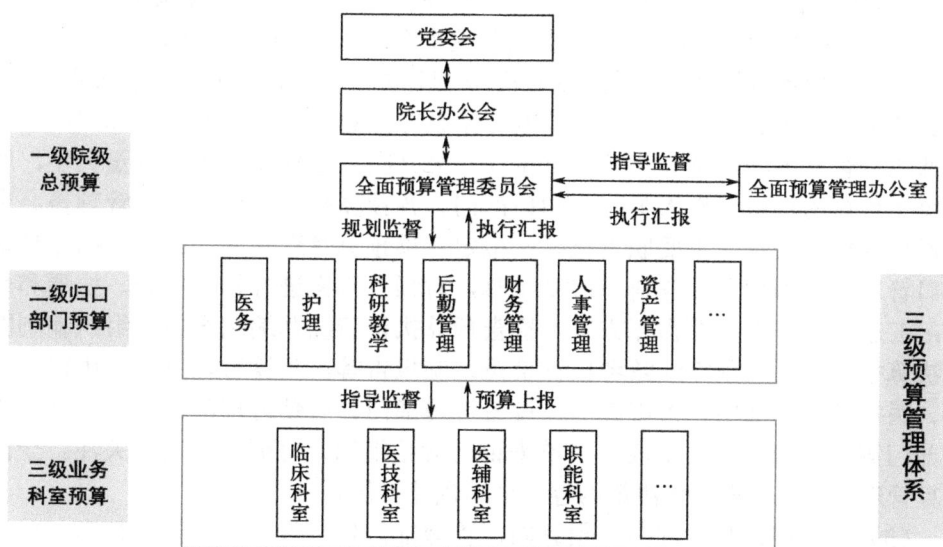

图 3-1　三级预算管理体系

全面预算管理组织体系强调预算管理责任中心的主体地位，责权利相结合，划分各部门的责任，促进发展目标层层传递、分级压实，实现预算管理的闭环

运行。成立院级预算落地执行专班，精准落实责任，落实预算安排，实现医院战略目标。

① 医疗业务预算落地保障组：贯彻执行医院的年度计划，确保各科室的床位使用率、平均住院日、工作量等运营指标达到预算目标。

② 财政预算落地保障组：每月做好财政基本拨款和财政项目拨款的收支进度，跟踪财政经费下达情况。

③ 高层次人才引进预算落地保障组：确保人才引进费用、学历提升等人才项目经费预算执行进度合理。

④ 资本性支出预算落地保障组：确保工程、信息、设备类项目按预算执行。

⑤ 节能减排成本控制落地保障组：加强办公用品等的使用管理，合理节约水、电、气等能耗的使用。

⑥ 科教预算落地保障组：确保科研经费、学科经费、教学经费等的预算执行。加强社会规培和专科规培学术的管理。

2. 确立组织体系的职责

（1）全面预算管理委员会　　全面预算管理委员会是医院全面预算管理工作的领导机构，主要负责人任主任，总会计师及其他院班子成员任副主任，相关职能部门负责人任委员。全面预算管理委员会的主要职责包括：审议医院预算管理制度、预算方案和预算调整方案、预算编制和执行中的重大问题、预算执行报告、决算报告等预算管理工作中的重大事项。简单说来，就是建制度、定目标、派任务、听报告。全面预算管理委员会是这个组织体系中最重要的决策层。

（2）全面预算管理办公室　　全面预算管理委员会下设全面预算管理办公室，牵头负责全面预算管理日常工作。办公室设在预算管理部门或财务部门，总会计师或分管财务的院领导任办公室主任。公立医院根据规模和业务量大小，明确负责预算的管理工作人员，各归口部门、各预算科室要设立预算管理员。全面预算管理办公室的主要职责包括：拟定各项预算管理制度，组织、指导预算归口管理部门和相关预算科室编制预算，对预算草案进行初步审查、协调和平衡，汇总编制医院全面预算方案，检查预算执行情况并编制报告，组织编制医院决算报告，开展预算绩效考核评价及编制报告等。预算管理办公室由财务部门、医疗类管理部门、人事部门、设备管理部门、后勤管理部门、信息网络管理部门等主要职能部门组成。简单来说，就是组织、协调、推动、关注。全面预算管理办公室负责细化决策内容、推动预算工作。

（3）预算归口管理部门　　预算归口管理部门包括收入预算归口管理部门和成本费用预算归口管理部门。预算归口管理部门的主要职责包括：牵头会同预算科室编制归口收入、成本费用预算，并监督归口收入、成本费用的预算执行情况。收入预算归口管理部门主要包括医务、财务、科研、教学、医保等业务管理部门，负责编制医院收入预算。其中，医疗收入预算不得分解下达至各临床、医技科室，效率类、结构类指标可分解下达。成本费用预算归口管理部门包括人事、总务、设备、药剂、基建、信息、科研、教学等业务管理部门，其职能划分应当能够覆盖医院全部支出业务，且责任分工清晰明确。

预算科室包括医院所有临床、医技等科室以及行政后勤等全部预算责任单元，是全面预算管理执行层。预算科室的主要职能包括：在全面预算管理办公室和预算归口管理部门的指导下，开展本科室预算管理工作。

财务部门设置专门的预算管理岗位负责预算管理日常工作，包括预算编制的汇总、执行中的审核、预算日常分析、预算的考核等工作。预算管理岗位应该由了解医院的财务人员担任，必须要熟悉公立医院运行的特点，熟悉医院财务工作要点，具有相应的专业素养。各个科室也应该配置预算管理员，负责本单元预算的编制、预算执行情况通报、日常预算分析，听从预算管理办公室的领导和工作安排。

（二）健全全面预算管理制度

公立医院以《预算法》《公立医院全面预算管理制度实施办法》等为依据，建立健全全面预算管理制度，明确预算业务管理机构及岗位职责，包括预算的审批、审议、审查、执行机构，预算归口管理部门，以及预算业务科室的定义、岗位职责、分管内容等，明确预算管理及执行责任主体，见图3-2。

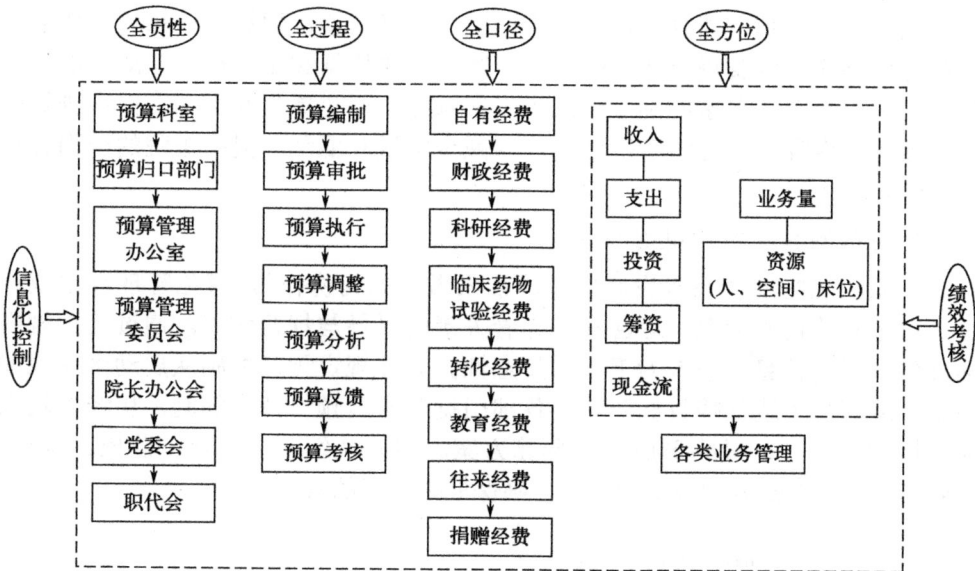

图3-2　公立医院全面预算管理制度体系

1.明确预算管理相关部门和岗位的分工和协作

明确各层级、各岗位的职权与职责是基础且关键的环节。首先，要对公立医院组织架构进行全面梳理，从医院管理层到各个职能科室，再到临床一线的各个岗位，都需清晰界定其在预算管理中的角色。公立医院管理层肩负着制定整体预算战略、审批预算方案以及监督预算执行的重大方向的职责，其职权体现在对预算目标与医院战略目标一致性的把控上，确保预算能服务于医院长期发展。职能科室如财务部门，负责预算编制的具体操作、数据汇总与分析，以及预算执行过程中的财务监控；人事管理部门则需在人员配置预算方面发力，依据医院业务量和发展规划，确定各岗位人员编制及薪酬预算，职权在于合理调配人力成本资源。临床科室则需根据自身业务特点，提供业务量预估、成本需求等基础数据，参与预算编制的基层环节，其职责是在预算执行过程中严格控制科室成本，在确保医疗服务质量的同时达成预算目标。

当各个层级和岗位的职权、职责得以明确，具体分工便清晰明了。整个全面预算管理形成闭环，在预算全流程的各个环节，从预算的编制、执行、监控到调整、考核，都有明确的工作职责及具体分工。每个岗位人员都清楚自己在每个环节的任务，做到"凡事有交代，件件有着落，事事有回音"。通过压实责任，全体人员齐心协力，全力推进公立医院的年度计划。在年度计划顺利实施的基础上，完成好医院的全面预算管理，最终达成医院战略目标，推动医院在医疗服务、科研创新、人才培养等多方面稳健发展。

2. 明确预算管理的内容和流程

包括预算编制、预算执行、预算分析、预算调整、预算考核每项工作的步骤和先后顺序，以及每个环节的工作内容、工作依据和工作标准。清晰的内容和流程可以帮助各科室明确工作的步骤和顺序，避免重复和遗漏，提高预算工作的效率。内容和流程的明确性也可以减少错误和混乱，提高医院的全面预算管理能力。

3. 明确预算管理的规则和方向

公立医院制度体系建设明确了"谁来做、如何协作"，避免管理真空或重复，对医院的资源配置、运营发展起着关键的引导与规范作用。通过流程规则标准化，减少预算管理人为干预的随意性。详细规定预算编制从启动到完成的步骤，从高层下达战略目标开始，各部门据此开展预算草案编制，历经多轮沟通、协调与修订，最终形成正式预算方案。明确从编制、执行、监控、调整、绩效考核等各个部分的规则和方向，确保战略目标的实现。

二、全面预算管理的设计

预算管理领域应用的管理会计工具方法，一般包括滚动预算、固定预算、零基预算、弹性预算等。公立医院可根据自身的战略目标、工作特点和管理需要，结合不同工具方法的特征及适用范围，选择恰当的工具方法进行综合运用。

（一）全面预算管理的编制方法

1. 滚动预算

滚动预算，是指公立医院根据上一期预算执行情况和新的预测结果，按既定的预算编制周期和滚动频率，对原有的预算方案进行调整和补充，逐期滚动，持续推进的预算编制方法。预算编制周期，是指每次预算编制所涵盖的时间跨度。滚动频率，是指调整和补充预算的时间间隔，一般以月度、季度、年度等为滚动频率。滚动预算一般由中期滚动预算和短期滚动预算组成。中期滚动预算的预算编制周期通常为 3 年或 5 年，以年度作为预算滚动频率。短期滚动预算通常以 1 年为预算编制周期，以月度、季度作为预算滚动频率。使用滚动预算工具方法，需要具备丰富的预算管理经验和能力。建立先进、科学的信息系统，及时获取充足、可靠的外部数据和医院内部数据，以满足编制滚动预算的需要。以战略目标和业务计划为依据，并根据上一期预算执行情况和新的预测信息，经综合平衡和结构优化作为下一期滚动预算的编制基础。实行中期滚动预算的，应在中期预算方案的框架内滚动编制年度预算。第一年的预算约束对应年度的预算，后续期间的预算指引后续对应年度的预算。分析影响预算目标的各种动因之间的关系，建立预算模型，生成预算编制方案。对比分析上一期的预算信息和预算执行情况，结合新的内外部环境预测信息，对下一期预算进行调整和修正，持续进行预算的滚动编制。主要优点是通过持续滚动预算编制、逐期滚动管理，实现动态反映市场，建立跨期综合平衡，从而有效指导医院营运，强化预算的决策与控制职能。缺点的话，一是预算滚动的频率越高，对预算沟通的要求越高，预算编制的工作量越大；二是过高的滚动频率容易增加管理层的不稳定感，导致预算执行者无所适从。

2. 固定预算

固定预算是按照预算期内正常的、可实现的某一业务量水平为基础来编制预算的方法。它以预算期内相对稳定的业务量水平作为基石，在编制过程中，默认业务量不会出现显著波动。在公立医院管理中，可以适用于一些相对稳定、变化不大的项目。这种方法的优点是编制简单，便于理解和执行，能够为医院提供一个稳定的预算框架，便于成本控制和业绩考核。但它的缺点也很明显，一旦实际业务量与编制预算所依据的业务量发生较大差异，预算的控制和考核功能就会大打折扣。

3. 弹性预算

弹性预算，是指公立医院在分析业务量与预算项目之间的数量依存关系的基础上分别确定不同业务量及其相应预算项目所消耗资源的预算编制方法。弹性预算是相对于固定预算的一种编制方法，适用于公立医院各项预算的编制，特别是医疗市场、服务人次等存在较大不确定性。使用弹性预算工具方法，需要合理识别与预算项目相关的业务量，长期跟踪、完整记录预算项目与业务量的变化情况，并对两者的数量依存关系进行深入分析。弹性预算工具方法，一般按照以下程序进行：确定弹性预算适用项目，识别相关业务量并预测业务量在预算期内可能存在的不同水平和弹性幅度；分析预算项目与业务量之间的数量依存关系，确定弹性定额；构建弹性预算模型，形成预算方案审定预算方案。选择成本费用类弹性预算适用项目时，还要考虑该预算项目是否具备较好的成本性态分析基础。通常采用公式法、列表法构建具体的弹性预算模型，形成基于不同业务量的多套预算方案。

以门诊收入为例，公立医院的门诊量会随着季节、疾病流行趋势等因素波动。通过对历史数据的分析，确定门诊量与门诊收入之间的函数关系，当预计不同的门诊量时，就能相应地计算出不同水平下的门诊收入预算。对于药品成本，根据不同科室的业务量以及药品使用的历史数据，建立药品成本与业务量的关联模型，随着业务量的变化调整药品成本预算。弹性预算的主要优点：考虑了预算期可能实现的不同业务量水平，更贴近医院运营管理实际情况。主要缺点：一是编制工作量大；二是市场及其变动趋势预测的准确性、预算项目与业务量之间依存关系的判断水平等会对弹性预算的合理性造成较大影响。

4. 增量预算

增量预算，是指以历史期实际经济活动及其预算为基础，结合预算期经济活动及相关影响因素的变动情况，通过调整历史期经济活动项目及金额形成预算的预算编制方法。对于一些常规性、延续性较强的费用支出，如医护人员的基本工资、部分设备的日常维护费用等，可以采用增量预算。其优点在于编制流程相对简便，工作量较小。由于参考了过往数据，预算编制人员对业务情况较为熟悉，易于上手操作，且各部门对预算结果的接受程度较高，因为预算是在原有基础上适度调整，不会对部门运营产生过大冲击。此外，若医院运营环境相对稳定，业务量、成本费用等变动较为规律，增量预算法能快速且有效地制定预算，维持医院运营的连贯性。但增量预算法也存在明显缺陷。它过度依赖历史数据，容易导致预算编制的僵化与保守。如果基期数据本身存在不合理之处，如某些费用支出因特殊情况偏高或偏低，那么在增量调整后，不合理因素依然会延续至新预算中。而且，这种方法可能会滋生部门的"预算惰性"，部分科室为了在下一年度争取到更多预算，可能会在基期故意虚增支出，不利于医院整体成本控制与资源优化配置。在医院面临业务拓展、战略转型等需要灵活调整资源分配的情境时，增量预算法往往难以迅速适应变化，可能阻碍医院的发展步伐。增量预算法较适用于运营环境变化不大、业务相对成熟且稳定的医院或科室，但在复杂多变的医疗行业环境下，其应用具有一定局限性。

5. 零基预算

零基预算，是指医院不以历史期经济活动及其预算为基础，以零为起点，从实际需要出发分析预算期运营活动的合理性，经综合平衡形成预算的预算编制方法。零基预算是相对于增量预算的一种预算编制方法。零基预算适用于医院各项预算的编制，特别是不经常发生的预算项目或预算编制基础变化较大的预算项目。使用零基预算方法编制预算，一般按照明确预算编制标准、制订业务计划、编制预算草案、审定预算方案等程序进行。预算编制归口部门应依据医院战略、年度运营目标和内外环境变化等安排预算期经济活动，在分析预算期各项经济活动合理性的基础上制订详细、具体的业务计划作为预算编制的基础。以相关业务计划为基础，根据预算编制标准编制本部门相关预算项目，并报预算管理办公室审核。在审核相关业务计划合理性的基础上，逐项评价各预算项目的目标、作用、标准和金额等，按战略相关性、资源限额、效率性等进行综合分析和平衡，汇总形成预算草案，并报预算管理委员会等专门机构审议后报职代会审批。零基预算的主要优点：一是以零为起点编制预算，不受历史期经济活动中的不合理因素影响，能够灵活应对内外环境的变化，预算编制更贴近预算期医院运营活动需要；二是有助于增加预算编制透明度，有利于进行预算控制。主要缺点：一是预算编制工作量较大、成本较高；二是预算编制的准确性受医院管理水平和相关数据标准准确性影响较大。

6. 定期预算

定期预算是以固定不变的会计期间（如日历年度）作为预算期编制预算的方法，适用于一些具有明确时间周期和目标的项目，如年度培训计划费用预算、季度设备检修费用预算等。以年度培训计划费用预算为例，医院每年会制订详细的培训计划，包括内部培训课程安排、外部培训参加计划等，根据培训内容、培训方式、参与人数等因素，确定年度培训费用预算。定期预算的优点是便于将实际执行结果与预算进行对比，考核和评价预算执行情况，能够为医院提供一个相对稳定的预算周期，便于管理和控制。但它的缺点是缺乏长远规划，容易导致短期行为，可能在预算后期出现资源使用不合理或预算松弛的现象。比如，在接近年底时，部分科室为了避免下一年度预算被削减，可能会突击使用预算资金，造成资源浪费。

（二）全面预算管理的编制流程

1. 自上而下的预算编制流程

自上而下的预算编制流程，是以医院高层管理者制定的战略目标为起点，逐步将预算指标分解至各个部门和科室。此流程强调医院整体战略的贯彻落实，保证预算编制与医院的长期发展方向保持一致。

（1）战略目标拟定与传达　医院高层管理团队基于对医疗行业发展趋势、政策导向以及自身资源和能力的深入分析，确定医院的战略目标和年度经营计划。例如，若医院计划在本年度重点发展某一特色学科，提升其在区域内的影响力，这一战略目标将被明确提出。随后，高层管理团队将战略目标和经营计划以正式文件或会议的形式传达至各部门负责人，让他们清晰了解医院的整体规划。

（2）预算目标分解与下达　财务部门根据医院的战略目标和经营计划，结合过往的财务数据和预算执行情况，制定医院整体的预算框架，包括收入预算、支出预算、资本预算等。在此基础上，将预算目标按照部门和科室的职责进行分解，确定各部门和科室的预算指标。例如，为支持特色学科发展，财务部门会为该学科所在科室分配专项科研经费、设备购置资金等。分解后的预算指标以书面形式下达至各部门和科室。

（3）部门预算编制与反馈　各部门和科室在接到预算指标后，根据自身的业务特点和工作安排，编制详细的部门预算。在编制过程中，若部门和科室发现预算指标与实际工作存在较大差异，或存在难以执行的情况，需及时向财务部门反馈。财务部门收集各部门和科室的反馈意见，与高层管理团队进行沟通，对预算指标进行适当调整。

（4）预算汇总与审批　财务部门将各部门和科室编制的预算进行汇总，形成医院的总预算草案。总预算草案经过医院内部的审核流程。通过审批的预算草案，成为正式的预算方案，下达各部门和科室执行。

2. 自下而上的预算编制流程

自下而上的预算编制流程是从基层部门和科室的实际需求出发，逐级汇总形成医院的总预算。此流程能够充分调动基层员工的积极性，使预算更贴合实际工作情况。

（1）基层预算上报　各部门和科室根据自身的业务发展规划、工作任务以及实际资源需求，自主编制部门预算。在编制过程中，基层员工需详细分析各项业务活动的必要性、可行性以及所需的资源支持。例如，临床科室会根据患者流量预测、新开展医疗项目计划等，申报人员配备、设备购置、药品耗材采购等方面的预算。各部门和科室将编制好的预算申报材料提交至财务部门。

（2）预算审核与汇总　财务部门收到各部门和科室的预算申报材料后，对其进行初步审核。审核内容包括预算数据的准确性、合理性，以及是否符合医院的整体发展战略和财务政策。财务部门在审核过程中若发现问题或疑问，应与相关部门和科室进行沟通，要求其进行解释或修改。审核通过后，财务部门将各部门和科室的预算进行汇总，形成初步的总预算草案。

（3）高层协调与审批　财务部门将初步的总预算草案提交给高层管理团队。高层管理团队从医院整体战略和资源配置的角度出发，对总预算草案进行综合评估和协调。若总预算草案与医院的战略目标存在冲突，或资源配置不合理，高层管理团队会提出调整意见，要求财务部门和相关部门进行修改。经过多次沟通和调整后，总预算草案提交给医院决策机构进行审批。

（4）预算下达与执行　通过审批的总预算方案以正式文件的形式下达至各部门和科室。各部门和科室按照预算方案开展业务活动，严格执行预算。在执行过程中，财务部门会对预算执行情况进行监控和分析，及时发现并解决问题，确保预算目标的实现。

自下而上的预算编制流程也被称为"两上两下"，见图3-3。"一上"由相关

流程编号	YSGL.01.01.01	流程类别	预算管理	流程名称	预算申报与编审流程
流程主责部门	业务科室/归口科室	流程主责岗位	经办岗	流程版本	V3.0
业务科室	归口管理科室	预算管理办公室	分管院领导	预算管理办公室主任	预算委员会/院长办公会/党委会

```
                                    ┌──────────┐
                                    │   开始   │
                                    └────┬─────┘
                                         │
┌──────────┐                        ┌────┴─────┐
│ 02 编制科室│◄───────────────────────│ 01 下发通知│
│    预算   │                        └──────────┘
└────┬─────┘                         关于编制××
     │                                预算的通知
支出、投资   ┌──────────┐                   │
     ├──────│ 03 汇总归集│──────────────►◇ 04 审核
     │      └──────────┘                   │
  工作量    ┌──────────┐                   ▼
     └──────│ 05 汇总编制│◄─────────────────┘
            │ 医院全面预│
            │ 算草案等  │
            └────┬─────┘
                 │              ◇ 06 审核 ──► ◇ 07 审议
            ┌────┴─────┐                          │
            │ 08 根据讨论│◄─────────────────────────┘
            │ 意见修改  │
            └────┬─────┘
                 │              ◇ 09 审核 ──► ◇ 10 批复
┌──────────┐ ┌────┴─────┐                          │
│ 12 工作量│◄──│ 11 下达  │◄─────────────────────────┘
│   执行   │  └──────────┘
└────┬─────┘      │
     │       ┌────┴─────┐
     │       │ 13 支出、 │
     │       │ 投资执行  │
     │       └────┬─────┘
     │            │
     │        ┌───┴────┐
     └───────►│  结束  │
              └────────┘
```

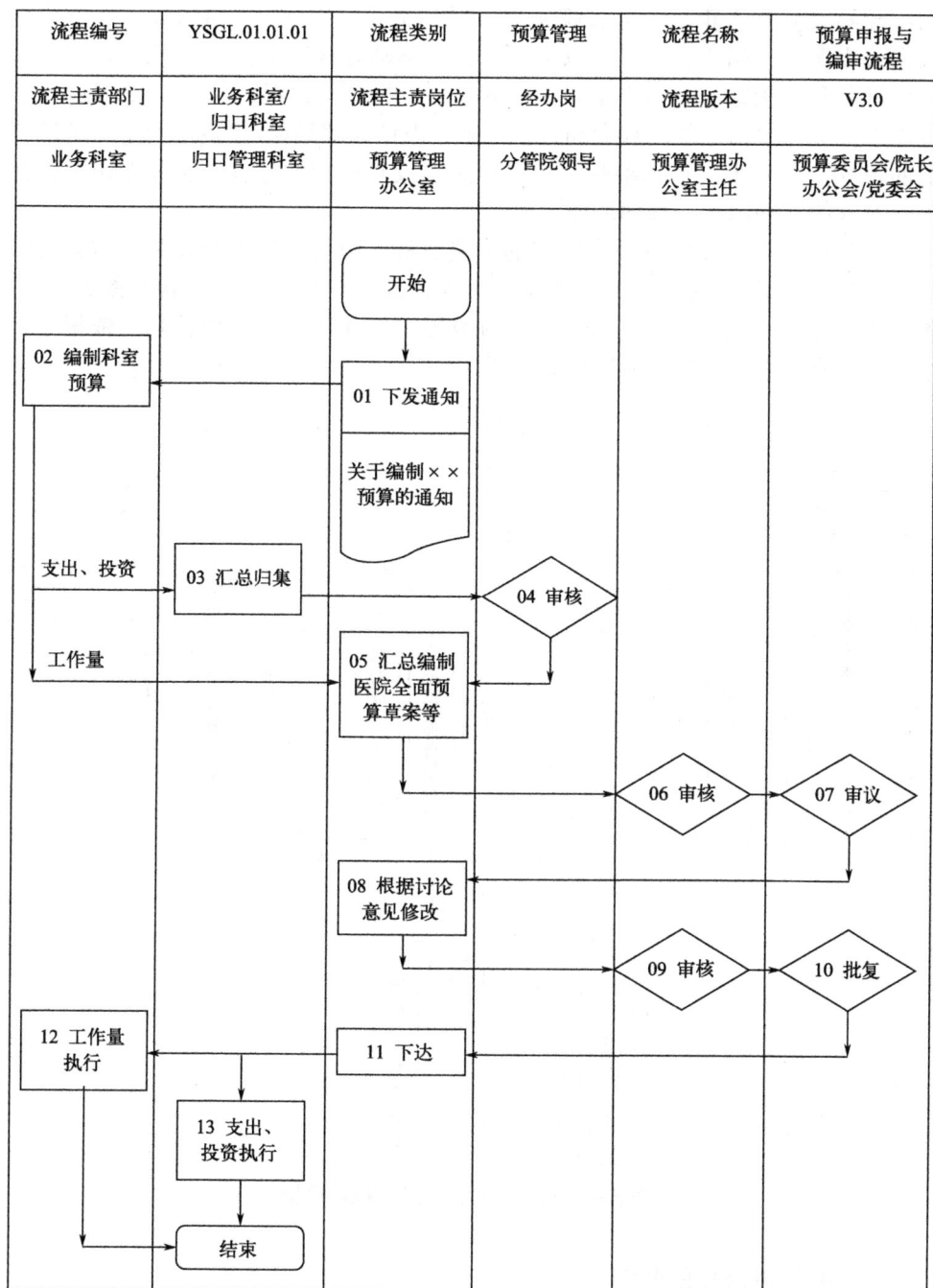

图 3-3　预算编制流程

科室将预算上报预算管理办公室（各业务科室进行指标预算、专项项目预算编制，经科室负责人审核、分管院领导审批后提交）；"一下"由预算管理办公室根据公立医院战略工作目标、以重点工作为基础等统筹审核，调整后下发；"二上"是各科室根据"一下"结果调整后，再上报预算情况；"二下"是经过预算管理委员会审批后，经职代会通过，正式下发的预算结果。"两上两下"是理论上的说法，事实上，预算编制是科室和医院反复博弈的过程，实际操作中往往需要多次的双向沟通，直到形成共识。

预算编制方案要围绕公立医院的战略目标，统筹好发展建设和正常运行的资金保障，突出重点并且优化结构。明确公立医院发展战略，合理配置资源；确定重点工作项目，合理安排资金；预算编制以年度重点工作计划为依据进行细化。公立中医医院预算编制框架见图3-4。

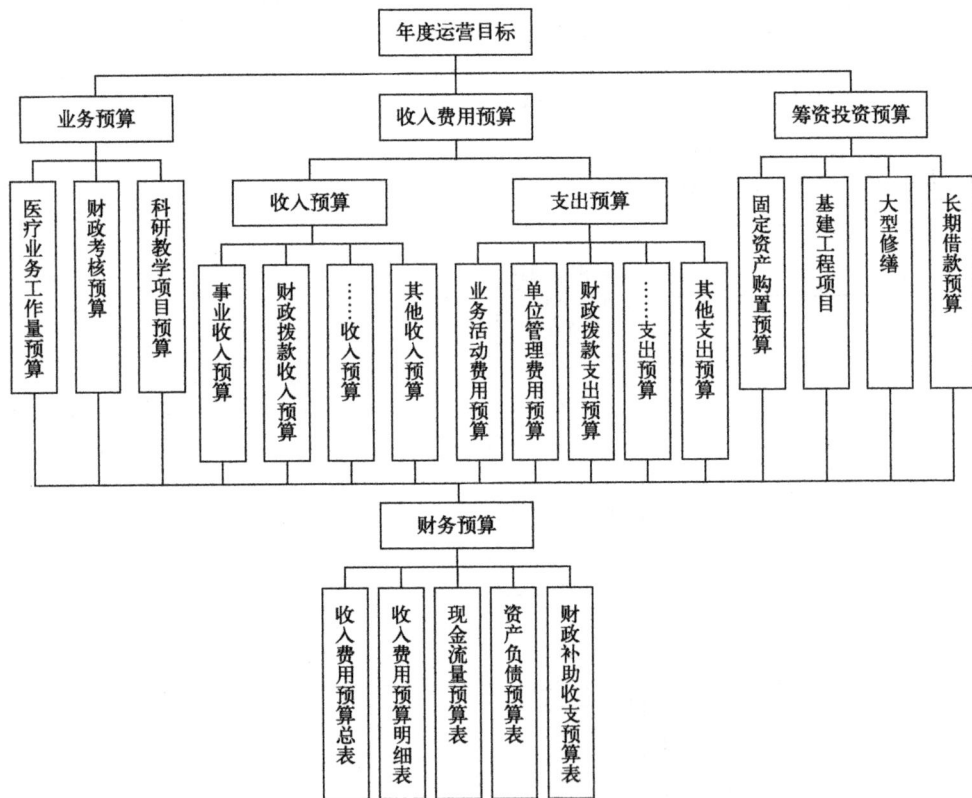

图3-4　公立中医医院预算编制框架

（三）预算目标的制定

预算目标通过全面预算管理引导，明确战略指标下全面预算编制的责任部门和职责，推进战略目标和责任的分解，形成资源配置和资源行动方案，将具体战略目标落地成中期滚动预算和年度预算。通过预算内控信息系统，对预算指标进行设计、分配、执行、调整和跟踪反馈，不断调整和优化资源配置和投入，实现战略、预算、资源的统筹平衡。

1. 预算目标的设计原则

（1）战略导向原则　预算目标的设计必须紧密贴合医院战略，将战略目标层层分解为具体的预算指标，引导资源向战略重点领域倾斜。

（2）全面性原则　预算目标需覆盖医院运营的各个环节，包括业务预算、资本预算和财务预算。从医疗服务收入、成本，到设备购置、基建项目，再到资金收支、财务报表项目等，都要纳入预算目标，实现对医院运营的全方位监控。

（3）可操作性原则　设计的预算目标应清晰明确，数据易于获取和计算。定义、计算方法和统计口径要统一，确保在实际操作中，各部门能够准确理解和执行，避免因指标模糊导致执行偏差。

（4）动态调整原则　内外部环境不断变化，预算目标需与时俱进。定期对预算目标进行评估和调整，及时反映医院现状的变化、业务模式的调整以及市场环境的波动。

2. 预算目标的设计步骤

（1）战略解读与目标分解　深入理解公立医院战略，明确战略目标和关键因素。将战略目标按照时间和业务维度进行分解，形成阶段性、可量化的子目标。

（2）业务流程分析　梳理公立医院的核心业务流程，明确各业务环节的输入、输出和关键控制点。通过分析业务流程，确定与业务活动紧密相关的预算目标。

（3）财务数据分析　对公立医院的历史财务数据进行分析，挖掘数据背后的规律和趋势。结合财务报表分析，确定预算目标，同时，参考同行业数据，对比分析医院的财务状况和运营成果，为设定提供参考。

（4）指标筛选与整合　根据战略目标、业务流程和财务分析结果，筛选出符合要求的预算指标。对预算目标进行分类和整合，构建层次分明、逻辑清晰的预算目标。

3. 管理工具

分析整合公立医院绩效考核目标，运用战略地图、价值链管理、平衡计分卡（BSC）、关键绩效指标（KPI）等管理工具，将公立医院战略目标层层细化和量化，落实到具体的运营工作中。

（1）战略地图　战略地图是一种可视化的战略管理工具，旨在将组织的战略转化为清晰、连贯的逻辑框架，展现战略目标及各目标间的因果关系。

实施方法的第一步是确定战略主题，基于公立医院的战略目标，提炼出若干战略主题，这些主题是医院战略的核心聚焦点。第二步是绘制战略地图，从财务、患者、内部流程、学习与成长四个维度出发，梳理每个维度的目标、指标、目标值与行动方案，并通过箭头连接，体现各维度之间的驱动关系。财务维度的收入增长，可能由患者维度的患者满意度提升驱动，而患者满意度的提升又依赖于内部流程维度的医疗服务流程的优化，这一优化则需要学习与成长维度的医护人员技能提升。

战略地图的优点是能够将公立医院的战略目标清晰化、可视化，并与战略KPI和战略举措建立明确联系，为战略实施提供有力的可视化工具。清晰展现各战略目标间的逻辑关系，有助于医院识别关键驱动因素，合理配置资源。但是缺点是需要多维度、多部门的协调，实施成本高，并且需要与战略管控相融合，才能真正实现战略实施。环境适应性有限，当医院所处环境快速变化时，战略地图可能无法及时调整，导致与实际情况脱节。

（2）价值链管理　价值链管理将公立医院活动划分为基本活动与支持活动，通过分析这些活动之间的内在联系，优化业务流程，提升组织竞争力。在公立医院管理中，价值链管理有助于医院梳理核心业务，优化资源配置。

实施方法是先识别价值活动，对公立医院的各项活动进行梳理分类，其中基本活动包括门诊服务、住院服务、医疗检查、康复护理等直接面向患者的服务；支持活动涵盖医疗设备采购、药品管理、人力资源管理、财务管理等辅助性工作。然后，分析价值活动之间的联系，研究各项价值活动之间的关联，寻找优化流程、降低成本、提升服务质量的机会。

价值链管理的优点是系统性流程分析，从整体视角对公立医院业务流程进行分析，有助于发现潜在的改进空间，实现各部门、各环节之间的协同优化。有明确竞争优势，通过对价值活动的分析，帮助公立医院明确自身在哪些环节具有竞争优势，从而有针对性地强化这些优势。缺点也很明显，实施成本较高，全面实施价值链管理需要对公立医院的各项活动进行深入分析与改造，涉及大量的人力、物力和时间成本。跨部门协调难度大，由于医院各部门职能不同，利益诉求存在差异，在实施价值链管理过程中，跨部门协调工作往往面临较大挑战。

（3）平衡计分卡（BSC）　平衡计分卡从财务、患者、内部医疗流程、学习与成长四个维度出发，将公立医院战略目标转化为可衡量的指标与目标值，实现对医院绩效的全面管理。

实施的第一步是确定公立医院的战略目标，并将其分解到四个维度。第二步就是为每个维度的战略目标设定相应的指标、目标值，并制定具体的行动计划。

平衡计分卡的优点是从多个维度对公立医院绩效进行评估，避免了单纯关注财务指标的局限性，实现了短期与长期目标、财务与非财务指标、内部与外部视角的平衡。推动战略落地，将战略目标转化为具体的指标与行动，有助于公立医院战略的实施与监控。缺点是指标选取难度大，确定合适的指标与目标值需要大量的数据支持与专业判断，难度较大。公立医院需要综合考虑行业标准、自身实际情况等因素。实施过程复杂，平衡计分卡的实施涉及医院多个部门和环节，需要进行大量的沟通与协调，实施过程较为复杂。

（4）关键绩效指标（KPI）　关键绩效指标是衡量公立医院战略实施效果的关键指标，通过设定和考核这些指标，引导医院朝着战略目标前进。

实施时，首先要确定关键成功因素，基于公立医院的战略目标，分析实现战略目标的关键成功因素。然后设定 KPI，围绕关键成功因素，设定可量化、可衡量的 KPI，并明确指标的计算方法、权重与目标值。

这种方法的优点是目标导向明确，KPI 直接与公立医院的战略目标挂钩，能够清晰地传达医院的工作重点，引导员工朝着战略目标努力。实际使用时，便于考核评价，KPI 具有可量化、可衡量的特点，便于对员工和科室的绩效进行考核与评价。缺点是易忽视非关键指标，过于关注 KPI 可能导致公立医院忽视其他重要但非关键的指标，从而影响医院的全面发展。可能存在短期导向的问题，部分 KPI 可能侧重于短期目标的实现，容易引发短期行为，忽视医院的长期发展。

第三节　公立中医医院以战略为导向的全面预算管理的实施

一、预算编制

（一）启动工作

1. 战略目标的确定

公立中医医院战略目标的确定通常需要经过以下几个步骤。

（1）进行战略环境分析　包括对宏观政策环境、医疗市场需求、行业竞争态势以及医院内部资源和能力的分析。在收集宏观政策环境信息时，关注国家和地方政府出台的中医药扶持政策、医保政策对中医服务的影响等；通过多种形式了解患者对中医医疗服务的需求偏好、中药需求等；分析同类型同级别医院的优势与不足，明确自身的竞争地位；梳理医院内部的中医专家资源、特色专科建设情况、医疗设备状况等。

（2）明确医院的使命和愿景　确定医院的发展定位和战略目标，如某医院将使命定位为"传承中医精髓，服务大众健康"，愿景是"成为国内一流的中医医院"，基于此确定"提升中医诊疗技术水平，打造多个国家级中医重点专科"的战略目标。

（3）制定战略方案　包括总体战略和各业务领域的分战略，总体战略可能是差异化竞争战略，突出中医特色；医疗业务分战略可围绕提升医疗服务质量、拓展服务项目展开；科研分战略则聚焦于中医药科研创新、成果转化。

（4）评估和选择战略方案　确定最终的战略规划，组织医院管理层、专家学者、外部咨询机构等对不同战略方案进行评估，从可行性、风险性、收益性等多维度分析，选择最符合公立中医医院实际情况和发展需求的战略规划。对公立中医医院的战略规划进行深入解读，明确战略目标和重点项目，以便在预算编制中体现战略导向。组织医院管理层、各科室负责人参加战略规划研讨会，深入学习战略规划内容，明确各科室在战略实施中的任务和责任，将战略目标细化为具体的预算编制要求。

2. 数据收集和准备

收集和整理相关的基础数据，包括历史财务数据、业务数据、资源数据等，为预算编制提供数据支持。数据的准备要尽可能细化，既包括医院层面，也包括科室层面。收集历史财务数据时，整理近3～5年的收入、支出明细账目，包括均次费用、药品耗材支出等，分析各项费用的增长趋势、占比情况；业务数据方面，统计各科室历年的门诊人次、住院人次、手术量、中医服务工作量、床位使用率、平均住院日等；资源数据方面，统计人力资源、病房病床资源、门诊诊室资源、大型设备资源等。通过医院信息系统导出财务和运营数据，并进行整理和归集。同时，准备本年度的工作总结、下年度的工作计划、下年度的招聘计划、下年度采购计划、下半年人才培养计划。

3. 指导与培训

组织相关部门和人员进行培训，传达预算编制的方法、流程和要求等，提高预算编制的质量和效率，培训包括知识培训工作和系统操作培训工作。培训预算编制方法的原理和应用场景，预算编制流程中的关键节点和注意事项，以及如何进行预算数据的分析和预测。通过培训使其了解预算编制的方法、流程和要求，从而提高预算编制的质量和效率。全面预算管理的知识培训工作主要是向相关人员介绍预算管理的知识，让各部门负责人、预算编制人员明白并注意预算填报的依据，知晓预算怎么报、预算报来干什么、对明年工作的影响；系统操作培训工作则是通过下发相关的表单和填报说明，介绍数据口径和填报方法、做线上操作培训。

（二）编制内容

预算编制统筹好公立中医医院的发展建设，突出重点，优化结构。明确医院发展战略，合理配置资源；确定重点工作项目，合理安排资金；以年度重点工作计划为依据细化预算编制。

1.收入预算的编制

公立中医医院的收入预算编制需结合其公益性定位、中医药特色服务以及政策支持等因素。

（1）医疗收入　公立中医医院医疗收入预算是其整体收入预算的核心部分，其预算编制的准确性对医院的运营和发展至关重要。编制过程要以战略为导向，需全面考量医院的业务实际、市场动态以及政策导向。完成近3～5年的科室数据分析，包括门诊人次、门诊均次费用、门诊诊室数量、各类职称的医生数量、各门诊医生的诊疗人次、科室门诊排班情况、病房资源、开放床位数量、床位使用率、平均住院日、住院均次费用等，把握季节波动、疾病流行周期等规律。各临床科室结合自身业务发展规划、新技术的开展、设备更新需求、人员配置计划等，为之后的工作做准备。综合考虑医院的战略目标、科室的历史工作量数据、科室下年度有没有新的业务增长点或新的资源投入，如新技术开展、新购设备、病房资源、病床数量、门诊诊室数量等，结合医保政策、医保价格调整等编制预算。

① 门诊服务人次：根据公立中医医院的战略发展规划，预计门诊服务人次时考虑的因素有门诊诊室数量、门诊诊室使用率、日均预约号、医生出诊天数、出诊医生人数等。结合科室的历史数据，根据内外科及病种的不同，设置不同的门诊诊室使用率目标。

② 住院服务人次：根据公立中医医院的战略发展规划，预计住院服务人次时考虑的因素有开放床位数量、床位使用率、平均住院日、病种结构调整等。结合科室的历史数据，根据各科室病种的特色、医保政策、新开展的项目、新设备的购置等，设置不同的使用率及平均住院日目标。

（2）财政收入　安排专人关注财政部门发布的政策文件，深入了解财政补助的方向与重点，如对公立中医医院学科建设、设备购置、人才培养等方面的支持政策。同时，积极与财政、卫生健康等部门沟通，及时掌握政策变化动态，为财政收入预算编制提供准确依据。按照财政部门的要求，精心编制项目申报书，详细阐述项目的必要性、可行性以及预期效益。根据公立中医医院的发展规划和项目申报情况，结合以往年度财政补助实际到位金额，合理预测下一年度财政补助收入。

（3）科教收入　梳理科研和教学工作重点，确定相应的科研项目、教学任务以及合作计划。对于科研项目，应结合公立中医医院的学科优势与研究方向，瞄准国家和行业的科研热点，积极申报各级科研课题；在教学方面，加强与高校、科研机构的合作，开展研究生培养、继续医学教育等工作，为科教收入预算编制奠定基础。在编制科教收入预算时，需考虑科研项目经费资助、科研成果转化收入、教学培训收费等多个方面。对于科研项目经费，根据项目申报指南和过往申报经验，合理预估获批金额；对于科研成果转化收入，结合公立中医医院科研成果的市场价值、转化前景以及合作模式，进行科学测算；对于教学培训收费，依据收费标准、招生计划等因素，确定收入规模，确保科教收入预算能够满足医院科研教学战略发展的需求。

2. 成本费用预算的编制

（1）原则　成本费用预算编制坚持以收定支、收支平衡、统筹兼顾、保证重点，不得编制赤字预算。依据公立中医医院的业务收入预测，合理确定各项费用支出规模，确保收支平衡且略有结余，避免过度支出导致财务风险。坚持厉行节约、勤俭办院的方针，加强成本核算和控制，充分考虑成本费用开支范围和规模，结合工作任务、人员编制、有关开支定额标准变化因素等情况，合理编制支出预算。

涵盖医院运营过程中的所有费用项目，包括直接医疗费用、间接管理费用、科研费用、后勤保障费用等，各归口科室覆盖全院各项成本费用项目，分管全院所有支出事项。在编制费用预算时，充分考虑每一项费用支出所能带来的运营效率和社会效益。坚持厉行节约、勤俭办院的方针，加强成本核算和控制，充分考虑成本费用开支范围和规模，结合工作任务、人员编制、有关开支定额标准变化因素等情况。

（2）归口管理　编制主要由职能后勤部门按照归口管理来编制，做到分工明确，无一遗漏，权责分明，见表3-1。人事部门负责人员经费中工资部分和人才培养计划的预算编制，后勤管理部门负责水电气等能耗费用、办公耗材等费用和相关维修维保费用的编制，办公室负责办公会议费用、招待费等费用的编制，医务部门负责医务人员培训、进修、检查奖励等费用的编制，护理部门负责护理人员质量管理、进修、培训等费用的编制，科教部门负责规培人员、科研项目等费用的编制，设备管理部门负责卫生耗材、医疗设备维修维保等费用的编制，药品管理部门负责药品、制剂等费用的编制。以具体负责日常工作的科室作为归口科室，归口科室要负责编制这部分工作的费用预算，做到管理无重复、无遗漏。以战略目标为导向，在实际运营管理中，预算管理以实用、有效作为检验其科学合理的标准。

表3-1　成本费用预算编制归口管理

预算类别	归口科室	具体职责
行政办公费用	院办公室	会议费、差旅费、印刷费
后勤保障支出	后勤部门	水电气费、维修费、保洁费
医疗设备采购	设备部门	大型设备采购费、维护费
药品采购	药剂部门	药品采购费、库存管理
人力成本	人力资源	薪酬、福利、培训、进修等费用

（3）预算编制依据　每个归口科室在编制费用预算的时候，应详细做好预算编制依据。预算编制依据包括：事项与战略目标的关联性、事项的必要性、事项的合理性、事项的开展计划等论证资料，维度的丰富和资料的逻辑完整决定了了费用预算编制的科学性。如：进修费用的预算编制，要提供进修人员的计划数量、进修学习方向和进修费用的报销标准。外聘劳务费的预算编制，要提供外聘人员的工种、计划用工人数、已签订合同的价格和时限、外聘劳务管理制度。全面预算管理机制要求各项工作规范化、制度化，具有统筹全院运营的作用。职能后勤科室做到目标导向，提前规划工作，把日常工作做实、做细，为预算执行和效果评价打好基础。同时，加强职能后勤科室管理、统筹、计划的能力。通过积累预算和决算数据，根据事项和费用的关联制定费用定额标准，从而更好地管控费用。各公立中医医院要根据医院实际、费用实际情况选取合适的预算方法。

（4）预算编制要求

① 人员经费

a. 工资薪酬：依据医院现有人员编制、岗位设置以及薪酬体系，结合上年度工资发放情况和本年度人员变动计划，如招聘新员工、职称晋升导致的工资调整等。参考当地同行业薪酬水平和政策规定，确定基本工资、绩效工资、津贴补贴等各项工资构成的预算金额。

b. 社会保险：按照国家和地方规定的社会保险缴费比例，计算养老保险、医疗保险、失业保险、工伤保险和生育保险的费用。同时，考虑职工福利支出，如住房公积金等，根据过往标准和政策变化进行预算编制。

② 卫生耗材费

a. 临床科室需求：各临床科室根据业务量预测、诊疗技术开展计划以及历史耗材使用数据，提出本科室的卫生材料需求。区分医用气体、影像材料、化验材料、高值耗材、其他卫生材料、血库材料等。考虑新技术、新项目对耗材的特殊需求。

b. 采购价格与库存管理：参考市场价格波动、供应商报价以及医院的采购策略，确定各类卫生材料的采购单价。结合医院的库存管理制度，考虑合理的库存水平，避免积压和缺货现象。对于价格波动较大的耗材，需关注市场动态，适时调整预算。

③ 药品费用

a. 用药需求预测：根据门诊和住院患者的诊疗人次、疾病谱变化以及临床用药习惯，预测各类药品的使用量。区分西药、中成药、中草药，考虑医保政策对药品报销范围和比例的影响，以及医院重点学科发展对特色药品的需求，自行生产制剂的要考虑制剂的销量等情况。

b. 药品采购成本：关注药品集中采购政策、药品价格谈判结果以及药品市场价格走势，确定药品的采购成本。对于常用药品，按照集中采购价格计算；

对于未纳入集中采购的药品，参考市场平均价格和医院历史采购价格。

④ 运营费用　运营费用涵盖的费用类型较多，涉及医院日常运营管理的方方面面。根据中央经济工作会议提出党政机关要习惯过紧日子的要求。医院厉行勤俭节约，把钱花在刀刃上，增强忧患意识，提高风险防控能力。在此举例说明部分费用的预算要求。

a. 设备维护费用：根据设备的使用年限、维护保养周期以及供应商提供的维护服务价格，计算设备的年度维护费用。对于老旧设备，需考虑可能增加的维修成本；对于新购置设备，关注保修期限和保修范围。

b. 维修保养费用：除设备专项维护外，针对医院建筑、基础设施等的日常维修保养，根据历史维修记录和建筑设施状况，估算维修材料及人工费用。

c. 办公用品采购、物业管理费、通讯费等：根据医院的办公规模、人员数量以及过往费用支出情况，制定合理的办公费用预算。考虑节能减排措施和办公成本控制目标，优化费用支出。

根据财政部印发《关于加强"三公"经费　管理严控一般性支出的通知》，严禁事业单位铺张浪费等行为。所以，在编制时，要结合地方规定要求及医院实际发展需要确定支出。

能源费用，涵盖电力、燃气、水等，根据医院过往能耗数据，结合业务量增长预期和节能措施，预估费用。例如，若计划新增科室，需考虑新增设备及人员带来的能耗增加。

⑤ 预备费：根据《预算法》第四十条各级一般公共预算应当按照本级一般公共预算支出额的百分之一至百分之三设置预备费，用于当年预算执行中的自然灾害等突发事件处理增加的支出及其他难以预见的开支。

预备费是为应对医院在预算执行过程中可能出现的难以预见的支出而设立的专项储备资金。其目的在于增强医院财务的抗风险能力，保障医院在面临突发情况时仍能正常运营。提取比例不宜过高，以免造成资金闲置浪费；也不能过低，导致无法有效应对突发情况。需在保障医院正常运营和风险应对之间找到平衡。

3. 筹资投资预算的编制

原则：严格控制对外投资，投资范围仅限于医疗服务相关领域不得使用财政拨款、财政拨款结余对外投资，不得从事股票、期货基金、企业债券等投资。投资预算实施总额限制原则。

公立中医医院筹资投资预算是确保医院可持续发展的重要环节，需平衡公益性定位、中医药特色发展与资金使用效率。编制投资预算时，要确定投资项目的内涵、是否急需、市场调研情况。投资方向需聚焦中医药服务能力提升、基础设施优化、科研创新三大领域，例如重点专科的建设需要的设备、建设中医体质辨识中心所需要的分析系统、开发中医辨证论治智能辅助系统、互联网医院平台等。

（1）专业设备　根据临床需求和技术发展趋势，评估设备投资的必要性和效益。如引入高端中医诊疗设备，可提高诊断准确性和治疗效果，吸引更多患者。分析设备的投资回报率、回收期等指标，优先选择效益高、风险低的设备项目。

（2）基础设施建设　结合医院发展规划，考虑新建病房楼、门诊楼或改造现有设施。进行项目可行性研究，包括市场需求分析、工程预算、投资效率预测等。例如，在新建病房楼前，需对当地医疗市场需求、床位使用率等进行调研，确保投资的合理性。

（3）通用设备　评估现有设备的运行状况和使用年限，如电梯、锅炉、污水处理设备等。若设备老化严重，维修成本高且效率低下，可考虑更新换代。例如，老旧电梯频繁故障，影响患者和医护人员的通行效率，投资新型节能、安全性能更高的电梯，能提升后勤服务质量，保障医院正常运转。同时，随着医院业务量的增长，若现有后勤设备无法满足需求，也需进行设备购置。如医院食堂就餐人数增加，可投资购置更大容量的烹饪设备和餐具清洗设备。

（4）信息类固定资产及无形资产

① 信息系统升级：评估现有医院信息管理系统、电子病历系统等的运行状况和功能短板。随着医疗行业对信息化、智能化的需求不断提升，若现有系统在数据处理速度、安全防护能力、功能模块完整性等方面存在不足，可考虑投资升级。例如，引入具备人工智能辅助诊断功能的电子病历系统，不仅能提高病历书写效率和准确性，还能为临床决策提供支持，提升医院整体医疗服务水平。

② 数据中心建设与维护：随着医院业务数据量的爆炸式增长，构建高效、安全的数据中心变得至关重要。分析医院数据存储、备份、处理的需求，投资建设满足当前及未来一定时期业务发展的数据中心。同时，考虑数据中心的日常维护、软件更新等费用，确保数据的安全性和可用性。此外，对于数据相关的知识产权，如自主研发的数据管理软件、数据分析模型等无形资产，也需纳入投资考量，通过合理的投入保护和提升医院的数据资产价值。如后勤管理软件与系统，引入先进的后勤管理软件，实现物资采购、库存管理、设备维护等后勤业务的信息化、智能化管理。投资设备维护管理系统，能对后勤设备进行定期巡检、故障预警和维修记录跟踪，延长设备使用寿命，减少设备故障率。

③ 网络安全防护：在数字化转型加速的背景下，医疗信息安全面临严峻挑战。投资专业的网络安全设备和服务，如防火墙、入侵检测系统、数据加密软件等，防止医疗数据泄露、网络攻击等安全事件。定期对网络安全系统进行评估和升级，确保其有效性。同时，对于网络安全相关的技术专利、软件著作权等无形资产，积极进行投资和保护，提升医院在信息安全领域的竞争力。

4. 现金流预算的编制

（1）原则

① 战略匹配原则：现金流预算需与医院五年规划、年度重点任务深度契合。

② 动态平衡原则：平衡战略投入与运营支出的资金需求，通过滚动预算机制应对医保政策调整、突发公共卫生事件等不确定性因素。

③ 风险防控原则：建立现金流预警指标（如流动比率、速动比率），对战略项目的资金使用效率进行跟踪评估。

（2）编制流程与关键节点

① 现金流入：医疗收入结合门诊/住院人次预算、单均费用、医保结算率等参数。科教收入根据科研项目进度、成果转化协议等测算资金流入。

② 现金流出：按设备购置计划及分期付款安排、学科建设进度等。基于业务量增长、成本控制目标制定药品耗材、人力成本等现金流支出。债务融资的还本付息计划的现金流支出等。

③ 现金流平衡：通过"现金流入—现金流出"公式计算各周期资金缺口，优先保障战略项目的资金需求。对重大战略项目（如新建院区），需制定多元化融资计划，包括政府专项债、银行贷款等。

二、预算审批与下达

（一）预算审批

1. 归口科室论证

各归口科室对本科室汇总编制的预算草案进行论证。论证重点有：临床科室的医疗业务数据的合理性，是否符合资源配置；物资采购、设施维护等预算的合理性，切实保障医院日常运营，无遗漏。例如，药品和耗材的采购，需论证预算金额契合市场价格与质量标准，考虑集中招标采购因素的影响，同时考虑其对医院业务量提升和成本控制的影响。设备采购，需要完成采购项目可行性研究报告、需求参数和预算控制价及市场调研或专家论证、年度工作报告等。设备维保，需要对应已签订的合同金额、时限等编制。外聘劳务服务，需论证预算金额符合劳务派遣合同及《劳动法》的规定，注意考虑效率和成本的最优安排。最后，由科室负责人签字确定，再由分管院领导审批同意。

2. 预算管理办公室审核

汇总各归口科室的预算后，从运营专业视角进行论证。通过加强预算管理的科学性与可行性，确保预算编制合法合规，做到公益性与运营效率的平衡。确保成本费用事项的合理性和合规性，与医院战略目标契合，符合年度计划的重点任务方向。分析收入预算是基于可靠的业务量预测和医保政策；支出预算是遵循医院成本控制目标和财务制度。核对数据的逻辑性，确保收支平衡，成本控制指标在合理范围内。比如，针对医疗收入预算，参考过往业务数据和市场趋势，预测门诊人次、住院床日数及床位使用率；注意考虑中医药、中医外治的工作量。对于药品和耗材成本的预算，要控制药占比、耗占比在医院计划规定的范围内。对于维保预算，要关注原有维保合同的价格和时间，以及新的设备需要增加维保等。

提交预算管理委员会的预算编制草案中有详细的预算依据及说明，预算依据及说明是提供给管理委员会的决策依据。包括预算的核算说明、合理性说明、合规性说明、重要性说明、已签订合同的内容等佐证材料。

3. 预算管理委员会审议

医院预算管理委员会是预算审批的关键决策机构，把控医院的战略目标方向，审议预算编制是否有助于医院达成目标，预算编制的导向是否有利于中医医院的发展、体现了中医特色、考虑了中医药的传承创新工作。综合考量医院战略、战术、工作重点、资源配置、成本效率、风险防控等多方面因素，对预算草案提出修改意见和建议。

（二）预算下达

经过医院内部各层级的审核、预算管理委员会审议、职代会审批后，方可进入下达环节。经过严格审批，确保预算符合医院战略目标、资源状况及外部政策要求。利用预算管理信息系统，实现预算的在线下达、实时查询和动态跟踪。根据各部门、科室的职能和业务范围，将总预算指标层层分解为具体的子指标，横向分解到具体责任人，纵向分解到季度、月份，确保内容清晰、准确，具有权威性。通过信息系统，各责任主体可及时获取预算信息，提高预算下达的效率和透明度。

三、预算执行与控制

预算执行的过程就是以预算为标准控制各项经济活动的过程。预算的执行和控制可以帮助公立中医医院实现战略目标，确保医院的运营活动按既定目标有效进行；预算的执行和控制可以增强公立中医医院内部的管理效能，对各项指标进行监督和评估，从而及时发现问题并进行整改。

（一）具体措施

1. 审批制度及流程

强化预算执行的刚性约束，医院预算一经批复，不得随意调整。各部门开展业务活动时，需提前规划，确保活动在预算范围内进行。如遇特殊业务需超预算支出，必须按规定流程申请追加预算。建立健全预算支出审批制度，明确不同额度支出的审批权限。所有支出都需经过严格的审批程序，审批过程中要重点审核支出的必要性、合理性及是否符合预算规定。形成全方位的预算执行责任体系，将预算作为开展各项业务活动和经济活动的基本依据。医院制定详细的授权审批手册，明确规定不同金额区间的经济业务所对应的审批层级和责任人。从日常的办公用品采购、水电费支付等小额费用报销，到大型医疗设备购置、基建项目投资等大额支出，都必须严格按照既定的审批流程进行。每笔支出都要有明确的审批签字，审批人需对业务的真实性、合理性以及是否符合预算规定进行严格审核，坚决杜绝任何越权审批和违规操作行为，确保预算执行的严肃性和规范性，形成全方位的预算执行责任体系是保障预算有效执行的重要举措。

2. 信息化监管

医院预算管理系统与医院其他信息管理系统（HRP 系统、HIS 系统、报销管理系统等）有效对接，实现预算数据直接从信息系统汇总提取，减少人为干预。在预算执行过程中，紧密跟踪预算完成进度和计划完成情况，每月末或每季度末，通过信息化系统实现预算执行的全过程监控，实时记录预算执行数据，自动生成执行报表。各科室可自行查看预算的执行情况，包括各项预算指标的完成进度、预算执行的过程和结果偏离预算的方向和目标等。系统可对预算执行情况进行预警，当执行进度或支出额度接近预算边界时，及时提醒相关人员。滚动预测下一周期（如季度、月份）预计完成情况，并根据预算和计划完成及滚动预测情况，动态调整工作计划，最大限度地保证预算目标的实现和整个预算执行过程的顺利进行。打破信息孤岛，实现预算系统与其他信息管理系统的互联互通。

（二）要点

1. 收入预算的执行和控制的要点

（1）搭建收入预算执行监控平台　利用信息化系统对收入数据进行实时采集和分析，实现对收费、医保结算等环节的全程监控。系统可自动生成收入报表，为管理层提供准确、及时的收入信息，助力公立中医医院战略决策。

（2）定期分析数据　设定关键监控指标，如每日门诊人次、住院床日数、人均费用等，对这些指标进行动态跟踪。财务部门每月对收入预算执行情况进行统计分析，查找原因。若某科室医疗服务收入未达预期，需从患者数量、服务项目价格、医院战略调整等多方面分析，为后续决策提供依据。

（3）动态调整策略　根据市场变化和分析结果，及时调整策略。如在患者流量淡季，通过开展健康体检、义诊等活动，吸引患者就医；针对新出台的医保政策，调整医疗服务项目结构，以适应政策要求。

（4）实现数据应用与共享 打通财务、临床科室等部门之间的信息通道，实现数据共享。临床科室可实时查看本科室的收入预算执行情况，及时调整科室工作；财务部门可对全院收入进行统筹管理，提升医院整体运营效率，推动战略实施。

（5）强化反馈督促机制 及时向科室反馈预算偏离情况及原因分析，督促科室调整工作方向及策略，提高临床科室对预算执行的重视。

2. 成本费用预算的执行和控制的要点

（1）明确成本管控责任 各科室负责人是本科室成本费用控制的第一责任人，负责对本科室的各项成本费用进行日常管理和控制。

（2）严格成本审批制度 所有成本费用支出都需经过严格的审批程序，审批时重点审核支出的必要性、合理性和合规性。对于超预算的成本支出，必须按规定流程申请追加预算，确保成本费用支出符合医院战略规划。

（3）规范采购流程 采购部门要严格按照预算进行物资和设备采购，遵循公开、公平、公正的原则，通过招标、询价等方式降低采购成本。加强对采购合同的管理，确保合同条款清晰、合法，避免采购风险。

（4）定期开展成本分析 财务部门每月对成本费用预算执行情况进行分析，对比实际成本与预算目标，找出成本超支的项目和原因。如对药品耗材成本超支的科室，要分析是采购价格过高、使用浪费，还是业务量增加导致。

（5）持续优化成本结构 根据成本分析结果，采取针对性措施优化成本结构。如通过与供应商谈判降低采购价格、加强内部管理减少浪费、合理配置资源提高设备利用率等方式，降低成本费用。

（6）建立成本管理系统 借助信息化系统对成本费用进行实时监控和分析，实现对成本的事前预测、事中控制和事后考核。系统可自动生成成本报表，为成本控制提供数据支持。

（7）推动成本数据应用与共享 实现财务部门与业务部门之间的成本数据共享，业务部门可实时查看本科室的成本支出情况，以便及时调整成本控制策略；财务部门可对全院成本进行实时监控和分析，为管理层决策提供依据。

3. 预算控制方法应用

PDCA循环是一项优化改进质量管理的工具，可以持续循环发现和解决问题，满足公立中医医院全面预算管理实现闭环的需求。通过建立PDCA持续改进机制能有效促进预算管理水平提升，实现资源的优化分配，体现出管理中计划规定、组织实施、自我评价并不断改进的完整过程，从而实现公立医院的战略目标及高质量发展。公立中医医院全面预算管理涵盖了预算编制、审批、执行、监控、调整、决算、分析和考核等环节，是从公立中医医院战略目标导向开始到考核评价目标导向结束的一个完整的闭环，通过引入PDCA循环工具，建立"预算编制计划—预算执行监控—预算完成评价—评价结果反馈—反馈成果运用"的机制，可以完成单个不同项目的多次循环，加速全面预算管理这个大循环，形成"大环套小环、小环推动大环前进"的良性局面，使公立中医医院全面预算管理水平呈现螺旋式上升的趋势，推动公立中医医院高质量发展。按照 PDCA 循环的管理流程进行全面预算管理的全面深化，见图 3-5。

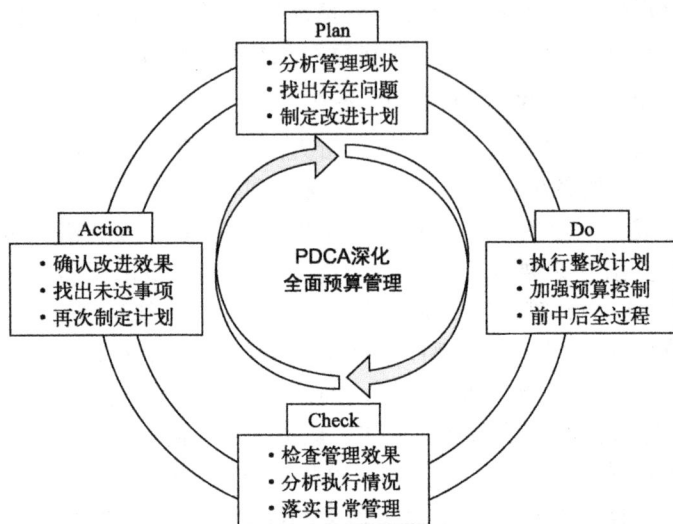

图 3-5　公立中医医院开展 PDCA 循环预算管理总体方案

四、预算分析与调整

（一）预算分析

　　预算管理机构对预算执行情况进行监测分析，将收入预算、成本费用预算和投资预算等与实际执行情况进行对比，及时分析预算执行差异原因，并采取相应的解决措施，这些解决措施应具有可操作性和可执行性。预算分析具体内容包含外部经济环境对预算的影响、医院内部运营策略、医保政策、管理措施对预算的影响、预算执行情况、存在的问题及相应解决措施、预算期内需要披露的重大事项及其调整情况以及年度预算完成情况预测等。预算管理办公室定期组织召开预算分析会议，全面剖析预算完成情况，并针对重点和难点问题进行分析，提出整改措施。预算分析的成果应满足各管理层级和管理岗位的需求，提供决策关注信息、预算执行进度、风险预警、问题解决督导等管理信息，为各级管理层提供决策支持。预算分析包括情况描述、原因分析、对策和建议。

　　1.情况描述

　　客观描述实际情况，通过趋势、比较给出效率高低、运营好坏的评价。

　　情况描述应该包括以下内容：预算执行情况（包括总体情况，人均情况，床均情况，工作量指标、效率指标的完成情况，任务、资源和预算的匹配情况等）；执行情况和预算的差异（是正向差异还是负向差异，是否在合理范围之内，是否影响其他项目）业务发展趋势（是否向好，是处于什么阶段，是否还有持续发展能力）；纵向比较、横向比较、与行业平均水平比较、与行业标杆比较（通过对标比较为了更好地说明科室履职情况、工作效率和努力程度）。通过比较量化目标和现状的差距。

2. 原因分析

对差异形成的原因进行深入分析。包括：差异形成是因为外部原因还是内部原因；外部原因是政策因素、经济因素还是医疗市场的变化；内部原因是相关保障不到位、资源配置不合理、系统效率低还是员工的积极性不高等；这些原因是由来已久还是新问题、新情况；如果是新问题、新情况，其他科室或医院是怎么解决的；这些都需要预算管理办公室深入剖析调查了解，才能做出原因分析。

3. 建议和对策

针对分析的情况提出可行的推动措施和改进方法。对建议措施要客观描述、全面评估。在这一部分，要注意几点：根据医院现状，建议具有可操作性；相关的配套条件能够满足；如果实施的话，投入产出怎样配比；需要怎么开展工作；需要谁来开展工作；大概多久可能会产生成效等。

分析报告首先要通俗易懂，切忌使用晦涩的财务指标，尽量用通俗的语言、用业务人员熟悉的语境深入浅出地撰写报告，做好解释沟通工作。其次，避免玩数字游戏，重点是揭示数字背后的业务活动、业务规律和业务措施。无论分析研究什么问题，都应该深入相关临床科室，详细调研他们的工作流程、工作内容、工作状况、存在的问题和亮点及各种影响因素。加强对业务活动的深刻学习，做出有价值的分析报告。最后，使用生动形象的分析工具，直观地反映状况和问题。重视费用的控制情况、工作任务的完成情况和工作目标的实现情况，根据目标完成情况来优化方案进而调整预算。预算分析要更加关注方案的合理性、科学性和逻辑性，而不是只考虑预算编制及执行的准确性。

（二）预算调整

医院年度预算一经批复，不得随意调整。在公立中医医院全面预算管理体系中，预算调整作为应对内外部环境变化，保障预算与医院战略持续匹配的关键环节，需严格遵循战略导向，确保调整后的预算能够助力公立中医医院实现长远发展目标。

1. 预算调整的基本条件

当市场环境、运营条件、政策法规等发生重大变化时，将会致使财务预算的编制基础不成立，或者将导致财务预算执行结果产生重大偏差。预算管理办公室对预算执行科室的预算调整报告进行审核分析，集中编制医院年度预算调整方案，提交预算委员会、院长办公会和党委会审议批准，然后下达执行。

2. 预算调整的三种方法

（1）科目流用　指在预算支出科目之间的调入、调出而形成的预算资金的再分配。在预算执行中，出于各种原因，预算支出科目之间会出现有的资金有余而有的资金不足的情况。为了充分发挥资金的使用效果，在保证完成各项工作计划又不超过原定预算支出总额的情况下，可以在科目之间进行必要的调入、调出。虽然预算科目流用只是在有关科目之间局部改变资金用途，不会影响总的收支平衡，但由于资金的用途和物资供应紧密相关，科目之间的经费流用也可能造成供求之间结构性不平衡。为了避免科目流用可能引发的供求结构不平衡，医院对流用范围和流用程序作出规定。鼓励预算执行科室在部分项目预算不足时，首先使用科目流用做预算调整。

（2）用预备费　预备费是为应付某些临时发生的难以预料的开支而设置的专项基金。在预算执行过程中，发生预算编制时没有预料到的经济重大变化等情况时，所需经费可以动用预备费。医院应对预备费的使用范围和审批权限及流程做好相关规范。

（3）追加追减　对原定预算收支总额的增加或缩减。预算追加、追减会引起预算收支总额的改变，关系到收支平衡的实现。因此，追加收入必须建立在发展经济的基础上，减少支出要相应调整事业计划，要严格控制追减收入和追加支出。

3. 预算调整的流程

预算调整流程包含调整申请、评估审核、审批决策、调整下达，见图 3-6。

（1）调整申请　各预算执行部门在发现需要进行预算调整的情况时，应首先对调整事项进行详细分析，说明调整原因、调整内容、调整对战略目标的影响以及调整后的预期效果。以书面形式向预算归口管理部门提交预算调整申请，申请中需附上相关的论证材料和数据支持。

（2）评估审核　预算管理办公室收到调整申请后，组织相关部门和专家，从医院战略、财务状况、运营实际等多个角度对申请进行评估审核。分析调整事项是否紧急、重要，调整后的预算安排是否合理可行，对医院整体财务状况和运营稳定性是否会产生不利影响，确保评估审核的全面性和客观性。

（3）审批决策　经过评估审核后，预算管理办公室将调整方案提交给医院决策层进行审批。决策层根据医院战略目标、整体发展规划以及评估审核结果，对预算调整方案进行最终决策。

（4）调整下达　预算调整方案经审批通过后，预算管理办公室及时将调整后的预算指标下达至各相关部门，并明确新的预算执行要求和时间节点。确保各部门能够准确理解和执行调整后的预算，保障预算调整工作的顺利实施。

流程编号	YSGL.01.03.01	流程类别	预算管理	流程名称	部门预算调整流程
流程主责部门	预算管理办公室	流程主责岗位	预算管理岗	流程版本	V3.0

归口管理科室	预算管理办公室	分管院领导	预算管理办公室主任	预算委员会/院长办公会/党委会

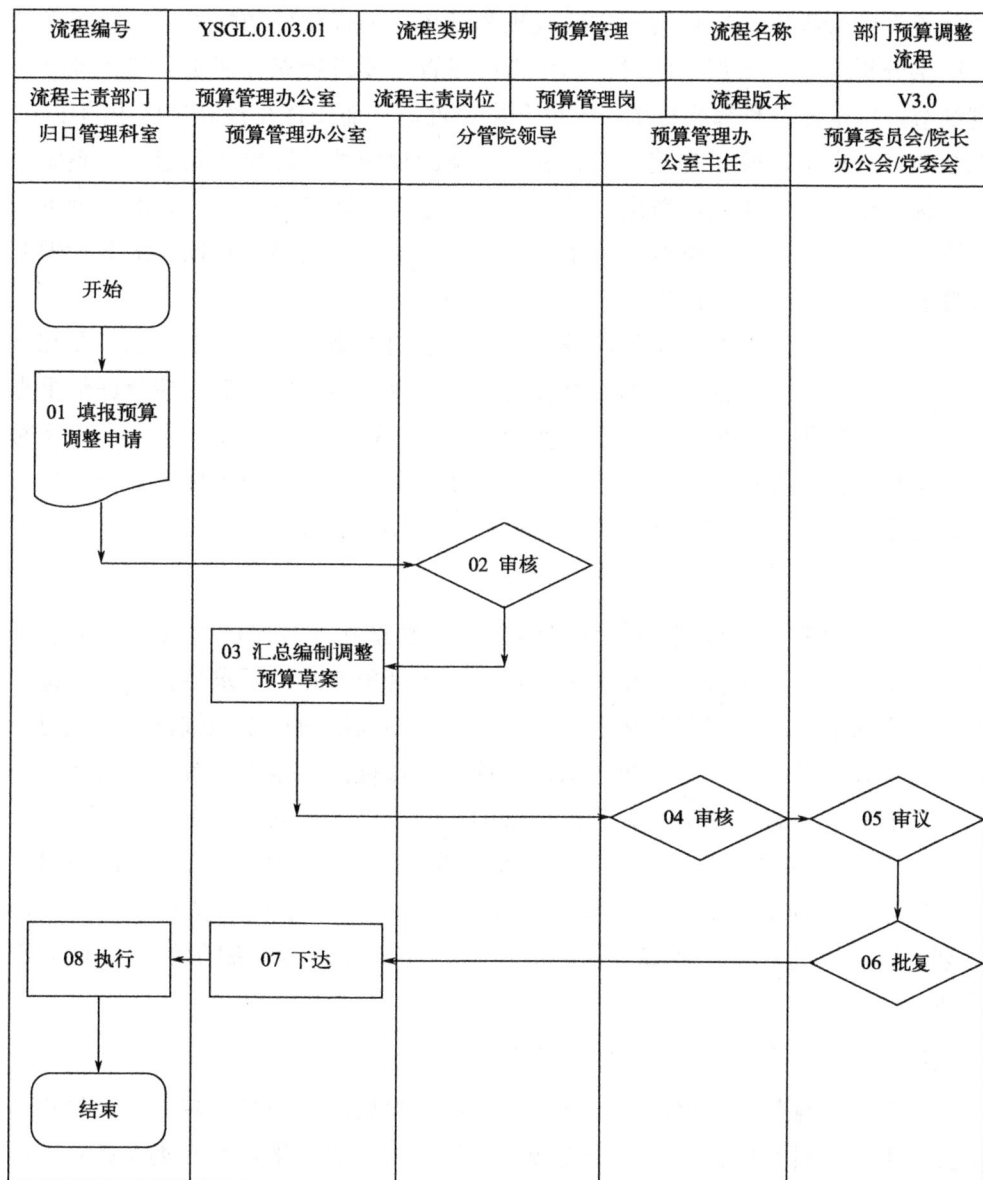

图 3-6　医院预算调整流程

五、预算绩效评价

编制预算时要分解细化各项工作要求，结合实际情况，设置部门和单位整体绩效目标及项目绩效目标。预算绩效管理体现了"花钱必问效、无效（低效）

必问责"的管理理念，体现了实现成果和效率，为优化资源配置、提高资金效率提供分析及决策依据。同时，绩效指标设置需要进行充分调研，强化预算控制细节，尽量提升预算指标的合理性和实用性，从而发挥在预算管理中的作用。在绩效评价环节，除了与奖惩挂钩提高预算的权威性，还要回到起点，系统分析目标、方案、工作量、费用的关联，逐步建立、逐步完善相关制度，为下一轮预算启动打下基础。结合公立中医医院自身实际，明确医院预算绩效管理的实施范围、组织结构、职责分工、工作内容等。

从公立医院的公益性定位出发，结合医院的战略目标和发展计划，在综合考虑预算绩效指标可能带来的各类社会和经济等方面的影响后，绩效评价重点关注产出和效果，产出主要为项目实际产出，包括项目实际完成率、完成及时率、质量达标率和成本节约率四个方面；效果主要为项目产出效率，包括项目的社会效益、可持续影响、社会公众或服务对象满意度。

1. 事前绩效评估

以项目为基本单元的预算管理制度，通过建立项目库的方式，将全院所有收支纳入统一预算管理。在每年申报下一年度预算时，要求各预算归口部门对于新申报的项目开展事前绩效评估工作，主要包括项目立项依据、方案可行性以及资金来源等。事前绩效评估是从项目立项规范的角度，解决项目"该不该做"的问题。对于评价结果予以支持的，则予以项目立项；对于评价结果为建议完善的，待完善后予以立项；评估结果为不予支持的，则不予以项目立项。待项目立项后，需细化申报及测算环节，要求填报每项预算项目的实施计划、资金用途、支出测算依据及过程等，不断提高预算编制的科学性和准确性。

2. 绩效目标管理

要求各预算部门申报绩效目标。根据项目性质，分为基本建设、大型设备购置、重点学科发展、日常公用经费、人员经费、信息化建设六类。针对不同性质的项目，根据具体项目的产出和效率特点，科学合理设置考核指标，见表3-2，赋予评价指标适当的权重。预算绩效目标应当能清晰反映预算资金的产出、效率以及满意度等。在制定绩效目标时，应遵循SMART原则：一是具体性（Specific），指标必须清晰、具体，用简要、容易理解的语言描述目标内容，明确具体的产出物和交付标准；二是可衡量性，指标可以用数据指标或明确的方法进行衡量；三是可实现性，指标具有可行性，是可实现的；四是相关性，指标与评价重点相关，有助于决策；五是时限性，明确的时间范围。

表 3-2　公立医院预算项目考核指标

指标 / 项目 / 预算归口部门		分院院区建设工程	放射大型设备项目	学科重点研发项目	保洁外包服务	人才引进项目	远程会诊中心建设
		基建部门	设备部门	科研部门	后勤保障部门	人事管理部门	信息技术中心
产出指标	数量指标	完成建筑物面积（平方米）	购置设备台数	发表论文篇数	保洁服务提供人数	引进高层次人才人数	远程会诊次数
	质量指标				保洁服务质量	副高级（含）以上或博士学位的比例	终端故障次数
	时效指标		购置完成时间（月/年）			预计人才到位时间（月/年）	
	成本指标		维修成本控制率	大型科研仪器设备使用率	外包服务节约成本（元）		
效益指标	经济效益指标	工程投资完成率		成果转化金额（元）			
	社会效益指标	年门诊服务人次	有效缩短病人等待时间				双向转诊率
	可持续影响指标			建立相关筛查诊断体系		提升医疗服务能力/科研能力	
满意度指标	服务对象满意度指标				职工满意度（%）		

3. 绩效运行监控

针对项目的绩效目标实现程度、预算执行进度开展绩效运行监控，并对项目执行过程中资金使用的规范性、安全性、有效性进行监督。绩效运行监控按照实施主体的不同，划分为部门日常监控、全面预算办公室定期监控、全面预算委员会重点监控。一是部门日常监控，实施主体是各预算部门。各预算部门应当对本部门所有项目开展日常监控，掌握项目资金使用进度、绩效目标实现程度，对监控中发现的问题或执行偏差需立即采取整改措施，以确保绩效目标能够按时完成。二是全面预算办公室定期监控。全面预算管理办公室定期对各预算部门整理的绩效监控运行情况进行汇总、审核、分析，选取部分重大、重点项目进行监控，通过数据分析、实地调查、访谈询问等方式进行审查，并将发现的问题与整改意见反馈给相关部门，督促整改落实。三是全面预算委员会重点监控。全面预算委员会对全面预算办公室上报的全院项目绩效监控运行情况进行审核，并抽取个别重大、重点项目的监控结果进行复核；同时根据全院目前项目执行情况，相应调整项目的资金配置及使用额度，合理安排项目实施进度。

4. 绩效评价

年度终了或预算项目执行期满后，各预算部门需对本部门的预算项目开展绩效评价，填写绩效自评表，主要针对预算执行情况、各项绩效指标的完成情况进行具体分析与评价。若存在预算执行率低、绩效目标未完成等问题，需对问题产生的原因进行说明并提出下一步改进措施。借鉴财政项目绩效自评标准，规定自评得分高于 90 分的，自评结果为"优"；80（含）～90 分为"良"，60（含）～80 分为"中"，低于 60 分为"差"；对于支出预算执行率低于 91% 或绩效目标编制不合理无法作为自评指标的项目，自评结果不得为"优"；预算执行率低于 50% 或项目实际绩效与绩效目标偏差较大的项目，绩效自评结果应为"中"及以下。全面预算办公室对各部门提交的绩效自评结果进行审核分析，并选取部分重大、重点项目进行复核，核查各部门是否存在谎报评价结果的问题，避免部门人为夸大工作成效。

5. 强化结果应用

将绩效评价结果作为预算资金分配的重要因素，并作为调整完善医院发展建设、改进管理的重要依据。发挥激励约束作用，对绩效好的预算资金原则上优先保障，低效、无效资金一律削减或取消，长期沉淀的资金一律收回。

第四节　管理案例

◆ 案例一 ◆

公立中医医院学科高质量发展建设研究
——基于规则引擎原理的战略预算管理工具运用

一、背景介绍

1. 政策背景

《公立医院高质量发展促进行动（2021—2025 年）的通知》（国卫医发〔2021〕27 号）明确提出加强中医优势专科建设，提升中医内涵和疗效，为开展先进医疗技术、高难度手术和疑难复杂疾病诊疗提供支撑。通知加大了对中医医院的支持力度，加强中医优势专科建设，在"双一流"建设中加强相关学科建设。

国务院发布的指导中医药事业发展的纲领性文件《中医药发展战略规划纲要（2016—2030年）》，为中医院学科高质量发展提供了长期政策支撑和方向指引。纲要为中医院学科高质量发展划定了重点任务：完善中医药服务体系，夯实学科基础；推动传承创新，破解学科发展瓶颈；拓展健康服务领域，强化学科社会价值；提升学科影响力。

国家出台一系列文件，为中医院学科发展指明了方向，鼓励中医院聚焦优势领域，打造特色专科，提升在特定疾病治疗和研究方面的水平，增强学科竞争力。到2030年，中医药服务领域实现全覆盖，中医药健康服务能力显著增强。

2. 实施的必要性

加强专科建设是引领公立医院高质量发展的新趋势，学科高质量发展有助于更好地发挥中医特色，以专科发展带动诊疗能力和水平的提升。随着社会发展和生活方式的改变，慢性病、老年病等日益增多，中医在慢性病防治、养生保健、康复等方面具有独特优势，满足人民群众对健康的多元化需求。通过学科高质量发展，带动中医临床诊疗能力和水平提升，优化服务流程，提升患者就医体验和满意度，为患者提供更优质、高效、安全的中医药服务。L市公立中医医院作为中医药传承创新中心、区域中医医学中心、区域中医药发展中心、区域中医诊疗中心、全国地市级示范性龙头中医医院、地区壮医诊疗基地，紧跟新时代的医院发展定位，实现中西医优势互补的核心竞争力，实施学科高质量发展迫在眉睫。

高质量学科建设与医院日常医疗服务活动的预算管理有较大不同。公立医院日常医疗服务活动从业务预算、收入费用预算、筹资投资的层面开展预算工作，而高质量学科建设则以项目管理为主线，将建设目标、学科申报、建设实施、评价考核等环节串联，与医院战略预算相结合。目前执行的《公立医院全面预算管理制度实施办法》中，对学科高质量建设的预算方法无具体规定，对项目管理的战略性预算方法指导不够，随着国家一系列深化医药卫生体制改革文件出台，对医院新体系、新趋势、新效能、新动力、新文化等高质量发展提出更高要求，医院通过战略预算的多维度、多层级管理方式，推动中医医院高质量学科建设，进一步实现业财融合，提升医院在全国地市级龙头的中医药影响力。

二、医院基础情况

1. L市Z医院学科发展情况

医院构筑"西医做强、中医做优；中医有特色，西医不逊色"一体两翼的发展新构架，一是建强五大支柱即急诊、创伤、心血管、脑血管、重症。二是整合中医资源，建立名医馆 1 个，大外治中心 2 个，名医工作室 15 个；团队化开展中医药传承，拥有全国老中医药专家指导老师 5 人，广西名（老）中医 13 人，柳州市名中医 23 人；广西青年岐黄学者 2 人。目前，医院创建了中国胸痛中心、国家高级卒中中心和市级创伤救治中心、危重新生儿救治中心，是全国首批中医药传承创新重点建设中医医院，国家中医特色重点医院；拥有全区建设规模最大、功能分区最完善、中医设备最先进的中医治未病中心。医院聚焦重点建设，强化发展基础，建设强有力的临床重点专科群和优势学科群，加强急诊科、重症医学科建设，完善检验、影像、病理等支撑科室建设，提高重大疾病诊疗能力。探索建立学科数据库，完善学科发展相关监测指标，提升学科精细化管理水平，推动学科高质量发展。

2. L 市 Z 医院全面预算管理建设的基础

医院推行全面预算管理工作，建立了多维度战略预算管理体系，见图 3-7，并按照《医院信息化应用技术指引》和《全国医院信息化建设标准与规范》等文件要求，加强预算管理信息化建设，对预算编制、审核、执行、调整、决算、分析、考核的全过程实现信息化管理，与医院 HIS、财务管理、成本核算、人事管理等信息管理系统有效对接，实现预算数据直接从信息系统汇总提取、互联互通，有效提高医院管理和运行效率。

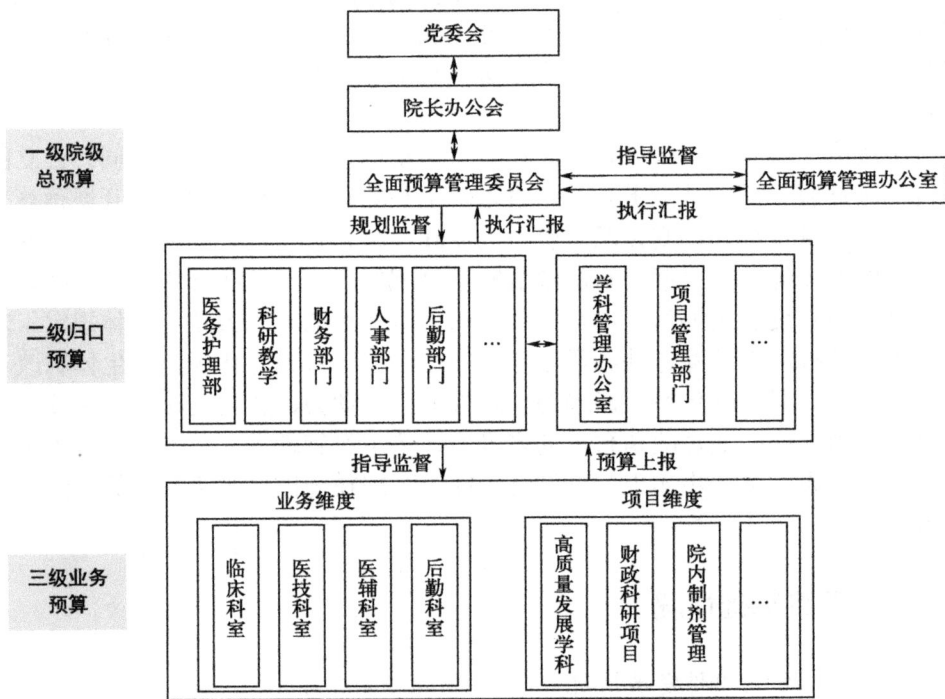

图 3-7 医院多维度战略预算管理体系

三、公立中医医院高质量学科发展建设预算管理需要关注的问题

1. 高质量学科建设规划未与战略预算充分结合

医院在制定高质量学科建设规划时，对指标的设立与结果的实现缺乏导向分析，往往由职能管理部门根据以往经验形成，建设规划缺乏科学性、前瞻性，或者不符合现实情况，难以落地。另外，学科建设规划往往是为了满足政策要求，与医院预算编制、资源分配脱节，缺乏具体操作方法，难以发挥预算管理对实现战略目标的促进作用。

2. 高质量学科建设粗放，预算编制模式不适应

医院高质量学科建设工作过于粗放，仅提出目标建设要求，无具体实施方案，未细化分解具体指标，学科建设落地保障措施不足，预算编制与日常医疗服务业务相混淆，停留在基本保障思维的预算模式，仅按学科工作量、成本费用、投资预算编制，并且仅对资本性支出建立专家组开展论证，缺乏对学科建设全面、科学的论证方法。医院各管理部门之间缺乏联动，未建立发展提高思维的预算模式，不能满足高质量发展要求。

3. 高质量学科建设预算未贯彻业财融合理念

各临床部门缺乏财务知识，对预算工作的重视程度低于主责主业。当前的业财融合大多是财务部门与归口管理部门的融合，并未真正深入学科建设业务。作为学科建设的临床主体，未能将实现学科建设目标所消耗的人、财、物等资源树立为战略预算的目标需求，学科建设预算未贯彻业财融合理念。

4. 高质量学科建设项目预算绩效评价未充分发挥导向作用

学科建设预算绩效评价的难点主要表现为目标的主观性强、评价的时滞性导致评价结果应用机制难以有效建立、评价指标多样性且缺乏权威标准、通过预算控制方法对评价结果考核存在实施难点。由于学科建设指标未细化，导致高质量学科建设项目评价仅到预算执行阶段，难以反映学科建设结果。

四、案例实施方案及过程

（一）学科高质量发展建设总体目标

根据"十四五"发展战略规划，结合医学科技、医疗技术、人才发展的需求，医院学科高质量发展建设的总体目标任务是：争取在"十四五"期间，医院学科在人才队伍、研究水平、医疗技术等方面进入省级先进行列，强化建设的一级学科达到省内领先水平、国内先进水平，全面提升医院的核心竞争力。争取建成相当于5个市级重点学科、3个区级重点学科、2个国家级重点学科；

省级及以上研究基地 2 个；市级及以上人才小高地等项目 3 个以上；博士总数达到 80~100 人，柔性引进区内外高层次专家团队 6~8 个；博士生导师达到 2 人以上，硕士生导师达到 50 人以上；遴选培育院内各层级人才：5 名以上领军人才，8 名以上精英人才，10 名以上优秀青年人才，10 名以上护理后备人才。

（二）成立医院学科高质量发展建设项目组织机构，完善制度体系

建立医院《学科高质量发展建设项目实施方案》，成立由党委书记、院长担任组长，各分管院级领导担任副组长的学科高质量发展建设项目管理小组，小组成员包括人力资源、医务护理、科研教学、医保质控、党办院办、财务运营、资产后勤、监察审计等部门负责人，以及各专科学术委员会主任委员。明确了管理小组工作职责，全面负责学科建设的遴选、选拔评审、建设培养考核等工作，并对学科建设进行指导、监督、检查和管理。

成立学科高质量发展建设工程管理小组办公室，办公室设在人力资源部门。在学科高质量发展建设项目管理小组的领导下，医院相关部门各司其职、通力合作，明确院内分工和主要职责。

（1）人力资源部门负责引进及内部培养高层次人才，如博士、硕士等，协助学科引进专家及团队及各种人才项目申报等，促进建设学科学术队伍的年龄、知识、职称和学术结构合理化，做好支持建设学科的人才培养和交流。

（2）科研教学部门负责协助多渠道争取科研项目、奖项，对建设学科所承担的科研项目、教学任务等进行管理。

（3）财务部门负责学科建设项目经费并对其使用进行管理和监督，确保建设学科经费及时到位。

（4）资产后勤管理部门负责建设学科所购置的国有资产进行协调管理。

（5）医务部门负责对学科建设进行指导，组织开展对学科建设遴选、评价、考核等工作。

（6）院办负责组织召开行政 MDT 会议，对整体工作进行调度、协调。

（三）建立管理体制机制，落实激励与考核政策

学科高质量发展建设实行医院、建设学科二级管理。学科建设周期为 3 年，建设周期实行目标责任制，应当有基本任务、总目标及阶段目标。学科成立以科室主任、副主任为领导的责任小组，负责组织、协调学科建设计划的执行、资源配置、人员调配等管理工作。鼓励学科之间联合建设，同共研究重要事项，协同推进学科建设，责任小组成员由联建学科科主任负责。学科高质量发展建设项目的科主任应具有较强的组织协调能力和凝聚力，有充分的时间和精力进行科室业务、科研、人才培养和学科发展目标完成、管理工作；并能安排专人

负责日常工作和资金管理工作。

目标经费投入：3 年总经费投入 1500 万元，其中，强化建设第一层次学科每年投入 50 万元，建设第二层次学科每年投入 30 万元［不含博士或柔性专家（团队）的引进经费］，分年度拨付使用。考核与激励要求：学科根据发展目标及人才培养计划专项经费使用。学科高质量发展建设工程管理小组办公室每年组织专家依据实施进度和管理目标对建设项目进行考核评估。对能够按照计划实施，达到管理目标的，继续按项目建设管理并追加经费资助；对措施不力、效果不佳、问题突出、达不到管理目标的，减少或终止项目经费的资助，并启动预算资金赎回管理机制，落实相关考核。项目完成率≥95%，博士培养及引进完成率 100%，给予学科 10 万～20 万元奖励。

（四）学科发展建设预算管理方法的选择

财政部《关于全面推进管理会计体系建设的指导意见》以及《管理会计基本指引》出台，从国家制度层面推动业财融合，加强了财务管理工具的指导与应用。使用战略预算管理工具，以更精细化的管理方法有效解决高质量学科建设规划与战略预算充分结合的问题，一是实现资金定向投入。精准识别具有发展潜力和战略意义的学科，根据学科建设目标，将有限资源集中倾斜投入。二是落实资源调配导向。优先支持重点学科购置先进设备、引入辅助诊疗系统、诊室病区资源安排等，通过精准的资源投放模式，使学科在较短时间内获得充足发展动力，迅速攻克技术难题，形成显著的学科优势。三是给予人才战略投资。在战略预算中设立专项人才培养基金，吸引国内外领军人才，以其丰富的经验与前沿的学术视野为学科发展注入新思维。资助学科骨干前往国内外知名医疗机构进修学习，深度参与前沿课题研究与临床实践，全面提升学科团队的专业素养。

在战略预算管理工具使用上，L 市中医院运用了规则引擎工作原理，根据学科发展建设具体目标要求，设定建设目标对照值，运用对照值实现路径规划、配合资源高度、建立实施控制管理，即规则加载、规则匹配和执行操作。这一方法通过将项目绩效目标事后评价前移至学科发展建设工作流程当中，通过结果导向解决了传统预算管理存在的执行偏离问题。研究设计思路见图 3-8。

通过梳理高质量学科发展建设流程，将战略预算管理工具运用到学科建设申报遴选、建设实施、考核评价等工作环节，实施规则引擎在预算执行与控制、目标运行与跟踪等场景应用，以结果为导向确保提升学科建设水平，实现高质量发展目标。

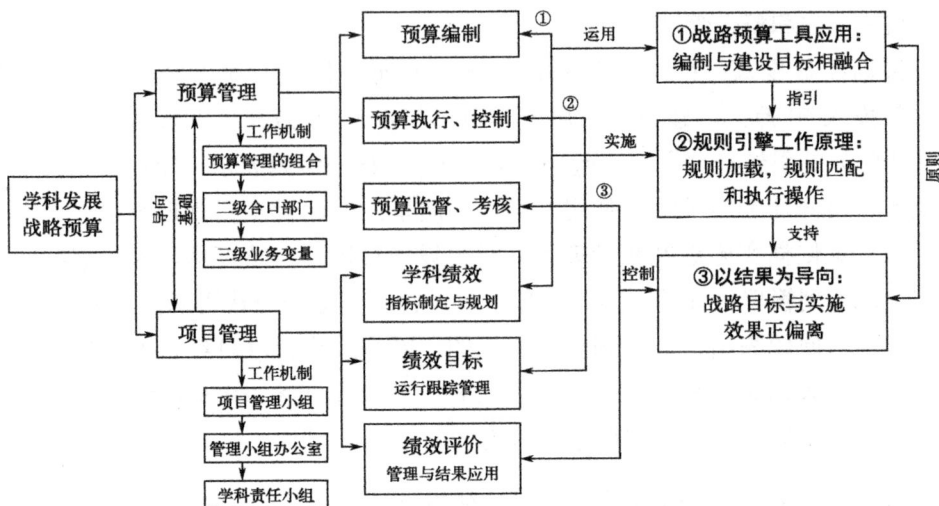

图 3-8　基于规则引擎原理战略预算管理的基本思路

（五）学科高质量发展建设过程

1. 学科建设申报及遴选

学科高质量发展建设项目本着宽进严出原则，可两个学科联合申报。第一层次学科申报条件：有市级以上建设项目，如重点学科、小高地、××中心等，或有望在建设周期内建成全国重点学科；具有 3 个相对稳定、特色鲜明的科室发展方向；人才队伍结构较合理，学科成员具有硕士学位者比例达 60% 以上，学科医师团队人数≥15 人；3 年内承担有国家级及以上有资助项目 2 项以上。第二层次学科申报条件：建设目标是学科保持或总体实力达到区内一流水平；具有 2 个相对稳定、特色鲜明的科室发展方向。科室人员团结协作，结构合理，队伍实力强；人才队伍结构较合理，学科成员具有硕士学位者比例达 40% 以上，学科医师团队人数≥10 人；3 年内承担省部级及以上项目 2 项以上。

遴选坚持公开、公平、公正原则，民主、选优择优的方式进行，由学科自主申报，达到条件可随时申报，学科之间可以联合申报，以申报通过时间计算 3 年为一个建设周期。申报科室根据建设目标任务、科室计划，填写《学科高质量发展建设项目规划书》。医院学科高质量发展建设工程管理小组对申报学科的材料进行会议评审，主要是评审学科的综合水平、优势地位、发展潜力，整体建设目标的合理性、可行性，重点发展技术的先进性、科学性以及经费预算等方面，形成评审意见。经评委会审议通过后进行公示，公示无异议后报院长办公会讨论、党委会决议。

2. 学科绩效指标制定及规划与预算编制相契合

学科高质量发展是项目建设的核心要求，学科绩效考核指标制定与规划、绩效目标运行与跟踪、绩效评价管理与结果运用要融入预算编制、预算执行及控制、预算监督及考核全过程，必须形成一体化管理模式。要将学科发展建设目标通过战略预算工具予以实现、确保编制与建设目标相融合，在学科绩效指标制定及规划上必须遵循以下原则。

（1）目标导向原则　结果导向原则决定了学科绩效考核指标的制定与规划方向，是学科建设预算编制的基本原则。完善学科建设经费预算管理首先要加强目标导向的设置论证，导向目标既包括总体目标任务要求情况，也包括业务发展及医疗质量、优势项目、医疗技术、重点专科、人才培养及技术引进、科研水平、行业影响等具体分项（一级）指标。财务预算管理部门要将预期目标导向的设置作为预算安排的前置性条件，做到学科建设总体目标、分项指标（一级）和详细项目（二级）的预算同步申请、同步批复、同步实施、同步监督。

（2）一体化建设原则　预算管理一体化建设原则要求预算管理、学科发展管理之间在主体、内容、过程、权责和信息系统等建设中真正融为一体，其实质是对传统的预算管理体系进行全面的"战略管理"改造，即依托预算管理的基本框架，将建设项目绩效管理思想嵌入预算管理的全过程，进而实现全面"战略管理"的预算绩效管理思维框架，使预算真正成为有"战略目标"的预算。在学科发展的预算管理过程中，要进一步加强财务预算的"价值观"和学科建设发展的"效能观"之间的协调，通过有效的业财融合夯实预算管理一体化的基础，不断提升学科发展项目预算管理的科学性、系统性及整体性。

3. 运用规则引擎工作原理，开展绩效目标跟踪管理及预算控制

学科建设目标的实现是核心，运用规则引擎工作原理，即将业务规则与应用程序分离，使应用程序更加灵活和可维护。在规则引擎中，业务规则被定义为一系列的条件和操作，这些规则可以在运行时动态地加载和执行；在学科建设中，业务规则即学科建设的分项指标（一级）和详细项目（二级）指标，应用程序则是战略预算管理一体化流程。规则引擎通常由规则库、推理机、执行器等部分组成。规则库是业务规则的地方，推理机负责解析和执行规则，执行器则是根据推理机的结果执行相应的操作。通过学科建设指标跟踪和预算执行控制的规则机制，实施规则加载、规则匹配和执行操作，实现了业务逻辑的动态管理，进一步提升预算一体化管理水平，见图3-9。

	规则库：规则加载		
		推理机：规则匹配	
			执行器：执行操作

一级指标	二级指标	建设目标对照值	战略预算管理
	（一）共性目标任务	业务增长与DRGs 预付量正向关系	
业务发展及医 疗质量率%	1.DRGs拨付		（一）预算总目标
	2.三四级手术较上年增长比例%	≥15%	1.建立投入方向规划
	3.中医优势病种病床路径入径率%	≥50%	2.预计三年投入计划
	4.门诊中药处方比例%	≥60%	3.目标偏离调整措施
	5.中医服务工作量占比%	≥30%	4.预算KPI考核机制
	6.围手术期中医治疗比例%	≥97%	5.预算资金赎回管理
	7.甲级病历比例%	≥98%	
	……		
	（二）第一层次学科目标任务		（二）预算分解
优势项目	1.学科明确、先进、稳定、有明显特色和优 势的发展目标	≥3个	1.中医经典病房建设、基地建 设：ㅤ (1)工作室建设××万
	2.处于本学科国内前沿、总体处于国内先进 水平的目标	≥1个	(2)设备投资××万 ……
医疗技术	1.开展达到本地区及以上领先水平的新技术 新项目	≥5项	2.打造人才小高地
重点专科	1.国家级重点专科水平或省部级研究中心 或基地	≥1个	(1)引进区外高层次专家×××万 (2)柔性引进专家团队×××万 (3)招聘、培养博士×××万
人才培养及技 术引进	1.引进或内部培养博士人数	≥4人	……
	2.博士生导师人数	≥2人	3.人才培养
	3.柔性引进区外高层次专家或专家团队指 导学科发展	≥1人/个	(1)进修、规范化培训××万 (2)教资提高、邀请指导教学
	4.培养院内领军人才	≥2人	××万
科研水平	1.国家自然科学基金项目	≥2项	……
	2.省部级项目	≥3项	4.科研学术
	3.建设期内中文核心及以上期刊学术论文	≥5篇	(1)论文发表××万
	4.建设期内SCI论文	≥2篇	(2)举办继续教育项目×××万
行业影响	1.每年主办或承办省级以上继续教育项目	≥2项	(3)成立专业委员会××万
	2.每年在市级以上学术会议授课次数	≥10次	……
	……		
	（二）第二层次学科目标任务		
优势项目	……	……	
医疗技术 ……	……	……	

图3-9　基于规则引擎原理的战略预算管理工具运用

学科发展经费预算执行、控制与学科绩效目标运行跟踪管理是基于预算监督下的重要环节，在学科发展经费的预算执行过程中，包括人力资源、科研教学、财务审计和学科责任组等各责任主体依照各自职责，在学科绩效目标和发展建设经费预算执行方面开展相应的监督、控制和管理的活动，学科发展预算运行监控的内容，包括学科建设绩效目标的完成情况、预算资金的执行情况、重大政策的落实情况和重点项目的执行与控制情况等。

4.绩效评价管理及结果应用与预算监督考核相融合

在学科发展建设绩效评价与预算监督考核过程中，要围绕高质量建设目标的评价重点，建立健全绩效评价的体制机制。不断完善对学科项目实绩和实效的考核，逐步建立健全"科学合理、细化量化、可比可测、动态调整和共建共享"的指标评价系统，以结果为导向，保证目标与实施效果正偏离，并进一步做好学科发展建设评价结果的反馈与运用。学科发展建设评价分为自评自查评价和专家组评价，评价活动前需要根据项目的实际运行情况制定相应的评价方案、评价计划、评价工具、评价指标和评价方法，通过评价编制相应的建设项目评价报告，为下一周期项目的全面管理方案提供依据和借鉴。具体工作开展如下。

（1）对纳入学科高质量发展建设工程的学科开展考核评价，主要包括自评自查、年度报告、中期督导和期末验收评估，可以采取会议评估、现场评估或两者结合。

（2）自评自查主要是建设学科对照目标责任书，对阶段目标、具体计划、实施进度、完成项目的措施、经费使用的具体情况等进行自查自纠，及时发现和解决在学科建设中存在的问题，以结果为导向，根据目标偏离调整措施修正，确保目标与实施效果正偏离。

（3）每年度周期由负责人完成《学科高质量发展建设年度工作进展报告》，学科建设年度执行情况、人才培养情况、管理运行情况、学科建设与发展情况以及经费使用情况等有关资料，连同下年度工作安排计划汇总后报给人力资源部。项目管理小组负责组织专家对项目完成情况进行年度考核。

（4）项目管理小组适时开展中期督导，督导内容包括：学科基本条件建设情况、学科坚持和发展研究方向的情况、研究水平的提高情况、支持条件的落实情况、阶段目标的实现情况、存在问题和下一步工作计划等。管理小组办公室的财务、医务等相关部室应适时开展建设情况督导。

（5）期末验收评估是指学科周期建设期满，管理小组组织的全面评估。入选学科须撰写工作总结报告，并附主要获批项目、论文、专著以及获得的科技奖励、人才培养等有关材料，由项目管理小组组织专家对项目完成情况进行评估验收，对项目完成情况优秀的学科，可予以后续支持，并择优冲击国家级重点学科。

（6）管理小组办公室总结学科高质量发展建设经验，编制建设项目整体评价报告，为下一周期项目的全面管理方案提供依据和借鉴。

五、结果成效

1. 通过预算管理新理念、新方法，将学科建设规划与战略预算充分融合

医院持续开展高质量学科发展建设，目前已拥有 5 个国家级中医重点专科，5 个国家中医优势专科；6 个区级中医药重点专科、6 个区级中医药重点学科、2 个区级中医特色优势专科、3 个市级临床重点专科、1 个市级中医特色优势专科。

在学科高质量发展建设研究中，坚持以结果为导向原则，制定学科高质量发展总目标，分解具体一级、二级目标任务，创新提出运用规则引擎工作原理开展战略预算管理，解决了高质量学科建设粗放与预算编制模式不适应的问题，让学科建设与全面预算相融合，充分发挥高质量学科建设项目预算绩效评价导向作用，将业财融合理念贯彻医疗业务与医院发展。

2. 实现学科高质量发展，全面提升医院影响力

中医院建设高质量学科具有重大的战略意义和实践价值，不仅关乎中医药传承创新发展，更是健康中国建设的重要支撑。医院加大对发展学科建设和激励力度，制定建设目标任务，进一步完善学科建设管理体制机制，优化学科资源配置，打造学科基础平台，凝练学科方向；坚持以中医药服务为主的定位，强化学科优势和学科特色，通过学科高质量发展建设项目的示范、带动和辐射作用，全面推动医院高层次、技术创新等人才队伍建设，加强特色专科、平台专科、薄弱专科建设，让强者更强、优者更优、弱者补强。着力提升学科建设水平和学科竞争力，提高学科品牌在国家、区级、市级的影响力，实现医院可持续、高质量发展的目标。

3. 中医专科技术进一步加强，服务能力整体提升

中医专科水平是衡量中医药医、教、研等综合能力的重要标志之一，对于持续提高中医临床疗效、提升服务能力、增强核心竞争力具有举足轻重的作用。我院以中医药服务为主的定位，突出中医药特色与优势，确定优势病种和主攻方向，在全国率先提出并试行开展以中医优势病种、按疗效价值等付费方式，获国家卫生健康委、国家中医药管理局认可并作为先进典型在全国推广，协同创造医保、患者、医疗机构共赢的医疗生态体系。医院高质量学科建设积极总结临床经验和疗效，不断优化诊疗方案，设置专病门诊，拓展中药药事服务能力，提高中医临床疗效。提升中医内涵和疗效，开展中医诊疗技术项目85项，中医治疗率达90%以上，中医治疗愈率接近100%。

4. 预算管理信息化建设，促进业财融合管理目标实现

医院建立全面预算管理体系，依托信息化建设，实现了从上至下分解到最小颗粒度，从下至上多维度、多层级目标架构，既支撑了以项目维度的目标制定、运行、跟踪、评价，也支撑了预算维度的编制、执行、控制、监督。医院可按需分析，与支出控制及确认情况开展实时联动，支持文字、数据、图形、表格等多种形式的结果呈现。进一步完善了医院运营管理信息化建设，通过运营数据中心将医院管理活动的过程和结果高效连接，实现业务、信息、价值的"三流合一"，通过数据分析结果反哺业务、支撑决策、优化流程，保证数据可用、能用、易用、好用，为医院的数字化转型、精细化经营奠定基础，见图3-10。

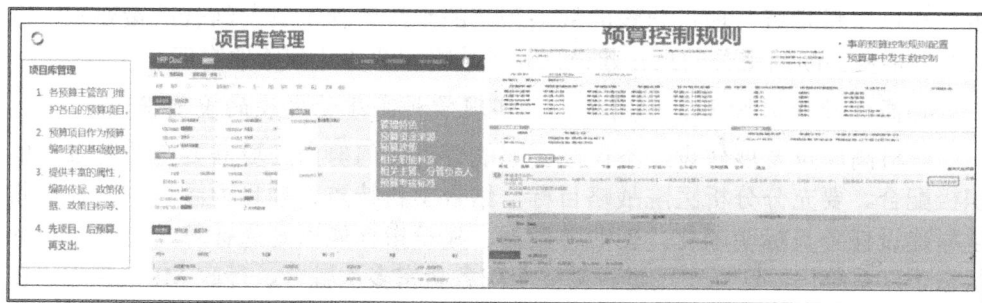

图 3-10　L 市中医院信息化支撑战略预算管理示意

六、经验总结

1. 学科发展规划与目标清晰，是实现战略预算管理的坚实基础

高质量学科建设要以医院战略发展规划和年度计划目标为方向，明晰学科建设总体目标，对应人员、设备、资金、场地等各方面配套使用，完成学科高质量发展建设的基本任务并达到学科建设目标，指标设立应全面、充分、合理、具有可操作性，要考虑在承担高层次人才培养、学术梯队建设、科学研究、提高临床疗效、下沉医联体、服务中药产业发展、开展国内外学术交流合作等方面的要求。实施学科学术发展目标和研究课题，要围绕推动临床诊治、中医药学术发展，提高临床疗效和中医药服务能力，在本学科的核心理论、关键技术的研究与创新方面有所突破。

2. 紧跟政策需求创新管理模式，是完善全面预算管理的有力驱动

医院管理需要紧跟深化医改的步伐，坚持为人民服务的理念，坚持以医院高质量发展为目标。2021 年《关于印发公立医院全面预算管理制度实施办法的通知》和《卫生健康领域全面实施预算绩效管理实施方案》发布时，医院立即组织召开了学习讨论会议，对现有的制度、组织机构、运行机制进行全面梳理与完善。2024 年国家《关于加快推进中医优势专科建设的意见》出台，医院领导班子更是高度重视，预算管理办公室研究政策需求，提出新的战略预算管理模式，并在预算管理体系中明晰监管需求及工作方向，将政策导向及时落地到项目管理中。

3. 持续完善信息化建设，是实施学科发展战略预算的落地路径

持续推进信息化建设是实现高质量学科发展建设的重要抓手。在多维度、多层次的预算管理模式下，需要强大的信息系统实现数据互联互通、运用、采集、汇总、监督、分析、展示等。信息化建设从来不能一蹴而就，需要有计划有目的的实施开展，从搭建以基本保障、业务运营的全面预算管理为基础，逐步补充以学科发展、项目建设的战略预算的系统管理工具，结合政策要求、医院发展需要不断的完善信息化建设，促进战略和业务计划落地实现。

4. 高效的业财融合管理团队，是实现学科高质量发展的重要保障

学科高质量发展建设，不仅需要职能管理部门努力，更需要全业务部门的积极配合。要充分分析医院战略目标，结合学科特点、项目内涵、专业知识将学科建设任务目标明晰化，使业务数据、建设指标能以定量计算及定性分析的状态予以系统化，这一实现过程需要全院各科室多次融合、行政 MDT 管理，以高效、有力、有响应的业财融合的管理模式，在建设过程中统筹全局、着眼重点环节、实时跟进监督、总结经验成果，实现学科高质量发展建设。

中医院高质量学科建设本质上是构建"传承 - 创新 - 转化 - 服务"四位一体的发展新范式。其深层价值在于通过管理新手段赋能传统智慧，形成具有中国特色的医疗卫生建设方案，为全球健康治理提供"中国处方"，使古老医学在当代焕发新生机。

◆ 案例二 ◆

L 公立中医医院以战略导向的预算管理的应用

一、背景描述

在战略导向的公立医院全面预算管理系统中，前期的战略部署主要分为：预算组织体系、预算管理的制度保障、人力资源的保障。L 公立中医医院实施全面预算管理，建立了预算管理的三级组织架构；并制定了保障预算管理实施的相关规定，明确预算管理的步骤和办法；同时为组织员工更好地参与全面预算管理工作，L 公立中医医院从管理理念上入手，采取各层级定期召开预算管理知识培训会和预算分析会，执行月报制度等措施，培养员工的预算意识。

L 公立中医医院预算管理的三级预算组织架构，分为预算管理委员会、预算管理办公室和预算单元。预算管理委员会是负责预算管理决策的机构，作为一级责任中心，日常工作内容是根据战略目标来制定预算目标和编制任务，同时预算管理委员会还有着审查预算制度规定、考核预算调整、审批预算方案等责任。预算管理委员会下设预算管理办公室，由各个职能部门构成，主要是根据委员会制定的预算任务来安排准备工作和汇总，确保预算工作的上听下达，在 L 公立中医医院这个机构一般由财务部、医务部、护理部、人力资源、设备管理、后勤管理、信息中心等部门组成。而且还要定期地监控、分析、考核评价预算执行情况，通报反馈执行结果等，是二级责任中心。预算单元是预算管理的实际实施的主体。

二、应用过程

预算管理的起点在于明确战略的发展方向、细化战略的主要内容。通过利用"战略地图，平衡计分卡"管理会计工具，来描述和衡量医院的战略，从明确战略定位到量化目标再到落实到预算项目，再通过组织分工，将预算任务下达，进行资源配置，通过在执行过程中加以管控，事后的考核评价，动态调整等，确保预算管理的灵活性和刚性约束。L 公立中医医院通过 HRP 系统与预算管理系统的对接，完成预算管理的编制—执行—控制—考核的 PDCA 循环体系，实现了战略管理、会计核算、成本控制、绩效管理等各个模块的整合统一。

（一）战略预算实施流程

具体实施流程如图 3-11 所示。首先在战略定位阶段，根据医院的使命，应用 SWOT 分析法，完成了发展战略规划编制，同时明确了医院愿景和价值观；然后应用战略地图来规划战略，根据分解后的医院整体战略地图，可设计一个以战略地图为基础的平衡计分卡体系，把年度战略转化为可操作的行动目标，将业务特点、战略、目标以及目标衡量指标系统地联系起来。

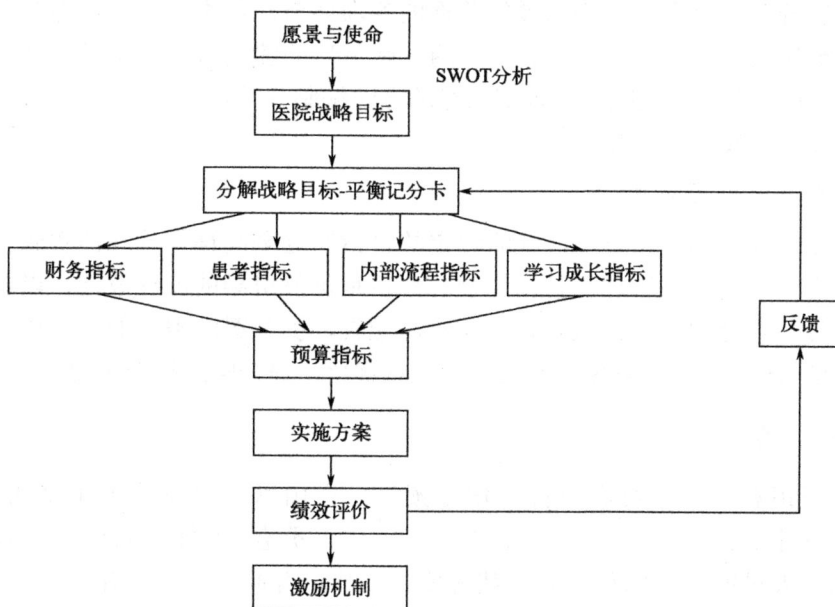

图 3-11　L 公立中医医院战略预算实施流程

（二）预算编制

预算编制内容包括收入预算和成本费用预算两大部分。

1. 收入预算

预算管理委员会结合历史数据和战略目标，综合考虑业务收入、财政收入和其他收入来源，确定医院各类收入的预算。医院的主要收入为医疗收入，综合考虑科室资源情况、科室的历史数据以及下年度的工作安排，是否有新的业务增长点或新的资源投入，确定各科室的工作量预算。

2. 成本费用预算

医院的运营成本可分为保障类、变动类和项目类。其中保障类与业务量、面积、员工数等基础性数据相关，要根据成本动因，建立定额标准；变动类是随着业务量的变化而变化的，根据其占业务量的比重控制费用；而项目类要根据项目的性质分成与医院的战略目标、决策计划相关的项目成本以及由项目引申出来的相关成本，其编制的原则是从目标—量化—协同的角度建立以目标为导向，集中有价值的环节和方案，避免浪费。经过多次的反复和沟通，医院上下达成对预算目标的一致认可，形成共识。战略导向的预算管理重点在于"自上而下，上下联动"的过程，这才能保证实施的成果与战略目标一致。L公立中医医院的年度预算编制，各预算单位编制相关预算，并通过归口科室审核、汇总，预算管理办公室综合平衡预算管理的各项环节，最终形成草案提交预算管理委员会审议，职代会审批。按照"两上两下"的编制流程，完成年度预算编制工作。L公立中医医院按照零基预算的方法编制预算，以实际需求为出发点，严格落实"无预算不支出"的原则。

3. 预算编制的重点

首先是要坚持战略导向，战略设定的目标通过全面预算管理落实到预算目标制定上，衔接战略管理与预算管理。然后是价值引导的流程改造，以发展的效率和目标患者的需求为重点，优化资源配置，提升医院整体的运营质量。最后是规模与配置资源要匹配，加强结构流程优化，提升医院综合实力。

（三）预算执行

全面预算管理委员会审批了年度预算后会由财务科下达本年度的预算，医院的各个行政部门以及各科室的职能工作人员会按照财务科下达的指标，依据部门人员的具体职位与实际状况安排工作，并制定出下一年的工作目标。通过执行的调控，建立全面预算管理的责任体系。为确保预算执行的刚性，依靠预算管理系统和报销系统对接的信息平台，实现无预算不支出、无预算不采买。各预算单位还可以在预算管理系统中实时查询和监控预算执行的进度和情况。分析预算目标的完成情况、存在的问题和差异，并提出相应的解决方案。及时采取措施，确保各部门目标和工作计划的顺利实现。

（四）预算调整

战略预算调整要根据医院外部环境和内部条件的变化，及时调整和修订预算。预算的调整过程需遵循以下原则：不能与医院总体的战略目标相违背；预算的调整方案在可预见的未来内应具有可行性；偏离预算执行过程的关键性的差异指标应被视为预算调整的重点。

预算管理办公室及时对预算的实施与控制进行分析。如果分析结果表明外界不可抗力或者预算条件的变化导致了预算的调整，则可以建议预算执行者向管理机构提出申请，申请的内容包括预算调整产生的原因，调整计划、调整前后预算指标发生的变动以及调整后负责人和执行人的具体状况，并将上述内容编制成完整的报告书。预算管理办公室在收到预算单位的调整请求后，审核汇总并提交预算管理委员会审批。

（五）预算考评

为确保医院战略目标的实现，让预算管理工作更加规范化、标准化，合理控制成本费用，从客观的角度评价各部门各层级的预算管理工作，开展定期考核预算管理工作，作为医院总体的考核体系中的一项重要的考核指标。通过对预算指标的评估，医院能够对各个执行部门的预算制定是否合理、准确进行查验，并进行相应的调整，从而达到提升医疗运营效率的目的。L公立中医医院的绩效评价指标以完成情况为主，完成情况是指预算收入与费用的完成情况。将绩效考评与每个执行科室的年度评估相结合，对预算工作表现优异的科室进行奖励；对工作不达标的部门进行惩罚。通过奖励与惩罚手段使各部门及全体人员更加关注预算，促进医院全面预算管理的发展。

（六）信息化建设

预算信息化建设也是全面预算管理体系建设的重要内容之一。公立医院利用预算管理信息系统对其经济活动进行预先控制、过程控制和事后控制，及时了解各部门的预算执行情况和预算过程中可能存在的问题。进一步督促有关部门和负责人员履行职责。此外，其完整的预算系统是强制性的，每个预算执行部门都需要根据预算执行预算任务。在解决各部门的预算管理与自我管理需求的同时，也有助于他们履行预算管理职责，提高预算管理的效率，减少人为因素造成的错误。

利用信息系统充分整合战略管理和预算管理，预算执行部门可以轻松获取预算执行信息，实现自我控制和战略实施监控；自动提示预算警告信息大大减少了获取预算控制信息的工作量，避免了预算编制和预算执行的两个不同标准。例如：当预算申请金额超过预设数量时，系统会根据预先设定的警告信息自动提示。通过信息系统，在预算分析阶段获取业务数据更加容易，这有利于及时分析预算执行的差异。结合业务管理活动，深入挖掘差异的原因并提出调整优化方案。通过获取预算执行信息，可以关联到业务信息，丰富了预算管理的使用价值，归口部门也能在事中及事后控制中进行多角度的分析和决策，从而提高运营管理效率。

三、应用成效

1. 战略与预算有效结合，加强战略落地

在 L 公立中医医院的战略导向的预算管理中，一方面战略由上至下，贯穿预算实施的全过程。通过制定合理的战略发展方向，引导公立医院预算目标的制定与战略保持一致性，预算执行管控过程同时也是监控医院运营的过程，包括日常业务和项目事项，这样"自上而下"的作用机制，就实现了战略管理与预算管理的有效结合，强化了战略落地，日常工作的目的性更强，资源的配置也更合理。另一方面，全面预算管理作为涵盖了全周期运营的管理控制方式之一，预算绩效管理和员工激励协同开展，加强预算管理的力度，让职工更加重视预算管理，对于公立医院的管理起到积极的作用。

2. 强制预算管理实现成本管控

L 公立中医医院全面预算管理的成本控制成效主要来源于三个方面：首先是在根源上，在编制环节严格控制支出，无需开展的工作事项在编制环节不予通过，从前端开始管控成本费用。L 公立中医医院首先是在战略层面设定科学的规划目标和行动方案，科学完善战略地图和平衡计分卡的指标事项，制定行动计划，根据实际情况和经验积累来合理规划，确保能够避免无效、无用的支出事项的发生。在这一环节，L 公立中医医院从三个层面来衡量事项的可行性——业务层面、运营层面、生命周期，满足这三个层面的需求设定为可行项目。其次是根据制定的行动方案事项来进行会计核算，L 公立中医医院的费用预算编制采用的是零基预算，一切从实际需求出发。需要业务人员与归口管理人员相互协同，不仅要业务全面、合理有效，避免规则不清晰，还要有一个明确的流程和规范来约束执行行为。L 公立中医医院在这个环节制定了一系列工作量与金额的双指标核算体系，并制定了相关的规定来控制额度、次数、人员的标准。最后是在真正预算执行的过程中，严格按照预算开展工作，依托信息化平台，所有的经济业务都在报销系统办理，实现财务共享、业务共享，信息系统的预算控制也都是严格控制，一旦超过预算拨付的金额，系统便会提醒无法进行费用报销，因此在管控环节每个预算执行的部门都必须根据预算完成分配的任务。在预算差异分析的环节，为确保执行流程能够顺利进行，严格督促每个部门的相关人员在预算编制、执行中正确履行自己的职责，不能徇私舞弊。L 公立中医医院的控制目标是"无预算不支出"，通过以上三个方面的管控手段，也实现了

这一目标，信息系统的支撑是成本管控的一个基础前提，是预算管控的一个重要技术手段，在公立医院预算管理中是必不可少的。

3. 预算信息系统优化资源配置

对于公立医院来说，资源配置极其重要，它关系着医院业务活动的开展。医院的大型设备大多较为昂贵，并且不同的设备使用频率不同，造成的价值核算工作量也较大，L公立中医医院依托于预算资本控制模块解决这些问题。L公立中医医院资产预算支出控制系统中，从设备采购项目的提出到审批、从招标采购到验收入库、从付款单与计划项目关联到自动生成凭证，进行全流程跟踪监控，并且与预算系统、成本系统、会计核算系统等各个模块实现信息数据的互联互通，为医院的资源配置奠定基础。

4. 预算考核与绩效对接激励员工

预算是医院战略目标的延伸，也是实现战略目标的重要起点。员工的绩效管理就是评估战略目标的实现情况，因为绩效也是战略规划的一个重要方面，对员工的激励可以提升医院的综合管理水平，提高工作效率。预算考核的内容是基于实现绩效目标，从平衡计分卡中的绩效KPI指标设定，到员工为完成指标努力工作，就是在提升员工在预算工作中的主观能动性。在预算管理系统中，考核方能够依托信息化平台评估预算执行进度和完成程度，并将其作为绩效考核的一个重要参考依据。通过预算考核与L公立中医医院绩效管理的对接，让员工在进行预算管理工作时，能够激励他们更加规范化工作内容，提升工作效率，从而提高运营效率和社会效益。在预算考核评估的过程中可以从多个衡量标准来评价医院的绩效，通过监测医院的支出控制系统来评估预算的执行进度及完成情况；同时，通过分析预算执行进度、金额等情况的差异、项目的成本费用和收入产出分析对医院投入项目的绩效评价；医院将资金支出控制系统与绩效管理系统相对接，进行评价考核。

四、经验总结

1. 领导决策的支持保障

战略预算就是由上至下，在院领导班子的带领下，一步步实施全面预算，最后确保战略落地，全程都需要高层管理者的足够重视。战略方向和预算目标由最高层的决策者确定。预算的落实需要管理者进行系统的组织与推进。所以，公立医院的管理者要充分认识战略预算的重要意义，提高对预算管理的重视程度，保障预算管理的有效推进。医院要定期召开预算管理专题报告，提出管理和控制的关键点和目标，并评估实施效果。医院领导要强调实施预算管理的必要性，经常强调并定期跟踪，各部门要提高预算管理的积极性。

2. 全院参与的促进作用

全面预算管理强调全员参与，其重要性体现在整个预算管理过程中，一方面在于管理的本质可以说是"管人"，参与者是客体也是主体，所以员工素质的培养是很关键的要素；另一方面提升单位整体员工对预算管理的重视程度。因此公立医院可通过以下措施保障预算管理的顺利实施。

医院领导充分意识到预算管理的重要性，支持员工参加各种关于预算管理工作开展的培训。医院的预算管理办公室每年开展各项培训，培训内容包括知识培训和操作培训：知识培训主要是向相关人员介绍预算管理知识；操作培训是通过发布相关表格和填写说明，介绍数据口径和报告方法，以及进行在线操作培训。操作培训是让每个负责人和预算人员掌握预算内容和方法，知识培训是让大家明白预算管理重大意义。有意识地组织预算管理人员的培训，使预算管理流程的实施在各基层预算单位中得到普及。通过在全院开展宣传与培训，使预算管理建设的理念在全体员工的内心根深蒂固。

要想全面预算管理取得好的成效就要保证全面性的要求，不仅是业务全面，还有人员参与的全面性。具体实施的内容就是通过加强员工积极参与预算管理工作的全过程，提升员工的参与度。相关工作人员从预算编制到执行，最后预算考核，均通过信息化平台推进实施。

3. 信息平台保驾护航

全面预算管理体系的构建有其全面性的特征，涵盖的内容和管理方式较为复杂。因此，利用信息技术实现战略预算管理的信息化与网络化，助力公立医院实现预先设定的战略目标。对信息化平台的利用可以对战略预算的编制、执行、监控、分析和调整等全过程实现有效控制，实现预算管理效率的提升。基于信息化的全面预算管理的实施构建了管理平台，升级医院的管理理念——从经验管理到科学管理，升级管理方法——从人工管理到信息管理。改变管理的模式——从领导管理到全员参与管理。利用信息化手段，可以减少人为影响因素带来的不良后果，使运营行为更加具有针对性，最终实现医院的战略目标。

通过提高信息化水平，可以将业务的整个流程都嵌入预算管理过程中。预算管理系统与人力资源系统、会计系统、合同系统、报销系统和后勤维修维保系统互联互通，实现对全部运营和业务流程的监督和管控；业务活动跨部门合作的执行过程均在信息化的轨道上运行，便于对各个环节的全过程进行可视化的监控，使得医院的工作效率和工作质量得以提升。预算管理办公室利用系统的实时查询功能对预算执行的进度进行掌控，加强对预算的完成情况以及存在的差异进行分析。

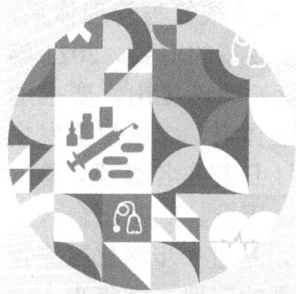

第四章

公立中医医院战略成本管理

第一节 公立中医医院全成本核算概述

一、公立医院成本核算体系建立背景及意义

国家为规范公立医院成本核算工作，做好精细化管理，提升医院内部管理水平和运营效率，健全现代医院管理制度建设，推进公立医院高质量发展。2019 年财政部颁布《事业单位成本核算基本指引》（财会〔2019〕25 号）明确指出成本核算的基本原则、基本方法及相关定义。在同年实施的政府会计制度中，同样对医院成本核算和管理作出明确要求。2021 年 1 月国家卫生健康委会同国家中医药管理局联合印发了《关于印发公立医院成本核算规范的通知》（国卫财务发〔2021〕4 号）。2021 年 11 月 15 日，为深化预算管理制度改革、建立政府成本核算指引体系、服务医药卫生体制改革和规范和提升医院成本核算工作的需要，财政部制定发布了《事业单位成本核算具体指引——公立医院》（财会〔2021〕26 号（以下简称《具体指引》），该指引是政府成本核算指引体系的有机组成部分，是《事业单位成本核算基本指引》在医院中的行业应用。2023 年 12 月 5 日，为进一步规范公立医院成本核算工作，推动成本核算工作做深做实做细，国家卫生健康委办公厅、国家中医药管理局综合司、国家疾控局综合司联合印发《关于印发〈公立医院成本核算指导手册〉的通知》（国卫办财务函〔2023〕377 号）。

国家出台的一系列规范性文件，旨在通过规范公立医院成本核算工作，提升医院内部管理水平和运营效率，健全现代医院管理制度，推进公立医院高质量发展，对于国家宏观经济政策要求公立医院建立健全成本核算与管理体系，有着以下几个方面的动因。一是进一步深化预算管理制度改革的需要。2021年3月，《国务院关于进一步深化预算管理制度改革的意见》明确提出，要推动预算单位深化政府会计改革，全面有效实施政府会计标准体系，完善权责发生制的会计核算基础。政府会计准则制度已于2019年1月1日起在各级预算单位实施，为预算单位推行成本核算奠定了坚实的制度基础。因此，制定出台《具体指引》，是推动预算单位深化政府会计改革的重要举措，是进一步深化预算管理制度改革的迫切需要。二是建立政府成本核算指引体系的需要。近年来，党中央、国务院从推进国家治理体系和治理能力现代化的高度，在《中共中央国务院关于印发党政机关厉行节约反对浪费条例的通知》《中共中央国务院关于推进价格机制改革的若干意见》《中共中央国务院关于全面实施预算绩效管理的意见》等文件中从不同角度对加强政府成本核算提出了要求。财政部根据《国务院关于批转财政部权责发生制政府综合财务报告制度改革方案的通知》（以下简称《改革方案》）部署，稳步推进政府成本核算指引体系建设工作，于2019年12月印发《事业单位成本核算基本指引》（以下简称《基本指引》），明确了成本核算的基本原则和基本方法。为进一步落实落细落地到单位实际运用，还需要结合相关行业事业单位特点制定成本核算具体指引，就行业通用的成本核算对象、成本项目、成本范围、成本归集和分配方法、成本报告等作出具体规定，以提高指导性和操作性，完善成本核算指引体系。三是服务医药卫生体制改革的需要。近年来，医院面临的内外部环境正发生着巨大变化，如医保支付方式改革、医疗市场竞争加剧等。医院既要保持其公益性，又要走上健康的可持续发展道路，就需要重视成本核算与管理工作，通过精细化管理实现降本增效、保障医保参保人员权益和医保制度长期可持续发展。因此，国家出台的多份文件对加强医院成本核算提出了要求：2009年国务院出台的《医药卫生体制改革近期重点实施方案》明确指出要加强成本核算与控制，定期开展医疗服务成本测算；2017年国务院办公厅印发的《关于建立现代医院管理制度的指导意见》明确要强化成本核算与控制，逐步实行医院全成本核算，逐步建立以成本和收入结构变化为基础的医疗服务价格动态调整机制；2017年国务院办公厅印发的《关于进一步深化基本医疗保险支付方式改革的指导意见》要求激发医疗机构控制成本的内生动力，可以疾病诊断相关分组技术为支撑进行医疗机构诊疗成本与疗效测量评价。因此，制定《具体指引》是服务医药卫生体制改革的迫切需要。四是规范和提升医院成本核算工作的需要。出于医院内部成本管理和医疗服务价格监管等因素的考虑，实务中对医院成本核算的需求较强。财政部2010年印发的《医院会计制度》全面采用权责发生制核算基础，为开展医院成本核算奠定了基础。《医院财务制度》也对医院成本核算和管理工作提出了要求。因此，2010 年以来，大多数县级以上医院已按照《医院财务制度》和《医院会计制度》开展了科室成本核算，部分地区卫生健康行政部门也制定了地方性的医院成本核算办法。2015 年，国家卫生健康委、国家中医药局印发了《县级公立医院成本核算操作办法》，并在 2021 年修订形成《公立医院成本核算规范》（以下简称《医院成本规范》）。但是，国家和地方卫生健康行政部门相关文件主要基于原有核算体系和实务总结制定，尚未从政府会计准则制度层面对医院成本核算工作作出全面统一规范，导致实务中已出台的核算办法或规范缺乏顶层设计，与政府会计准则制度和医院财务制度的协调性不足，对于医保付费等方面的成本信息需求也考虑不够。因此，近年来各级医保、审计等有关各方积极呼吁财政部统一出台关于医院成本核算的具体指引，以规范和提升医院成本核算工作。

二、公立医院成本管理发展趋势、方向

新医改政策的不断出台，对公立医院成本管理提出新的要求，旨在推动公立医院优化自我管理水平，提升发展效能。2015 年，《国务院办公厅关于城市公立医院综合改革试点的指导意见》（国办发〔2015〕38 号）提出，公立医院应当提升精细化管理水平，加强财务、医疗、质控、护理等多方面管理水平。2016 年，《国务院深化医药卫生体制改革领导小组关于进一步推广深化医药卫生体制改革经验的若干意见》指出，为深化医改，公立医院应当转变方向，由打基础转向提质量、由建框架转向建制度、由单项突破转向综合推进，完善管理制度，健全考评体系，推进临床路径管理，促进医疗质量持续改进。2020 年，《关于加强公立医院运营管理的指导意见》（国卫财务发〔2020〕27 号）提出，医院运营管理应当从多个维度开展，资源配置应当依据不同阶段的发展规划建立标准；财务管理应当从预算、成本、医保等多个维度加强运营管理的基础；强化资产使用效率分析，减少国有资产浪费；强化科室运营指导，探索临床路径标准化等。2021 年，《国务院办公厅关于推动公立医院高质量发展的意见》（国办发〔2021〕18 号）提出，应健全运营管理体系。将医院原有的分散的业务系统和资源系统进行整合，建立整合的决策支持系统，提升运营管理水平，使其更加科学、规范、精细。充分利用大数据手段及方法，结合《国家医疗保障局办公室关于印发医疗保障疾病诊断相关分组（CHS-DRG）细分组方案（1.0 版）的通知》（医保办发〔2020〕29 号），形成标准化的治疗方案及药品耗材消耗，以公益性为导向监测成本产出及医生绩效，引导医院回归公益，提高效率、节约费用、减轻患者就医负担。《关于印发公立医院高质量发展促进行动（2021—2025 年）的通知》（国卫医发〔2021〕27 号）提出，应实施医院管理提升行动，明确公立医院工作制度和岗位职责，落实各岗位工作要求和重点任务，形成分工明确、密切协作、高效运行的管理体系。

三、公立医院全成本核算管理概况及启示

我国城市公立医院综合改革试点全面推开以来，为建立起维护公益性、调动积极性、保障可持续的运行新机制，构建起布局合理、分工协作的医疗服务体系和分级诊疗就医格局，政府要求各级城市公立医院加快建立和完善现代医院管理制度，不断加强医院财务会计管理，强化成本核算与控制。然而，由于缺乏统一的成本管理规范和信息化系统，医院成本管理理论与实践水平在不同医院存在较大差异，城市公立医院在成本管理中存在着诸多问题，如成本管理与医院战略背道而驰、成本控制存在明显滞后性、成本决策不够科学等。为破解这些问题，需要将医院的成本管理工作与战略目标紧密结合，构建起医院战略成本管理体系，让成本管理服务于战略，方可实现多方共赢。

医院战略成本有别于传统成本管理只关注表象，只局限于单纯降低成本，医院战略成本管理是成本管理与战略管理有机结合的产物，是以战略的眼光从成本的源头识别成本驱动因素，对价值链进行成本管理，以提高成本效益，从而提升医院核心竞争力。医院战略成本管理体系应包括战略环境分析、成本预算、成本决策、成本核算、成本分析、成本控制及成本考核 7 个方面内容。在关注成本核算与控制过程、成本分析与考核结果的基础之上，更加注重战略环境分析、成本预算和决策等事前成本管理环节。设立战略成本管理决策机构、成本管理牵头执行部门、成本管理归口部门、成本管理业务科室及专兼职核算员等四级成本管理组织体系，以保障战略成本管理工作自上而下逐级落实。综合应用战略定位决策、价值链管理、作业成本管理等理论和方法，有效地开展医院战略成本管理工作。

在医疗改革不断深化的背景下，实现医院战略成本管理，做好精细化管理是成本管理的主攻方向，成本管理理念、模式和方式方法的选用等也会影响到成本管理精细化的实施。与企业主要聚焦产品的成本核算不同，事业单位可以根据成本信息需求多维度、多层次地确定成本核算对象。而对于医院来说，成本核算的重点是满足成本控制、医疗服务价格监管、绩效评价等管理方面的成本信息需求。国家不断加强对公立医院成本核算规范的重视，对于公立医院精细化管理以实现高质量发展也提出了更高要求，尤其是在目前 DRG、DIP 医保支付方式改革之下，准确测算出病种成本或病组成本，让财务人员与临床医师、病案编码员、质控员、信息科人员一起铺就一条 DRG/DIP 高效运作的道路，为 DRG/DIP 医保支付及人员绩效管理提供决策建议，是医院精细化管理以及高质量发展不可或缺的关键环节。公立医院成本精细化管理是其成本管理变革上的一个具体方向，所谓精细化管理是指制度、理念、模式以及方式方法选用上的精细化。一般来说，较好地实施了精细化成本管理后，公立医院能够更有效地对资金等资源进行分配，费用支出的管控能力也可以得到较为显著的提升。更为重要的是，成本管理是财务管理框架下的一种常规构成，成本管理的精细化

程度不断提升后，财务管理的实际有效性也会大大提升，这对于更好地促进公立医院发展也具有重要意义。可以看出，公立医院不仅可以实施精细化的成本管理，成本管理的精细化实施也能够对公立医院职能的更好履行等产生很多积极影响，如何促进成本管理精细化的实施也是公立医院需要思考的现实问题。

四、目标

当前公立医院业务活动及资金资产管理日益复杂，收支规模不断扩大，经济运行压力不断加大，对成本核算的精细化管理需求日益增加，亟需建立有效的成本核算管理工具和机制，结合内外部管理工作需要，积极利用信息化手段进行成本数据的采集、归类、分摊、核算和分析，并结合运营管理目标，强化成本核算结果运用，构建成本控制指标体系，促进降本增效，为医院内部精细化管理、医疗服务价格制定和监管、完善医保支付政策、公立医院绩效评价、区域卫生资源优化配置等提供数据支撑，促进管理模式从粗放式向精细化、规范化转变、优化资源配置、提高运营效率，保障公立医院健康、可持续发展，更好地满足人民群众的基本医疗卫生服务需求，切实推进公立医院高质量发展。

第二节 公立中医医院全成本

一、医院成本概念、核算原则

医院成本是指医院特定的成本核算对象所发生的资源耗费，包括人力资源耗费，房屋及建筑物、设备、材料、产品等有形资产耗费，知识产权等无形资产耗费，以及其他耗费。

医院成本核算是指医院对其业务活动中实际发生的各种耗费，按照确定的成本核算对象和成本项目进行归集、分配，计算确定各成本核算对象的总成本、单位成本等，并向有关使用者提供成本信息的活动。医院成本核算是指医院对其业务活动中实际发生的各种耗费，按照确定的成本核算对象和成本项目进行归集、分配，计算确定各成本核算对象的总成本、单位成本等，并向有关使用者提供成本信息的活动。医院成本核算的原则如下。

（1）相关性原则 医院选择成本核算对象、归集分配成本、提供成本信息等应当与满足成本信息需求相关，有助于使用者依据成本信息作出评价或决策。

（2）真实性原则 医院应当以实际发生的经济业务或事项为依据进行成本核算，确保成本信息真实可靠、内容完整。

（3）适应性原则 医院进行成本核算应当与卫生健康行业特点、特定的成本信息需求相适应。

（4）及时性原则　医院应当及时收集、处理、传递和报告成本信息，便于信息使用者及时作出评价或决策。

（5）可比性原则　相同行政区域内的不同医院，或者同一医院的不同时期，对相同或相似的成本核算对象进行成本核算所采用的方法和依据等应当保持连续性和一致性，确保成本信息相互可比。

（6）重要性原则　医院选择成本核算对象、开展成本核算应当区分重要程度，对于重要的成本核算对象和成本项目应当力求成本信息精确，对于非重要的成本核算对象和成本项目可以适当简化核算。

二、成本核算的目的与对象

（一）医疗成本核算目的

国际上医疗成本核算主要用于四个方面。第一，医院内部产出成本核算报表，为内部经营管理服务。第二，为地区或国家医疗服务价格的制定提供参考信息。不同国家的成本与价格关联机制不同，比如，英国将参考成本作为区域定价的基础，澳大利亚将国家有效成本指数转换成国家有效价格。第三，作为医院内部不同核算单元以及区域或国家层面医院运营效率比较的基准，提高行业成本信息的透明度。第四，为国家病人分类系统的发展提供参考信息。除上述用途外，部分国家还有其他用途，比如，丹麦用于评估民营医院的成本，英国用于学术研究，荷兰和葡萄牙用于经济评价。

我国开展医院成本核算，应当满足内部管理和外部管理的特定成本信息需求。医院的成本信息需求包括但不限于以下方面：一是实施成本控制。加强运营管理，促使医院合理控制成本、优化资源配置、提升管理水平。二是医疗服务价格监管。提供医院财务成本状况，为政府有关部门监管医疗服务价格、完善医保支付政策等提供数据支持。三是绩效评价。夯实绩效管理基础，为衡量医院整体和内部各部门的运行效率、核心业务实施效果、政策项目预算资金使用效果等提供成本信息。

（二）医疗成本核算对象

国际上医疗成本核算对象主要有四类：医疗服务项目、DRG、科室/专科、病人成本。国际经验显示，各国医疗成本核算对象选择首先由医院筹资模式和支付制度决定，并受制于医院成本基础数据收集能力。在实践中，还受医疗体制、医院组织结构、医院服务范围、临床服务具体内容、医改环境、患者病例组合、临床路径等因素影响。欧美国家主要开展DRG、科室/专科、病人三类成本核算；随着信息技术发展，病人基础数据获取成为现实，欧美国家越来越重视病人成本核算技术的开发和应用；并针对上述三类成本对象颁发强制性或自愿性成本核算指南。其中，德国、荷兰和澳大利亚等颁发强制性成本核算指南，强制要求医院进行 DRG、科室、病人成本核算；英国的 DRG 成本核算为强制性，科室、病人成本核算为自愿性；丹麦的 DRG、病人成本核算为强制性，科室成本核算为自愿性；法国的科室、病人成本核算为强制性，病人成本核算为自愿性。

我国医院开展成本核算，根据医院自身管理需求以及成本信息需求，多维度、多层次地确定成本核算对象。主要围绕医院专业业务活动相关成本核算，根据职能目标确定，一般包括医疗、教学、科研、预防活动。按照不同的标准，可以进一步划分为以下成本核算对象。

（1）科室成本　按照科室划分，以各科室为成本核算对象，并进一步计算科室门急诊成本、住院成本的单位成本，即诊次成本、床日成本。

（2）医疗服务项目成本　按照各省级医疗服务价格主管部门制定的医疗服务价格项目（不包括药品和可以单独收费的卫生材料）划分，以各医疗服务价格项目为成本核算对象，并进一步计算其单位成本，即医疗服务项目成本。

（3）病种成本　按照病种划分，以各病种为成本核算对象，并进一步计算其单位成本，即病种成本。

（4）疾病诊断相关分组成本　按照 DRG 组划分，以各 DRG 组为成本核算对象，并进一步计算其单位成本，即 DRG 成本。

三、成本项目和范围

按照成本核算的不同对象，可分为科室成本、诊次成本、床日成本、医疗服务项目成本、病种成本、按疾病诊断相关分组成本。

1. 医院应当根据国家规定的成本核算口径设置成本项目，并对每个成本核算对象按照成本项目进行数据归集

成本项目是指将归集到成本核算对象的按照一定标准划分的反映成本构成的具体项目。医院成本项目包括人员经费、卫生材料费、药品费、固定资产折旧费、无形资产摊销费、提取医疗风险基金、其他运行费用等七大类。成本项目核算数据应当与政府会计准则制度中"业务活动费用""单位管理费用"等科目的有关明细科目数据保持衔接，并确保与财务报表数据的同源性和一致性。不属于医院成本核算范围的其他核算主体及经济活动发生的费用、在各类基金中列支的费用以及国家规定不得列入成本的费用等不属于成本核算对象的耗费，不计入成本核算对象的成本。

2. 医院成本核算单元应当按照科室单元和服务单元进行设置

成本核算单元是成本核算的基础，根据不同的核算目的和服务性质进行归

集和分类。科室单元是指根据医院管理和学科建设的需要而设置的成本核算单元。例如消化病区、呼吸门诊、手术室、检验科、供应室、医务部等。主要用于科室成本核算、医疗服务项目成本核算、诊次成本核算、床日成本核算等。服务单元是指以医院为患者提供的医疗服务内容类别为基础而设置的成本核算单元，例如重症监护、手术、药品、耗材等服务单元。服务单元根据功能可细化为病房服务单元、病理服务单元、检验服务单元、影像服务单元、诊断服务单元、治疗服务单元、麻醉服务单元、手术服务单元、药品供应服务单元、耗材供应服务单元等。主要用于病种成本核算、DRG 成本核算等。

3. 医院成本范围的界定应当与成本核算对象相适应

当成本核算对象为医院整体时，其成本范围即医院全成本，包括医院发生的全部费用：业务活动费用、单位管理费用、经营费用、资产处置费用、上缴上级费用、对附属单位补助费用、所得税费用、其他费用。当成本核算对象为业务活动时，其成本范围包括业务活动费用、单位管理费用。当成本核算对象为医疗活动时，其成本范围即医疗全成本，包括业务活动成本中与开展医疗活动相关的全部耗费。医院成本范围可以根据成本信息需求进行调整。例如，为满足医疗服务价格监管、制定医保支付标准等需求，应当在医疗全成本基础上，按规定调减不符合有关法律法规规定的费用、有财政资金补偿的费用等。财政资金补偿的费用一般包括"业务活动费用""单位管理费用"，会计科目下通过"财政基本拨款经费""财政项目拨款经费"进行明细核算的费用。

四、成本归集和分配

（一）业务活动成本归集和分配的一般要求

1. 医院应当根据成本信息需求，对业务活动相关成本核算对象选择完全成本法或制造成本法进行核算

完全成本法下应当将业务活动费用、单位管理费用均归集、分配至成本核算对象。制造成本法下应当只将业务活动费用归集、分配至成本核算对象。医院业务活动成本归集和分配的一般流程如图 4-1 所示。

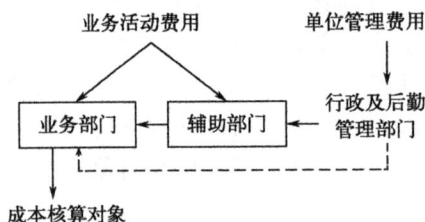

图 4-1 医院业务活动成本归集和分配的一般流程

将"业务活动费用"会计科目的本期发生额按照活动类型、成本项目，分别归集到直接开展业务活动的业务部门、为业务部门提供服务或产品的辅助部门；将"单位管理费用"会计科目的本期发生额按照成本项目，归集到开展行政管

理和后勤保障等管理活动的行政及后勤管理部门。将行政及后勤管理部门归集的单位管理费用（仅限完全成本法）、辅助部门归集的业务活动费用分配至业务部门。其中，单位管理费用可以先分配至业务部门和辅助部门，再随辅助部门的费用分配至业务部门；也可以直接全部分配至业务部门。将业务部门归集的费用采用合理的分配方法分配至成本核算对象。

2. 医院应当将业务活动费用在医疗活动和非医疗活动之间进行划分

例如，通过"科教经费"进行明细核算的费用应当计入教学、科研活动成本。难以确定所属活动类型的业务活动费用应当计入医疗活动。在完全成本法下，医院应当将单位管理费用分配至医疗活动和非医疗活动成本。非医疗活动成本占业务活动总成本比例不高的医院，可以按照重要性原则将单位管理费用分配至医疗活动成本。

（二）按科室归集和分配医疗活动费用

（1）医院应当区分业务部门、辅助部门、行政及后勤管理部门。根据成本核算对象，按照直接开展医疗活动、为业务部门提供服务或产品的标准，确定医疗技术类科室属于业务部门还是辅助部门。例如，计算诊次、床日成本时，医疗技术类科室为开展门急诊、住院活动的临床服务类科室提供医疗技术服务，属于辅助部门；计算医疗服务项目成本时，医疗技术类科室直接为患者提供医疗服务项目，属于业务部门。

（2）在科室分类的基础上，将业务活动费用归集和分配至各临床服务类、医疗技术类、医疗辅助类科室，将单位管理费用归集和分配至各行政后勤类科室。

按照费用计入科室方式的不同，分为科室直接费用和科室间接费用。科室直接费用是指能确定由某科室负担的费用，包括人员经费、卫生材料费、药品费、固定资产折旧费、无形资产摊销费、提取医疗风险基金和其他医疗费用中可以直接计入科室的费用。科室间接费用是指不能直接计入某科室的费用。根据业务特点、重要性、可操作性等因素，选择合理的分配方法将科室间接费用分配至相关科室。间接费用分配方法一般遵循因果关系和受益原则，将资源耗费根据资源耗费动因进行分配。

五、项目成本

医院应当以某临床服务类或医疗技术类科室成本剔除药品费、单独收费的卫生材料费后作为该科室医疗服务项目总成本，采用合理的分配方法分配至该科室各医疗服务项目，计算该科室单个医疗服务项目成本。某科室医疗服务项目总成本＝该科室总成本－药品成本－单独收费的卫生材料成本。对于多个科室开展的同一类医疗服务项目，应将各科室该医疗服务项目成本按其操作数量进行加权平均，得出该医疗服务项目的院内平均成本。将科室医疗服务项目总成本分配至各医疗服务项目的分配方法有以下几种。

1. 作业成本法

使用该方法时，直接费用直接计入医疗服务项目，间接费用应首先根据资源动因分配至有关作业计算出作业成本，然后再将作业成本根据作业动因分配至医疗服务项目成本。作业是指基于特定目的重复执行的任务或活动，是连接资源和成本核算对象的桥梁。医院应当在梳理医疗业务流程基础上划分作业，可以是提供某医疗服务项目过程中的各道工序或环节，例如诊断、治疗、检查、手术、护理等。资源动因计量某项作业所耗用的资源数量，是将各项资源费用归集到不同作业的依据。作业动因计量某个成本对象所耗用的作业量，是将不同作业中归集的成本分配至医疗服务项目的依据。间接费用一般采用参数分配法进行分配，资源动因、作业动因参数可以选择工时、工作量、人员数量、房屋面积等。

2. 当量系数法

使用该方法时，应遴选典型的医疗服务项目作为代表项目，将其成本当量系数定为"1"作为标准当量。其他项目与代表项目进行单次操作资源耗费的比较，进而确定每个项目的成本当量值。再根据各项目成本当量总值计算出各项目成本。某医疗服务项目成本当量总值＝该医疗服务项目成本当量值 × 该项目操作数量。当量系数的单位成本＝某科室医疗服务项目总成本 ÷ 该科室医疗服务项目的成本当量总值。某医疗服务项目单位成本＝当量系数的单位成本 × 该医疗服务项目的成本当量值。

3. 参数分配法

使用该方法时，将医疗服务项目总成本根据参数分配至各医疗服务项目，参数可以选择医疗服务项目的操作时间、工作量、收入等。分配率＝某科室医疗服务项目总成本 ÷ 该科室医疗服务项目分配参数之和（例如操作时间总数、工作量总数、收入总数）。某医疗服务项目的总成本＝该医疗服务项目分配参数 × 分配率

六、DRG 成本

DRG 成本核算的基本步骤包括：一是将业务部门各科室成本采用合理的分配方法分配至患者，计算每名出院患者的成本。二是将患者按照疾病诊断相关分组归入相应的 DRG 组。三是将某 DRG 组出院患者的成本进行加总，得出该 DRG 组总成本。四是对各 DRG 组患者总成本求平均，即为各 DRG 组单位成本。将业务部门归集的费用分配至各患者的方法有以下几种。

1. 项目叠加法

使用该方法时，应当根据出院患者的收费明细，将其实际耗用的医疗服务项目成本、药品成本、单独收费的卫生材料成本进行加总，得出该患者的成本。某患者成本 $=\sum$（该患者某医疗服务项目工作量 $\times$ 该医疗服务项目单位成本）$+\sum$ 药品成本 $+\sum$ 单独收费的卫生材料成本。

2. 服务单元叠加法

医院在不具备核算医疗服务项目成本条件时，可以采用服务单元叠加法。使用该方法时，医院应当按照为患者提供的医疗服务内容类别设置服务单元，先将业务部门归集的费用归集至服务单元，再将费用从服务单元分配至患者。

3. 参数分配法

使用该方法时，将出院患者实际耗用的药品成本、单独收费的卫生材料成本直接计入该患者成本，将除此以外的科室或服务单元的成本采用参数分配法分配至患者成本，参数可以选择患者的住院天数、诊疗时间等。

七、成本核算方法关键技术

（一）医疗成本分类方法

1. 按性态划分

成本按性态一般可分为固定成本和变动成本。固定成本是指在一定时期、一定业务范围内，成本总额相对固定，不受业务量变化影响的成本。变动成本是指在一定时期、一定业务范围内，成本总额与业务量呈正比例变化的成本。人员经费中的固定部分、固定资产折旧与无形资产摊销属于固定成本，人员经费中变动部分、药品费、卫生材料费、基础设施费为变动成本。不同国家对成本性态分类不尽相同，如加拿大分为固定成本和变动成本两类，英国则分为固定成本、半固定成本和变动成本三类。

2. 按投入资源使用寿命划分

成本按投入资源使用寿命可分为经常性成本和资产性成本。经常性成本也称为运营成本，是指一个会计年度内完全消耗或工作寿命不足 1 年且定期更换的资源项目，包括人员经费、药品费、卫生材料费、基础设施费用和其他经常性费用。资产性成本是指由医院取得供长期使用、工作寿命超过一个会计年度的资产性成本，包括房屋折旧、医疗设备折旧、非医疗设备折旧。资产性成本筹资渠道包括政府财政投入、社会捐赠、医院自筹、科研经费资助等。

3. 按计入成本对象方式划分

成本按计入成本对象方式可分为直接成本和间接成本或中间费用成本。直接成本是指资源消耗与成本对象存在直接因果关系的各项费用。由于直接成本与成本对象存在明确的、可量化的因果关系，因此能够直接计入（或计算计入）成本对象。间接成本（或中间费用成本）是指与成本对象不存在明确因果关系而不能直接归集到成本对象的各项费用，需采用一定原则和分配基准分摊计入成本对象。直接成本和间接成本分类具体规则取决于成本对象，医疗服务项目、DRG、科室/专科、病人成本核算的直接成本和间接成本分类规则各不相同。各国对同一成本对象的直接成本和间接成本分类规则亦不相同，以病人成本核算为例，英国分为直接成本、间接成本和中间费用成本三类，德国和加拿大分为直接成本和间接成本两类，澳大利亚则分为直接成本和中间费用成本两类。

（二）医疗成本基础数据收集方法

1. 按时间，基础数据收集方法可分为回顾性和前瞻性两种

在回顾性方法中，资源已经消耗，其目标是回顾核算资源消耗的成本。在前瞻性方法中，资源尚未消耗，其目标是预估未来某一时间段内资源消耗的成本。前者由于数据已存在，实施较为容易；但数据可用性、质量和透明性方面的缺陷可能会影响核算结果的准确性和可靠性。后者在计算资源消耗上更具控制力和灵活性；但实施要求更加苛刻，实施范围和样本规模通常较小。

2. 按获取方式，基础数据收集方法可分为观察者基准和参与者基准两种

观察者基准方法包括时间和动作研究、访谈法、观察者评估量表、病历记录、单个医院的会计数据、手术室登记簿等，参与者基准方法包括自我报告调查问卷、自我报告作业日志、成本日志、患者流量分析等。国际上，通常从按时间和按获取方式两个维度，发展出四种医疗成本基础数据收集方法。

医疗成本基础数据收集方法与医疗成本核算方法紧密相关，一般而言，自上而下的成本核算适用于回顾性方法，而自下而上的成本核算对前瞻性和回顾性方法均适用。

（三）医疗成本计算方法

医疗成本核算过程包括三个连续步骤：第一步是识别成本对象消耗资源的类别，第二步是测量成本对象消耗资源的数量，第三步是为成本对象消耗资源赋值。

1. 识别和测量成本对象消耗资源类别的两种方法

即宏观方法和微观方法。宏观方法成本类别识别和测量的准确性低于微观方法。在宏观方法中，成本构成类别在总水平上（相对较大的项目，如住院天数）被识别和测量。而在微观方法中，所有相关的成本构成类别在非常详细水平上（需测量所有的资源，如人员工作时间、耗材、药品及其他成本项目类别）被识别和测量。

2. 成本对象消耗资源赋值的两种方法

即自上而下法和自下而上法。自上而下法成本核算结果准确性低于自下而上法，两者最大的差异在于单位成本形成路径不同。

3. 从资源识别的准确性和单位成本计算的准确性两个维度衍生出的四种具体计算方法

即自下而上微观核算法、自下而上宏观核算法、自上而下微观核算法、自上而下宏观核算法。通常将自下而上微观核算法视为医疗成本核算的"金标准"，但往往需要花费大量的人力和物力，尤其是医院信息系统能力不足时。在具体方法学中，作业成本法、时间驱动作业成本法通常作为自下而上微观核算法的代表，成本费用转换法、当量法通常作为自上而下微观核算法的代表。

具体选择何种成本核算方法，由筹资和支付制度、成本核算范围、成本对象选择、预期成本核算结果的准确性和可行性等因素决定。在医疗成本核算实践中，国际上较少使用宏观方法，大多采用以微观方法为基础的自上而下或自下而上的混合方法，主要有以下两种模式。

（1）模式1　能够直接分配到单个病人的直接成本项目，采用自下而上法直接分配到病人，如医务人员经费、药品和卫生材料费；不能直接分配到单个病人的直接成本和间接成本项目采用自上而下方法分配到病人。

（2）模式2　间接成本中心成本项目采用自上而下法分摊到直接成本中心，直接成本中心的成本项目基于因果关系标准采用系列成本驱动因子分配到病人。

目前，我国医疗成本计算方法尚处于探索阶段。较多关注科室、项目成本核算，轻视病种成本和DRG成本核算，病人成本核算概念尚未涉及。以科室成本核算为例，科室编码、分类及归类、成本与会计科目对照、各级分配基准标准库等技术尚未在全国形成共识。另外，我国中端医疗成本计算方法尚未实现有效整合。目前我国科室、项目、病种、DRG核算技术呈碎片化，不仅不利于医疗成本核算方法创新发展，还导致核算结果应用的深度和广度不足。随着新时代我国支付制度的变革，多维成本核算对象参考信息将成为医院和政府管理的决策工具，医疗成本核算方法学体系化成为必然。因此，提出以下建议。

（1）建立医疗成本核算整体框架，将医疗成本核算前端、中端、末端纳入统一管理。

（2）有效整合不同成本对象医疗成本计算方法，加强自上而下法和自下而上法整合的基础研究，重点关注在不同成本对象、核算环节的适用性，比较直接分配法、阶梯分配法、交互分配法、联立方程法分配间接成本的精度，以及加权统计法、床日分摊法、边际加成法对中间费用成本分配的可操作性。

（3）遵循"成本引入发生地"原则，开展病人成本核算方法学理论研究，以病人成本核算为基础，建立病种成本核算和DRG成本核算方法新机制。

（4）以分配基准标准库为载体，建立分配和分摊参数一体化机制，尽量实现科室、项目、病种、DRG、病人成本核算分摊参数一体化。

（四）医疗成本核算质量监管方法

基础数据收集方法与成本项目分类方法，是医疗成本核算的基础；中端核算技术即具体的医疗成本计算方法，是医疗成本核算的核心；末端为医疗成本核算质量监管方法，是保障医疗成本核算质量的关键。医疗成本核算质量监管方法具有以下特征。

（1）负责实施机构的性质多元化。

（2）借助评价工具。比如，英国借助质量评分系统，丹麦开发了内部质量评级系统，荷兰借助成本核算软件。

（3）医院外部评价和自评相结合。

（4）医疗成本核算质量监管内容多元化。比如，遵守医疗成本核算指南情况对照审查、医院内部各单元成本比率逻辑审查、遵守病人分类码情况对照审查等。

第三节　公立中医医院 DRG 背景下的医院成本管理

一、国内外 DRG 成本核算管理及现状

1976 年，耶鲁大学卫生研究中心设计了住院患者分类机制，为其定名为疾病诊断相关组（DRG），设计的初衷是通过将相似病例的患者组合分类，以达到监督和管理医院内部资源分配与利用的目的。研究认为其作用是通过不同组别的治疗模式，区别于不同类型患者的成本以进行控制；通过同质的管理手段，能在不同医院之间横向比较各类资源及治疗成本消耗情况。各医院实行统一的会计核算科目，也保证医院之间成本单位的可比性。由于研究囊括了医院患者耗用的所有资料，充分考虑资源耗用的因果关系，且实现了医疗服务核算与会计之间的衔接，使得医疗成本研究结果更准确真实。到 20 世纪 90 年代初，随着美国按病种、按人头付费等方式的推出，医院成本管理必须达到更高的要求，西方国家开始思考使用作业成本法开展医院的成本核算。

作业成本法的特性是对成本与服务中的因果联系的追溯能力，其优越性就在于深入揭示成本动因的能力较强，使得医疗服务成本的计算更为准确，并且在识别非增值的医疗作业活动中起到直接作用。通过实践，加拿大麦克马斯特大学的教授 Chan 提出将作业成本法与 DRG 相结合，确定了每单位服务的医疗标准全成本。加利福尼亚大学伯克利分校哈斯商学院的 Suneel 则开展了更系统深入的研究，他结合了医疗服务特点设计了医院的作业成本实施方案，在原有

理论基础上，确定成本动因并划分医院的作业中心，构建一套适合医疗的作业成本模型，最终建立了基于作业成本法的医疗费用成本核算。

我国的 DRG 成本核算尚处于探索阶段。20 世纪 80 年代末，以成本法为主的传统医院会计核算成本信息失真严重，且不具备追溯性，更无法进行成本效益分析，一系列成本管理弊端日益凸显，推动了医院成本管控方法的研究工作的展开。易中胜、马贤明（1988）将作业成本法概念引入国内，引起相关学术界对新方法的关注。余绪缨（1993）在其管理内容及核算架构上开展了深入研究，探讨分析在国内运用的可行性。马冬梅（2010）基于成本管理提出了新的观念，即成本不局限于医疗支出的过程和内容，而是对所有过程都应严格和细致进行科学管理，这就对成本溯源提出了要求。张素琴（2012）深入分析了医院实施成本管理的必要性，市场化趋势加剧了公立医院的竞争，因此医院必须借鉴国外先进的成本核算及管理经验加强管理。高丽丽、刘子贤、李亚芳（2013）认为医院成本管理的重要组成部分包括手术室的成本控制，作为医技科室，手术室集中了大量设备资源及高值耗材，做好手术室成本全面控制，运用作业成本法分析了手术室作业动因，找出并分析其隐藏费用。谢慧（2015）在实践工作中将作业成本法与传统成本法的核算结果进行了差异对比，并开展了深入分析，发现对于新医改而言，作业成本法更为适用。高妍（2017）运用了作业成本法研究医疗项目成本，明确全成本法核算的不足以及作业成本法的全面性、适用性。这些研究对于 DRG 付费机制下，基于作业成本法的医院成本项目核算，为我国医疗领域成本管理提供了前沿探讨和案例支持。

二、DRG 支付方式对公立医院运营管理的主要影响

1. 引导公立医院重塑自身定位与发展战略

每一项医改政策的出台都会不可避免地对公立医院的发展造成影响，DRG支付也不例外。在强调"成本结余"的 DRG 支付时代，传统的扩张式发展战略难以维持医院的良性运营。只有增强自身的综合实力，开启医院发展的高质量转型，才能赢得发展的主动权。目前，大多数公立医院开始重新规划医院定位，将发展重心转移到内部运营管理上，通过发展专科诊疗特色、主动控制运营成本、改革绩效考核制度等手段，为患者提供更加优质的医疗服务，提升医院的核心竞争力，赢得新一轮发展的政策性机遇。

2. 推动公立医院重塑内部管理体系

DRG 支付改革在公立医院内部涉及范围较广，是一项系统工程。各公立医院也以推行 DRG 支付改革为契机，对内部的管理体系进行重塑，通过进行相应的组织建设、培养专业人才、加强成本管控、优化政策支持、规范诊疗行为等

管理手段，力求打破科室之间的壁垒，实现管理决策、职能协调、临床运营等方面的协调统一。

3. 助力公立医院提升信息化建设水平

高水平的医院信息系统是实施 DRG 支付的前提和保障。多数公立医院为了落实 DRG 支付政策、保证院内信息系统与医保信息系统的良好对接，进行了相应的信息化建设，如更新和完善 HIS、手麻系统等信息系统，优化医生站、护士站等智能工作平台，建立医院信息整合平台，持续做好各部门数据、信息的实时传递，将院内信息化建设与 DRG 支付方式进行匹配，提升了信息化、智能化水平。

4. 增加了公立医院的经济运营风险

DRG 支付方式给公立医院带来最直接的影响就是经济上的影响，因为一旦病种的费用成本超过了 DRG 支付的标准，超出的部分得不到医保补偿，就需要医院自行承担相应费用。在改革初期，部分公立医院难以把握好 DRG 支付标准和诊疗费用二者的平衡，导致其住院患者的医保结付常呈亏损状态，增加了医院的经济运营风险。

三、基于 DRG 支付方式进行成本控制的意义

DRG 支付方式是按事先分组确定的支付标准付费，支付标准为医院盈亏平衡点，超过支付标准的费用医保不予支付；低于支付标准部分费用付给医院，形成医院收益，旨在推动医院从诊疗过程中的实际情况出发，规范医生行为，因病施治。加快推进 DRG 付费改革，发挥"控成本、降费用、保质量、提效益"作用，是医保支付方式改革的重点任务。

1. 促进医院建立支撑学科建设、实现发展战略的成本管理体系

发展战略是为医院实现使命、愿景或长远目标而确定的整体行动规划，战略目标的实现需要有与学科建设息息相关的相应管理手段作为支持。DRG 不仅是按病例细化分组打包支付的费用结算工具，同时作为医疗质量管理的重要工具，可以反映医院各学科的市场地位。通过对各学科病例组合指数的分析，医院可清晰判断每个学科的优劣。结合费用消耗指数等 DRG 指标展开 SWOT 分析，可判断学科的竞争优势。DRG 支付方式促使医院从战略视角考量成本管理，采用战略工具方法，将成本管理和战略融合，构建战略成本管理体系，实现可持续发展。DRG 支付方式激发医院间形成成本竞赛状态，迫使医院从战略高度对成本结果与成本行为进行分析、控制和改善，采取与环境变化、战略目标相适应的成本管理方法，从成本发生源头识别成本驱动因素，消除某些产生成本但不增值的活动。医院需要将功能定位、学科建设、技术创新和人才培养整合，以战略实现作为医院成本管理的长远目标，将战略层层分解，前瞻性考虑学科

建设，建立重点病种和术中目录，让床位规模、学科、技术选择、资产配置等处于最优状态。

2. 降低临床科室与管理科室间的沟通成本，提高成本管控力度

长期以来，医学的专业性强，医院内部普遍存在行政、后勤、财务人员不懂业务的尴尬情况。DRG 作为医院精细化管理的必备工具，将看似复杂无序的医疗行为通过大数据分类简化，有助于降低临床业务科室与管理科室间的沟通成本，能有效指导管理部门深入了解临床工作开展情况，弄清临床科室主要工作内容及方向，分析业务中成本控制的关键点，协同业务部门共同开展医疗成本控制，以 DRG 组支付标准作为成本管理目标，将成本控制在定额标准以内，争取更多的盈余。DRG 的分组付费标准是按区域中所有医院的平均医疗费用水平为基础确定，标准化的 DRG 会使整个行业更加透明，患者选择医院有更清晰的指导。医院管理人员不仅要懂成本管理知识，还要深入业务科室了解业务知识，摸清作业流程；业务人员要熟知成本管理流程和关键点，在为患者提供医疗服务的同时，考虑成本约束，以缩短检查、手术、治疗等候时间等措施，提高效率。

3. 促使科室改善病源结构，补偿运营成本，激活持续发展能力

医保的 DRG 改革（同城、同病、同级、同价）旨在以补偿机制促进医院从规模扩张向内涵式发展转变，擅长做疑难杂症、危急重症的三级医院会专注于这类疾病诊治，而其他医院因不具备相应技术水平或难以接受更高成本，而不得不选择放弃或缩减该部分的服务量。从收入角度来看，相较于传统按医疗服务项目付费方式，DRG 支付改革下受总额预算和成本控制的压力，医院获得的来源于医保患者的收入减少，同时新冠肺炎疫情下医院的病源结构改变、数量有所减少，医院工作量有所降低。另外，适应临床业务开展、体现技术劳务价值的医疗服务价格分类形成和动态调整机制尚未有效建立起来，医院运营成本补偿压力加大。从成本角度来看，医院长期防控成本成为常态化开支，日常运行费用居高不下。在此常态化经济运行的压力背景下，医院要扩大生存空间，就必须对成本进行有效控制。如何在坚持公益性的前提下提高可持续发展能力，对医院运营管理提出了新的挑战。DRG 付费方式下，注重成本控制的大型医院平均住院日环比增长率下降，诊疗人次、次均住院费用有所增长，收治患者疾病严重程度大幅提升，激发医院提升持续发展能力。

四、DRG 支付方式下医院成本管理特征

1. 医院运营管理模式：从关注"收入增长"转向"降成本"

DRG 支付方式下按照分组确定的支付标准是医院的盈亏平衡点，超过支付标准的费用医保不予支付；低于支付标准的部分则支付给医院，所以低于支

付标准的部分就是医院的收益，这会激励医院从热衷于"收入增长"模式转向"降成本"模式。促使医院必须将支付标准作为医院成本管理的目标，必须将成本控制在 DRG 支付标准以内，以低于 DRG 支付标准来提供医疗服务才能有结余，否则医院就会出现亏损。所以医院必须以 DRG 支付标准来倒逼成本控制，把更多的精力放在控制医疗成本，加强医疗成本的精细化管理，引导医务人员将工作的重心放在医疗质量、安全、内部成本控制和减少浪费方面。通过选择合理的临床路径，寻找最佳的临床干预策略，按照最有效率的方式实施诊疗，促使医院运行效率得到提升。这使得成本管理成为医院运营管理的中心，医院的决策、计划、协调、奖惩等各项工作必须围绕成本管理展开。

2. 医院成本管理视角：从传统成本管理转向战略成本管理

DRG 支付方式将促使医院成本管理具有战略性特征，因为成本成为医院生存与发展的前提和基础。成本是医院对医疗资源配置和使用的结果，影响医院成本因素众多，按照成本动因分类，可分为结构性成本动因和执行性成本动因。结构性成本动因是指与决定医院基本结构、长期投资等相关的成本动因；执行性成本动因是指决定医院正常业务活动的成本动因。传统成本管理局限于对执行性成本动因的管控，如药品、卫生材料、其他材料以及业务活动费用等，而对结构性成本动因关注不够，如医院规模、学科设置、设备与设施的布局等。这使得传统成本管理难以准确地揭示医院成本的真正动因，影响医院成本的管控。在 DRG 支付方式下，促使医院从战略视角考量成本管理，更加具有战略思维、战略意识，采用战略的工具与方法，实现成本管理的转型。医院要摒弃传统成本管理，实施战略成本管理，将成本管理与医院战略融合在一起，构建战略成本管理体系，实现医院的可持续发展。

3. 拓宽成本管理范围：从财务视角转向医疗价值链

DRG 支付方式会促使医院拓宽成本管理范围，从医疗价值链视角来管控成本，医院的成本管理将更加具有全面、综合性的特征。按项目付费下，医院倾向于通过提供更多医疗服务增加收入来获取收益，这使得医院的成本管理与医疗管理相互脱节，医疗服务、医疗质量、效率及成本未能实现有机统一，导致医疗费用过快过高增长，医保基金面临支付压力。DRG 支付方式提供了将成本、质量、效率有效整合为一体的政策框架。因为，DRG 支付方式下，医保机构会按照"定额标准 × 服务量"这一公式支付给医院，这形成了医院的医疗收入。医院 DRG 盈余公式为：（定额标准 − 病种成本）× 服务量，可以看出，医院的盈余取决于病种成本和服务量。医院必须将病种成本控制在定额标准以下，而要控制 DRG 病种成本就必须规范医疗行为、合理用药、合理检查，杜绝诱导需求、过度医疗；同时还必须提高工作效率，如缩短住院天数，缩短检查、手术、治疗等候时间，还需要医疗、影像、检验以及病理等各个科室的有效协调。同时，医院要增加服务量还必须改进医疗服务、提升医疗质量、吸引更多病人就医。医院的供应部门也会采取联合采购、集中采购等方式降低药品、耗材、设备、劳务的采购成本。所以，在DRG支付方式下，医院的成本管理不再是财务部门孤军奋战，不再是无源之水，不再被广大医疗业务人员所诟病和抵触，不再是单纯地为降成本而降成本，而是将降成本与医院发展、技术提高、效率提升有机统一起来，形成医院全员、全院、全过程且高度一致性的成本控制机制。

4. 从行业竞争视角开展成本管理：从内部转向外部

DRG支付方式将促使医院的成本管理具有外延性特征，医院的成本管理视角将会从内部向外部转化。DRG支付方式下，病种的支付标准是按照区域中所有医院平均医疗费用水平为基础而确定的，其依据如下假设：即不同医院具有相同DRG的病人，应使用相似数量的医疗资源。而对于不同的医院来说，DRG病种成本会有差异，DRG病种成本高的医院面临财务压力大增，而成本低的医院就会获取竞争优势。DRG支付方式促使医院间形成"成本竞赛"状态，医院必须力争自身的成本低于行业或竞争对手水平，否则医院就会处于不利状态。这就迫使医院不仅要从内部，还必须从行业的视角思考成本管理问题。第一，通过分析医疗行业成本的基本态势，判断自身在行业中所处的位置，便于规划未来成本管理；第二，通过与竞争对手或先进水平医院对比，找出在管理、决策、医疗技术、效率方面存在的问题等，通过对标学习，不断改进工作，有效降低成本；第三，通过对医保政策与卫生政策的分析，可以促使医院充分利用政策，有效降低成本；第四，通过对供应商的分析与管理，可以为有效降低供货成本提供机会；第五，通过向病人提供良好的医疗服务，可以吸引更多病人就医，不断提高运行效率，降低成本。

五、DRG支付方式下医院成本管理路径选择

（一）从传统成本管理转向战略成本管理

DRG支付方式必然会引导医院走向"降成本、谋发展"的路径，医院在宏观管理层面应建立以成本管理为核心的运营管理体系，通过成本管理来获取竞争优势，实现医院的可持续发展。具体来讲就是要实现从传统成本管理转向战略成本管理，将医院的成本管理纳入医院长期发展规划中，与医院发展方向、学科规划、医疗技术、人才培养等进行整合，以医院战略实现作为医院成本管理的根本性、长远性目标。战略成本管理从空间范围来讲，是以整个医院为控制对象，系统分析医、教、研及相关活动之间的联系，将医院所有经济活动发生的成本都纳入管理范围之内；从时间范围来说，战略成本管理贯穿于医、教、研活动的全过程，将成本管理的时间跨度从日常经营管理的层次提升到战略层

次；从行为上来说，树立战略成本意识，将战略成本管理融入员工心中并转化为具体行动。

（二）从结构性成本动因和执行性成本动因的视角优化成本管理

DRG 支付方式下成本管理成为医院运营的核心，要有效降低成本还必须了解医院成本态势，分析影响医院成本的动因，寻求成本管理的路径安排。从战略成本管理的视角看，引起成本发生的动因可以分为结构性成本动因和执行性成本动因两类。

1. 结构性成本动因分析

这是从医院整体视角来考察医疗资源配置进而寻求降成本路径及优化途径，结构性成本动因主要表现如下。

（1）医院规模　包括医院整体规模、科室规模，医院规模是一个重要的结构性成本动因，它主要通过规模效应对医院成本产生影响。适宜的医院规模可以有效降低医院成本，但当医院规模扩张超过临界点时，会形成规模报酬递减。

（2）业务范围　综合与专科医疗以及内部整合影响医院成本，DRG 病种数量及其构成也会影响成本。

（3）技术能力　技术是成本的决定性力量，将技术与成本有机融为一体是医院获取竞争优势的重要前提。从成本角度说，先进的医疗技术、医疗设备对医院的医疗质量、医疗安全会产生积极影响，可以有效地、持续地降低成本。但是，滥用技术与过多的配置设备也会导致成本提高。

（4）医院位置　空间距离、内部流程、多院区办院也是重要的结构性成本动因，在进行决策时必须给予足够重视。结构性成本动因是影响医院 DRG 病种成本的重要因素，医院成本会计中的固定成本主要属于结构性成本动因，并且在医院成本中所占的比例越来越高。对结构性成本管理的重点是如何实现"最优配置"的问题，这种配置决定了医院的成本定位。医院对结构性成本管理路径应立足于适当、合理的资源配置投入，并通过医疗资源配置的科学性来寻求优化资源配置的途径，进而降低医院成本。

2. 执行性成本动因

这是在结构性成本确定以后才形成的，这类成本动因多属医疗业务、辅助业务层面的成本动因。医院成本会计中的变动成本（药品、耗材等）主要属于执行性成本动因。执行性成本动因主要如下。

（1）员工（医生）管理　在 DRG 支付方式下，医生的行为与效率是影响 DRG 成本的关键因素，医生成为 DRG 成本管理与控制的终极力量。如 DRG 成本中药品、耗材使用，检查、治疗及手术的开展等均由医生做出决策，所以医生的医疗行为、技术能力及效率直接影响 DRG 成本。因此，构建标准化的临床路径，规范医生的行为、提升医疗服务效率是控制 DRG 成本重要路径。同时，医院还要引导全体员工树立节约成本的思想，并以降低成本为己任，强调全员参与，通过建立各种激励制度，培养员工以医院为家的荣辱感和归属感，打造与培育医院的成本文化。

（2）全面质量管理 DRG支付方式下，医疗服务质量是医院成本的重要动因，医院应树立强烈的质量意识，积极开展全面质量管理，真正做到优质高效，实现医疗质量与成本最佳结合。

（3）医疗能力利用效率 在医院规模既定的前提下，医疗能力的利用程度也是影响医院成本的一个重要动因。医疗能力利用主要通过固定成本影响医院的成本水平，由于固定成本在相关范围内不随服务量变动而改变，当医院的医疗能力利用率提高时，DRG病种所分担的固定成本减少，从而引起DRG单位成本的降低。因此，提升医疗能力的使用效率是医院成本管理的重要路径。

（4）协作与联系 医院科室、部门之间的协调也会影响成本。从医院成本结构性动因、执行性动因的视角来寻找成本管理路径及优化措施，其目的是通过分析找出医院成本管理中存在的问题，促使医院科学合理做出决策，实现医疗资源的有效配置和合理使用。在医院成本管理过程中，应正确处理好二者之间的关系。倘若医疗资源配置问题处理不当，就会犯方向性的错误；另一方面，即使资源的配置是科学合理的，但如果不能合理有效使用，成本控制目标也难以实现。

（三）拓宽成本管理范围，实施价值链成本管理

根据价值链理论，从医院视角看，医院的竞争优势来源于医院在医疗、服务、质量、安全及其辅助活动过程中所进行的许多既独立又联系的活动。按照属性，医院的活动可分为基本活动和辅助活动。基本活动包括：医疗活动、教学管理、运营管理、后勤管理、病人管理。辅助活动包括：医院基础设施、人力资源管理、技术科研开发、采购（药品、耗材、劳务等）。这些活动中的每一种都会影响医院的成本和价值，它们相互联系形成一个链状结构——医院的价值链。

通过对医院内部价值链分析，可以了解各项活动价值及成本，分析形成成本及其差异的原因，确定关键业务流程和关键成功因素，优化医院内部价值链，将医院的医教研、财务、人力资源、采购、后勤等方面有效地整合起来，共同参与医院成本管理与控制。从价值链形成角度分析外部环境（如供应商、病人、医保机构、竞争对手、卫生政策）对医院成本的影响，如分析药品、耗材、医疗设备供应商的价值链，可以为医院寻求长期降低采购成本的路径；分析病人价值链，可以为改善医疗服务质量提供信息；通过对竞争对手价值链的分析，可以了解竞争对手的成本状况，与竞争对手对比成本优势及不足，借以优化并调整医院价值链，消除成本劣势，争取成本优势；通过对医保与卫生政策的分析，可以确保医院未来发展规划和国家政策相吻合，充分享受国家优惠政策等。

（四）构建DRG支付方式管理机制，将医疗管理与成本管理高度融合

DRG支付方式的实施必将导致医院成本管理从传统成本管理转向战略成本管理，通过成本动因分析、价值链分析从医院宏观整体视角寻求成本控制路径。而在微观执行层面上，医院还必须以DRG为中心构建有效的管理机制，将医疗与成本管理融合在一起，有效控制成本，提升运行效率。

1. 构建DRG预算管理体系

预算管理是成本管理的重要手段，在科室（或主诊组）层面，医院应以DRG管理为核心构建预算管理体系。医院对科室（或主诊组）按照DRG分组所确定的医保支付标准、DRG病种成本、CMI值、病种数量、平均住院日等设置预算指标，并按照相关数据设置目标，改变过去单纯按照"收入 - 成本"设置预算指标的局限。这样就会引导科室（或主诊组）按照预算所确定的目标开展医疗工作，同时实现成本控制的目标。

2. 构建基于DRG的临床路径标准化体系

研究表明，DRG支付方式对医院成本控制、医疗服务能力、医疗服务效率有明显的促进作用，但也会导致负面影响，如减少医疗服务、降低医疗质量等。DRG支付方式影响医疗行为、费用控制、资源配置、医疗质量以及卫生服务过程中的效率与公平。基于DRG的临床路径标准化体系构建是实现DRG支付方式目标的重要路径，其核心是将疾病的检查、治疗、护理、药品及耗材使用等医疗行为标准化。它有助于规范医生诊疗行为，有效避免过度医疗，维护病人利益；医生必须按照标准化的临床诊疗路径开展医疗服务，按照规范使用药品、耗材，这有助于控制成本；有助于提高医疗质量，医生按照临床诊疗规范执行是保证医疗质量的重要机制。

3. 建设DRG病种成本核算体系

DRG支付方式下，医院只有将成本控制在医保的支付标准以内才能有盈余，否则就会出现亏损。因此，医院必须建设DRG病种成本核算体系，开展DRG病种成本核算，测算出各DRG分组病种成本的数据。这是医院开展成本管理、预算管理、绩效管理的基础和前提。

4. 完善医院绩效考评机制

在DRG支付方式下，医院应重新定义与完善绩效考评机制，首先应该从医疗服务、医疗质量、效率、成本等维度构建考评体系，要按照DRG管理要求设置各项绩效评价指标。同时将DRG预算管理体系、临床路径标准化体系、成本核算体系与绩效考评体系有效融合，建立完善的绩效激励与考评机制。这样既可以实现医疗保险机构DRG支付方式政策下控制医疗费用、提升服务能力、提高服务效率的目标，还能够增强医院、科室、医务人员主动控制成本的积极性，有助于提升医院竞争优势，实现可持续发展。

六、DRG 付费体系下医院全过程成本控制思路

医保推行按 DGR 付费，建立起"结余留用、超支承担"的激励约束机制，将医疗业务活动中的经济风险由患者转移到医院，医院为取得有效收入，就必须通过缩短住院天数、减少诱导性医疗、加强标准临床路径，从而降低医疗成本。成本控制是医院根据预期目标，由成本单元在其职权范围内，在医疗行为发生前、发生过程中，对各种影响成本的因素和条件采取的一系列预防、调节措施，以保证成本管理目标实现的管理行为。DRG 付费方式下的医院成本管理不仅局限于事中控制，还要向前延伸至需求分析、成本计划，向后延伸至成本分析、绩效考核，将核算结果与临床诊疗互动。按预定成本定额、成本计划和成本费用开支标准，强化全员参与，结合标准成本法、定额成本法，建立院级 DRG 成本管控体系，关注 DRG 组付费标准和实际成本，将成本管理从事中降低资源消耗转向依从标准化临床路径的事前预防浪费，规范行为，做好医疗成本的减法。

（一）加强成本事前控制

1. 以学科功能定位为基础，控制固定成本

固定成本是在一定期间内和业务范围内，成本总额相对固定，不受工作量变化影响的成本，如固定资产折旧、人员工资等，单位工作量的固定成本会随着工作量的增加而减少。医院运营需要投入人力、房屋、设备等要素，保持一定服务规模，在一定范围内，随医疗服务数量增加，因资源共享，成本中占比较高的人员固定工资、房屋设备购置费等固定成本会被摊薄（尤其是需要设备的检查治疗等服务），使服务边际成本小于平均成本，对某 DRG 组来说节省了部分成本，获取规模经济效应。医院应结合自身功能定位，对未来的成本水平及其发展趋势进行预测与规划。在此过程中，医院应明确各学科发展方向，合理投入各项资源。一般来说，资源投入越多，未来期间所需承担的成本费用越多。DRG 支付标准中的权重是对每一组 DRG 资源消耗程度所给予的权重值，反映该 DRG 组资源消耗相对于其他疾病的程度，其经过专家委员会的综合评价，在一定程度上也反映了不同 DRG 组的技术难度。通过将历史数据与 DRG 支付标准权重对标，医院可判断分析各学科所处水平。假设三级甲等综合医院中某学科历史数据中大多数病例分组归属于相对权重（relative weight，RW）＞2 的 DRG 组，那么该学科一般应为医院优势学科或疑难重症诊治学科，在医院资源的分配过程中应予以扶持与倾斜，同时意味着该学科需承担更多的成本费用。假设三级甲等综合医院中某学科历史数据中大多数病例分组归属于 RW＜1 的 DRG 组，那么该学科一般属于医院弱势学科。因此，医院要综合考量经济效益与社会效益规划学科发展，将学科运营成本作为重要决策指标。

2.基于临床路径建立标准化成本，降低变动成本

变动成本是指成本总额随着业务量变动而成相应比例变化的成本，如卫生材料费、药品费等。在医保将住院患者从入院到出院诊疗全过程按 DRG 组为单位打包付费方式下，医院对患者的药品、耗材等资源投入从获得收益的主要来源转变为提供医疗服务的成本，费用管控重点转移到医院，倒逼医院主动控制这部分费用，避免不必要的药品耗材使用。DRG 付费以疾病诊断、诊疗行为及其相应资源消耗为核心进行付费，会对患者入院流程、医生诊疗流程、医疗质量监管流程产生影响，要求医院进行以诊断和操作为核心的流程优化。临床路径以循证医学证据、临床诊疗指南、临床技术操作规范为指导，针对某一疾病建立一套标准化治疗模式和程序，把握手术适应证、进入路径、标准住院日主要诊疗、重要医嘱、主要护理，开展必需检查和可选检查项目，实施治疗方案。由于 DRG 组临床过程相近，具有先天可标准化的潜质。基于 DRG 的标准化临床路径管理的核心是将疾病检查、治疗、护理、药品、耗材使用等医疗行为标准化，规范医生诊疗服务，避免过度医疗，维护患者利益。医院应当以诊疗效果为中心、以成本控制为抓手，基于标准临床路径，细致甄别每一个病例的费用及成本明细，做好同一组病例费用及成本的横向比较，找出病例间的费用及成本差异，分析差异产生的原因。

通过大数据技术，剔除严重影响变异系数的诊疗项目，有针对性地优化临床路径，降低 DRG 成本，提升诊疗效率。针对药品、耗材成本占比较高的 DRG 组，医院可结合药品耗材常态化集中带量采购相关政策，在优化临床路径过程中主动提高集中采购目录中药品、耗材使用量。针对非必要的医技检查项目，应结合大型医用设备检查相关指标判断是否纳入该病种的医嘱中。针对治疗手术类项目，成立专家团队，通过对以往病例的回顾性分析，对每项诊疗行为及其对应医疗服务项目进行归类，包括医疗服务项目名称、次数、该医疗服务项目的应用目的、应用与不应用该医疗服务项目相比衡量指标的统计学差异；根据分析回顾结果，筛选应用次数多的及应用结果评价有差异的医疗服务项目，作为关键诊疗行为，按时间顺序列出基本医疗流程。经过医院各专业委员会进行审核评价后，内置于信息系统，前置管控规则，临床医生按 DRG 预分组系统的标准临床路径、标准 DRG 成本的预警提示，比较资源消耗和支付标准的差异，减少不必要的医疗支出、缩短住院时长、加快床位周转、减少药品耗材支出，实现费用管控智能化、可视化，诊疗行为的规范化，资源利用效率的提高。

3.结合预算编制，分解成本控制目标

预算编制是医院事前优化资源投入，进行成本控制的重要手段之一。预算为成本提供目标，协调平衡各部门关系，对可控成本进行干预、控制；成本为预算编制和执行提供数据，确保收支平衡。预算过程体现成本意识、成本过程反映预算思想，预算、成本管理与临床业务互动，实现资源全过程全方位控制，

从源头杜绝资源重复、闲置、浪费，提高资源配置和使用效率。在 DRG 付费方式下，医保按疾病诊断分组确定的支付标准为医院的盈亏临界点，促使医院将支付标准作为成本管理目标。医院可建立基于 DRG 的预算管理体系，对于重点管控的支出事项，预算归口管理部门可根据业务工作量、次均费用、药占比、卫生材料占比等医院绩效考评的要求，将支出预算分解至成本责任单元。医院预算管理体系中可引入 DRG 相关指标，对科室（或医疗组）按 DRG 分组确定的每一类疾病医保定额支付标准、DRG 组成本、CMI 值、病种数量、平均住院日等设置预算指标，依据相关数据设置目标，改变过去项目付费体系下单纯按"收入、成本"设置收支预算指标的局限，引导科室（或医疗组）按预算所确定的目标开展医疗工作，避免过度医疗、大处方，实现成本控制的目标。科室（或医疗组）可根据责任人或成本对象进一步将按病组"打包"支付下的成本分解至医疗组或 DRG 组。医疗组是医院成本责任的最小单元，将成本控制目标分解至医疗组是医院精细化管理的深入推进方向。结合临床路径管理，在科室的基础上细化 DRG 病组，以 DRG 病组作为预算编制单位，优化医疗资源配置。

（二）强化成本事中控制

1. 强化预算执行硬约束，落实事中成本控制

医院可把 DRG 组实际费用划分为定额成本、定额差异，分析差异产生原因，予以纠正，在发生费用时，及时揭示实际成本和定额成本的差异，进行成本的事中控制。医院利用预算执行的刚性管控，一方面可对预算归口管理部门开展按季度、按月度的事中成本管控，对于超预算执行的实现预警；另一方面实时监控重点品规药品、耗材进销存，利用智能监管系统拦截不合理用药和不合理使用耗材行为。同时，医院应将按 DRG 支付相关病组收入、成本数据纳入预算执行情况进行日常监管，实时掌握各项指标的异动情况，便于加强成本管控，强化预算对医疗成本管理的约束力。

2. 内置 DRG 预分组系统，对标临床路径监控

DRG 是医院控制费用的有效工具，临床路径是有效的临床质量管理工具。医院要组织临床专家，研究疾病谱，制定标准化临床路径、多样化临床路径分支，适应疾病诊疗过程中的复杂性、变异性和临床路径退出率高等问题，实现诊疗规范、费用可控。基于医护工作流程，将 DRG 预分组系统内置到 HIS 中，一方面，不能给医护人员带来操作的不便捷性；另一方面，要实现基于患者入院首诊的预分组，并将预分组的临床路径及对应的标准化成本数据提示给医师，便于医师遵循临床路径提供服务，为患者制定最优治疗方案。DRG 组成本可通过临床路径细化到每一个阶段、每一个项目，从而更细致地进行费用分解和成本管控；同时，DRG 组成本可为临床路径优化提供建议。从医护人员临床习惯、工作流程、作业数量和相应成本方面，对 DRG 进行临床路径分析，从而制定最优路径，设置关键质控点，降低 DRG 组成本。基于 DRG 组的成本控制不仅限于有开单权限的临床科室，对于检验科、麻醉科等平台科室，也应该遵循事前制定的标准化临床路径，为患者提供质优价廉的检查方法和技术支持，避免过度医疗。

（三）完善成本事后控制

1. 引入 DRG 评价指标，改革绩效分配方案

利用按疾病、按相似程度分成的若干 DRG 组，可衡量不同服务提供者间同质病例服务绩效，提高评估结果的可靠性。为引导科室（或医疗组）控制 DRG 组成本，医院应摒弃侧重收入的绩效分配方案，考虑 DRG 在资源消耗和按疾病复杂程度的分组过程，引入考虑效率、风险、难度、质量等因素的 DRG 关键指标，建立与 DRG 付费相适应的绩效管理体系，进行科室、医疗组间的横向量化对比，确保考核更科学、合理，并促进历史价格偏低、社会效益显著的薄弱学科发展。从临床科室、医疗组等层面，突出技术难度、服务质量，形成"多劳多得、优绩优酬"的绩效评价体系。医院推行基于 DRG 付费的绩效分配时，要注意强化病案质量管理，避免产生诊断升级高套 DRG 病组的情形。高套病组结算已被医保定点医院规范使用医保基金行为专项治理列为不合理收费问题之一。

2. 医院要加强病案质控管理

通过信息化智能审核与人工抽检的"人机结合"方式，保证病案书写的准确性。关注"大门诊、小病房"的专科运营，DRG 较适用急性住院病例、不适用门诊病例，医院在将 DRG 引入绩效分配中时需要注意是否存在科室为自身利益而将原可在门诊完成的患者转移到住院部，从而提高分配点数的情况。

3. DRG 成本分析报告管理

医院开展基于 DRG 的运营必然会形成大量的数据，事后成本分析需要基于医院成本数据中心，结合 DRG 分组情况，形成医院、科室、医疗组的 DRG 成本分析报告。医院可按《关于加强公立医院运营管理的指导意见》（国卫财务发〔2020〕27 号）要求，围绕人力、财务、物资、基础运行、综合决策等领域，医疗、医保、药品耗材等事项，建立预算管理、全成本管理等运营管理系统、基础平台、数据接口和运营数据中心，从业务信息系统抽取用于支持运营管理决策的 DRG 组相关数据，实现对资源配置和消耗全流程管理。定期召开 DRG 成本分析会，制定成本管理目标，细化任务，深挖成本节约潜力。成本分析报告面向战略层、经营层和业务层，分别分析责任人执行情况与既定成本控制目标之间的偏差。成本分析可运用比较分析法、趋势分析法、结构分析法、因素分析法与比率分析法。医院可建立基于 DRG 的财务分析指标体系，重点关注成本控制措施开展的有效性，分析成本控制的薄弱点及形成原因，提出改善建议，支持运营决策。

七、医院开展 DRG 付费体系下成本控制的关键点

DRG 付费改革可促进医院提升服务能力、降低医疗费用、提高服务效率，减轻患者疾病负担、优化医疗服务流程、提高病案填写质量，但需要医院内部成本管理制度、人才和技术等配套。医院开展 DRG 付费体系下成本控制的关键点在于：建立基于 DRG 成本控制的组织体系、成本控制制度，并优化信息化系统，分别为付费提供组织保障、制度支撑和技术支持。

1. 建立基于 DRG 成本管理的组织体系

DRG 成本控制思路的落地，需要医院全员按统一部署和方案实施，需要各职能部门协同配合，形成闭环下的紧密共同体。医院应成立 DRG 支付下的工作领导小组，明确各部门分工。各部门均应跳出自身的岗位角色，站在全院的角度认识并理解 DRG，才能更好地实现医疗成本的有效控制。为实现成本管理理念、方法和技术融入核心业务工作流程，强化成本管理意识，医院应组建深入临床、帮助临床理解数据并分析数据的团队。随着卫生事业的不断发展，医院治理能力现代化水平的不断提升，一方面管理人员需要懂业务，另一方面也需要把时间还给医护人员，让医护人员全心为患者服务。

DRG 时代的到来加快了业务与管理的融合，成本核算结果的分析与应用是成本管理的重要环节。为顺应 DRG 支付方式改革，提升医院整体绩效，医院应加快运营服务团队的建设，选取懂管理、有财务知识、愿意为业务服务的人员组成团队，以运营数据中心为支撑，发挥管理专业优势，搭建管理部门与临床科室间的沟通桥梁，快速响应临床管理需求，以 DRG 支付在医院的纵深推进为抓手，围绕医院运营管理，为提高科室运营效率助力，帮助科室达成"提质、降本、增效"的运营目标。

2. 建立基于 DRG 管理体系的成本控制制度

以 DRG 为抓手的成本控制流程比按项目付费更复杂，医院应建立基于 DRG 管理体系的成本控制制度，以便将基于 DRG 成本管控的流程固化，并激励全院职工实施。该制度内容应涵盖 DRG 成本核算方法、临床路径标准化流程、基于 DRG 的信息化控制节点、相关绩效分配方案以及事后成本分析的主要内容等。

3. 基于 DRG 成本控制体系优化信息化系统

在 DRG 付费体系下，及时、真实、准确采集、整理、计算、分析庞大成本数据，离不开信息系统按数据逻辑处理要求的支持，需要医院将成本核算与相关的信息系统关联，HIS 系统、病案系统、收费系统和医保结算系统互联互通，构成内部业务闭环，引入统一的 DRG 分组器，开发用于同 DRG 分组器交互数据的接口，与药品耗材管理、资产管理等打通，使系统互相兼容、数据统计口径统一。同时，医院应将现有字典库与医保版收费项目、药品、耗材等编码对

接，实时获取患者入组反馈数据。只有将成本核算相关系统互联互通，才能实现患者入院时根据入院诊断预判断入组、DRG 费用情况，并按标准化临床路径控制成本。如果治疗方案出现变化，系统应自动调整对应目标成本，得到准确的 DRG 分组结果，比较 DRG 组医保付费与患者产生的成本，可以判断某 DRG 组成本收益率。

第四节　公立中医医院战略成本管理

一、组织机构及职责

为保证医院成本核算工作正常有序开展，医院应当成立成本核算工作领导小组，明确承担成本核算工作的职能部门。成本核算工作领导小组应当由医院主要负责人担任组长，总会计师或分管财务的副院长担任副组长，成员包括财务、医保、物价、运营管理、医务、药剂、护理、信息、人事、后勤、设备、资产、病案统计等相关职能部门负责人以及部分临床科室负责人。成本核算工作领导小组主要负责审议医院成本核算工作方案及相关制度，明确各部门职责，协调解决成本核算相关问题，组织开展成本核算，加强成本管控，制订相匹配的绩效考核方案，提升运营效率。

承担成本核算的职能部门为成本核算部门，是开展成本核算工作的日常机构。医院根据规模和业务量大小设置成本核算岗位。成本核算部门主要职责是：制订医院成本核算工作方案及相关工作制度等；确定成本核算对象和方法，开展成本核算；按照相关政府主管部门的规定定期编制、报送成本报表；开展成本分析，提出成本控制建议，为医院决策与运营管理提供支持和参考。

医院应当根据自身实际情况确定提供成本核算数据的部门，各部门均应当设立兼职成本核算员，按照成本核算要求，及时、完整报送本部门成本核算相关数据，并确保数据的真实性和准确性，做好本部门成本管理和控制。医院各部门在成本核算过程中应当提供的数据信息资料如下。

1. 财务部门

各部门应发工资总额，邮电费、差旅费等在财务部门直接报销并应当计入各部门的费用；门诊和住院医疗收入明细数据。

2. 人事薪酬部门

各部门人员信息、待遇标准（包括职工薪酬、社会保障等）、考勤和人员变动情况。

3. 医保部门

与医保相关的工作量和费用。

4. 后勤部门

各部门水、电、气等能源耗用量及费用；相关部门物业、保安、保洁、配送、维修、食堂、洗衣、污水处理等工作量和服务费用。

5. 资产管理部门

各部门固定资产和无形资产数量、使用分布与变动情况，设备折旧和维修保养、内部服务工作量和费用。

6. 物资管理部门

各部门卫生材料、低值易耗品等用量、存量和费用。

7. 药剂部门

各部门药品用量、存量和费用。

8. 供应室、血库、氧气等部门

各部门实际领用或发生费用及内部服务工作量。

9. 病案统计部门

门诊、住院工作量，病案首页及成本核算相关数据。

10. 信息部门

负责医院成本核算系统的开发与完善，并确保其与相关信息系统之间信息的统一与衔接，协助提供其他成本相关数据。

11. 其他部门

其他与成本核算有关的数据。

二、公立中医院战略成本管理体系构建

（一）战略环境分析

以 L 市 Z 医院为例，医院建立了医联体和医疗集团双系统并行、中西医并重的帮扶合作模式。以加快基层服务能力提升和资源均衡布局为重点，打造了"三江模式"和"三二一"三级联动紧密型医联体建设的新模式、新品牌。陆续建设了覆盖 L 市"四县一区"5 个二级中医医院的医联体网络，以及覆盖 25 个医共体乡镇卫生院的服务网。屡获全国卫生计生系统先进集体、全国示范中医医院、全国百佳中医医院、全国文明单位等多项殊荣。医院日益发展成为成长于柳江河畔、享誉八桂大地、在全国有一定影响力的全国市级龙头中医医院，提高医疗技术水平、运行效率和运营效果成为医院运营管理主要目标。其优势

在于全国地市级龙头的中医药影响力较高，中医医疗服务规模指标位居区域内首位，集团差异性同质化发展，机制比较科学，悠久的医院历史积累了良好的社会知名度、美誉度和公众形象，中西医优势互补的核心竞争力较强，医院发展目标明确；劣势在于多院区发展模式导致每床位占用成本高；机遇在于依托医联体、医疗集团协同发展的战略联盟，应用远程医疗、人工智能等信息化手段，促进医疗技术发展和服务管理效率提高；风险在于财政补偿不到位，三医联动不协调，医保资金占用量较大等。

（二）成本管理目标明晰化

L市Z医院紧跟新时代的医院发展定位，建设中医药传承创新中心、区域中医医学中心、区域中医药发展中心、区域中医诊疗中心、全国地市级示范性龙头中医医院、桂中地区壮医诊疗基地。确立了以学科建设为核心、以人才培养为重点、以集团化和网络化为管理框架、以强化核心竞争力和创新能力为抓手的医院战略目标。以该战略目标为导向，结合国家政策和医改要求，拟定了成本管理目标，一是收支总体平衡，略有结余；二是紧扣"过紧日子"的原则，优化成本结构，进一步做好两降一升（药品和卫生耗材成本下降，人员经费逐年增加）；三是着力学科建设，扩大影响；四是加大科教投入，补齐短板；五是提高决策质量，注重绩效。

（三）成本预算全面化

为将成本管理目标逐年落实，将年度目标与年度成本预算相结合，根据战略部署全面有重点地安排年度成本预算，做到以收定支、收支平衡、统筹兼顾、保障重点。L市Z医院年度成本预算以缩短平均住院日、优化成本结构等目标，重点投入到主动调整病程结构、推动学科快速发展、持续深度融入大学、深化智慧医院建设、促进管理全面转型等领域，切实保障高端人才引进支出、人员绩效奖金支出、学科建设项目、科研专项配套支出等项目。

（四）成本决策科学化

从运行模式、发展模式、医院文化等方面构建医院发展战略决策支持体系。如L市Z医院根据医改政策结合战略环境分析，从人才引进、人力配置、人员管理等方面构建医院人力资源决策支持体系，如通过引进博士、名中医等高端人才以及柔性引进国医大师，不断积蓄领军力量，通过逐年提高人员待遇，改进绩效管理方案，将绩效分配向骨干人员倾斜，稳定中流砥柱，通过后勤社会化、劳务派遣方式减轻医院负担；从基建项目、设备项目、信息化项目等方面构建项目建设决策，如通过与银行、企业、信息支持等第三方合作开发、研究、落实互联网＋健康项目，实现多方共赢；从药品采购、耗材采购等方面构建物资采购决策，开展医用耗材应用效果评价和决策，指导临床使用更高效、更安全、更经济的医用耗材，切实改善患者就医感受；建立"三重一大"事项集体决策制度，在相关议题上会前，对于专业性、技术性较强事项，组织专家进行论证、技术咨询、可行性分析和决策评估；建立医疗器械采购招标前论证流程，从同类医疗器械使用情况、医疗器械可收费情况、预计使用效率情况等方面对拟采购的医疗器械进行综合评估论证，做好事前控制；建立经济合同汇签管理制度，对涉及经济类的合同在签署前由归口科室、采购、法务、财务、审计、院办等部门进行审签及归档。

（五）成本核算精细化

1. 科室全成本核算

在科室全成本核算中，重点关注以下精细化核算关键点。

（1）科室字典 作为科室成本核算的框架基础，每一个科室即一个成本中心，科室字典的颗粒度决定了管理精细程度。因此应根据医院管理需求进行设置，以树形结构为基础便于逐级汇总，同时为未来管理提升留下空间，并完善科室字典更新调整流程。

（2）人员归属 通过计算医师月门诊工作时间系数，将医师人员成本分别直接核算至门诊和病房；根据实际床日数计算各病区应承担的人员成本，分别直接核算至相关病区；人员字典里增设管理口径，可以根据实际工作院区选择成本科室；完善人员字典的更新调整流程等。

（3）物资管理 应建立二级库管理模式，以实际消耗核算成本，实行高值耗材逐一条码追溯管理、低值耗材定制包条码管理，逐步实现零库存管理或零风险托管。医院已经建立了医用耗材供应加工配送一体化管理模式（SPD），将医用耗材从院外的供应、配送与院内的计划、请领、入库、打包、传送、出库、使用、消耗、盘点及结算等流程整合起来，实现了医用耗材实耗实销及零库存管理。

（4）内部服务 通过梳理内部服务项目、量化内部服务成本与价格、以内部服务价直接核算受益科室成本，或作为间接成本分摊依据，以及完善内部服务项目及价格更新调整流程等方法，将内部服务成本核算体系建立起来，将相关成本中心转化为利润中心。

2. 医疗服务项目及病种成本核算

以"服务项目消耗作业，作业消耗资源"为指导思想，以医院的医疗业务流程和科室成本核算数据为基础，归集项目直接费用，以成本动因作为间接费用的分配依据，采用各自不同的分配标准，追踪资源消耗过程，分配计算项目间接成本，从而实现对医疗服务项目进行成本核算。核算的关键在于业务流程的梳理、作业库的本地化、非增值作业的替换性分析等。病种（DRG）成本核算，是在作业成本法项目成本核算的基础上，根据标准临床路径、DRG分组路径等将相关项目成本累计后，加上可单独收费耗材成本和药品成本的结果。核算的关键在于临床路径的标准化、DRG 分组的科学性、病案首页数据的规范性。

（六）运营分析体系化

运营分析应以成本核算为基础，整合业务相关数据，全面反映医院运营状况并突出揭示重点问题。战略运营分析提倡成本与效益的最佳配比，除了要求对显性成本因素进行常规分析，更应注重对隐性成本因素如人才培养及学科发展等方面投入成本的深入分析。建立常规指标分析—异常信息发掘—问题成因剖析—临床实际调研—决策辅助支持等分析流程，通过业财融合的方式将运营分析信息丰满化、立体化、可视化，以办公自动化系统（OA）、手机 APP 等形式分别及时推送至院领导、职能部门和临床业务科室，协助相关决策者制定和落实管理措施。

（七）成本控制标准化

医院成本控制应遵循经济性、因地制宜和全员参与原则，综合应用预算约束控制、财务审批控制、执行过程控制、优化资源配置、提高效率等控制措施。

1. 预算约束控制

在预算编制环节，采用零基预算法对归口部门编制的成本预算，坚持以工作计划、开支事由和年度预算目标为依据，对于招待费等有政策性限制的支出应严格控制编制标准，对于医用耗材、药品等与医疗收入有比例关系的支出应实行定率控制；成本预算应经预算管理委员会集体审议后正式批复下达，由归口管理部门严密监控执行情况，将预算项目和预算额度嵌入预算管理信息系统，根据"无预算不开支、超预算不超支"的原则实行在线控制；预算考核以年度预算目标、财政项目绩效目标、设备采购预期效益等为标准，分别对日常经费支出、财政专项支出及设备采购支出进行全方位考核，以提高预算执行绩效。

2. 财务审批控制

建立和健全财务审批制度，根据合法合规、预算归口、分级授权、一事一批等原则对支出事项进行严格审批，将预算归口部门审核和财务部门预审环节前置，完善财务审批流程；将国家或行业支出限制性标准嵌入支出控制管理系统，推进实行在线实时控制，提高审批效率。

3. 执行过程控制

以医用耗材定率定额双控为例，根据各业务科室历史耗材实际成本消耗的加权平均数，结合年初制定的医疗收入预算，制定出各业务科室当月耗材消耗成本定额和定率，用当月实际耗材成本消耗额及实际耗材成本占医疗收入比指标与定额、定率指标对比考核，定额超支、定率不超视为业务量增长引起支出同比增长，定额、定率均超标，视为异常超支，归口科室设备科开展定期点评；在经济合同执行过程中严格按合同约定的相关经济事项及额度进行复核控制。

4. 优化资源配置

在人力资源配置过程中实行定编定岗，发挥绩效考核的激励和约束作用；在住院床位资源配置中充分考虑学科规划，同时对使用率不高的专科床位进行调整；在门诊诊室资源配置中根据专科特点开设门诊、护理门诊以及中药门诊；在设备资源配置中强化设备使用效率考核，实施医疗设备集中调配方案，设立医院专用设备中心库房，对使用率不高的专科设备实行低成本或零成本共享制；在物资资源配置中以保障医疗技术发展和医疗质量安全为前提，以调整病种结构为导向，优质病种相关物资优先供应。

5. 提高效率

通过强化门诊诊间使用率考核、大力推进多学科会诊等提高门诊工作效率；通过普及推广日间手术、压缩医技检查周期等提高住院工作效率；通过专项绩效考核与分配工作提高人员和设备效率，通过优化治疗执行、信息管理、结算等流程提高当日结算率。

（八）成本考核个性化

将成本中心按职业特点划分为不同考核类型，对临床科室重点考核床位资源占用、诊室资源占用、中医药服务占比、有效工作量占比、手术间资源占用等成本相关指标；对医技科室重点考核设备投入产出率、变动成本率等，并将成本效益与预约检查/治疗周期考核相结合；对于护理单元重点考核岗位贡献、手术室高值耗材管理、病区低值耗材管理等指标；对行政管理部门重点考核支出预算执行率、预算目标完成率、支出控制政策制定情况等；对后勤服务部门重点考核内部服务完成率、外包项目性价比等。

三、DRG 成本在多层级运营管理中的应用实践

医院不同层级的管理人员在医院运营管理中的职责范围不尽相同。战略层决策人员应当根据其获取的全院层面的 DRG 成本数据，对医院未来 DRG 的发展方向做出决策，确定医院下一步管理方向。经营层管理人员需要获取不同科室之间的成本比较数据，用以分析不同科室的成本差异，在战略层的规划指引下，有针对性地制定行之有效的管理方案及措施。业务层管理人员应当获取本科室内部成本明细数据，结合临床诊疗需求，修订临床路径，优化成本结构。

不同层级的管理者均是基于各自获取的成本数据，做出各自的决策。由于

数据来源的一致性，可使不同层级的管理者的决策相互呼应，步调一致。战略层决策人员能制定正确的管理方向，经营层与业务层的管理人员能沿袭既定的方向并逐层细化落实。DRG 成本能真正发挥其应有的效能，帮助医院提升运营管理水平。通过剖析不同层级管理者如何通过各自获取的成本数据，分析原因、做出决策、制定方案、精细管理。

1.DRG 成本在战略层管理中的应用

L 市 Z 医院完成了 DRG 成本核算，将医院层面的 DRG 收入成本数据、DRG 组盈亏情况、分类别 DRG 组盈亏情况等以报表的形式汇报给战略层决策人员，使其直观地了解医院 DRG 运行的整体情况、优势和劣势，进而确定医院下一步的发展方向。如战略层决策人员通过 L 市 Z 医院不同类别 DRG 组的盈亏情况，了解到该院部分手术类 DRG 组成本控制情况相对于按疗效价值付费组较差，因此做出了医院应当控制手术类 DRG 组成本，提升按疗效价值付费组的诊疗效率的战略决策，并在医院的医疗工作会议上将该决策传达至相关职能管理科室。

2.DRG 成本在运营层管理中的应用

L 市 Z 医院向运营层管理人员推送的 DRG 成本数据主要为全院不同科室之间的 DRG 成本比较、不同 DRG 成本结构的比较等更为细致化的 DRG 成本数据。通过对这些数据的比较分析，相较于战略层决策人员，运营层管理人员能更准确地分析出管理的细化方向，有针对性地提出运营管理方案，提升医院医疗服务能力及效率。如通过分析外科手术类 DRG 在不同科室间成本差异数据，发现问题发生的主要原因在于药耗成本，因此，控制该 DRG 成本的重点在于控制其药品成本及卫生材料成本，提出管理方案，对应的成本控制可以从以下三个方面着手。一是通过集中采购、带量采购等方法，降低药品及卫生材料的采购价格，把好药品和卫生材料的入口关。从药品及卫生材料进入医院的环节开始控制成本，形成一套完整的药品、卫生材料全流程监管体系，涵盖遴选、采购、验收、储存、申领、发放、临床使用、监测与评价等环节，深化、细化成本管控措施，借助信息化手段和科学分析方法实现精细化管理。二是通过对相关科室下达药品、耗材目标任务。针对关键成本控制指标，如出院患者平均药品费用及出院患者百元医疗收入卫生材料消耗，根据科室运营特点、手术术种、病种结构及历史数据趋势，提出上述两个指标的控制要求。三是强化对"关键少数"的监管。对特定的药品及卫生材料严格适应证管理，限制使用科室；借助循证医学和卫生经济学的方法加强卫生材料的准入管理；重点监控使用金额较大或增长较快的卫生材料，具体到卫生材料的规格型号，分析其增长原因并有针对性地提出管理建议。

3.DRG 成本在业务层管理中的应用

业务层主要是各临床医技科室的管理人员，管理重点主要为如何提升医疗服务水平、高效地诊治患者，同时降低诊疗成本。L 市 Z 医院为业务层管理人员提供了本科室 DRG 成本结构及科室内不同医生组 DRG 成本结构的比较等数据。根据 L 市 Z 医院制定临床科室控制药品成本及卫生材料的成本目标，科室主任根据本科室 DRG 成本数据，结合科室本身的诊疗特点及药耗考核目标，以诊疗效果为中心、以成本控制为抓手，根据同 DRG 不同病例间的成本比较，分析成本差异产生的原因，有针对性地优化临床路径，降低 DRG 成本，提升诊疗效率。

（1）调整临床路径中的药品目录，尽量选用已纳入集中采购目录的药品，以及鼓励院内制剂使用，减少非临床诊疗必要的药品使用。

（2）调整临床路径中卫生材料的使用，根据临床需求选择更为质优价廉的集采卫生材料，同时提高不可收费卫生材料的使用效率，减少浪费。

（3）仅保留为病例筛查和手术准备所必要的检查化验项目，降低检查和化验成本。

（4）提升手术效率，合理安排手术时间。

（5）通过开展新技术新业务，减少术后康复时间，加快患者收治和转入、转出的速度，提升科室医疗服务收入占比。

（6）确保医疗质量前提下提供和使用中医药服务，探索符合中医药服务特点的 DRG 付费方式，加大按疗效价值付费、中医优势病种付费范围，继续开展新增病种的诊疗与服务，做好疗效价值保障，利民惠民，共建和谐。

4.DRG 成本在技术层管理中的应用

抓住中医医院 DRG 成本管理和运营效率的提升关键问题，平均住院日是衡量医院资源利用效率的重要指标，而中医护理的"辨证施护"模式因其个体化、精准化的特点，能够有效优化护理路径，缩短住院周期。同时，中医特色护理服务的推广可提高中医护理收入占比，增强医院差异化竞争力。通过建立标准化的辨证施护路径，明确不同病种的护理节点，避免护理措施重复或滞后，从而缩短住院时间，在保障医疗质量的同时，优化成本管理，提高运营效率。可以从以下四个方面着手：一是建立多学科协作团队，整合中医医师、护理人员、康复师等资源，制定标准化辨证施护路径；二是加强护理人员培养，提升护士的中医护理技能，确保辨证施护的规范化和同质化；三是加强信息化管理，利用电子病历系统动态监测护理路径执行情况，实时调整优化方案；四是运用绩效激励，将中医护理收入占比纳入科室考核，激励医护人员推广中医特色护理。通过"辨证施护"路径优化，在降低患者平均住院日的同时，提升中医护理收入占比，从而实现医院运营效率与医疗质量的双重提升。

第五节　管理案例

◆ 案例一 ◆

DRG 付费体系下医院成本核算实践探究——
以按疗效付费的中医优势病种为例

　　我国从 2009 年开启了新一轮的医疗制度改革，在促进社会公平正义、保障及改善民生等方面先后发布多项措施，完善并推进医改实施落地。2017 年 9 月，全国公立医院药品加成已全部取消。2020 年 1 月，耗材加成也全部取消。一系列的政策不但导致公立医院市场份额被占，且医疗收入增长点受限。而多项推进发展中医药文件出台，使得"中医"不再成为中医系列医院独有的王牌。在新医改方案的实施和医疗卫生体制改革不断深化、公共财政投入不足的严峻现实面前，中医系统面临巨大压力，医院经济运营管理必然进入以成本控制为主导的新阶段。

　　L 市作为国家首批试点城市于 2017 年开始实施 DRG 支付方式，Z 医院在科室全成本核算的基础上，探索开展基于作业成本法的 DRG 成本核算。通过成本归集、资源分配、作业模型建立，采用作业成本法获得全院所有医疗服务项目成本数据，再使用项目叠加法完成全院 DRG 病组成本核算，运用核算结果开展按疗效价值付费及相关 DRG 入组手术病例成本收益对比分析，挖掘 DRG 成本管控的方法及重点，提升医院精细化管理程度。为优化病组结构、助力专科发展、强化绩效考核提供有益参考，为医院发展战略定位、管理决策指明方向。

一、研究背景和意义

（一）研究背景

　　2009 年被称为中国新医改元年，以国家《关于深化医疗卫生体制改革的意见》为启动标志，预示着新一轮医改序幕就此拉开。根据 2012 年国务院颁布的《"十二五"期间深化医药卫生体制改革规划暨实施方案》，提出阶段性的管控目标，一是控制患者医疗费用的增长，二是加强医保在医疗服务中的监控作用，三是通过多样化的复合医疗付费方式，如医保总额预付、按病种以及按项目付费等，正确引导医疗机构形成控制成本的主动意识，加强费用核算和控制，将医疗卫生改革工作推进到新的实施阶段，推进医院高质量发展。2015 年国务院办公厅《关于城市公立医院综合改革试点的指导意见》再一次明确了医保付费改革方向，要逐步减少总额、病种以及项目付费的方式，通过学习借鉴国际先进经验，建立以病种付费为主、以服务单元等方式为辅的复合型模式，鼓励医保推行按疾病诊断相关组（DRG）的付费形式。以建立保障可持续、调动积极性、维护公益性的公立医院运行的新机制

药品、耗材加成的相继取消，一系列举措标志着公立医疗机构彻底告别"以药养医""以耗补医"的时代，政府也由原来的划桨人变为掌舵人。随后，绩效薪酬制度改革试点、现代医院管理制度、加强公立医院运营管理等各项政策悉数落地。外部环境及改革政策的变化，公立医院运行发展的环境和基础从根本上发生了改变，在去"利益化"、去"规模化"、以公益性为导向等高要求下，作为三医联动主体之一的医疗机构，实际经营状况并不乐观，据统计，疫情期间全国城市公立医院亏损率已超过30%。2021年6月，国家卫生健康委、国家中医药管理局出台《关于进一步加强综合医院中医药工作推动中西医协同发展的意见》，明确要求要创新中西医协作医疗模式、提升中医诊疗规范化水平，国家发改委同步出台《"十四五"优质高效医疗卫生服务体系建设实施方案》，其基本原则中明确要求建立符合中医药特点的医疗服务体系，发挥中医药特色及比较优势，努力推动中医药与西医药的相互补充、协调发展。由此可见，不论是新医改下医保支付方式的变革，还是实现取消药品加成后进而取消医用耗材加成，都对医院成本的管理提出更高要求，而一系列推进发展中医药的文件出台，在全国综合性医院推进中医诊疗发展的同时，中医系列项目的竞争更趋于激烈，中医竞争市场全面化、扩大化，对其成本核算及管控、提高精细化管理水平更是势在必行。

（二）研究意义

我国新医改的白热化，促使医院发展逐渐法人化、市场化，医院运营管理既具有事业单位元素，但更多的是企业成分，"竞争"成为现代医院存续发展不可回避的现实。在医药耗分离的趋势以及公共财政投入不足的严峻现实面前，医院经济运营管理必然进入以成本控制为主导的新阶段，按疾病诊断相关组付费的方式，颠覆了原来"做多少得多少"的按项目付费理念，在此前提下，作为L市唯一一家三级甲等综合性中医医院，对疾病诊断相关组成本开展设计及核算，重点研究按疗效价值付费病组与相关DRG入组手术病例的成本收益对比分析，一是有助于准确、全面地反映医院病组真正的成本信息，在控制不必要费用的同时，有效提高医院资金使用效率，选择优势项目，达到调结构、降成本的目的。同时，对全国医保付费改革、中医治疗方式选择具有重要指导意义。推进公立医院真正实现社会医疗服务的职能，达到患者医疗消费合理化以及缓解看病贵的矛盾，为建立基于成本的支付价格形成机制提供条件和支撑，最终促进国家医疗卫生事业的健康、良性发展，对提高医院经济效率和社会效益均具有重要的现实意义。

二、相关概念及理论基础

（一）疾病诊断相关分组（DRG）预付费

疾病诊断相关分组（DRG）预付费，则是在 DRG 分组的基础上，通过测算制定出每一个组别的付费标准，并以此标准对医疗机构进行预先支付的一种方法。

目前，国家医疗保障局已公布 30 个 DRG 付费国家试点城市名单，并按计划深入推进医保 DRG 支付制度改革，根据国家统一指导及工作安排，L 市出台了《L 市医疗保险总额预付下的 DRG 病种分值（点数）付费方式试点改革实施细则》《L 市社会医疗保险付费总额控制管理办法》，在 L 市的 DRGs 分组基础上，测算制定具体每组别的付费标准，以此对该市医疗机构进行医保费用预先支付。

（二）按疗效价值病组付费

按疗效价值付费，对病症诊断是否明确、疗效能否简易评估，在运用成熟的、传统的中医技术治疗，并且治疗效果与手术治疗相似的病种，列入与手术治疗组同等的病组进行打包付费。DRG 源于美国，具有科学性和合理性，是纯西医诊疗手段的评价体系。现应用到国内，如何让其具有中国特色、适应中国的土地、让其在中国生根开花是目前要积极探索和思考的。DRG 要具有中国特色，就必须使中医的特色技术、中医的诊断、中医的优势病种在 DRG 付费中体现出来，以治疗的结果来评价，突出中医诊疗的技术价值，这样才是具有中国特色的 DRG。Z 医院在临床实践过程中不断探索和创新，将中医优势病种实行按疗效价值付费，作为一种具有中国特色的 DRG 付费补充形式，获得市政府、市社保局的大力支持。只要确保疗效、病组一致，不管方法如何，实现同等的病组打包付费，更易于达到实施 DRG 付费制来控制医疗费用过快增长的目标。按疗效价值付费方式避免手术创伤、节约医疗资源消耗、节约医保基金，又减少了老百姓的医药费支出，广受老百姓欢迎。

按疗效价值病组付费是疾病诊断相关分组付费的一种补充形式，是具有中国特色的一种特殊的 DRG 付费方式，由 L 市 Z 医院在全国率先提出并试行，获国家卫生健康委、国家中医药管理局认可并作为先进典型在全国推广。按疗效价值病组付费、疾病诊断相关分组付费都是基于医疗保险总额预付下的 DRG 病组分值付费方式，在计算基准点数、成本系数等方面均进行同质化管理。两者的区别在于，同类病人主要诊断、治疗方案的不同，按疗效价值付费组为非手术治疗组，采用中医诊疗技术治疗，达到相同临床疗效。为争取将诊断明确、中医诊疗技术成熟、疗效判断指征明确的中医优势病种实行按疗效价值付费，Z

医院在与医保机构谈判中主动让出 20% 的拨付额，即同一主诊断非手术组拨付费用仅为手术组拨付费用的 80%，进而顺利推进 DRG 病组 - 按疗效价值医保支付改革落地。

（三）作业成本法相关概述

1. 作业成本法基本原理

作业成本法是通过不同"作业"环节分配间接成本至成本对象的一种核算方法。其基本原则即"产品消耗作业、作业消耗资源"，根据资源的动因将成本费用追溯并归集到各项作业中，再根据作业的动因，将作业成本追溯并归集到成本对象。"作业"贯穿于全过程，每道工序、每个环节、每项服务都可以将其视为"作业"。因其等溯源的特性，该方法可以帮助公立医院更准确地确认项目成本归属及分摊方式，从而更好地从源头体现进而控制成本。

2. 基于作业成本法的 DRG 成本核算

医院通过使用一段时期的 DRG 分组数据，按"院""科"两级，在完成科室成本核算的基础上，运用作业成本法为模型计算完成医疗项目成本核算，最后使用叠加法归集各个疾病相关诊断组成本，即首先完成医疗服务项目的成本核算，再依据出院患者的 DRG 分组的结果，将同组患者在院期间所发生的医疗服务项目、药品、可收费材料等项目成本进行累加，汇总计算某一 DRG 病组总成本，最终计算出病组平均成本。通过汇总病人所在不同服务科室，按管理视角不同，最终形成院、科两级 DRG 成本。

三、医院按疗效价值付费病组成本核算模式的构建

（一）组织工作开展

2019 年，为推进医院全成本核算工作，Z 医院做了大量前期准备，包括与软件公司洽谈、系统优化与融合、对成本单元的确认、科室间的调研沟通等。2020 年启动并完成科室成本核算，同时展开基于作业成本法的项目成本核算工作，2021 年 5 月，首次获取 DRG 成本数据的运行结果，得到了按疗效价值付费病组的成本数据。为使全成本核算工作顺利开展，医院组建了成本核算委员会，设立成本核算办公室，同时成立了按疗效价值付费改革 MDT 管理工作组，办公室及工作组由各临床科室代表、医教护研、人财物运营等归口职能部门组成。医院推行运营管理，在每个科室均设置成本负责人及成本管理员岗位，具体负责本部门的成本管理工作。财务科作为医院成本核算工作牵头部门，多次组织协调医务部、医保办、第三方服务公司，深入临床一线调研工作环节，听取多方意见及建议，开展成本相关工作，就数据采集、数据对接、项目

作业模型填报、平台建设、费用控制、资源分配等问题进行多轮探讨,最终实现医院标准化临床路径成本的可追溯目的。并以集中、分批、点对点、网络培训等多种形式普及医院成本核算原则、方法、作用等,让信息下沉至每个部室(图4-2)。

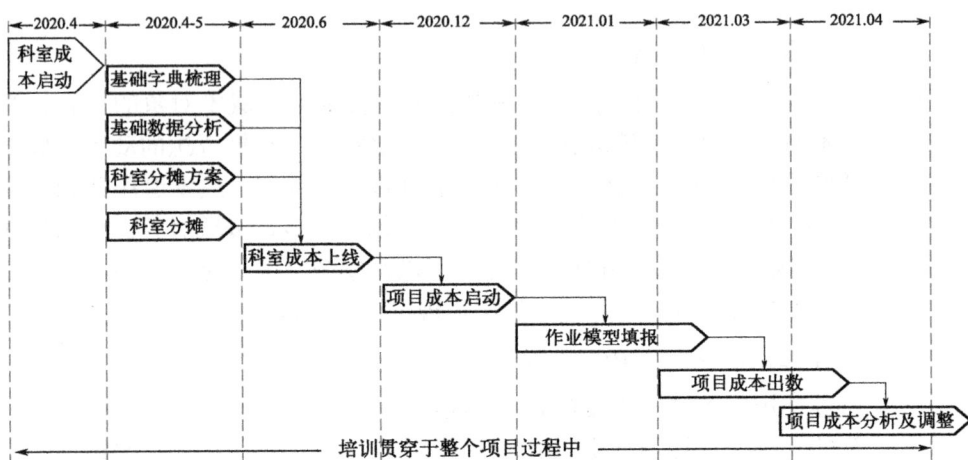

图4-2 本核算阶段性时间点

(二)搭建软件平台

1.技术框架

为实现医院病组成本核算及管控目的,Z医院与软件公司深度合作,提出具有中医特色的成本方案,建立了成本一体化系统,成本一体化方案软件实施技术框架如图4-3所示。

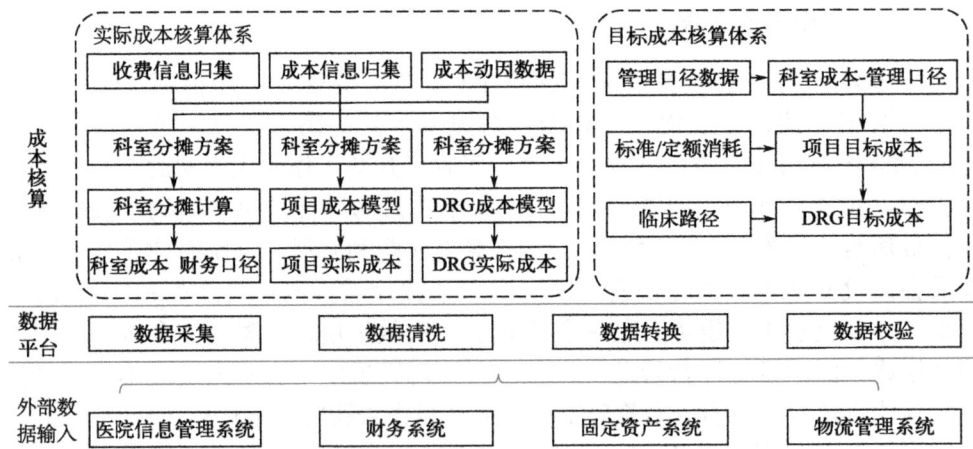

图4-3 成本核算软件实施框架

2. 构建成本核算体系

Z医院成本核算的理论体系架构分为科室、项目、DRG三部分。科室成本核算主要是通过四类三级分摊法逐项分步结转，基于医院全成本管理概念，以降低不合理成本，提高院科两级经济运行效率，达到医院高质量成本管控的最终目标。项目成本核算采用作业成本法，找到成本控制点并进行资源配置优化是核算的目标，最终提供核算结果用于指导医疗服务项目价格调整以及作为政府财政补偿的数据依据。DRG成本核算是在基于项目核算基础上，采用成本叠加法，目标是将临床路径与DRG病种成本的核算相结合，并以此为依据与社保机构进行付费标准的谈判与沟通，确定合理的医保补偿标准。（图4-4）。

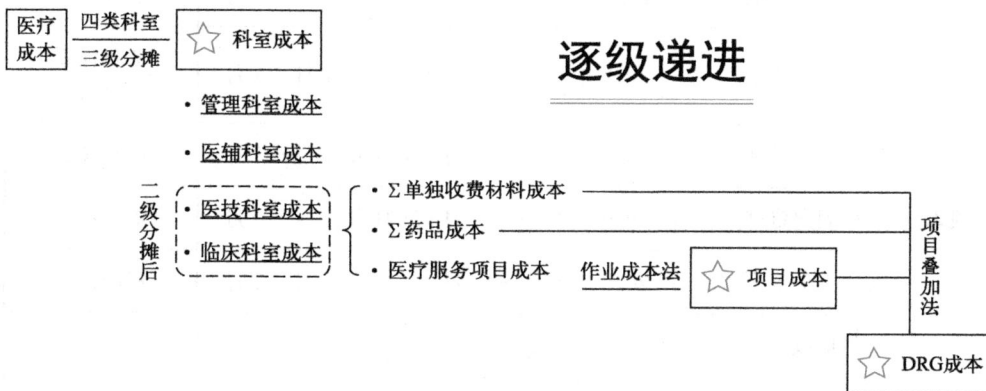

图4-4 医院成本核算理论体系

（三）实施流程

1. 科室成本核算

根据要求，科室划分为临床、医疗、医辅以及行政后勤四大类科室，在此基础上，将业务活动费用归集并分配至前三类科室，将单位管理费用归集和分配至行政后勤类科室。根据不同的计费方式，又分为科室直接费用与间接费用。科室直接费用是指能确定由该科室直接负担的费用，包括人员经费、卫生材料、药品、固定资产折旧、无形资产摊销以及其他费用中可以直接计入科室的费用。科室间接费用是指不能根据事项分类直接计入的费用。考虑业务特点、相关性、重要性等原则，按四类三级分摊方法，结合资源耗费的动因，将间接费用分配至有关科室。Z医院科室收支及服务量数据来源情况具体如表4-1所示。

表 4-1　收入、成本、工作量数据时间范围及数据来源

数据类别	名称	取数范围	来源
收入数据	门诊	2020 年 1 月—12 月 +2021 年 1 月—3 月	HIS 取数
	住院	2020 年 1 月—12 月 +2021 年 1 月—3 月	HIS 取数
	微信小程序	2020 年 1 月—12 月 +2021 年 1 月—3 月	HIS 取数
	体检收入	2020 年 1 月—12 月 +2021 年 1 月—3 月	HIS 取数
	视光门诊收入	2020 年 1 月—12 月 +2021 年 1 月—3 月	HIS 取数
成本数据	人力成本	2020 年 1 月—12 月 +2021 年 1 月—3 月	工资系统
	物资成本	2020 年 1 月—12 月 +2021 年 1 月—3 月	HRP 物流系统取数
	药品成本	2020 年 1 月—12 月 +2021 年 1 月—3 月	HIS 取数
	固定资产成本	2020 年 1 月—12 月 +2021 年 1 月—3 月	资产系统
	无形资产成本	2020 年 1 月—12 月 +2021 年 1 月—3 月	资产系统
	提取医疗风险基金	2020 年 1 月—12 月 +2021 年 1 月—3 月	
	其他成本	2020 年 1 月—12 月 +2021 年 1 月—3 月	总账取数
工作量	门诊工作量	2020 年 1 月—12 月 +2021 年 1 月—3 月	HIS 取数
	住院工作量	2020 年 1 月—12 月 +2021 年 1 月—3 月	HIS 取数
	内部服务量	2020 年 1 月—12 月 +2021 年 1 月—3 月	消毒供应室提供 Excel 导入

2. 项目成本核算

医疗服务项目成本核算，是以各临床、医技科室所执行的医疗服务项目作为核算对象，通过对各项费用归集和分配，并以此计算出医疗服务项目的单位成本的核算过程。医疗服务项目成本即等于直接成本与间接成本之和，而医疗服务项目的总成本加上药品成本、可收费材料成本以及不需要参与医疗服务项目核算的科室的成本，即构成医院的成本（图 4-5）。

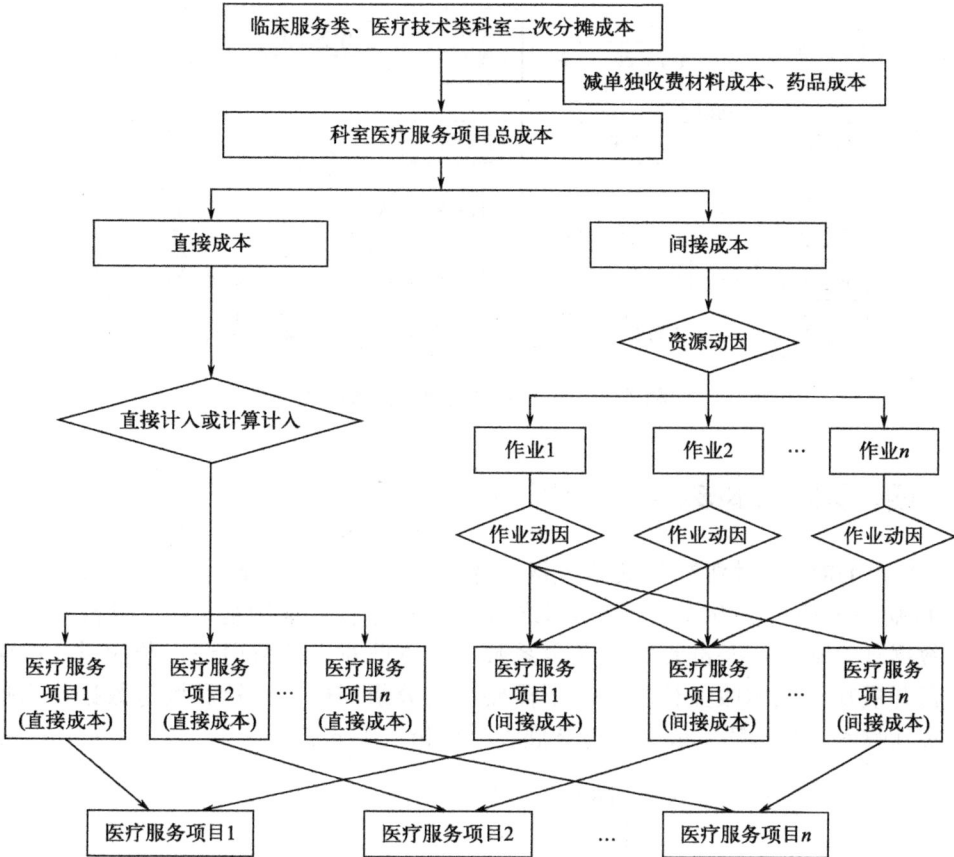

图4-5　作业成本法下项目成本核算流程

医疗服务项目成本核算工作是医院全成本核算的重点以及难点。将医院各科室执行的医疗服务项目（不包括药品耗材收费项目）为核算对象，使用作业成本法开展各项费用的归集和分配，对全院医疗服务项目划分作业，并确定每一个医疗项目中的每一个作业所消耗的人力、材料和设备等资源，最终产生医院统一、规范的项目作业库，建立科学先进的作业模型，并划分出医疗服务过程中所具备相对独立的重要环节、活动及行为，并通过指导临床、医技部门进行准确及合理的作业模型填报，才能完成项目单位成本的计算。

3. 病组成本核算

医疗服务项目即每个作业环节，病组成本由该病人诊疗期间所获得的相关服务项目即作业成本相叠加组成。作业成本法主要思想就是"医疗项目消耗作业，作业消耗医疗资源"。原理就是将各医疗科室耗用的成本资源，通过其动因追溯至服务作业中并进行分配到医疗项目当中的过程（图4-6）。

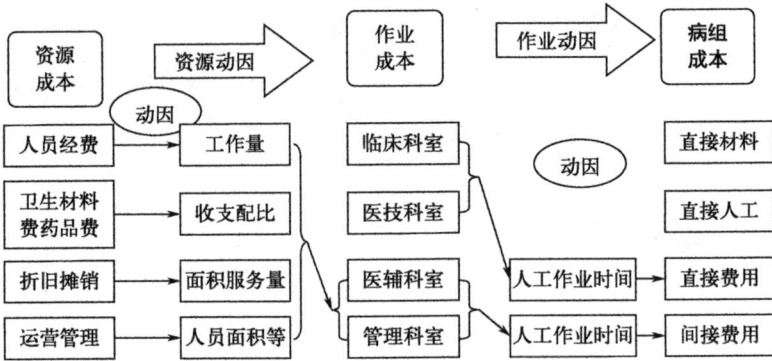

图 4-6　作业成本法病组成本模型

四、医院成本核算结果分析

L 市 DRG 预付费制与其他地区的不同在于，医院不设分组器，根据该市 DRG 病组分值付费方式试点改革实施细则，由市社保机构基于实际住院病例历史数据计算病组、基准点数、成本系数，并以此对住院费用进行预拨付。故医院在开展病组成本收益核算时，不需要考虑分组问题，以社保拨付数据作为病组实际收入，结合病组成本即可开展收益分析（图 4-7）。

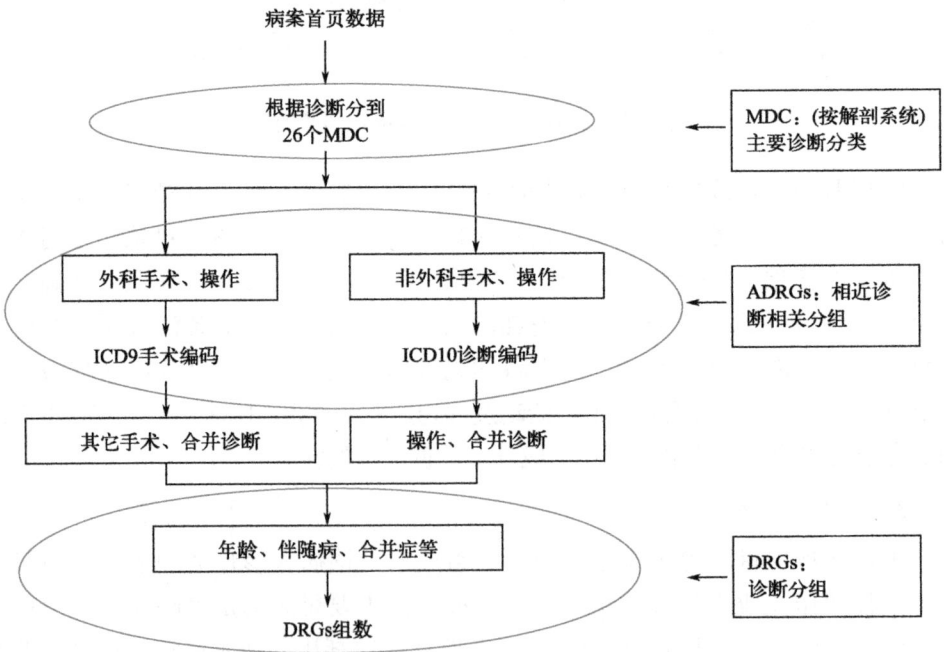

图 4-7　DRGs 分组示意图

由于 L 市 DRG 预付费制的特殊性，受医保分组、拨付、数据核对滞后的影响，本文成本核算结果分析以 2020 年第四季度数据为例，重点对同一主诊断下的手术组与按疗效付费病组进行对比分析。

（一）项目成本收益分析

1. 医疗项目成本核算总体分析

医院级所核算的医疗服务项目共计 2631 项，其中，盈利医疗服务项目的占比为 58.34%，亏损医疗服务项目的占比为 41.66%。科室级所核算的医疗项目总计 5827 项，其中，盈利项目的占比为 49.30%，亏损项目的占比达到 50.70%。

2. 医疗项目成本核算收费类别总体分析

从收入角度看，手术费占总收入比例最高 79.24%，救护车费用占比最低为 0.00%。从成本角度看，治疗费用占总成本的比例最高，达 9.55%，救护车费所占的总成本比例最低为 0.01%。从收益方面分析，亏损最严重的收费类别排前三位的分别是检查费、化验费、放射费。

3. 院级医疗项目盈亏对比分析

从工作量排名来看，医院开展的医疗项目还是以治疗和检查为主，可以看出这类项目人工成本比重较高，因此只有合理安排临床人员的工作，才能达到降低成本，使亏损金额降到最少。

4. 科级医疗项目盈亏对比分析

Z 全院参与项目成本核算的科室共有 49 个。从科室项目总收益来看，其中 28 个科室处于亏损，21 个科室处于盈利，急诊科病区亏损最高，医院应根据各科室项目总收益情况，开展科室优势项目。

（二）病组成本收益分析

1.DRG 付费病组总体情况

Z 医院 2020 年四季度 DRG 成本核算单元（住院科室）有 37 个，共计 525 个 DRG 病组，入组病例 11863 人次。医保基金支付金额 10849 万元，个人自付 3448 万元，医院实际收入总额 14297 万元，实际总成本 14298 万元，亏损 1 万元，在医院全成本情况下盈亏基本持平。其中，盈利病组 5098 人次，盈利额 2138 万元；亏损病组 6765 人次，亏损额 2139 万元。

Z 医院自 2018 年 6 月 1 日起至今，已开始执行"桡骨骨折"等十余个病种的按疗效价值付费。

2. 手术组与按疗效付费病组工作量对比

现根据 DRG 成本核算结果，以"桡骨骨折""腰椎间盘突出症""血栓性外痔/混合痔"等病种为例，分别对比运用传统中医治疗方法（非手术治疗）的病例，与按照 DRG 分组病例情况，核算期间工作量数据如表 4-2 所示。

表 4-2 手术组与按疗效付费病组住院工作量对比

DRG 编码	病历类型	结算出院诊断	DRG 名称	病例数	平均住院日
IF15	按疗效病例	桡骨骨折	上、下肢除股骨外长骨手术，不伴合并症与伴随病	81.00	9.7
IF13	正常病例	桡骨骨折	上、下肢除股骨外长骨手术，伴合并症与伴随病	51.00	9.5
			对比差异	30.0	0.2
DRG 编码	病历类型	结算出院诊断	DRG 名称	病例数	平均住院日
IB25	按疗效病例	腰椎间盘突出症	除脊柱融合术以外其他脊柱手术，不伴合并症与伴随病	102.00	6.9
IB23	正常病例	腰椎间盘突出症	除脊柱融合术以外其他脊柱手术，伴合并症与伴随病	82.00	7.7
			对比差异	20.0	−0.8
DRG 编码	病历类型	结算出院诊断	DRG 名称	病例数	平均住院日
GC25	按疗效病例	血栓性外痔/混合痔	肛门手术，不伴合并症与伴随病	155.00	4.6
GC23	正常病例	血栓性外痔/混合痔	肛门手术，伴合并症与伴随病	203.00	6.9
			对比差异	−48.0	−2.4

根据总体工作量情况来看，桡骨骨折、腰椎间盘突出症按疗效付费病组与手术组平均住院日基本持平，血栓性外痔/混合痔按疗效付费病组的平均住院天数明显低于同类病的手术组，在此方面看，住院天数的降低能在一定程度上方便了病人，保证较好的就医体验。

3. 手术组与按疗效付费病组成本收益对比

从医院运营角度看，按疗效付费病组成本收益率高于手术组，其中：桡骨骨折按疗效付费病组收益率较手术组高出 6 个百分点，腰椎间盘突出症按疗效付费病组收益率较手术组高出 16 个百分点，血栓性外痔 / 混合痔按疗效付费病组收益率较手术组高出 29 个百分点。另外，三个按疗效付费病组收益率均为正，而腰椎间盘突出症、血栓性外痔 / 混合痔手术组成本收益率为负（表 4-3）。

表 4-3　手术组与按疗效付费病组成本收益对比

DRG 编码	病历类型	结算出院诊断	DRG 名称	例均收益	成本收益率
IF15	按疗效病例	桡骨骨折	上、下肢除股骨外长骨手术，不伴合并症与伴随病	1057.38	8.44%
IF13	正常病例	桡骨骨折	上、下肢除股骨外长骨手术，伴合并症与伴随病	541.89	2.49%
		对比差异		515.49	0.06
DRG 编码	病历类型	结算出院诊断	DRG 名称	例均收益	成本收益率
IB25	按疗效病例	腰椎间盘突出症	除脊柱融合术以外其他脊柱手术，不伴合并症与伴随病	1703.75	13.59%
IB23	正常病例	腰椎间盘突出症	除脊柱融合术以外其他脊柱手术，伴合并症与伴随病	−473.70	−2.19%
		对比差异		2177.45	0.16
DRG 编码	病历类型	结算出院诊断	DRG 名称	例均收益	成本收益率
GC25	按疗效病例	血栓性外痔 / 混合痔	肛门手术，不伴合并症与伴随病	1145.12	22.50%
GC23	正常病例	血栓性外痔 / 混合痔	肛门手术，伴合并症与伴随病	−516.80	−6.19%
		对比差异		1661.92	0.29

4. 手术组与按疗效付费病组成本对比

从医院资源占用、投入成本角度来看，按疗效付费病组成本投入均低于手术组。从成本构成看，疗效付费病组因无需手术治疗，可以节省手术室人力、设备、耗材等相关成本（表 4-4）。

表 4-4 手术组与按疗效付费病组例均成本对比

结算出院诊断	总成本（例均成本）	直接成本合计	直接成本					间接成本		未核算项目成本
			人力成本 小计	材料成本 小计	药品成本	资产成本	其他成本	小计		
桡骨骨折	11472.64	9832.35	5449.89	985.03	3111.20	286.23	0.00	1355.83	284.46
桡骨骨折	21247.58	18289.96	9072.25	5600.15	2835.24	782.32	0.00	2511.34	446.28
对比差异	-9774.94	-8457.60	-3622.36	-4615.12	275.97	-496.08	0.00	-1155.51	-161.83
结算出院诊断	总成本（例均成本）	直接成本合计	人力成本 小计	材料成本 小计	药品成本	资产成本	其他成本	小计	未核算项目成本	
腰椎间盘突出症	10833.31	9416.25	5228.27	2190.91	1623.89	373.17	0.00	1214.16	202.89
腰椎间盘突出症	22106.25	20052.73	8197.23	9069.57	2004.83	781.10	0.00	1873.93	179.59
对比差异	-11272.94	-10636.48	-2968.96	-6878.66	-380.93	-407.92	0.00	-659.77	23.31
结算出院诊断	总成本（例均成本）	直接成本合计	人力成本 小计	材料成本 小计	药品成本	资产成本	其他成本	小计	未核算项目成本	
血栓性外痔/混合痔	3944.58	3246.80	1832.23	234.05	1104.14	76.38	0.00	564.90	132.89
血栓性外痔/混合痔	8859.85	7236.95	3900.86	585.29	2456.86	293.94	0.00	1179.69	443.21
对比差异	-4915.27	-3990.16	-2068.64	-351.24	-1352.72	-217.55	0.00	-614.80	-310.32

5. 手术组与按疗效付费病组患者角度对比

从患者角度来看，同一诊断下使用传统中医治疗方法，避免了手术创伤，按疗效付费病组较手术组项目费用支付总额大幅减少（表4-5）。

表4-5 手术组与按疗效付费病组例项目收费对比

DRG编码	病历类型	结算出院诊断	DRG名称	项目收费
IF15	按疗效病例	桡骨骨折	上、下肢除股骨外长骨手术，不伴合并症与伴随病	14247.96
IF13	正常病例	桡骨骨折	上、下肢除股骨外长骨手术，伴合并症与伴随病	26038.56
			患者付费差额	−11790.60
DRG编码	病历类型	结算出院诊断	DRG名称	项目收费
IB25	按疗效病例	腰椎间盘突出症	除脊柱融合术以外其他脊柱手术，不伴合并症与伴随病	13955.76
IB23	正常病例	腰椎间盘突出症	除脊柱融合术以外其他脊柱手术，伴合并症与伴随病	25953.76
			患者付费差额	−11998.00
DRG编码	病历类型	结算出院诊断	DRG名称	项目收费
GC25	按疗效病例	血栓性外痔/混合痔	肛门手术，不伴合并症与伴随病	5750.30
GC23	正常病例	血栓性外痔/混合痔	肛门手术，伴合并症与伴随病	12434.01
			患者付费差额	−6683.71

6. 手术组与按疗效付费病组医保基金支付角度对比

从医保基金角度来看，同一诊断下使用传统中医治疗方法，保证疗效的前提下节约了医保基金，按疗效付费病组较手术组医保基金支付总额大幅减少（表4-6）。

表4-6 手术组与按疗效付费病组医保基金拨付对比

DRG编码	病历类型	结算出院诊断	DRG名称	例均拨付费用
IF15	按疗效病例	桡骨骨折	上、下肢除股骨外长骨手术，不伴合并症与伴随病	12530.02

续表

DRG 编码	病历类型	结算出院诊断	DRG 名称	例均拨付费用
IF13	正常病例	桡骨骨折	上、下肢除股骨外长骨手术，伴合并症与伴随病	21789.47
			对比差异	−9259.45

DRG 编码	病历类型	结算出院诊断	DRG 名称	例均拨付费用
IB25	按疗效病例	腰椎间盘突出症	除脊柱融合术以外其他脊柱手术，不伴合并症与伴随病	12537.06
IB23	正常病例	腰椎间盘突出症	除脊柱融合术以外其他脊柱手术，伴合并症与伴随病	21632.55
			对比差异	−9095.49

DRG 编码	病历类型	结算出院诊断	DRG 名称	例均拨付费用
GC25	按疗效病例	血栓性外痔/混合痔	肛门手术，不伴合并症与伴随病	5089.70
GC23	正常病例	血栓性外痔/混合痔	肛门手术，伴合并症与伴随病	8343.05
			对比差异	−3253.35

五、结论与展望

（一）研究结论

我国医疗改革已经进入深水区，各方利益调整趋于复杂，矛盾越发集中。在新一轮医疗改革政策的指导下，医院作为医疗机构的重要成员，无论是从外部政策压力还是从内部成本压力来看，都在不断增加，因此医院管理必须提高其服务质量和管理水平，逐步增强自身优势。本文通过文献研究、实地调查等方式，运用作业成本法开展 DRG 病组成本核算，并以桡骨骨折等病为例，从医保、患者、医院三方角度将手术组与按疗效付费病组进行对比，综合考虑成本收益、治疗效果、服务质量、管理水平等因素，通过分析得出以下结论。

（1）作为 DRG 付费体系的一种补充形式，按疗效付费的做法顺应了国家大力发展中医中药的战略目标。该方式的选择，抑制了过度手术浪费医疗资源的可能性，同时发挥中医中药的特色优势，有效地解决群众看病难、看病贵的问题，减轻患者负担，提高医保基金的使用效率。

（2）病组成本特别是其中的按疗效价值付费病组的核算结果，可用于提升医院对医保谈判的能力，可建立基于中医学科发展的成本价格调整机制，协同创造共赢的医疗生态体系。对医院主动应对 DRG 支付制度改革提供相关决策参考。

（3）通过病组成本核算及分析，有利于医院进一步规范医疗行为并优化相关的成本管理架构。有助于医院实现临床路径管理智能化，同时达到患者费用管控精细化，适应医改大环境。

（4）优化病种结构，发现并量化闲置产能，成本核算与医疗管理有效相结合，利于管理层找到资源配置更优、利用率更高的管理方案。

（5）利于医院制定发展战略，制定医疗项目管理策略，成本控制方法精细化、标准化，中医优势病种发展与绩效挂钩，解决绩效考核偏差的问题，鼓舞了临床医师传承和发扬中医药诊疗技术的志气和热忱，取得持久的竞争优势，促进整体战略的实现。

（二）工作展望

1. 成本核算工作

在 DRG 成本核算工作实践中，为保障 DRG 成本核算的质量及应用效果，核算模型的完整度和准确性至关重要，这既是业财深度融合的过程，也是核算质量持续改进的过程。作业库填报需要对临床业务和成本核算均有深入了解，需要财务管理深入临床业务实际，打破财务管理边界。充分利用现代信息技术和管理会计成果，管理与临床更紧密地结合，充分挖掘成本数据在临床的应用价值，推动医院的精益化管理进程。

2. 推进中医优势病种

按疗效价值付费方式既支持了中医药事业的发展，突显了中医诊疗简、便、验、廉的优势，同时也让 DRG 付费有了中国特色。但推行按疗效付费也面临着困难与挑战。首先，因疾病的不同特点，恢复时间各有不同，部分患者因住院时间长，容易出现厌烦、焦虑等情绪而影响疗效。其次，文件规定出院后外院门诊继续治疗的费用，视为疗效失败，予以扣减已拨付的全部点数。因复诊条件有限，部分患者会选择就近医院复诊，但各医院及医生的治疗手法及理念均有区别，极易出现继续治疗的情况，因此而被判断疗效无效而拒付该病例的费用。针对以上问题及困难，医院下一步将继续优化住院流程，通过医护配合让患者有更好的就医体验，消除患者的焦虑等不良情绪。制定多种随访方案，包括电话随访、短信提醒复诊时间等不同形式，让患者得到完整、优良的就医服务，以进一步为疗效保驾护航。今后，Z 医院会在保持原有病种稳定发展的同时，继续开展新增病种的诊疗与服务，做好疗效价值保障，利民惠民，共建和谐。

◆ 案例二 ◆

估时作业成本法在中医医院制剂成本管理中的应用

一、政策背景

医疗机构制剂（以下简称院内制剂）是指医院根据本单位临床需要经批准而配制、自用的固定处方制剂。以其处方有特色、临床疗效确切、研制周期短、价格较便宜、可满足疾病治疗需要而被临床实践所接受，是综合性中医医院的特色和优势的体现，是我国传统医药为广大人民群众服务的一个重要组成部分，关系到我国传统医药的保存和可持续发展。《国务院办公厅印发关于加快中医药特色发展若干政策措施的通知》（国办发〔2021〕3号）提出，医疗机构炮制使用的中药制剂实行自主定价，符合条件的按规定可纳入医保支付范围，《国家医疗保障局国家中医药管理局关于医保支持中医药传承创新发展的指导意见》（医保函〔2021〕229号）也提出，各地应根据基金承受能力和临床需要，按程序将符合条件的民族药、医疗机构中药制剂和中药饮片纳入本地医保支付范围，并建立动态调整机制。《自治区医保局 自治区人力资源社会保障厅 自治区卫生健康委 自治区中医药局 自治区药监局关于印发＜广西壮族自治区基本医疗保险、工伤保险医疗机构制剂管理办法（试行）＞的通知》（桂医保发〔2020〕48号）《自治区医保局 自治区卫生健康委 自治区药监局关于建立完善国家医保谈判药品"双通道"管理机制的通知》（桂医保发〔2021〕42号）、《广西壮族自治区医疗保障局关于调整单列门诊统筹支付和门诊特殊慢性病药品目录的通知》（桂医保规〔2024〕12号）等文件指出，要进一步保障参保人及时享受有关待遇，切实减轻参保人医药费用负担。随着医保基金战略性购买功能逐步发挥，院内制剂成本核算及医保定价决策应用问题已经成为当前中医医院探索中医药传承创新成果转化、实现价值提升的重要领域之一。

二、医院制剂成本管理的的基础和必要性

"名医、名药、名院"是一所医院核心竞争力、综合治理能力、管理水平的集中体现。其中的"名药"在很大程度上指的是这个医院具有相当数量的疗效显著、知名度高，被医者和患者认可的医院自己研发的自产制剂。院内制剂是精炼了一个医院几代医者的经典处方，通过药理实验、临床试验，经过一定的工艺流程加工而成，临床效果明显，常常是一个科室乃至一个医院特色治疗的品牌体现。院内制剂是医院为满足临床需要而常规配制、自用的固定处方制剂，院内制剂能够弥补现代工业制剂的不足，因此是医院临床用药的重要组成部分，

特别是在传统中医药技术的传承和发扬方面具有重要影响。院内自产制剂往往能够在治疗过程中发挥独特的疗效，满足临床医疗、科研需要。在我国知名医院中，都拥有相当数量有特色的自产制剂，其对医院的医疗业务发展、树立医院品牌起着重要作用。特别是药品加成取消后，药品销售从利润中心转化为了成本中心，院内制剂便成为医院重要的补偿点。因而院内制剂的管理、核算也日益受到医院管理的重视。

相对于医院医疗服务活动，院内制剂生产属于非主营业务活动，其生产方式、制造工艺、质量标准、产品周期、成本结构等与医院医疗、科研、教学、预防等主营业务截然不同，且部分医院未设置独立制剂成本会计，制剂成本核算方式较为粗放。随着中药院内制剂纳入或调整医保支付等政策落地，医保部门加大了监管力度，要求医院提供制剂成本核算信息。目前医院执行《政府会计制度——行政事业单位会计科目和报表》补充规定对自制制剂会计处理进行了要求，但对这部分"加工物品"具体成本核算方法尚无更加具体规定，医院药学部、医保办、财务科、物价科等科室在组织申报中药院内制剂项目、医保定价时面临成本核算难题。

三、制剂成本管理需要关注的主要问题

院内制剂作为医院重要的存货类物资，其成本的正确归集与准确核算直接关系到医院资产的真实反映，是合理制定自制制剂价格的重要依据。医院自制制剂的管理水平直接影响能否为患者提供更多对症的名药，长远影响一个医院自制制剂能否传承创新、发展壮大。随着近年来医疗行业竞争的不断加剧，医院中医制剂中心的运营管理问题日益凸显，单位成本过高、科研投入较大、制剂成本核算未能细化等共性问题依然存在。

1. 制剂成本核算未能细化

由于院内制剂不是医院的主营业务，而制剂品种繁多、批量少，制剂产品单位成本的计算依据主要以申报物价时核定的标准成本为准。但近几年，制剂生产的各种材料成本、人力成本、生产设备投资成本等不断上涨，使制剂成本急剧上升。过去简单地以物价局核定的申报成本作为制剂成本的核算方法已不能适应发展趋势。

2. 制剂成本管理缺乏事前、事中的预测和监控

应对医疗机构制剂纳入医保基金支付等监管压力，成本预算作为对未来成本水平所提出的具体成本目标，确定成本、费用应降低的比例，对成本控制、树立考核标准、提高经济效率具有至关重要的作用。但由于缺乏成本预测，日常的监控（包括材料采购监控、生产流程的监控、管理费用的监控等）变成一句空话。从现状来看，诸如目标成本的设定、成本预算约束、成本定额管理、成

本日常监控等控制工作仍然需要建立和不断完善。

3. 成本控制意识不足，导致管理出现盲区

制剂室管理着重于生产环节，成本核算工作滞后，缺乏成本控制意识。财务管理粗放，未与业务相结合，由于中医制剂生产专业技术性强，制药工艺步骤复杂，生产周期与会计核算周期不一致，制剂生产统计和财务人员有限，目前暂不具备可提供数据支持的专业核算软件，故生产制造过程中与财务对接合作不紧密，管理出现盲区。

4. 缺乏行业相关的成本报表和控制考核标准

成本报表及控制指标在于分析和考核制剂成本、费用计划的执行情况，促进制剂降低成本、节约费用，提高生产效率、技术和经营、管理水平。现行的《医院财务制度》和《政府会计制度》中对制剂成本范围、计算方法、分配标准均未作出具体细则，例如制剂研发费是否应按品种进行分摊、专利权等无形资产是否需要分摊、医院管理费用分摊是否计入制剂成本等没有相应的政策出台。

四、案例实施方案及过程

（一）L市Z医院制剂管理基本情况

L市Z医院制剂室成立于20世纪60年代，经过多年的发展，已形成了集研发、生产、教学于一体的现代化制剂室。2015年该院投资5000万元建设新制剂楼，2018年12月通过广西药监局验收，于次月投产使用。新制剂楼建筑面积4000m²，其中10万级洁净区超2000m²。

新制剂室拥有生产研发团队人员共23名，其中高级职称4人，硕士研究生11人。2019年筹建了中药制剂研发实验室，近年先后获批"柳州市第五批重点实验室"和"柳州市第十一批工程技术中医药制剂研发中心"，配备了包括高效液相色谱仪、制备液相色谱仪、气相色谱仪及超高效液相色谱 - 飞行时间质谱联用仪等一系列先进的研发设备。2022年以来，研发了十余种中药新制剂，其中除湿正气口服液（批准文号：桂药制备字Z20220016000）、疏肝和胃口服液（批准文号：桂药制备字Z20220014000）、积斛袋泡剂（批准文号：桂药制备字Z20220015000）、水合氯醛溶液（批准文号：桂药制字H20240001）等4个新制剂获批。

制剂生产车间拥有多条生产线，配备多功能中药提取机组、全自动颗粒包装机、反渗透纯化水机组等100多套现代化生产设备。2022年以来，制剂室投入200多万元新增或更新全自动口服液包装线、高精度检重称、全自动数控中药制丸机、振动筛机组等十多套生产仪器，其中价值100余万元的全自动口服液包装线高度智能化，可依托视觉识别系统实现质量检测、自动剔除不合格产

品等功能，极大提升了制剂生产效率。目前制剂室可配制包括颗粒剂、散剂、茶剂、丸剂、酒剂、合剂、洗剂、软膏剂等 15 种制剂剂型，截至 2024 年 5 月，L 市 Z 医院制剂室共有院内制剂 70 种，其中中药制剂 56 种，在生产品种 44 种。2023 年医院制剂的服务量突破 8000 万元，近 5 年平均增长 17.6%。其中我院调剂医联体和医疗集团的制剂金额超过 2000 万元，与上年同比增加 10%。

为全力打造 L 市 Z 医院"名药"品牌，医院药学部积极开展制剂宣传。2023 年开展制剂院内临床学术推广十余次，走访医疗集团及医联体单位授课 6 次，参与社区义诊推广十余次，协助临床科室发布公众号推文十余次。2023 年该院开通互联网医院制剂续方服务，患者无需到院就诊，在互联网医院问诊即可自行选择所需要的制剂进行开方；2023 年 12 月柳侯院区开通 24 小时制剂便民门诊，患者无需挂号费，即可根据自身需要问诊并开具相应的制剂，满足了患者对院内制剂的使用需求。2024 年 1～4 月，互联网医院及制剂便民门诊服务人次均超千人次，服务费超 10 万余元。

（二）院内制剂成本核算方法的选择

2019 年以来，随着政府会计制度实施和《事业单位成本核算具体指引——公立医院》（财会〔2021〕26 号）的发布，从政府会计准则制度层面规范了医院成本核算工作规则，加强了政府会计准则制度和医院财务与成本制度的协调性，有助于推动公立医院成本核算工作、提升成本核算能力。如何消除信息不对称、增进医院成本信息对信息需求者特别是外部决策者的有用性，已经成为当前医院与外部监管环境之间"成本—价格—支付"决策场景中最主要矛盾。2022 年财政部发布的《公立医院成本核算案例——基于估时作业成本法的医疗服务项目成本核算》特别强调，选择估时作业成本法的主要原因：一是适应业财融合需要，二是适应医保支付方式改革的需要。可见，估时作业成本法是适应了公立医院高质量发展与医保收付费方式改革要求、具有可行性和推广性的成本核算方法。

在"产品消耗作业，作业消耗资源"基础上，L 市 Z 医院绕开了传统作业成本法中昂贵、耗时耗力且主观的作业调查，将"时间"作为分配资源的依据，解决了基于时间驱动构建估时作业成本法的两个基本问题：① 每个业务流程的资源产能成本；② 每项业务、每个产品和每位客户所需的作业产能耗费（时间）。通过对"单位时间产能成本"和"作业单位时间数量"两项参数估计并计算成本动因率，为最终产品或服务成本核算提供单位作业分摊成本标准。这一方法通过时间估计解决了传统作业成本法存在运用成本高、更新难度大的问题。

（三）研究设计思路

通过梳理制剂作业流程并估算各项作业单位时间及产能成本，确保制剂项目的间接费用具有相对规范的核算方法。研究设计思路见图 4-8。

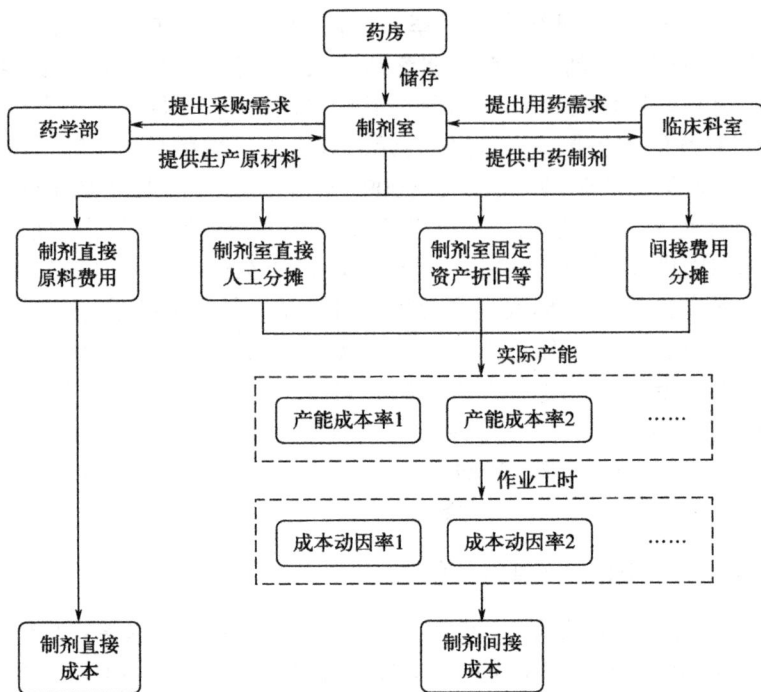

图 4-8　基于估时作业成本法核算院内制剂成本的基本思路

院内制剂直接成本为制剂原料、包材等成本，而制剂直接人工成本划入间接成本，这一处理与制造企业有区别，原因如下。

（1）中药方剂中有原料及用量数据，为制剂原料直接计入成本提供依据；而人工、折旧及其他费用的归集分摊更加适合采用工时（即时间）估计。

（2）制剂室为药学部下属科室，属于医院间接科室，一般不作为医院科室成本核算单元，目前管理条件下单独核算制剂室人工成本的技术条件不成熟。

（四）院内制剂成本测算

1.确定各类剂型生产流程与作业

将制剂工艺分为领料作业、生产作业和质检入库作业三个作业流程。医院直接材料包括中药饮片、西药、酒类、包材等，领料作业工序包含领料入库、搬运、拆包、分料分装、洗瓶等环节。生产作业工序包含包括投料提取、浓缩、沉淀、配制、打粉、混合、制粒、过筛、整粒、消毒、烘干、包装等环节。质检作业包括检验、入库等环节。

2.计算产能成本率

产能成本率是单位时间的资源成本，计算公式为：产能成本率＝产能成本／实际产能。其中，产能成本是指制剂室投入在各作业项目的资源成本总和，实际产能是指人工或设备在制剂生产中的实际工作时间。根据产能成本计算公式计算出领料、生产、质检三个作业环节的产能成本率。如表4-7所示。

表4-7　产能成本率计算过程

品种名称	作业中心					
	领料作业		生产作业		质检入库作业	
	领料人工总工时	金额	生产人工总工时	金额	质检入库人工总工时	金额
直接成本						
间接成本		597017.33		14187004.96		1494938.68
作业总成本		597017.33		14187004.96		1494938.68
作业总工时	4666		90796.5		6990	
产能成本率	127.95		156.25		213.87	

3. 确定作业工时

通过与医院管理人员和制剂工作人员深度访谈与测量研究，确定样本医院各制剂单批生产各项作业所需人工数量、人工耗时、设备工时等数据，计算出制剂生产所需人工总工时和设备总工时。如表4-8所示。

表4-8　部分制剂作业工时

费用类别	每批次设备工时	产量（批次）	作业中心			
			生产作业		质检入库作业	
			生产设备总工时	每批次设备工时	质检入库设备总工时	每批次设备工时
作业总工时			164448		69708	
产能成本率						
产成品						
银黄连口服液	259	4	556	139	480	120
视力宁口服液	209	2	178	89	240	120
健儿乐口服液	259	9	1251	139	1080	120
通脉乐口服液	334	24	5136	214	2880	120

4. 核算各品种制剂成本

作业成本是指每个制剂品种各作业所消耗的资源，根据成本动因，充分考虑各作业与成本项目之间的关系，计算出作业总成本。再根据单个制剂产品一段时期的产量工时，计算单个制剂产品作业成本，其计算公式为：产能成本率 × 作业工时。最后，由单个制剂产品一段时期的直接成本、三项作业成本以及销售成本构成单个制剂品种成本总和。以此，可进一步计算制剂品种的单位成本、成本构成、利润、利润率等数据。

5. 核算结果

L市Z医院运用估时作业成本法对医院2023年院内自制药品开展成本核算，包含制剂室生产的48批次制剂、33批次临方制剂，以及60批次散剂品种，以上合计141批次品种。按销售价计算产品总产值共计8663万元，同比增17%。其中，制剂7280万元，同比增11%；临方制剂1321万元，同比增58%；协定散剂62万元，同比增22%。

2023年1～12月制剂室生产制剂、临方制剂、协定散剂总成本共计7067万元，成本包括：直接材料、人员经费、固定资产折旧、维修费、水电燃气费、物资耗材、其他零星费用、销售费用等，成本占比结构如表4-9所示。

表4-9 Z医院制剂成本明细

序号	项目内容	制剂		临方制剂		协定散剂	
		金额	占成本比	金额	占成本比	金额	占成本比
1	直接成本	3152	53%	722	67%	43	80%
2	人员经费	939	16%	206	19%	8	15%
3	其他间接成本	387	7%	85	8%	2	4%
4	销售费用	1456	25%	66	6%		
	成本合计	5934		1079		54	

考虑制剂销售费用后，2023年制剂室生产制剂、临方制剂、协定散剂成本覆盖率22.58%。具体分布如表4-10所示。

表4-10 Z医院制剂成本覆盖率

成本覆盖率	成本覆盖额/万元	品种数/个			
		合计	其中：制剂	临剂	协定散剂
小于0%	−43	40	10	10	20
0%～20%	299	53	20	4	29
20%～40%	734	31	12	12	7
40%～60%	567	8	4	4	0
60%以上	39	9	2	3	4
合计	1596	141	48	33	60

6. 开展亏损原因分析，提出管理建议

2023 年制剂室生产制剂产品，共 40 个品种亏损，其中：制剂 10 个、临制 10 个、协定散剂 20 个。具体分析每个品种亏损原因，如疏肝和胃口服液于 2022 年 12 月获广西药监局批准，2023 年 6 月开始生产，由于作业工时均按大批量生产预估，相较于临时，增加了质检作业，导致每盒单位成本增加；止痒散包装工序是纯手工操作，耗时较长；山甲粉原材料成本上涨，因产量低，单位成本高。据此，提出以下降低成本的管理建议。

（1）材料成本管理方面　优化供应链管理，降低原材料采购成本，通过与供应商进行合理的谈判和协商，争取更多的采购折扣和优惠条件。择优选择可替代的中药饮片原材料，通过评估中药饮片的疗效及经济效率，优先选择价格合理、质量可靠的药品。在保证疗效的前提下，可考虑选用药品的替代品或优选品，以降低原材料成本。

（2）人员成本管理方面　评估现有人员配置，综合考虑劳务派遣人员的成本及效率。优化绩效核算方案，根据医院规模及制剂使用的发展而调整。

（3）生产工序方面　重视生产环节成本控制，减少生产能耗和废品损失。按照国家药品管理的要求，严格生产流程和工艺，让药品在有效期内提高生产批次合格率，减少或避免由于生产问题导致的返工、销毁等不合格情况。

（五）研究结果

1. 估时作业成本法有利于推动中药院内制剂成本核算结果向医保定价应用转化

估时作业成本法结合了中药制剂和估时作业成本法特点以及医院非主营业务成本管理水平现状，按照院内制剂生产流程与作业测算了产能成本率和成本动因率，具有操作可行性及决策应用价值。首先，根据院内制剂制备工艺进行成本核算对象分类，能够确保具有相似流程工艺及作业的制剂成本核算流程与分摊标准更加规范。其次，根据医院非主营业务成本管理水平将制剂直接人工视为间接成本，人工总工时用于估计人工产能成本率和其他费用产能成本率，提升了人力"时间"在间接成本核算中的权重比例，更加符合项目定价补偿原则即弥补人力价值。最后，通过制剂单批次成本和单批次计划产量计算某制剂项目单位成本并提出定价建议，即假定了医院单批次生产已经实现了规模经济，能够为定价提供更加稳定的成本信息参考。

2. 估时作业成本法的决策应用价值及局限性

估时作业成本法是同时满足医院管理者和外部决策者的成本核算方法，通过梳理制备流程与作业，科学、合理地计算出产能成本率、作业工时等数据，增加了成本核算过程的透明性和准确性，有助于医院优化制剂生产流程和改进产能效率，为患者提供更加安全、经济的制剂产品。然而，估时作业成本法形成的成本信息质量受到医院业财融合、实施政府会计核算、开展全员成本管理及内部控制、预算绩效等多项工作影响。此外,该方法局限性还包括未考虑制剂研发成本或专利价值、房屋基建、操作人员熟练度、非制剂室人力成本分摊等因素。

(六)经验总结

1.加强医院业财融合,推动医院成本建设

估时作业成本法是在财政部发布的估时作业成本法案例基础上,针对中药院内制剂成本核算提出的解决方案。2021年,财政部《管理会计基本指引》强调,以单位业务流程为前提,利用管理会计工具方法,将财务和业务等有机融合。可见,估时作业成本法的应用有助于加强业财融合、推动医院成本建设。从本案例看,医保办作为申报责任科室,以项目申报为纽带联系财务、药学、信息、后勤等科室,加强制剂生产流程与成本核算紧密结合,帮助各个科室更好地理解制剂流程、作业阶段、资源消耗等知识。通过争取医保政策支持增加制剂销量和收入,使医院了解成本核算的经济价值,明确成本核算对于精细化管理的积极意义,从而更好地加强医院业财融合,推动医院成本建设。

2.提升成本信息质量,推动成本决策应用转化

估时作业成本法以中药制剂剂型生产流程作为成本核算单元,旨在更好地揭示最终产品及其中间过程的资源消耗信息。这种以"产出"为导向的成本核算方法不仅需要提升医院政府会计核算能力,而且要求临床、后勤管理系统对成本核算系统进行信息有效输出,通过成本核算流程透明化揭示医院医疗、管理、制剂等活动带来的资源消耗,有助于提升成本信息真实性、准确性和有用性。L市Z医院通过开展成本核算展示了制剂过程中的中药材及耗材单价和用量、产能成本率、作业工时和成本动因率等信息,能够向决策者提供翔实、科学的决策参考。

3.掌握成本行为动因机制,推动预算绩效管理实施

估时作业成本法的成本核算过程是围绕制剂生产流程开展的,其中间接费用将作为"时间"唯一动因进行分摊,能明确资源消耗并追溯到具体作业上。因此,可以通过估时作业成本法的核算结果落实制剂生产成本管理的职责与内容。根据估时作业成本法的测算原理,医院制定与估时作业成本法相关的制剂室预算绩效考核指标,如某项目作业标准时间和员工实际作业时间差值范围、标准制剂成本和实际制剂成本差值范围,计划生产量与实际生产量差值范围等。通过预算绩效考核指标对制剂室职工工作效率进行评估和分析,基于绩效评价结果建立相关的奖惩机制,从而提高制剂室职工的工作动力,达到充分利用产能的目的。

4. 营造成本治理环境，推动公立医院公益性治理及高质量发展

在取消药品加成、药品集中采购等相关政策发展趋势下，许多医院的医疗项目收费和财政补助已无法弥补医疗项目成本。因此，公立医院应重视成本治理，提高成本精细化管理水平，发挥医院自身优势，缓解财务紧张的压力，同时维持公立医院公益性经营，推动公立医院高质量发展。估时作业成本法将成本治理贯穿于整个制剂生产过程中，制剂室与财务科通过对制剂生产作业及核算结果分析，找到制剂在生产过程中未被完全利用的资源和过度利用的资源，医院根据闲置资源具体情况及产生原因优化资源配置，精简作业流程，消除不必要作业，减少无效生产成本，提高制剂室资源利用率。

"传承精华，守正创新"是医院制剂发展的必由之路。在坚守传统特色的基础上勇于创新，推动医院制剂技术的现代化发展。

第五章
公立中医医院绩效管理

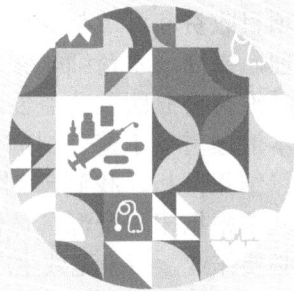

第一节　公立中医医院绩效管理概述

一、公立中医医院绩效管理的概念

（一）公立中医医院绩效

公立中医医院绩效，从整体上讲，是医院对社会发展所表现出来的行为和结果，包括服务量、诊疗活动、服务质量、患者满意度、中医药传承创新等；从部门上讲，是对医院发展所做出的贡献，包括提供的支持、控制成本、部门间的协作、发展促进等；从个人层面上讲，是对部门和医院所做出的努力和贡献。综合而言，公立中医医院绩效就是医院在各项活动中所表现出来的行为和结果的总和。正确理解公立中医医院绩效的概念，需要从以下几个方面全面把握。

（1）公立中医医院绩效既包括中医药与现代医疗服务活动的成果（健康的产出），也包括医疗活动本身，还包括医院实现预期目标的能力状况。改善患者的健康状况是医院存在和发展的永恒使命，为此医院开展的中医药与现代医疗服务活动本身的效率以及技术水平也是公立中医医院绩效非常重要的内容。

（2）公立中医医院绩效是运用一定的主观标准来衡量客观实践而得到的一种结果。医院绩效评价的标准是主观的，受制于政策环境的变化、上级主管机构的要求以及评价者的理解水平和认识层次；而医疗服务实践是客观的事实和活动，医院绩效评价的科学性在于能否使评价指标更为全面合理地反映这种事实和活动，公正公平地将医院对人群健康和医疗技术的贡献以及服务的效率凸显出来。

（3）公立中医医院绩效是一个复合概念，包含了中医药与现代医疗服务的效果、效率、效能、技术水平、服务质量等概念所指向的各种基本要素。在医院绩效包含的各要素中，效果相对而言最为重要。由于中医医疗产业的外部性，一般而言，这种效果更多地表现为社会经济效果，即人群的健康水平、生命质量、能为社会承担的责任和创造的效益、对中医药事业推广的贡献等。当然，公立中医医院绩效的外延也包括内部的管理绩效，即服务效率和技术水平的提高、运营成本的降低等。

（二）公立中医医院绩效管理

公立中医医院绩效管理是指医院及其管理者在医院的使命、核心价值观的指引下，为达成愿景和战略目标而进行的医院绩效计划、医院绩效监控、医院绩效评价以及医院绩效反馈的循环过程，其目的是为了确保医院员工的工作行为和工作结果与医院期望的目标保持一致，通过持续提升员工、科室以及医院的绩效水平，最终实现医院的战略目标。对公立中医医院绩效管理的理解，主要应该把握以下几点。

1.公立中医医院绩效管理是在其使命和核心价值观的指引下，承接愿景和战略的管理系统

公立中医医院的使命和核心价值观应该指引绩效管理实践的全方位的工作。愿景和战略必须通过绩效管理系统来落地，战略目标是医院绩效管理系统的最终目标，医院绩效管理系统就是化战略为日常行动的系统。作为一种管理思想和管理系统，医院绩效管理渗透到管理实践的方方面面，是医院赢得竞争优势的关键环节，而不能将其仅限定在医院人力资源管理范畴之内。

2.公立中医医院绩效管理是一个由医院绩效计划、监控、评价及反馈四个环节构成的持续改进的封闭循环系统

这个系统中任何一个环节出现问题，都会影响医院绩效水平。整个管理过程需要医院管理者和员工进行持续沟通，通过"设定绩效目标、了解绩效现状、分析绩效差距、寻求解决方案、进行绩效反馈"等系列行动，确保医院绩效水平的持续提升，最终确保医院绩效目标以及医院战略目标的实现。

3.公立中医医院绩效管理是对医院绩效、科室绩效和员工绩效的全面管理

医院绩效是医院绩效管理系统的最高层次的目标，员工绩效是医院绩效管理系统的落脚点。医院绩效管理通过确保员工绩效和科室绩效的提升为医院绩效的提升服务，全面协同三个层次的绩效，最终推动医院战略目标的达成。

4. 公立中医医院绩效管理应该坚持全员绩效管理，但是主要管理责任由科室的管理者承担

公立中医医院绩效管理强调化战略为每个员工的日常行动，医院内所有人员都是医院绩效管理的责任者。医院各层级的管理者，特别是科室的管理者是医院绩效管理的主要责任者，需要保证下属的行为和结果与医院期望保持一致，而不能将绩效管理当作额外事项，更不能认为医院绩效管理仅是人力资源部门管理者的任务。

（三）公立中医医院绩效管理与薪酬管理的关系

医院薪酬管理是指医院在综合考虑内外部各种因素影响的情况下，根据医院的目标和发展战略，结合员工提供的服务来确定他们应得的薪酬总额、薪酬结构以及薪酬形式的过程。公立中医医院薪酬主要包括基本工资、绩效工资、国家规定的津补贴三种形式。薪酬管理是影响人力资源管理活动成败的关键因素，是医院员工最为关心的敏感环节。在人力资源管理各模块中，绩效管理与薪酬管理互相联系、相互作用、相辅相成，二者关系非常紧密。一方面，绩效管理是薪酬管理的基础，建立科学的绩效管理体系是进行有效薪酬管理的先决条件。只有将绩效评价的结果作为制定薪酬决策的依据，与员工的薪资等级、可变薪资、奖金分配和福利计划等相挂钩，才能确保薪酬管理过程的公平性、科学性和有效性，并在一定程度上简化薪酬方案的设计过程，降低设计成本，提高薪酬方案的运行效率。另一方面，针对医院员工的绩效表现及时地给予他们不同的薪酬奖励，能够合理地引导医院员工的工作行为，确保医院目标与员工目标的一致性，同时提高员工的工作积极性，增强激励效果，促使员工工作绩效的不断提升。只有将薪酬管理与绩效管理的结果相联系，才能够使绩效管理真正发挥应有的作用。因此，医院在进行薪酬管理和绩效管理时，应充分考虑两者之间的联系，避免相互冲突，从而确保两者能够相辅相成，共同发挥协同作用，保证医院战略目标的达成。

二、公立中医医院绩效管理的层级

目前公立中医医院存在三个层面的绩效管理：国家及上级对医院、医院对科室、科室对细化单元或个人等，将三者统一结合起来即将医院目标、科室目标、个人目标统一关联，医院绩效管理能达到事半功倍的效果。

1. 国家各级机构及上级主管部门对公立中医医院绩效考核

2019年1月，国务院办公厅印发《关于加强三级公立医院绩效考核工作的意见》（国办发〔2019〕4号，以下简称《意见》）。《意见》指出，要以习近平新时代中国特色社会主义思想为指导，全面贯彻党的十九大和十九届二中、三中

全会精神，实施健康中国战略，建立健全基本医疗卫生制度，加强和完善公立医院管理，推进分级诊疗制度建设，为人民群众提供高质量的医疗服务。要坚持公益性导向、属地化管理和信息化支撑，推动三级公立医院在发展方式上由规模扩张型转向质量效益型，在管理模式上由粗放的行政化管理转向全方位的绩效管理，促进收入分配更科学、更公平，实现效率提高和质量提升，促进公立医院综合改革政策落地见效。2019年在全国启动三级公立医院绩效考核工作，绩效考核指标体系、标准化支撑体系、国家级和省级绩效考核信息系统初步建立，探索建立绩效考核结果运行机制。到2020年，基本建立较为完善的三级公立医院绩效考核体系，三级公立医院功能定位进一步落实，内部管理更加规范，医疗服务整体效率有效提升，分级诊疗制度更加完善。

为持续深入贯彻落实《意见》要求，保证三级公立中医医院绩效考核工作规范化、标准化、同质化，国家中医药管理局每年结合最新政策文件，组织专家研究，修订完善《国家三级公立中医医院绩效考核操作手册》（以下简称《操作手册》）。《意见》和《操作手册》提出了一系列具体考核指标和建设支撑体系的工作任务。

一是建立科学的考核指标体系，包括医疗质量、运营效率、持续发展、满意度评价4个方面共66个具体指标，其中34个指标为国家监测指标。

二是建立统一的考核支撑体系，包括提高病案首页质量，统一疾病分类编码、手术操作编码和医学名词术语集，完善满意度调查平台，建立考核信息系统，利用"互联网＋考核"的方式采集客观考核数据等。

三是建立规范的考核程序，包括医院自查自评、省级年度考核、国家监测分析3个步骤，明确了时间节点和责任主体。

《意见》强调，要充分发挥绩效考核的"指挥棒"作用，财政、发展改革、教育、人力资源社会保障、卫生健康、医保、中医药等部门要建立协调推进机制和绩效考核结果应用机制。各地要形成部门工作合力，将绩效考核结果作为公立医院发展规划、重大项目立项、财政投入、经费核拨、绩效工资总量核定、医保政策调整的重要依据，与医院评审评价、国家医学中心和区域医疗中心建设以及各项评优评先工作紧密结合，将其作为选拔任用公立医院党组织书记、院长等领导班子成员的重要参考。

2. 医院对科室或团队绩效考核

医院临床医技科室的服务行为影响医院整体运营结果，为达成医院目标，应将目标科学合理地分解成各科室目标和任务。医院科室或团队绩效是根据医院绩效考核方案，结合科室或团队的特点，由管理部门依据方案进行监控、评价、反馈、奖惩的过程。其范围涵盖各职能科室的绩效、临床医技科室的绩效、专职科研教学部门科室的绩效、护理团队的绩效。

3. 医院对个人绩效考核

根据医院、科室或团队的绩效方案内容，最终落实每个岗位及个人的绩效。个人绩效要关注个体公平，体现个人价值和岗位价值，发挥激励作用。科室二次分配按照与工作量挂钩、兼顾效率与质量的原则，做到公平、公正、公开，有利于科室人员改善服务行为，激发人员积极性，创造更多价值。

三、公立中医医院绩效管理的作用

1. 有助于挖掘工作潜力，推进医院战略实施

医院绩效管理是一种提高医院内职工绩效并开发团队、个体的潜能，使医院不断获得成功的管理思想和具有战略意义的管理方法。近年来绩效管理的显著特点是将绩效管理与战略相结合。绩效管理对于公立中医医院的持续发展具有重要意义已是共识。绩效管理把公立中医医院战略转化为实际的定性目标和定量目标，这些目标被自上而下地层层分解，转化为各级科室、部门和员工实际行动计划，使全体员工的目标与医院的目标保持一致。因此，绩效管理系统已成为战略管理控制系统中不可缺少的管理工具和手段。公立中医医院要想获得成功，推进中医优势专科内涵建设，加强中医优势病种管理，不仅要保证过程绩效的可靠性，而且要建立一个旨在提高核心竞争力的绩效管理系统。

2. 有助于增强内部凝聚力，形成绩效导向的医院文化

医院文化的建立离不开规范的管理，只有反映医院生存、发展需要的文化，才能营造良好的工作环境和人际关系，引导、规范职工的行为，激发职工的工作热情和创造性。如果绩效管理与医院文化或价值观之间存在冲突，就会对医院文化产生消极影响。

3. 有助于找准沟通平台，持续改进医院绩效

沟通的作用在于使与绩效管理有关的每个医院员工包括管理者都获得自己必需的信息，在医院管理者与员工之间充分共享、自由互通。通过沟通把医院管理者与员工紧密联系在一起，前瞻性地发现问题并解决问题，达到共同进步和共同提高的目的。通过绩效管理，促使管理者对员工进行指导、培养和激励，提高员工的工作能力和专业水平；使各级管理者合理分配部门工作，确保员工在清晰的目标指导下工作，使员工的工作目标与医院目标联系在一起，从而持续改进工作绩效，确保医院目标的实现。

4. 有助于强化质量管理，促进技术力量的提升

医疗质量是医院工作的生命线，是医院赖以生存和发展的关键。因此，抓好绩效管理不仅可以给医院管理者提供全面医疗质量管理技能和工具，也可促进医疗技术的提升。

5.有助于规范服务行为，促进医院行风建设

医疗行业是一个相对特殊的服务性行业，肩负着保障人民健康和生命安全的重大责任。医院工作人员的服务态度也关系到患者疾病的治疗，特别是医、护、药、技等直接接触病患的医院工作者，他们的规范举止、文明服务更有利于患者康复。通过绩效管理可以改进职工的组织行为，调动职工的积极性，变被动服务为主动服务，以求更好地实现医院管理目标。

四、公立中医医院绩效管理的难点

1.绩效管理涉及面广，医院整体绩效提升难

公立中医医院是一个复杂的组织，医院的绩效管理既涉及整体组织管理、流程管理、业务结构管理，又涉及医院日常运营管理，只有从医院的战略管理、组织结构、流程管理、医疗技术提升等方面逐步改进，才能实现医院整体绩效提升的目标。

2.绩效管理体现医院长期战略规划及短期目标，绩效管理操作难度高

绩效管理与医院的经营宗旨、发展战略、组织结构、年度运营计划等有关，确定医院的运营目标、评价不同科室之间以及同一科室内部成员绩效是管理中的难点。

3.对绩效管理的理解存在偏差

在谈及医院绩效管理时，大家常把薪酬管理与绩效管理混为一谈。医疗单位实行绩效工资是国家推行医改、实行公立医院改革的重要内容之一。为配合医改全面推行人员聘用、岗位管理、绩效工资制度，有效调动医务人员的积极性，绩效仅仅是影响薪酬的一个因素，通过薪酬的多少引导员工绩效行为，让员工的个人绩效与医院的组织绩效保持一致。绩效管理不只是考核分钱的事，更重要的是通过绩效管理帮助管理者优化业务结构，寻找提高质量和效率、降低成本的机会。

4.绩效管理既要体现医改要求又要调动积极性，实施难度高

绩效薪酬分配制度作为医院对科室职工的激励引导机制，是实现医院战略目标的核心管理手段。当前大部分医院正在构建以工作量为导向的绩效管理体系，绩效分配模式既要符合国家卫生计生委、国家中医药管理局联合制定的《加强医疗卫生行风建设"九不准"》（国卫办发〔2013〕49号）相关政策规范，又要打破大锅饭绩效分配模式，充分调动广大职工的积极性，并能充分发挥绩效杠杆在医院管理中的实际作用。

五、公立中医医院常用的考核方法

近些年来，随着新医改的推进，医院绩效管理越来越被医院管理者们所重视。目前常用的绩效考核方法主要有目标管理法、360 度绩效考核法、关键绩效指标法和平衡计分卡等。

（一）目标管理法

目标管理法是目前企业绩效考核体系中常用的考核方法之一。"目标管理"这个词最早来自 1954 年美国管理学家彼得·德鲁克所著的《管理的实践》一书，该书首次提出"目标管理和自我控制的主张"。彼得·德鲁克认为，组织要达成特定的目的和完成特定的任务，必须要有总目标，并且要有与总目标方向一致的分目标，通过让组织中的管理者和员工参与总目标和分目标的制定，对员工的工作、生产和管理活动起到约束和指导作用。简单来说，目标管理就是管理人员和员工参与组织分目标和总目标的制定过程，促使组织员工完成所制定目标的一种管理制度。国外的专家学者和医院管理者将目标管理法应用到了医院的绩效考核过程中，并进行了大量的理论研究和实践探索，实践结果表明，在医院绩效考核中运用目标管理法可以有效促进医务人员的目标制定、绩效提高，对高级人才的激励作用更为显著。英国、澳大利亚和加拿大的医院管理者都将目标管理法应用于医院的绩效管理过程中，我国也有卫生行政部门基于目标管理法的理念，对公立医院进行管理和考核。

目标管理法主要有五个要素：目标明确、规定时限、参与决策、评价绩效和参与管理。这种考核方法目标明确，管理有效，结果易于观测，并且医务人员参与整个过程，可以引导医务人员自我管理，因此医务人员的积极性较高。但由于目标管理法强调短期目标，团队中个人目标难以分解，实施过程修改目标代价较大，并且很难对医务人员和科室间进行横向比较。

（二）360 度绩效考核法

360 度绩效考核是指将一个组织中全部人员的评价与意见进行汇总，包括员工个人、直接上级、其他部门上级、同事、下级以及与员工个人有密切联系的顾客等。从多方面收集员工的工作绩效信息，进行全方位评价后的结果可以帮助员工找出其在某些方面的优势，确定员工的个人能力和合作精神。美国得克萨斯教学医院的管理者就利用 360 度绩效考核法，结合数理统计的方法，建立新的绩效考核体系，将其应用于医院的绩效管理过程中。

360 度绩效考核法是一种全面客观的考核方法，打破了由上级考核下属的传统考核制度，结果较为公正，与传统考核方法相比，可以避免考核者易出现的"个人偏见""偏紧或偏松"等现象。360 度绩效考核法注重员工的参与，可以有效地促进员工个人的积极性和主观能动性，有利于提高员工的工作满意度和对组织的忠诚度。但此方法也有缺点，由于在考核过程中会有一个员工对多个员工进行考核或多人共同考核，就会造成耗费的时间增加及成本增加。也可能被某些别有用心的员工利用考核机会，将个人私怨掺杂到工作中，影响考核的公平性，此外，考核过程中所有员工兼任考核者和被考核者两种身份，因此考核培训工作难度大。

（三）关键绩效指标法

关键绩效指标法是基于企业战略目标，通过建立关键绩效指标体系，将价值创造活动与战略规划目标有效联系，并据此进行绩效管理的方法。根据管理学"二八原理"，在一个组织或企业创造价值的过程中，存在着"80/20"的规律，即80%的企业价值主要是由20%的核心人员创造的，体现在员工个体上，就是20%的关键行为能够完成80%的工作任务。因此，抓住企业20%的关键绩效指标，就能抓住企业绩效评价的核心。国内外的医院绩效考核主要将KPI考核法运用于确定绩效管理目标和绩效考核指标体系的建立。美国的维多利亚地区根据KPI的核心内容建立了医院的医疗服务可及性和财务指标，印度Infosys信息技术有限公司基于KPI考核法建立医院绩效考核指标体系，包括了概念层次和实操层次等一系列流程。国内也有医院运用KPI建立了医院层面和医务人员层面的绩效考核指标体系。

KPI考核方法的优势在于：KPI绩效考核是一种定量的考核方法，对关键事件的行为观察准确、客观，体现了公正和公平的原则；重点关注关键的绩效指标，具有重点突出和操作简单的特点；把医院的战略目标进行分解，分配到各个科室和各个部门，发挥了绩效考核的导向优势，兼顾了效益和质量的协调发展；考核过程重点关注了所选择的关键绩效指标，不只是对结果进行简单的考核，医疗服务过程中的质量控制也可以受到重点关注。

KPI考核也存在不足之处：KPI考核法是由多个定量的指标组成，对复杂工作产生的效果（如知识型员工的创新能力）难以有效界定；医务人员工作性质复杂，在KPI指标设定的过程中会遇到很多困难；KPI体系的建立和完善是一个循序渐进的过程，每个医疗机构需要根据自身情况建立KPI考核体系，尚无成熟的模式可供参考；关键技术指标的筛选耗时耗力，对于关键指标的定义的理解有所差异，易引起医务人员和医院管理者之间的矛盾。

（四）平衡计分卡

平衡计分卡是由哈佛大学商学院的教授Robert Kaplan和诺朗顿研究院的执行长David Norton于1992年共同提出的。BSC主要从客户、内部业务流程、学习与成长、财务四个方面对管理进行考核，系统地评价组织绩效，建立组织的战略发展目标。BSC方法的优点是可以使整个组织行动统一，更好地服务于战略发展目标，能有效地将组织的战略发展目标转化成组织中各部门的绩效指标和行动，提高整体的管理水平，实现组织的长远发展。这种方法引入了非财务指标，破除了以往绩效评价体系中过度关注经济效益的弊端，但是非财务指标的界定、筛选和建立均存在一定的难度。而且平衡计分卡所考核的四个方面均涉及较多的指标体系，体系间的逻辑关系和因果关系难以明确界定，在指标的量化过程中，工作量巨大，耗时耗力。

六、公立中医医院绩效管理的发展

公立中医医院绩效考核分配的模式是根据不同时期国家的政策、目标导向，医院的不同发展阶段和重心，医院的人员结构特点及历史情况等方面综合确定，绩效考核相关政策的制定与调整须因势、因时、因人而进行，有计划地动态调整，根据政策、技术、思想等方面情况，做到适当的稳定性、延续性与应变性相结合，医院才能平稳、有序、可持续发展。我国不同历史阶段的医院绩效管理主要模式如下。

（一）平均分配模式

1949 年以后，公立中医医院作为政府工作的一部分，实行"全额管理，定额补助"的模式，1955 年采取"全额管理，差额补助，结余上缴"的模式，20世纪 60 年代采取"全额管理，定向补助，预算包干"的模式。这一时期，管理形式主要是行政管理式，以体现社会主义福利性为主，投入不计成本，产出不计效益，关注社会效益。

在这种情况下，公立中医医院作为政府为人民健康服务的一部分，医院员工薪酬绩效考核方式主要为公务员工资模式，按照职级、工作年限等进行分配，干多干少基本一样。

（二）旧的按收入提成或结余提成的绩效考核模式

1979 年以后，政府相关部门不断加强医院经济管理，转变"大锅饭"的模式，尤其是 1989 年以后，鼓励承包责任制，通过市场化调动积极性，实行"全额管理、定额补助，结余留用"，具体体现如下。

1. 按照收入提成模式

（1）按全部医疗收入的一定比例提取：绩效工资 = 医疗收入 ×A%。

（2）按医疗劳务收入（扣除药品、耗材收入、检查检验）的比例提取：绩效工资 = 医疗劳务收入（扣除药品、耗材收入、检查检验）×A%。

（3）分别按医疗劳务收入、药品收入、耗材收入、检查检验收入不同的比例计提：绩效工资 = 医疗劳务收入 ×A%+ 药品收入 ×B%+ 耗材收入 ×C%+ 检查检验收入 ×D%。

该模式的优点是原理简单，容易计算，直接体现收入，医务人员容易理解，在当时的历史环境下起到一定的作用。

该模式的缺点是与国家有关部委文件要求不符，政策风险大，易出现逐利行为，造成病人负担增大，因此已不再使用。

2. 按结余提成的绩效考核模式

（1）按收支结余的一定比例提取（可控成本或部分成本）：绩效工资＝（医疗收入－可控成本）×A%。

（2）按收支结余的一定比例提取（全成本）：绩效工资＝（医疗收入－全成本）×A%。

（3）按收支结余的一定比例加其他事项提取：绩效工资＝（医疗收入－成本）×A%＋超过一定基数专项奖励＋人员数×基础奖金＋专项奖励。

该模式的优点是可以提高医院经济效益，促进增收节支，与财务衔接，数据较易得。

该模式的缺点是绩效考核与收入存在挂钩，以经济利益为导向，存在加重病人负担、忽视公益性的问题。

（三）新医改下的绩效考核模式

1. 医改政策要求

2009年4月，中共中央、国务院下发《关于深化医药卫生体制改革的意见》（中发〔2009〕6号），要求严格工资管理，实行以服务质量及岗位工作量为主的综合绩效考核和岗位绩效工资制度，有效调动医务人员的积极性。

2013年11月，十八届三中全会通过的《中共中央关于全面深化改革若干重大问题的决定》指出，深化医疗体制改革，加快公立医院改革，落实政府责任，建立科学的医学绩效评价机制和适应行业特点的人才培养制度。

2013年12月，国家卫生计生委、国家中医药管理局印发《关于印发加强医疗卫生行风建设"九不准"的通知》（国卫办发〔2013〕49号），要求："不准将医疗卫生人员个人收入与药品和医学检查收入挂钩，医疗卫生机构应当结合深化医改建立科学的医疗绩效评价机制和内部分配激励机制。严禁向科室或个人下达创收指标，严禁将医疗卫生人员奖金、工资等收入与药品、医学检查等业务收入挂钩。不准开单提成，医疗卫生机构应当通过综合目标考核，提高医疗服务质量和效率。严禁医疗卫生机构在药品处方、医学检查等医疗服务中实行开单提成的做法，严禁医疗卫生人员通过介绍患者到其他单位检查、治疗或购买医药产品等收取提成。"

2015年5月6日，国务院办公厅《关于城市公立医院综合改革试点的指导意见》（国办发〔2015〕38号）提出："建立符合医疗行业特点的人事薪酬制度……完善绩效工资制度，公立医院通过科学的绩效考核自主进行收入分配，做到多劳多得、优绩优酬，重点向临床一线、业务骨干、关键岗位以及支援基层和有突出贡献的人员倾斜，合理拉开收入差距……强化医务人员绩效考核。公立医院负责内部考核与奖惩，突出岗位工作量、服务质量、行为规范、技术能力、医德医风和患者满意度，将考核结果与医务人员的岗位聘用、职称晋升、个人薪酬挂钩。完善公立医院用药管理，严格控制高值医用耗材的不合理使用。严禁给医务人员设定创收指标，医务人员个人薪酬不得与医院的药品、耗材、大型医学检查等业务收入挂钩。"

2016 年 8 月，习近平总书记在全国卫生与健康大会上提出"允许医疗卫生机构突破现行事业单位工资调控水平，允许医疗服务收入扣除成本，并按规定提取各项基金后，主要用于人员奖励，同时实现同岗同薪同待遇，激发广大医务人员活力"。"两个允许"为公立医院薪酬制度改革指明了方向，确定了原则，设计了路径，进一步体现知识和劳动价值，提升医务人员获得感，不断优化薪酬结构。通过稳步提高医务人员的薪酬水平，使他们切实感受到改革带来的红利，充分调动主力军参与改革积极性的同时要改革完善医院内部收入分配方式，体现岗位差异，兼顾学科平衡，体现多劳多得、优绩优酬，切断医务人员个人收入与医院科室业务收入的利益联系，使医务人员收入阳光、体面、有尊严。

2017 年 7 月，国务院办公厅印发的《关于建立现代医院管理制度的指导意见》（国办发〔2017〕67 号）提出："健全人力资源管理制度，公立医院在核定的薪酬总量内进行自主分配，体现岗位差异，兼顾学科平衡，做到多劳多得、优绩优酬。按照有关规定，医院可以探索实行目标年薪制和协议薪酬。医务人员薪酬不得与药品、卫生材料、检查、化验等业务收入挂钩……健全绩效考核制度。将政府、举办主体对医院的绩效考核落实到科室和医务人员，对不同岗位、不同职级医务人员实行分类考核。建立健全绩效考核指标体系，围绕办院方向、社会效益、医疗服务、经济管理、人才培养培训、可持续发展等方面，突出岗位职责履行、工作量、服务质量、行为规范、医疗质量安全、医疗费用控制、医德医风和患者满意度等指标。严禁给医务人员设定创收指标。将考核结果与医务人员岗位聘用、职称晋升、个人薪酬挂钩。"

2017 年 1 月 24 日，人力资源社会保障部、财政部、国家卫生计生委、国家中医药管理局联合发布《关于加强公立医疗卫生机构绩效评价的指导意见》（人社部发〔2017〕10 号）。

2021 年 5 月 14 日，国务院办公厅发布《关于推动公立医院高质量发展的意见》（国办发〔2021〕18 号），2021 年 9 月 14 日国家卫生健康委、国家中医药管理局联合发布《关于印发公立医院高质量发展促进行动（2021—2025）的通知》（国卫医发〔2021〕37 号），均提出要"坚持和强化公益性导向，全面开展公立医院绩效考核，持续优化绩效考核指标体系，重点考核医疗质量、运营效率、持续发展、满意度评价等。改革公立医院内部绩效考核办法，以聘用合同为依据，以岗位职责完成情况为重点，将考核结果与薪酬分配挂钩"。

综上所述，新医改政策对医院绩效管理指明新的方向、目标，提出绩效考核的原则，需要公立中医医院建立一套科学、合理的绩效考核机制和激励机制。

新的医院绩效考核模式是医院和医务人员共同需要的。一方面，是医院自身可持续发展的必然需要。目前大多数医疗机构绩效模式没有客观反映不同医疗服务项目的价值差异，未能充分体现医务人员的劳动技术价值，这在一定程度上挫伤了人员队伍的积极性，同时也未考虑不同岗位及科室间差异如何体现，不利于人员队伍的稳定性建设，影响了医院可持续发展。作为医院管理中重要一环的绩效制度，必须更快地适应医疗卫生环境和形势。另外，一方面是医务人员的价值诉求。随着行业竞争格局的加剧，作为长期奋斗在一线的医务人员，期望所属平台建立的绩效模式能够区分科室及人员属性，能够体现工作量、工作质量、岗位能力、技术水平、工作风险等维度，进而让自身价值得到公平合理的体现。

新时期有效的绩效管理体系设计将成为公立中医医院管理工作的重中之重。通过医院绩效管理变革及制度建设，一方面加快落地医院发展战略和管理目标，推动管理进步，使医院走向可持续、健康发展的快车道，有效平衡医院发展目标和员工利益；另一方面切实响应政府、社会、员工的诉求，引导医院公益性本质的回归，为患者提供优质、高效、低廉的医疗卫生服务。通过建立基于工作量的医院绩效考核分配体系，鼓励扩大服务量、提升效率、优化病种结构，使医院整体医疗服务质量和效率得以提高、合理控制成本、优化资源配置，提高患者满意度、调动广大医护人员积极性，充分发挥绩效在医院管理中的杠杆作用，为持续提升医院的核心竞争力提供有力保障。各个医院需要在深刻领会政策要求的基础上，基于医院的历史现状和发展目标，从旧的绩效考核方式转变为新的符合医改要求的绩效考核模式。

2. 以工作量为基础的绩效考核模式

基本模式：以不同类别的工作量为基础的考核方式。

绩效工资 =（门急诊人次 ×A+ 出院人次 ×B+ 手术人次 ×C+
医技服务量 ×D）× 考核分数 + 单项绩效 – 扣罚事项

各医院在上述基本模式基础上根据上级不同的管理要求和自身的需要有所变化，如：在业务量上增加一定的基本量，在基本量和超过部分给予不同的绩效奖励；在单位绩效标准上，如门诊和急诊有所区别，不同级别的手术赋予不同的单位绩效标准等。

该模式优点是能充分体现按劳分配的原则，提高员工积极性，可优化管理效能，能在一定程度上减少乱收费问题，提高医院工作效率。

该模式缺点是不利于成本控制，有一些工作量对应单位绩效标准难以量化，不能完全体现技术价值、医疗质量、风险等因素。

3. 以工作量与成本核算为基础的绩效考核模式

绩效工资 = [（门急诊人次 ×A+ 出院人次 ×B+ 手术级别 ×C+ 医技服务量 × D）× 成本降低率]× 考核分数 + 单项绩效 – 扣罚事项

在以工作量为基础的绩效考核模式的基础上，考虑成本因素：一是采用成本降低率的方式体现，可采取同比降低率、移动平均降低率等指标；二是在成本范围上，根据医院管理及科室的情况，采取全成本、科室可控成本等方式进行计算，一般采用科室可控成本；三是对于可控成本的计入比例，可以按照100% 计入方式，也可以按照不同类别的可控成本分类确定不同的比例，每年或一定时期后进行调整。

4. 以学科、岗位价值为基础的绩效考核模式

绩效工资 =（学科绩效 + 岗位绩效 + 专项绩效）× 考核分数 + 单项绩效 – 扣罚事项

学科绩效，体现不同科室的学科情况，根据不同的学科制定不同的标准，如对国家、省（自治区、直辖市）、区、医院内不同类型的重点学科等进行区分。

岗位绩效，根据科室人员的职务、岗位、职称、工作年限分类制定不同标准，以及对对应的人数进行确定，主要与科室人员的情况直接关联。

专项绩效，根据医院的管理需要和重点专项工作内容设定不同的标准，如包括三四级手术绩效、重大抢救、收治疑难、危重病例、专家门诊绩效、开展新技术、其他工作量绩效、支援急诊绩效等。

上述考核方式，一般应用在医院特定的阶段，如新建医院、病区、科室等情况，如果受到外部环境等影响，为了保持人员和业务的稳定，可进行短期的扶持，有利于科室的逐步成长。该模式的缺点是存在"大锅饭"的情况，干多干少差不多。

5. 以年薪制为基础的绩效考核模式

该种方式可适用于医院高层管理者（如院长、副院长）、职能科室负责人及科主任。年薪标准一般是基于所在医院的级别和平均水平、所在科室的平均水平等，按照全院或科室的平均收入水平的倍数来计算，平时预发一定的比例，年终进行考核后确定年薪。

如福建省三明市早在 2013 年开始，就在探索试点院长年薪制，实行对象主要是三明市二级及以上医院的院长，针对不同医院的级别、类型、规模等分为四类；年薪由基本年薪和年度绩效组成，年薪标准根据四种类别分别制定，动态调整；考核方面，制定了详细的考核指标，每年年末根据评审确定考核分数，确定最终发放额。

该模式的优点是能充分发挥目标管理作用，激励效果比较明显，针对管理层更有效，能降低管理代理成本。

该模式的缺点是业务量不足时的人力成本较大，对考核指标要求高，对医院的各项基础要求较高。

6.DRG 绩效考核模式

DRG 绩效考核模式是基于病种维度借助疾病诊断相关分组进行工作绩效的考核，即根据病人的年龄、性别、住院天数、疾病诊断、合并症、并发症、治疗方式、病症严重程度及转归等因素，将患者分入若干诊断组进行管理的体系，以组为单位打包确定价格和医保支付标准。通过对出院病历的技术难度、质量安全、服务效率等方面进行分析，反映医务人员的服务产出。

2017 年 6 月 20 日，国务院办公厅印发的《关于进一步深化基本医疗保险支付方式改革的指导意见》（国办发〔2017〕55 号）指出，2017 年起全面推行以按病种付费为主的多元复合式医保支付方式，各地要选择一定数量的病种实施按病种付费，国家选择部分地区开展 DRG 付费试点。到 2020 年，全国范围内普遍实施适应不同疾病、不同服务特点的多元复合式医保支付方式，重点推行按病种付费。病种管理是 DRG 付费模式下医院运营管理的核心理念，从医院层面看，通过绩效管理考核要努力降低医疗成本和运行费用，不断提升医疗服务行为的品质，提高医院运行效率，从过去注重工作量的考核转变为更加注重质量管理和效率管理的提升。

该模式的优点是 DRG 分组过程实际上是病例"标准化"过程，能够有效地区分不同疾病类别间资源消耗的差异程度，使得不同医院和不同医生服务工作量与工作质量具有可比性，客观评价医生的服务绩效；能有效规范医疗服务，控制医药费用不合理增长，优化费用结构，主动降低成本，缩短住院天数；有利于提升医院学科建设水平和人才队伍培养，促进医院管理更加精细化、科学化。

该模式的缺点是目前 DRG 分组版本较多，难以确定分组版本；需要借助 DRG 分组器、研发 DRG 系统，信息化成本较高。

7. 基于价值导向的绩效考核模式（RBRVS）

RBRVS 是以资源为基础的相对价值理论，具体而言就是以资源消耗为基础，以相对价值为尺度，通过对医疗项目的难度、占用时间、风险等因素评估，对每一个项目所体现的价值权重用绩效点数体现，评估医务人员对每个诊疗项目的付出，用以支付医生劳务费用的方法。该方法主要是根据医生在为病人提供医疗服务过程中所消耗的资源成本，测算出医生每次服务的相对值，客观地计算出医生的劳务报酬。

RBRVS 根据医生实际提供的各项医疗服务项目，按照医疗处置时的风险责任、劳动时间、工作强度等因素，设计计算模型，计算出每个医疗服务项目的医生费支付比率；按照医生提供的不同服务单价、数量乘以医生费比率，给予相应的奖金。这种模式将医生的收入与疾病诊治相联系，与药品和检查脱钩，将医务人员的工作价值在具体诊疗项目中以最为直观、简约的方式体现。

绩效工资＝点值×∑（各项目点数×项目数量）

该模式的优点是按工作量核算分配绩效，考虑技术难度、风险程度等因素，激励作用明显。

该模式下，医疗服务项目点数的确定是核心，各科室、病区每月开展的工作量数据需要借助 HIS 系统、收费系统才能完整准确地获取，对医院信息化水平要求较高。

第二节　公立中医医院绩效管理体系建设

一、公立中医医院绩效管理的组织体系

公立中医医院相较于综合医院，存在人才队伍相对薄弱的问题，要建立健全医院绩效管理制度，不断完善绩效评价体系，推动医院在发展方式上由规模扩张型转向质量效益型，在管理模式上由粗放的行政化管理转向全方位的绩效管理，需要加强医院组织建设，建立业财融合的绩效管理组织架构，成立医院绩效管理委员会，强化绩效管理的全员参与，提高各部门的协同能力。

公立中医医院绩效管理一般包括三层组织架构：绩效管理委员会、绩效管理办公室和临床医技科室绩效管理员。

（一）绩效管理委员会

绩效管理委员会由绩效考核委员会和绩效考核工作小组构成。

1. 绩效考核委员会

绩效考核委员会是公立中医医院开展绩效管理工作的领导机构，整体部署、全面领导绩效管理工作。绩效考核委员会主任委员由院党委书记、院长担任，副主任委员由副院级领导担任。主要职责如下。

（1）根据国家和医院的相关管理规定，审批医院的绩效管理制度。

（2）对医院绩效管理工作总体方案和工作计划进行决策。

（3）对医院绩效管理工作的重大事项进行决策。

2. 绩效考核工作小组

绩效考核工作小组在绩效考核委员会的领导下，制订医院绩效管理方案并组织实施，完善相关管理制度。组长由总会计师担任，组员包括财务科、医务部、护理部、人事科、医保办、医务科、质控科、感控科、药学部、门诊部、科教科、党办、信息中心等部门负责人。职责主要如下。

（1）讨论医院绩效考核改进方案，报考核委员会审批。

（2）贯彻执行医院绩效考核方案。

（3）落实医院绩效管理的其他具体工作。

（二）绩效管理办公室

绩效考核工作小组下设办公室，办公室设在绩效管理办公室，负责落实医院绩效管理的具体工作，负责月度、季度、年度绩效考核工作，对医院和科室日常运行情况进行分析，拟定医院绩效考核方案，指导科室和护理病区改进绩效工作，听取临床护理关于绩效的意见与建议等。

（三）临床医技科室绩效管理员

临床医技科室绩效管理员在科室主任和绩效管理办公室的指导下开展工作，主要负责统计科室工作量、统计绩效指标和绩效结果、分配科室人员绩效工资、沟通联系绩效管理办公室等。

二、公立中医医院绩效管理的制度体系

公立中医医院绩效管理制度体系建设是提升医疗服务质量、优化资源配置、调动医务人员积极性的关键环节，通过建立系统的制度可以提高管理工作效率，规范绩效管理，确保各项工作有章可循。建立绩效管理制度体系通常需要从顶层设计开始，明确目标和原则，然后梳理现有的制度，找出不足和漏洞，接着分层次制定制度，比如基本制度、管理办法、操作规范等。同时，要确保各部门的职责明确、流程顺畅。建立绩效管理制度体系后，还应持续改进，推广培训，将制度与信息系统结合，保持制度的有效性。

（一）制度体系建设的目标

（1）战略导向目标　绩效管理制度体系要与公立中医医院整体战略和绩效管理部门的职能定位一致。明确制度体系要解决的问题，如流程混乱、权责不清、效率低下等，确保制度服务于医院业务发展和管理需求。

（2）规范化管理目标　通过建立绩效管理制度体系，明确流程、标准、权责，减少绩效管理工作的随意性和模糊性。

（3）风险防控目标　通过建立绩效管理制度体系，规避操作风险、合规风险（如财务风险、法律风险等）。

（4）效率提升目标　通过建立绩效管理制度体系，优化资源配置，减少冗余环节，促进协作。

（二）制度体系建设的内容

公立中医医院绩效制度体系建设是一个系统性工程，需要通过多维度、多

层次的制度设计，确保绩效管理的科学性、规范性和可操作性。以下是一套完整的制度体系框架，涵盖从绩效目标设定到结果应用的全流程。

1. 基础性制度

（1）《绩效管理制度总则》 明确绩效管理的总体目标、原则（公益性导向、公平性、动态调整）、适用范围及管理职责分工。规定绩效管理流程（目标设定→考核实施→结果反馈→应用改进）和政策依据（国家医改政策、DRG/DIP 支付改革等）。

（2）《绩效考核指标管理办法》 定义分层分类的指标体系（医院、科室、个人），规定指标筛选标准、权重分配规则及动态调整机制。明确数据来源（HIS 系统、病案首页、成本核算系统等）和统计口径，确保数据客观性。

2. 核心实施制度

（1）《绩效考核实施方案》 具体说明考核周期（月度 / 季度 / 年度）、考核主体（院领导、职能部门、科室负责人等）、考核方法（RBRVS 量化、KPI 评分等）及操作流程。细化不同岗位的考核重点（如医生侧重医疗质量与效率，护士侧重护理质量与服务）。

（2）《绩效分配与激励制度》 明确绩效工资构成（基础性绩效工资＋奖励性绩效工资），制定差异化分配规则（如手术难度系数、治疗难度系数等），体现多劳多得、优绩优酬。

（3）《绩效申诉与争议处理制度》 规定员工对考核结果有异议的申诉流程，如提交书面材料、召开会议讨论等，确保程序公平。明确申诉处理时限（如 5 个工作日内反馈）和最终裁决权限。

3. 配套支撑制度

（1）《数据质量管理与信息管理制度》 规范绩效数据的采集、存储、分析和共享流程，确保数据真实、完整、可追溯。建立信息安全管理机制，保护患者隐私和员工敏感信息。

（2）《质量安全与合规管理制度》 将医疗质量安全指标，如不良事件发生率、院内感染率等设为一票否决项。制定合规性审查规则，杜绝"虚假绩效数据"和违规行为，如过度医疗、分解收费等。

4. 发展性制度

（1）《绩效结果应用与人才发展制度》 将考核结果与职称晋升、岗位聘任、外出进修、评优评先等挂钩。针对低绩效员工制定改进计划，如培训、轮岗等等，建立"帮扶—提升"机制。

（2）《绩效管理沟通与反馈制度》 规定考核者与被考核者的定期沟通机制，如季度面谈、年度总结会等，确保绩效目标共识。建立绩效改进计划，明确改进措施和完成时限。

（3）《绩效管理培训与宣贯制度》　定期开展全员培训，解读政策、指标含义和操作流程，减少理解偏差。通过案例分析、模拟演练提升管理者和员工的绩效管理能力。

5. 动态优化制度

《绩效管理制度修订与评估制度》，每年组织制度评估，根据政策变化（如医保支付改革）、医院战略调整（如重点学科建设）修订指标和权重。有条件的医院也可以引入第三方评估机构或专家咨询，确保制度持续改进。

（三）制度体系的逻辑关系

（1）总分结构　总则统领全局，专项制度细化规则，配套制度提供支撑。
（2）闭环管理　目标设定→执行监控→考核评价→结果应用→反馈优化。
（3）权责清晰　明确院领导、职能部门、科室、员工各层级职责，避免职责交叉或空白。

（四）制度体系建设注意事项

（1）合规性　公立中医医院绩效管理制度体系建设应符合《国务院办公厅关于加强三级公立医院绩效考核工作的意见》《三级中医医院评审标准实施细则》等政策要求。
（2）可操作性　避免指标过多过杂，数据采集需依赖现有信息系统。
（3）灵活性　区分临床、医技、行政后勤岗位特点，避免"一刀切"。
（4）透明性　制度文件公开，考核流程全程留痕，接受全员监督。
通过以上制度体系的构建，公立中医医院可实现绩效管理的规范化、科学化和精细化，推动医疗服务质量的提升与可持续发展。

三、公立中医医院绩效管理的系统模型

为了更加准确、全面地理解公立中医医院绩效管理，掌握医院绩效管理的运行机制，结合国内外医院绩效管理的相关理论和实践，在医院使命和核心价值观的指引下，通过对医院愿景和战略的全面承接，设计一个医院绩效管理系统模型，即"目的、环节和关键决策模型"，如图5-1所示。

公立中医医院的使命、核心价值观、愿景和战略对医院绩效管理具有规范和导向作用，是构建高效的医院绩效管理系统的基础。战略性是医院绩效管理系统的首要属性，集中体现在使命、核心价值观、愿景和战略通过医院绩效管理系统落地。只有通过医院绩效管理系统将医院战略转化为整个医院系统内各个层级人员的行动指南，才能确保所有人员的绩效产出符合医院战略的需要。

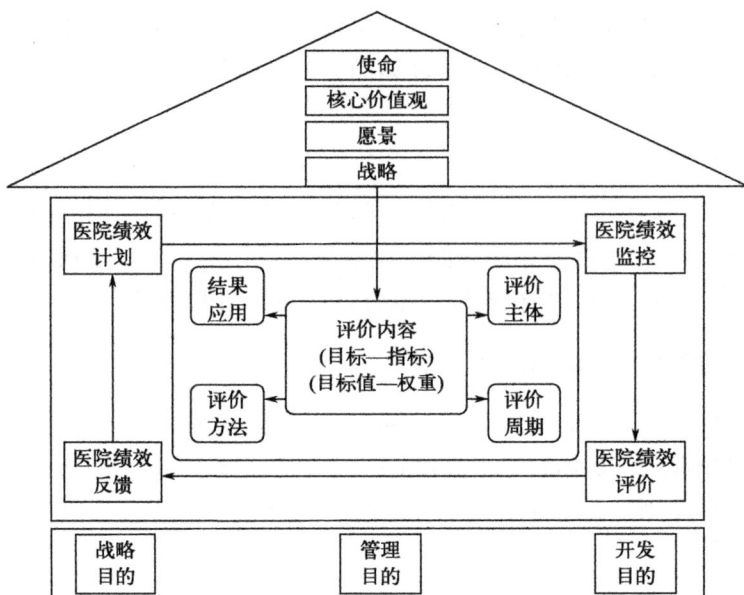

图 5-1　医院绩效管理系统模型

国内外的研究及实践表明，不论采用何种形式，一个科学、有效的医院绩效管理系统应该包括以下三个方面的内容：目的、具体环节和关键决策。公立中医医院绩效管理系统的"三个目的、四个环节和五项关键决策"是一个有机整体，需要在明确各自内涵与外延的基础上，全面、深入、系统地理解医院绩效管理系统模型。

（一）公立中医医院绩效管理的目的

"三个目的"是检验公立中医医院绩效管理系统设计和实施有效性的三个方面，医院一切绩效管理活动都是围绕绩效管理这三个目的开展的，归纳起来，一般为以下三个。

1. 战略目的

战略目的是公立中医医院绩效管理系统的终极目标，也是核心目的。绩效管理系统将员工的工作活动与医院的战略目标联系在一起。在绩效管理系统的作用下，医院通过提高员工的个人绩效来提高医院的整体绩效，从而实现医院的战略目标。从这一点看，绩效管理是与医院的战略密切相关的。医院战略的实现离不开医院绩效管理系统的支持，而绩效管理系统也必须与医院的战略目标密切联系才具有实际意义。

2. 管理目的

管理目的主要是指通过评价医院员工的绩效表现并给予相应的奖惩、职务的升迁等以激励和引导员工不断提高自身的工作绩效，从而最大限度地实现医院目标。医院的各项管理决策都离不开及时准确的绩效信息，绩效评价结果是医院做出培训、调薪、晋升、保留、解雇等人力资源管理决策的重要依据。这就要求医院的管理者通过设计科学、规范的绩效评价体系来保障绩效评价结果的公平性和有效性，从而不断地提高员工的工作绩效和医院的管理水平，确保绩效管理目标的达成。

3. 开发目的

绩效管理的过程能够发现医院员工在绩效方面有待改进和提高的地方，以便组织有针对性的培训与开发项目，从而使员工具备完成现时工作和未来工作的知识与技能。在现实中，为了实现医院绩效管理的开发目的，当员工没有达到预期的绩效目标时，医院管理者就需要与员工进行绩效面谈，指出问题、分析原因、制定改进措施。唯此才能够更有效地帮助员工提高相关的知识、技能和素质，促进员工个人的发展和医院绩效管理开发目的的实现。

从对"三个目的"的分析可以看出，一个有效的医院绩效管理体系应该将医院员工的活动与医院的战略目标联系在一起，以实现战略目的；为医院对员工所做出的管理决策提供有效的信息，以实现管理目的；向员工提供准确及时的绩效反馈，以实现开发目的。医院想要通过人力资源获得竞争力，就必须通过利用绩效管理系统达到上述这三个目的。

（二）公立中医医院绩效管理的环节

公立中医医院管理者在进行绩效管理时，需要严格遵循医院绩效计划、医院绩效监控、医院绩效评价和医院绩效反馈四个环节开展工作，并且四个环节缺一不可。

1. 绩效计划

绩效计划作为战略性绩效管理系统闭环中的第一个环节，是指当新的绩效周期开始时，管理者和下属依据医院的战略规划和年度工作计划，通过绩效计划面谈，共同确定医院、科室以及个人的工作任务，并签订绩效目标的过程。绩效计划是管理者和下属通过追问如下问题而进行的双向沟通过程。

（1）在本绩效周期的主要工作内容和职责是什么？按照什么样的程序完成工作？何时完成工作？应达到何种工作效果？可供使用的资源有哪些？

（2）在本绩效周期应如何分阶段地实现各种目标，从而实现整个绩效周期的工作目标？

（3）本绩效周期的工作内容的目的和意义何在？哪些工作是最重要的？哪些工作是次要的？

（4）管理者和下属计划如何对工作的进展情况进行沟通？如何防止出现偏差？

（5）下属在完成工作任务时拥有哪些权利？决策权限如何？

（6）为了完成工作任务，下属是否有接受培训或自我开发哪种工作技能的必要？

从以上问题可以看出，绩效计划不仅仅是完成一份工作计划那么简单。作为整个绩效管理过程的起点，绩效计划非常注重管理者和下属的互动式沟通和全员参与，使管理者与下属在如何实现预期绩效的问题上达成共识。因此，绩效计划的内容除了包括不同层面的绩效目标，还包括为了达到计划中的绩效结果，双方应做出什么样的努力，应采用什么样的方式，应该进行什么样的技能开发等内容。但这并不是说绩效计划一经制定就不可改变，环境总是在不断地发生变化，在计划实施过程中往往需要根据实际情况及时调整绩效计划。

2. 绩效监控

绩效监控是绩效管理的第二个重要环节，也是整个绩效周期中历时最长的环节，是指在绩效计划实施过程中，管理者与下属通过持续的绩效沟通，采取有效的监控方式对员工的行为及绩效目标的实施情况进行监控，并提供必要的工作指导与工作支持的过程。绩效计划是绩效管理成功的第一步，绩效监控作为连接绩效计划和绩效评价的中间环节，对绩效计划的顺利实施和绩效结果的公平评价有着极其重要的作用。它要求管理者在整个绩效计划实施过程中持续与下属进行绩效沟通，了解下属的工作状况，预防并解决绩效管理过程中可能发生的各种问题，帮助下属更好地完成绩效计划。那种认为下属在了解绩效计划之后就能够正确地执行计划，管理者可以等到绩效周期结束后再进行绩效评价的想法，是十分错误的。这实际上是管理者的一种"偷懒行为"，忽略了管理者必须履行的"监督并控制下属的绩效，促进绩效计划得以实现"的重要管理职能。在绩效监控阶段，管理者主要承担以下两项任务。

（1）采取有效的管理方式监控下属的行为方向，通过持续不断的双向沟通，了解下属的工作需求并向员工提供必要的工作指导。

（2）记录工作过程中的关键事件或绩效数据，为绩效评价提供信息。

从绩效监控的手段看，管理者与下属之间进行的双向沟通是实现绩效监控目的的一项重要手段。为了实现对下属绩效的有效监控，管理者与下属应共同制定一个相互交流绩效信息的沟通计划，从而能够有针对性地帮助管理者指导并鼓励下属员工不断地提高工作绩效，缩小绩效差距，确保绩效目标的顺利完成。

3. 绩效评价

作为绩效管理过程中的第三个环节，绩效评价是指根据绩效目标所约定的评价周期和评价标准，由绩效管理主管部门选定的评价主体，采用有效的评价方法，对医院、部门及个人的绩效目标完成情况进行评价的过程。在这个过程中，需要注意的是，应当把绩效评价放到绩效管理过程中考察，将其看作绩效管理过程中的一个环节。绩效评价不能与绩效管理其他环节相脱离，这一点主要体现在以下三个方面。

（1）绩效评价的基本依据是绩效计划阶段制定的绩效目标，并且不能根据管理者的喜好随意修改。

（2）绩效评价不可能与绩效监控过程中的绩效沟通相分离，管理者与下属之间进行绩效沟通的过程实际上也是评价者观察评价对象绩效情况的过程。

（3）绩效管理不是为了简单地评价，更为重要的是通过客观、公正的绩效评价得到详尽、有效的绩效信息，从而使管理者能够通过绩效评价的结果，向下属反馈其绩效优秀或绩效不佳的原因，为绩效改进提供决策依据。因此，绩效评价与绩效反馈的过程是密切相关的。当然，同样应该看到，绩效评价是绩效管理过程中的核心环节，也是技术性最强的一个环节，因此，需要对评价环节给予特别的关注。

4.绩效反馈

绩效反馈是指在绩效评价结束后，管理者与下属通过绩效反馈，将评价结果反馈给下属，并共同分析绩效不佳的方面及其原因，制订绩效改进计划的过程。绩效反馈贯穿于整个绩效管理过程，是一个正式的绩效沟通过程，也是绩效管理过程中的一个重要环节。之所以要将绩效反馈作为绩效管理循环的环节之一，是因为绩效反馈在绩效管理过程中具有重要的作用。绩效反馈是使员工产生优秀表现的重要条件之一。通过绩效反馈，员工可以知道管理者对他的评价和期望，从而不断地修正自己的行为；而管理者也可以通过绩效反馈指出员工的绩效水平和存在的问题，从而有的放矢地进行激励和指导。因此，绩效管理的目的绝不仅仅是得出一个评价等级，而是要提高员工的绩效，确保员工的工作行为和工作产出与医院目标保持一致，从而实现医院的绩效目标。而绩效管理能否确保医院目标的实现，则在很大程度上取决于管理者如何通过绩效反馈环节使员工充分了解并不断改进自己的绩效水平。

（三）公立中医医院绩效管理的关键决策

为了实现三个目的，在实施医院绩效管理的四个环节的过程中，必须把握好五项关键决策。尤其在设计医院绩效管理体系时，要对五项关键决策进行整体思考。

1.评价内容

评价内容即"评价什么"，是指如何确定绩效评价所需的评价指标、指标权重及其目标值设定。评价内容是医院绩效管理体系中五项关键决策的核心。只有确定了评价内容，才能据此明确评价主体、评价周期、评价方法和结果应用。而评价内容的确定，又是根据医院战略得出的。只有那些符合医院既定战略的行为与结果，才会被纳入评价内容中。为了确保医院战略目标的实现，需要在绩效管理过程中，将医院的战略目标转化为可以衡量的评价指标，从而将医院战略目标的实现具体落实到各个部门和每个员工。对医院、部门和个人绩效的评价从工作过程和工作结果两个角度进行考虑。从工作结果的角度来说，在医院层面设立的评价指标通过明晰医院的使命、核心价值观、愿景、战略以及明确医院的阶段性工作任务来设计完成；科室的绩效评价指标主要根据部门的职责以及承接或分解医院的战略目标来制定；员工个人绩效的评价指标则可以根据员工的职位职责以及承接或分解部门的绩效目标来确定。而从工作过程的角度来讲，绩效评价指标体系会包含一些监控类指标和态度类指标。因此，绩效评价指标体系的战略导向和行为引导作用在很大程度上体现在绩效评价指标的选择和设计上。绩效评价指标的设计是绩效管理中技术性较强的工作之一。

2. 评价主体

评价主体即"谁来评价"，就是指对评价对象做出评价的人。评价主体大致可分为内部的评价者和外部的评价者。结合医院的实际情况，内部评价者包括上级、同级、下级；外部评价者包括患者及其家属、政府和行业组织、社区、媒体、保险机构、供应商等利益相关者。在设计绩效评价体系时，选择正确的评价主体，确保评价主体与评价内容相匹配是一项非常重要的原则，即根据所要衡量的绩效目标以及具体的评价指标来选择评价主体。根据这一原则，评价主体应当及时、准确地掌握信息，对被评价者的工作职责、绩效目标、工作行为以及实际产出有比较充分的了解，才能确保评价结果的合理性和有效性。例如，对于工作业绩类指标，显然员工的直接上级最清楚，适合由上级进行评价；而态度类指标的评价主体则可以扩展到同级和下级，甚至是外部利益相关者，由他们来共同进行评价。比如评价医院医生或护士对患者的关怀程度，就可以把患者及其家属和同事作为评价主体，结合多方面意见综合考虑。

3. 评价周期

评价周期所要解决的是"多长时间评价一次"的问题。评价周期的设置应尽量合理，既不宜过长，也不能过短。如果评价周期太长，评价结果就会出现严重的"近期误差"，即人们对最近发生的事情记忆深刻，而对以往发生的事情印象淡薄，评价主体会根据评价对象近期的表现来评判其整个绩效周期的表现，这样会导致绩效评价信息失真，并且不利于医院员工个人绩效的改善。而如果评价周期太短，一方面许多工作的绩效结果可能还没有体现出来，另一方面过度频繁的绩效评价也会造成评价主体的工作量过大。因此，医院在选择绩效评价周期时不宜一概而论，而应根据管理的实际情况和工作的需要，综合考虑各种相关影响因素，合理选择适当的绩效评价周期。

4. 评价方法

评价方法是指判断医院员工个人工作绩效时所使用的具体方法。正确地选择绩效评价方法对于得到公正、客观的绩效评价结果有着重要的意义。各种不同的评价方法都是管理实践积累的宝贵财富。通常，评价方法可以划分为三大类：比较法、量表法和描述法。每类又细分为若干具体的评价方法，其中比较法包括排序法、配对比较法、人物比较法和强制分配法等；量表法包括图尺量表法、行为锚定量表法、综合尺度量表法和行为观察量表法等；描述法包括工作业绩记录法、态度记录法、关键事件法和指导记录法等。每种方法都各具特点，并无绝对优劣之分，医院应根据具体情况进行选择，总的原则是根据所要评价的指标特点选择合适的评价方法。例如，评价医院员工的"工作主动性"指标，则可以采用行为锚定量表法。除此之外，成本问题也是选择评价方法时要考虑的问题。因此，应权衡各种评价方法的优缺点，加以综合使用，以适应不同发展阶段对绩效评价的不同需要。

5. 结果应用

绩效管理是人力资源管理各职能模块的核心环节，而绩效评价结果能否被有效利用，关系到整个绩效管理系统的成败。在医院的管理实践中，绩效评价结果主要用于以下两个方面。

（1）通过分析绩效评价结果，诊断医院员工存在的绩效差距，找出产生绩效差距的原因，制订相应的绩效改进计划，以提高员工的工作绩效。

（2）将绩效评价结果作为各种人力资源管理决策的依据，如培训开发、职位晋升和薪酬福利等。如果绩效评价结果没有得到相应的应用，就会产生绩效管理系统的空转现象，评与不评一个样，评好评差一个样，绩效管理就失去了应有的作用。

第三节　公立中医医院绩效管理模式构建

一、构建公立中医医院绩效管理模式的原则

（一）基本原则

1. 坚持以政策为导向

指标的选取应以国家对不同发展时期公立中医医院运营管理要求及医院战略发展目标为导向，因地制宜选择关键指标，提升医院整体精细化管理水平，增强综合实力及核心竞争力，推动医院长期可持续发展。近年来，国家出台一系列政策推动公立医院高质量发展，要求公立医院加强和完善运营管理，提高效能，体现社会效益的同时也要关注经济效益，满足基本医疗服务的要求，实现经济效益与社会效益有机统一。

2. 坚持定性与定量考核相结合原则

公立中医医院运营管理绩效考核指标的设计应充分反映科室各个维度的绩效情况，但指标选取有所侧重，指标之间应互相关联。部分指标有系统数据支持，可以量化，然而有些指标难以量化但又是考核重点，因此，在指标选取的过程中应合理补充定性分析指标，使绩效考核指标体系更加完整，充分体现公平。

3. 兼顾科学性与公平性原则

绩效考核体系的建立要求在指标选取、考核方式、权重设置、流程管理、考核实施、结果反馈等过程中均要采取科学的方法，充分咨询相关领域专家的意见，参考目前国内外最新的理论与方法，根据实际情况对不同维度的考核指标选取相应的考核方法，保障考核结果的有效性。公平性原则要求指标体系设立应更关注增量而非存量。因为每个科室性质特点不一样，发展阶段也有差异，为体现公平，应更多体现考核当年各项指标值改进情况，考核结果应清楚反映科室年度运营管理绩效水平。

4. 坚持动态性原则

公立中医医院运营管理绩效考核体系构建必须与时俱进，符合医改政策导向，同时结合医院不同发展阶段及战略方向制定评价机制。每年根据方案运行情况及考核评价反馈，针对存在的问题，对各维度指标设置及考核权重进行调整。但是为保障绩效考核导向性，对指标调整需经广泛论证，尽量避免调整过于频繁。

（二）中医特色原则

公立中医医院和综合西医医院在运营模式、服务内容、政策要求上存在相似之处，也存在差异，所以绩效管理在适用公益性导向、质量安全、动态调整等时，还需要加入中医特色元素，比如中医药服务、中医特色疗法、治未病、合理用药、管控中药材成本等。

1. 坚持公益性导向，强化中医药服务核心功能

（1）服务国家战略　落实《中医药发展战略规划纲要》，将中医药服务占比如中药饮片、针灸推拿、治未病服务等纳入绩效考核，引导医院发挥中医药特色优势。强化公共卫生职能，如中医药应急救治、基层中医药适宜技术推广等，体现公立医院社会责任。

（2）平衡公益性与可持续性　避免过度追求经济效益，设置"药占比（中药饮片除外）""耗材占比"等管控指标，防止"以西补中"倾向。对中医特色科室，如治未病中心、针灸科、推拿科等，给予适当政策倾斜，保障其发展空间。

2. 突出中医药特色优势，完善差异化评价指标

（1）强化中医内涵建设　将中医治疗率、非药物疗法使用率（如针灸、拔罐）、中药饮片和中成药合理使用率作为临床科室核心指标。鼓励开展中医优势病种诊疗，如中风后遗症、慢性肾病等，设立"中医经典病房"等创新模式考核项。

（2）传承与创新并重　考核名老中医经验传承（如师带徒完成率）、院内制剂研发应用、古籍文献整理等科研指标。支持中医药科研成果转化，如中药新药研发、中医诊疗技术标准化等，推动产学研结合。

3. 注重医疗质量与安全，融合中医质控标准

（1）中医特色质控体系　在通用医疗质量指标（如不良事件发生率、手术并发症率）的基础上，增加中医质控项如辨证论治准确率、中药处方合格率等。对中医技术操作如艾灸温度控制、拔罐适应证把控等，制定专项规范。

（2）患者安全与满意度并重　关注中医药服务特殊性，例如中药用药指导、中医康复疗效跟踪，避免"重治疗、轻随访"。患者满意度调查中增设中医服务体验模块，如膏方口感、针灸舒适度等。

4. 强化成本管控与资源优化，突出中医药资源特点

（1）精细化成本管理　针对中药材价格波动大的特点，建立"中药饮片库存周转率""中药房成本收益率"等指标。对中医诊疗设备（如智能脉诊仪）使用效率进行评估，避免重复购置。

（2）人力资源合理配置　根据中医诊疗特点，优化医护配比（如针灸科医生与助手比例），体现"一人多技"（如医生兼做推拿）的人力利用模式。

5. 动态调整与政策适配，响应中医药发展需求

（1）紧跟政策变化　结合《中医药法》《DRG/DIP 支付方式改革》等政策，动态调整绩效指标，如将中医优势病种纳入 DRG 付费权重调整范围。对基层中医药服务能力建设（如县域中医医共体建设）给予专项激励。

（2）区域特色融合　结合地方中医药资源，如道地药材、民族医药，设置区域性特色指标，如少数民族医药服务覆盖率。

6. 激励中医药人才培养与团队协作

（1）传承与人才梯队建设　将师承教育成果（如继承人门诊量、学术论文发表）与导师绩效挂钩。设立"青年岐黄学者培养计划"专项奖励，鼓励青年医师深耕中医经典。

（2）多学科协作（MDT）支持　对中西医结合诊疗团队（如中西医联合会诊）给予绩效倾斜，促进中西医优势互补。

7. 信息化赋能与数据治理

（1）中医特色数据采集　利用信息化系统抓取中医结构化病历数据，如辨证分型、方剂组成，为绩效分析提供依据。开发中医质控预警模块，如中药配伍禁忌提醒，实时监控医疗安全。

（2）大数据辅助决策　分析中医优势病种疗效数据，如中风康复周期缩短率，优化资源配置。

8.合规性与廉洁风险防控

防范中医药领域不正之风。严控"中医养生保健"与医疗服务的边界，禁止将保健品销售纳入绩效考核。对"中医外治项目过度收费""虚假膏方处方"等行为设置一票否决项。

通过以上原则，公立中医医院可构建兼顾公益性、中医特色与运营效率的绩效管理体系，推动中医药事业高质量发展。

二、构建以工作量为基础的综合管理模式

以工作量核算为基础的医院绩效考核模式是现代医院绩效管理与奖金分配的创新。目前，随着我国医改的不断深入，以往公立中医医院在绩效管理中采用的以收入为导向的考核模式已经不能适应医改大趋势的发展需要，公立中医医院绩效考核模式需要转为"以工作量核算为基础、以质量考核控制为重点、以综合评价为手段"的医院绩效考核与奖金分配模式。这种以工作量核算为基础的医院绩效考核模式已经成为现代医院绩效管理体制的重要组成部分，在实际的医院绩效考核中这种新的绩效考核模式体现在工作量核算、质量考核控制、奖金分配三个程序上，只有完成这三个绩效考核程序，才能真正完成医院绩效考核管理工作。

（一）以工作量绩效为基础

参照 RBRVS 理论体系，通过对医疗项目难度、占用时间、风险等因素的评估，对每一个项目所体现的价值权重用绩效点数来体现。工作量绩效由 HIS 系统获取所有收费项目及数据，根据科室进行归集测算。除药品、卫生材料以外的医疗服务项目，依据 RBRVS 价表系统，与医疗服务项目价表系统逐项进行基准点数对应，计算各临床、医技人员的实际付出及工作成果，主要考核执行数量。并结合科室实际占用床日和出入院人次计算科室所有医疗服务的总点数。根据历史绩效发放水平、成本因素、绩效预算情况等进行数据模拟测算，计算核算单元每点的价格和服务量系数，再进行数据的调试、校正、平衡，确定各科系的点单价，协作系数和服务量系数。协作项目总点数为临床科室医生协助对各种检查和治疗项目的结果进行评估和分析，对患者病情进行诊断并形成治疗依据的各医疗服务项目的总点数，部分医疗项目点数（示例）如表 5-1 所示。

表 5-1　部分中医医疗服务项目点数（示例）

标准编码	费用名称	类别名称	点数
420000001	骨折手法整复术	（二）中医骨伤	31
420000002	骨折橇拨复位术	（二）中医骨伤	36
420000003	骨折经皮钳夹复位术	（二）中医骨伤	78
420000004	骨折闭合复位经皮穿刺（钉）内固定术	（二）中医骨伤	117
420000005	关节脱位手法整复术	（二）中医骨伤	35
420000006	骨折外固定架固定术	（二）中医骨伤	90
420000007	骨折夹板外固定术	（二）中医骨伤	42
420000008	关节错缝术	（二）中医骨伤	30
420000009	麻醉下腰椎间盘突出症大手法治疗	（二）中医骨伤	3
420000010	外固定架使用	（二）中医骨伤	3

$$RBRVS\text{工作量绩效} = \text{点值} \times \sum \text{点数} - \text{绩效考核成本}$$
$$\sum \text{点数} = \sum (\text{各项目点数} \times \text{项目发生次数})$$
$$\text{点单价} = (\text{历史绩效} + \text{预算增量绩效} + \text{历史成本}) / \text{绩效总点数}$$

（二）医务人员绩效考核与分配

1. 以工作量绩效为基本

工作量绩效与科室工作量完成情况挂钩，是月度绩效中相对固定的部分。医疗系列根据业务特点可划分为手术科室、非手术科室、重症、麻醉、儿科、急诊、中医、血透等科室。结合医院的实际情况，根据各医疗科系诊疗项目的劳动强度、技术含量、风险程度等特点，配置相应的诊疗项目点数。

2. 以运营绩效为核心

主要以成本控制及预算控制来体现科室的运营效益，鼓励科室管控运营成本，将同比工作量节约的成本金额转换为运营绩效按比例奖惩。同时将科室可控成本完全和绩效工资挂钩，加大成本管控力度。将医疗服务直接成本纳入绩效工资核算，将资产、设备、人力等体现医疗资源消耗与占用的直接成本按比例由科室承担，与其工作量产生的绩效工资直接挂钩，既体现权责相符的原则，又能起到较好的节能降耗效果。属于临床可控成本范畴的包括材料类消耗（不计价卫生材料及低值易耗品、公用药品、办公用品）、资产类消耗（设备折旧、占用面积）、人力消耗（科室人数、内部服务、消毒供应）。临床可控成本按上述分类分别根据科室管控力度确定负担比例。

3. 以管理绩效为导向

KPI（关键绩效指标）考核是根据各科室的核心工作设定绩效考评指标，并对指标设定目标值、权重及评分规则，根据 KPI 的得分计算绩效奖金。临床科室绩效考核评价指标综合考虑工作量、成本控制、中医药服务等因素，按季考核并与科室绩效分配挂钩。结合当前相关政策引导和医院发展状况，建立基于效率、效益、质量、管理为导向的关键指标，临床医技考核指标突出服务能力的要求，工作量、工作质量在考核体系中占主要比重。综合考虑工作量考核（如门诊人次、出院人次等）、成本控制（如剔除药品耗材的有效工作量）、中医药服务能力（如中医药服务工作量）等考核内容，考核结果与科室绩效挂钩。

4. 以其他专项绩效考核为补充

根据医院不同时期的工作重点而确定的考核内容，对一些关键环节、特殊项目进行考核。

（1）医保管理　为了加强临床科室的医保管理，使医院医保资金的管理合法合规，每月医院医保管理相关部门（医保办）对临床科室医保管理情况进行绩效评价，并将评价结果与科室薪酬挂钩，主要包括超医保限制用药、DRG 拨付情况考核等。

（2）医疗质量　为了不断促进医院高质量发展，每月医院医务部门对临床科室医疗质量管理情况进行绩效评价，将评价结果与科室薪酬挂钩，医疗质量管理评价内容主要包括质控考评、病历书写质量、医疗不良事件、临床路径、平均住院日、抗菌药物使用强度、中医临床疗效、中药饮片使用率、院内制剂使用率等。

（3）其他考核　包括工作纪律、欠费管理等其他各项综合性考核。

5. 医疗月绩效工资构成

月科室奖金 =（工作量绩效 - 可控成本）×KPI 得分 + 其他专项绩效考核

（三）护理人员绩效考核与分配

护理绩效是护理工作任务在数量、质量和效率方面的具体落实和体现。把护士完成临床护理工作的数量、质量及患者满意度作为护理绩效考核的重要指标进行量化考核，可以全面提高护理服务质量和服务效率，强化岗位管理，保护护士的合法权益，保持护理队伍的稳定性。以护理 RBRVS 工作量绩效为基础，并结合科室关键核心护理指标考核、成本考核、工作效率情况对各护理单元绩效工资进行分配。护理部可根据护理单元的风险、劳动强度等对各护理单元进行分级，分档制定风险系数并与绩效工资挂钩。护理工作量包括直接和间接护理项目。直接护理项目通过物价收费的级别护理、注射、吸氧等，根据技术含量和风险，逐项确定不同的相对价值比率。而对于那些不易量化评估的非直接效益的护理劳动（如宣教、量体温、测血压、更换床单等），按"实际占床日数""入出院病人数"等作为间接的护理项目核算绩效。

护理绩效考核分配以基期护理绩效与工作特性作为参考依据，主要分为工作量绩效、运营绩效，并辅以管理绩效。在工作量绩效方面，导入护理时数的概念，结合照护床日数和病人数，综合评估护理间接工作量，护理间接工作量=（入院人数 ×3+ 出院人数 ×3+ 床日总数）× 护理时数，入院人数包含入院人数及其他科室转入本科室的人数，出院人数含出院人数及转科人数，护理时数指一个护理人员一天护理一个病人所花费的直接时间，不同科室护理时数存在差异，由护理部、绩效办根据实际情况进行动态调整。

（四）医技科室绩效考核与分配

目前，大部分公立中医医院在对医技科室进行绩效评价时，主要参考 RBRVS 的理论和方法评价科室工作量，对工作量进行评价后，根据医院年度战略目标制定评价指标，并将评价结果与科室薪酬挂钩。与临床科室不同的是，医技科室侧重于强化成本控制、医疗质量管理等。运用 RBRVS 绩效核算工具，建立以工作量为基础，结合医院目标管理的绩效评价体系，并通过综合考核，不断强化成本控制、医疗质量管理。

（五）职能科室绩效考核与分配

职能科室主要建立以岗位说明书为基础的绩效评价体系，根据岗位的重要性、风险高低排序，进行科室分类、岗位分级管理，促进职能科室人员"履职、管理创新"。主要坚持以下原则。

（1）定员定岗，以岗定薪　建立主要体现岗位职责和知识价值的评价体系，根据工作职责设置岗位，实行聘用制度和岗位管理制度，以实现职能科室人员由身份管理向岗位管理转变，定编定岗不固定人员。

（2）责薪相适、考核兑现　充分发挥科室主任管理、绩效评价自主权。科室可根据临时性工作任务、工作质量等情况，制定二次绩效评价办法。

三、基于 RBRVS 绩效管理模式下 DRG 的应用

公立中医医院绩效管理是一项长期的系统工作，医院在进行绩效考核的过程中，不能依靠单一的绩效考评模式，需要将 RBRVS 方法作为核算工作量的基础，并结合医院信息化水平、病历数据质量等，选择适合本医院的 GRG 考核方式对 RBRVS 的不足进行弥补。通过科学合理的绩效考核，推动医院由规模扩张型的发展转向质量效益型的发展，建立精细化的全方位的绩效管理模式。

（一）RBRVS 的局限性

1. 对工作质量关注不足

RBRVS 是结合物价收费标准对医疗服务项目进行赋值，从服务项目的角度对资源的投入进行评价，衡量医护人员做每一个服务项目投入的资源、风险和贡献，未考虑患者最终的治疗效果。RBRVS 在具体的计算过程中，主要是结合目前医疗服务项目定价制定绩效点数，因为目前项目定价与医务人员劳动付出之间存在着不相符的现象，所以工作质量受到一定忽视。RBRVS 以绩效点数和工作量为基础，乘以货币转换系数，从而计算出最终的工作量绩效，这种绩效核算方式会导致医务人员倾向于开展绩效点数较高的服务项目或将绩效点数低的项目按绩效点数较高的服务项目进行套收，导致临床科室更愿意选择治疗项目多、效益更好的患者，以追求绩效最大化，不利于三级公立医院落实功能定位和公益性。

2. 对内科系列科室的工作难易程度和技术水平评价不足

RBRVS 的设计模式更适用于外科系列科室工作量的评价，通过对三级、四级手术项目和新技术项目赋予较高的绩效点数，在考核外科医生的绩效时，就会关注其重大、疑难、新技术的手术量，"干得难"绩效就越高，鼓励外科做难的手术，致力于攻克疑难杂症。而内科系列手术项目较少，多以治疗、检查、化验、药品等医疗服务项目为主，仅对介入手术和重症监护项目等赋予较高的绩效点数，不能充分评价内科系列工作的难易程度和技术水平。

3. 对医保结余考虑不足

随着医改进入深水区，不少省、市地区纷纷制定了 DRG 付费实施方案，并取得了不错的成效。诊断相关分组 - 预付费制度（简称 DRG-PPS），是指在 DRG 分组的基础上，通过科学的测算，制定出每一个组别的付费标准，并以此标准支付医院费用。通俗地讲，DRG-PPS 是医保机构就病组付费标准与医院达成协议，按照病人归入的分组费用标准向医院预付费用，超出标准部分的费用由医院承担（或由医院与医疗保险机构按约定比例共同承担），结余部分医院可留用的一种付费制度。在这种制度下，RBRVS 只引导医护人员关注工作量，未考虑每个分组的付费标准，会导致由医院承担的超标费用增加，医院利润就会受到一定的影响，也不利于医疗费用控制。

（二）DRG 的应用方案

RBRVS 绩效管理方式在评价工作质量、内科系列科室、医保结余时存在一定短板，因此需要建立 RBRVS 与 DRG 相结合的绩效考核体系进行合理解决。DRG 数据指标主要有六项，用于评价医疗服务产出、医疗服务效率、医疗服务质量，包括：DRG 组数，反映治疗病例所覆盖疾病类型的范围，数量越大表示能够提供的诊疗服务范围越广；总权重，反映住院服务总产出，总权重越大医疗服务量越大，说明医疗服务能力越强；病例组合指数（CMI），反映治疗病例的技术难度水平，用于评价出院病人的复杂程度，间接评价工作量；费用效率指数，反映治疗同类疾病所花费的费用，用于评价医院费用和成本管理水平；时间消耗指数，反映治疗同类疾病所花费的时间，用于评价治疗的时间效率；低风险组死亡率，指临床上死亡风险极低病例的死亡率，用于评价医疗质量安全。DRG 数据指标评价的内容较为丰富，与 RBRVS 绩效管理方式结合时，可以根据医院的情况选择下面几种应用方案。

1. 作为计算工作量绩效的调整参数

与 RBRVS 模式结合最密切的应用方法，就是在计算工作量绩效时将 DRG 里面体现疾病复杂程度的 CMI 指标作为调整参数：工作量绩效 = ∑ 医疗服务项目 × 绩效点数 × 科室 CMI× 货币转换系数。此方法的优点在于，通过客观指标间接考核了内科系列科室诊断、治疗复杂疑难内科疾病的质和量，鼓励科室致力于攻克疑难杂症，提高医疗技术水平。缺点是此方法的数据来源为病案首页，需要医院使用分组器，对病案首页进行改造，对手术和治疗的操作编码准确度要求高，对医院信息系统的要求较高，医院现有的信息系统尚有提升的空间，信息系统的水平直接决定此方法是否能实施，医院需要增加完善和优化信息系统的投入，且在信息化建设中，还会存在编码技术不够标准的情况，直接关系到绩效核算结果的准确性和公平性，医院内部单独推动使用难度较大。仅适用于病例数据质量高、信息系统完善的医院。

2. 选择特定指标进行单项考核

由于 DRG 数据指标内容较多，医院可以根据管理目标从中选取特定的某项指标对科室进行单项考核，如：重点引导科室提高提供诊疗服务范围，则选取 DRG 组数；引导科室控制医疗费用，则选取费用效率指数。考核前先收集各科室 1～2 年的历史数据进行测算，设定合理的目标值，再根据考核周期内科室完成目标的情况计算绩效奖惩金额，如：绩效奖惩金额 = 工作量绩效 ×（1- 目标值 / 实际完成值）。此方法的优点在于使用灵活，可以根据医院每年的重点工作任务进行动态调整，考核的着眼点不一样，则每年的考核指标体系也有所侧重，同时，可以弥补 RBRVS 方法缺乏质量考核的不足。缺点是在选择 DRG 组数、低风险组死亡率之外的指标时，同样对手术和治疗的操作编码准确度和信息系统的要求较高。

3. 选择多项指标进行综合评价

建立由医疗质量、运营效率、持续发展、满意度评价等多个维度的科室绩效考核指标体系，根据管理需要从 DRG 核心指标中选取几项或全部指标，赋予权重分值、制定考核评分细则，纳入考核指标体系，将考核周期科室综合评分结果与绩效挂钩，如：应发绩效＝工作量绩效 × 实际考核得分 / 考核总分。此方法的优点在于将 DRG 与其他各项管理指标结合，对科室进行综合评价，弥补了 RBRVS 方法的局限性。缺点是对重要指标的考核力度不足。

4. 根据 DRG 结算情况进行考核

医疗保险机构按 DRG 标准向医院支付医疗费用，与医保病人在医院实际发生的费用会形成差额，支付金额大于实际费用则表示医院形成 DRG 结余，反之形成超标费用，结余部分医院可留用，超标费用医院自行承担，直接影响医院的财务状况，可选择将科室的结余情况与绩效挂钩，如：绩效奖惩金额＝结余或超标费用 × 奖惩比例。此方法的优点在于简单易行，引导科室控制医疗费用。缺点是对医疗质量考核力度不足，需要其他质控指标进行弥补。适用于 DRG 考核应用的初期。

四、"西学中"考核机制的构建

在公立中医医院的绩效管理体系中，需要设计"西学中"（西医学习中医）考核机制，从而鼓励西医科室合理应用中医药技术。设计"西学中"绩效考核机制需要兼顾理论与实践、知识掌握与技能应用、短期培训效果与长期职业发展，同时体现中西医结合的特色。系统性设计框架如下。

（一）考核目标

1. 核心定位

评估西医人员学习中医的成效，促进中西医知识融合，提升临床综合诊疗能力。

2. 导向作用

激励学员主动学习中医理论、技术及文化，推动中西医结合实践。

3. 质量保障

确保培训过程规范，培养符合政策要求和社会需求的复合型人才。

（二）考核原则

1. 科学性

指标需覆盖知识、技能、态度三维度，符合中医学习规律。

2. 全面性

兼顾理论学习、临床实践、科研能力及患者反馈。

3. 激励性

考核结果与职称晋升、薪酬、岗位聘任等挂钩。

4. 可操作性

指标量化与定性结合，避免形式化。

（三）考核内容与指标

1. 知识考核（30%）

（1）中医基础理论：阴阳五行、藏象经络、病因病机等（笔试＋案例分析）。

（2）中医经典著作：《黄帝内经》《伤寒论》等核心篇章的理解（闭卷考试或论文）。

（3）中西医结合知识：比较中西医诊疗思维差异，掌握中西医结合适应证（案例研讨）。

2. 技能考核（40%）

（1）中医诊疗技能：四诊合参（望闻问切）的规范性与准确性；针灸、推拿、中药方剂开具等实操能力（现场操作＋模拟病例）。

（2）中西医结合应用：在临床中融合中西医方法的能力（如用中医思维优化西医治疗方案）；急危重症的中西医结合处理能力（模拟演练或真实病例回顾）。

3. 临床实践（20%）

（1）病历质量：中西医结合病历书写的规范性与辨证论治的逻辑性。

（2）患者疗效：通过随访评估患者满意度、症状改善率等（需结合西医客观指标）。

（3）同行评议：由中医专家和西医导师共同评价其中西医结合实践效果。

4. 科研与创新（10%）

（1）学术成果：发表中西医结合相关论文，参与科研项目；

（2）技术创新：探索中西医结合新技术或优化现有流程（如中药与西药联用方案）。

（四）考核周期与方式

1. 分阶段考核

（1）短期（季度）：侧重知识掌握和基础技能（如四诊、方剂背诵）；

（2）长期（年度）：综合评估临床实践和科研能力。

2. 多元评价方式

（1）笔试：闭卷考试（理论）＋案例分析（应用）；

（2）实操：现场模拟诊疗、针灸推拿操作；

（3）同行评议：由中医导师、西医同事、患者共同评分；

（4）档案记录：学习笔记、跟师心得、临床日志等过程材料。

（五）激励机制

1. 职业发展

考核优秀者优先获得中西医结合岗位聘任资格；与职称晋升、评优评先挂钩。

2. 物质奖励

设立"中西医结合标兵奖""创新实践奖"等专项奖金；对科研成果突出的学员提供额外科研经费支持。

3. 动态反馈

定期反馈考核结果，制订个性化提升计划；对未达标者提供补考或强化培训机会。

（六）配套保障措施

1. 师资建设

组建"西医＋中医"双导师团队，确保考核专业性。

2. 资源支持

提供经典著作研读、跟师学习、临床轮转等资源。

3. 政策衔接

符合《中医药法》《中西医结合发展纲要》等要求。

（七）注意事项

1. 差异化考核

针对不同岗位（如临床医生、科研人员、基层医务人员）设置权重差异。

2. 文化认同

增加中医哲学思维、医德医风等软性指标，避免"重技术轻文化"。

3. 试点优化

初期选择试点单位运行，根据反馈调整指标和权重。

通过以上设计，可实现"西学中"人才培养的标准化、规范化，推动中西医协同发展，最终服务于患者健康需求和中医药传承创新。

五、绩效管理的动态调整程序

公立中医医院绩效管理体系必须与时俱进，符合医改政策导向，同时结合医院不同发展阶段及战略方向对绩效管理方案进行调整。绩效管理的动态调整程序主要如下。

（1）由临床医技科室提交申请报告或由相关职能科室根据医院管理需要提交建议，经分管领导审批后，绩效运营办公室进行测算、拟定初步方案，提交绩效管理工作小组讨论，讨论结果由绩效管理工作小组组长或其授权组员向绩效管理考核委员会主任委员汇报，经考核委员会主任委员审批后执行。根据绩效方案的重要程度需提交院长办公会、党委会进一步讨论的，经院长办公会、党委会讨论后执行。

（2）医疗质量管理由医务部、医务科、质控科、感控科负责拟定考核方案；护理管理由护理部负责拟定考核方案；药品管理由药学部负责拟定考核方案；医保管理由医保办负责拟定考核方案；综合目标管理由人事科负责拟定考核方案；门诊管理由门诊部负责拟定考核方案；科研教学管理由科教科负责拟定考核方案；党建工作由党办负责拟定考核方案；其他职能科室可根据医院管理需要，拟定相应的考核方案。

（3）每年根据绩效方案的重要程度，在职代会上对新制定、修订的绩效方案进行汇报。

六、实施注意事项

（1）试点先行　构建绩效管理方案时，可选择部分科室，如治未病中心、外治中心等，开展中医特色绩效试点，验证指标合理性。

（2）行业对标　参考《中医医院评审标准》及同级中医医院标杆数据，避免指标过高或过低。

（3）文化引领　将"大医精诚""治未病"理念融入绩效文化宣贯，提升员工价值认同。

第四节　公立中医医院绩效评价指标体系

一、公立中医医院绩效评价的定义

公立中医医院绩效评价是以国家绩效考核政策要求为依据，结合医院总体战略目标，设立不同层面的考核指标，依据发展重点确立权重，运用科学合理的考核方法，对公立中医医院科室及个人在考核期间的医疗质量、服务效率、学科建设、人才发展等方面的管理进行评价，通过横向及纵向对比，反映科室管理存在问题，为医院管理决策提供参考依据。绩效评价结果通常与科室人力资源配置、绩效薪酬激励、员工培训等挂钩。

二、公立中医医院绩效评价的维度

公立中医医院的绩效评价体系需结合中医药特色、政策导向（如国家中医药管理局相关要求）及现代医院管理需求，涵盖医疗质量、运营效率、医保管理、持续发展、患者满意度、中医药特色优势发挥等多维度。

（一）医疗质量

提供高质量的医疗服务是三级公立中医医院的核心任务。通过医疗质量控制、合理用药、检查检验同质化等指标，考核医院医疗质量和医疗安全。通过代表性的单病种质量控制指标，考核医院重点病种、关键技术的医疗质量和医疗安全情况。通过预约诊疗、门急诊服务、患者等待时间等指标，考核医院改善医疗服务的效果。评价指标包括但不限于表5-2所列指标。

表5-2　医疗质量绩效评价指标

序号	指标	指标意义
1	手术患者并发症发生率	预防手术后并发症发生是医疗质量管理和监控的重点，也是患者安全管理的核心内容，是衡量医疗技术能力和管理水平的重要结果指标之一
2	Ⅰ类切口手术部位感染率	反映医院/科室对接受Ⅰ类切口手术的患者医院感染管理和防控情况
3	日间手术占择期手术比例	医院在具备微创外科和麻醉支持的条件下，选择既往需要住院治疗的诊断明确单一、临床路径清晰、风险可控的中小型择期手术，逐步推行日间手术，提高床位周转率，缩短住院患者等候时间
4	优质护理服务病房覆盖率	落实护理核心制度，做实责任制整体护理，夯实基础护理质量，强化护理人文关怀，优化护理服务流程，实现优质护理服务扩面提质，有效提升患者获得感
5	患者基本药物处方占比	反映医院/科室患者合理用药情况
6	抗菌药物使用强度（DDD）	反映不同期间的用药动态和用药结构，某抗菌药物DDD大，说明用药频度高，用药强度大，对该药的选择倾向性大

续表

序号	指标	指标意义
7	国家组织药品集中采购中标药品使用比例	反映医院/科室配备使用国家组织药品集中采购中选品种情况
8	点评处方占处方总数的比例	对点评中发现的问题，重点是超常用药和不合理用药，进行干预和跟踪管理
9	门诊患者平均预约诊疗率	反映预约诊疗服务的情况。建立健全预约诊疗制度，提高医技科室工作效率，缩短检验、内镜、超声、CT、核磁等检查的预约等候时间，鼓励提供门诊检查集中预约、自助预约、诊间预约等多种形式的预约服务，有条件的可以提供一站式检查预约服务
……		……

（二）运营效率

运营效率体现公立中医医院的精细化管理水平，是实现医院科学管理的关键。通过人力资源配比和人员负荷指标考核医疗资源利用效率。通过经济管理指标考核医院经济运行管理情况。通过考核收支结构指标间接反映政府落实办医责任情况和医院医疗收入结构合理性，推动实现收支平衡、略有结余，有效体现医务人员技术劳务价值的目标。通过考核门诊和住院患者次均费用变化，衡量医院主动控制费用不合理增长情况。

随着当前经济体制改革的进一步深化，公立中医医院运营与发展受到市场因素的影响更加明显。医院医疗服务定价受政府调控限制，自主发挥余地不多，因此若要改善经营状况，取得更好的运营效益，则需提高科室精细化管理水平，调整收入结构，加强对成本管控。科室运营效率与效益评价体系构建是绩效管理与运营效益的有机结合，只有将绩效评价纳入运营管理的各个方面，制定不同的考核指标，才能真正实现效率与效益双提升。评价指标包括但不限于表5-3所列指标。

表5-3 运营效率绩效评价指标

序号	指标	指标意义
1	医疗服务收入（不含药品、耗材、检查检验收入）占医疗收入比例	引导医院/科室强化内部管理，规范诊疗行为，控制药品和耗材不合理使用，逐步优化收入结构
2	中药收入占药品收入比例	反映医院药品收入结构，体现中医特色和优势
3	中药饮片收入占药品收入比例	反映医院药品收入结构，体现中医特色和优势

续表

序号	指标	指标意义
4	医疗机构中药制剂收入占药品收入比例	反映医院药品收入的结构，体现医疗机构的中医药特色，有利于提高中医临床疗效，有利于推动中医药的继承与创新，有利于促进中药新药研发
5	门诊中医医疗服务项目收入占门诊医疗收入比例	反映医院门诊收入结构，体现医师在门诊诊疗中运用中医非药物疗法辨证施治的情况
6	住院中医医疗服务项目收入占住院医疗收入比例	反映住院医疗收入结构，体现医师在患者住院诊疗中运用中医非药物疗法辨证施治的情况
7	门诊次均费用增幅	衡量患者费用负担水平及其增长情况
8	门诊次均药品费用增幅	衡量患者药品费用负担水平及其增长情况
9	住院次均费用增幅	衡量患者费用负担水平及其增长情况
10	住院次均药品费用增幅	衡量患者药品费用负担水平及其增长情况
	……	……

（三）医保管理

对医保管理情况进行考核，是公立中医医院绩效管理的核心内容之一，旨在确保医保政策合规执行、控制医疗费用不合理增长、提升医疗服务质量、同时保障患者权益。评价指标包括但不限于如下所列。

1.DRG 组数

DRG 组数的概念指的是将患者根据其疾病诊断、治疗方式、年龄、性别、合并症、并发症等因素分入不同的诊断相关组（DRG 组）。每个 DRG 组代表了一类相似的病例，这些病例在临床过程和资源消耗上具有同质性。

2. 权重（RW）

RW 通常指的是"权重"（relative weight）或"结果权重"（results weight），它代表了不同 DRG（疾病诊断相关分组）组相对于全省或区域次均费用的权重。RW 值的计算基于医疗费用的高低和所消耗资源的多少，病情越严重、医疗资源消耗越多的病例，其 RW 值往往越高。RW 值在医疗绩效评估和 DRG 付费体系中具有重要意义，主要体现在反映病情严重程度、影响医保支付、指导医院管理等方面。

3. 病理组合指数（CMI）

CMI 值是 DRG 应用体系中的核心指标之一。是一项在国际上被广泛认可的指标，用于衡量医院治疗疾病的技术难度以及收治疑难重症的综合能力。具体来说，CMI 值越高，表明病情越严重，治疗难度越大，反之则病情越轻，治疗难度越小。这个指数不仅体现了医院的医疗技术，还反映了医院面对复杂病例时的管理水平。

CMI 指数越高，代表收治疾病的疑难危重度越高。CMI 值是根据患者主要诊断所属的 DRG（诊断相关分组）代码进行计算的。DRG 是将诊断编码进行归类的一种分类方法，它可对医院收治的患者群体进行分组，使同组人员具有相似的诊断特点及消耗医疗资源的相似性。医院的 CMI 值是所有住院患者的 DRG 相对权重之和除以住院患者总人数，一般以年度为单位计算。高 CMI 值可能说明医院收治了许多较为严重的病人或者该医院的病人所接受的医疗护理更为复杂和耗时。因此，CMI 值通常用于比较医院患者群体的严重程度和医疗机构的医疗水平，以及用于医疗保险的支付和医院的收费等方面。

4. 时间消耗指数

时间消耗指数是衡量医疗服务效率的一个重要指标，通过实际住院天数与标准住院天数的比值来反映医院在治疗同类疾病中的时间效率。

这个指标的意义在于，它能够帮助医疗机构评估其医疗服务的时间效率，并与全市或全行业的平均水平进行比较。如果时间消耗指数接近 1，表示该医疗机构的平均住院时间接近全市或全行业的平均水平；如果小于 1，表示住院时间较短，效率较高；如果大于 1，则表示住院时间较长，效率较低。

时间消耗指数不仅反映了医疗服务的能力，还体现了医疗资源的使用效率。通过优化医疗流程、提高诊疗效率，可以有效降低时间消耗指数，从而提高医疗服务的质量和效率。因此，医疗机构可以通过分析时间消耗指数，找出影响效率的关键环节，进而采取措施改进，以提升整体的服务效率。

5. 费用消耗指数

费用消耗指数是指用于评估医院服务效率的一个指标，它反映了治疗同类疾病的费用效率。具体来说，费用消耗指数通过比较医院每个病组的住院费用与区域同病组的平均费用来计算，如果费用消耗指数较小，说明治疗同类疾病的费用较低，反之则说明费用较高。

通过计算费用消耗指数，医院可以了解其在治疗同类疾病时的费用效率，并与区域平均水平进行比较。如果指数较小，说明医院的费用效率较高；反之，则说明费用效率较低。这有助于医院识别哪些方面的费用需要优化，从而提高整体的服务效率。

6. 低风险死亡率

低风险死亡率是指患者在接受低风险治疗过程中因医疗事故或其他原因导致的死亡率。低风险死亡率是通过疾病诊断相关分组（DRG）对疾病进行分组后，统计各组中患者的死亡率得出的。低风险死亡率的重要性在于它能够反映医疗质量和医院管理水平。通过降低低风险死亡率，可以提高医疗安全水平，减少患者在医院期间的不必要伤害，提升医疗服务质量。

影响低风险死亡率的主要因素包括：① 医疗质量问题，医疗质量是低风险评价工具的核心，不合理的诊疗方案和护理过错会导致不必要的死亡。② 数据质量问题，数据质量直接影响 DRG 分组的准确性，不准确的数据会导致错误的分组，从而影响低风险死亡率的统计。③ 分组器问题，分组器的设计和实施不当会导致结果失真，无法真实反映患者的实际情况。

为了降低低风险死亡率，可以采取以下措施：完善患者安全管理体系，通过全院巡检排查和专项培训，提升医疗质量和患者安全管理水平；优化 DRG 分组方案，通过不断优化分组方案，确保数据的准确性和分组的合理性；加强医疗质量管理，集中优势资源建立心脑血管疾病、消化系统疾病等诊疗中心，提升学科建设。

（四）持续发展

人才队伍建设与教学科研能力体现医院的持续发展能力，是反映三级公立中医医院创新发展和持续健康运行的重要指标。主要通过人才结构指标考核医务人员稳定性，通过科研成果临床转化指标考核医院创新支撑能力，通过技术应用指标考核医院引领发展和持续运行情况，通过公共信用综合评价等级指标考核医院信用建设。

1.科研工作

科研是公立中医医院可持续发展的不竭动力，是提升医院核心竞争力的源泉。科学、合理、客观的科研绩效考核评价是促进新技术、新业务的发展，打造科室医疗技术核心品牌的基础。科研工作主要运用计量方法定量测量科学研究的产出，主要包括基础研究项目申报、科研经费、SCI 论文、科研成果转化等。

2.教学工作

教学管理是大型公立中医医院日常管理活动中不可或缺的组成部分。构建科学、行之有效的教学绩效考核评价体系，形成良性竞争机制，是提高临床教师教学水平和质量和助力青年人才队伍培养与建设的有效措施。教学绩效评价就是教学管理部门对临床教学单元工作任务在数量、质量、效率方面完成情况的评估，实现绩效与教学的良性互动，实现教学质量和教学水平的稳步提升。教学工作主要从教学任务完成情况、研究生当年毕业率、住院医师考核考试通过率、住培专业基地督导评估情况等指标进行考评。

3.人力资源

医院进行人力资源管理的重要目的是实现医院人才优化配置，保障医院人才队伍结构更加合理科学，从而促使医院整体市场竞争能力得到显著提高，进而保障医院获得更高的经济效益及社会效益，促进医院健康以及稳定发展。从科室人才培养的角度，更为注重对高端医学人才的引进、本科室职称晋升、高层次人才项目情况等。

4. 学科建设

学科建设是公立中医医院推进高质量发展的核心内容，《关于推进公立医院高质量发展的意见》指出，以专科发展带动诊疗能力和水平提升，在"双一流"建设中加强相关学科建设。对于临床科室来说，做好学科发展规划，以优势学科带动整体前行，是发展的根本要义。推进学科建设，一方面要围绕技术特色、服务能力、技术突破与创新、专科影响力方面展开积极布局，另一方面要聚焦前沿医学技术创新研究，增加学术任职等。因此，科室年度学科建设绩效评价主要集中在评价专科发展等方面。

（五）中医特色

公立中医医院绩效评价指标体系需要考虑到中医的特点，比如中医药服务、中医特色疗法、治未病等。评价指标包括但不限于如表5-4所列。

表5-4　中医特色绩效评价指标

序号	指标	指标意义
1	门诊中药处方比例	反映了门诊处方的结构，体现了门诊医师运用中医理论、辨证施治的情况，也是中医医院评审、中医重点专科、中医优势专科评价中体现中医药特色服务等的核心指标之一
2	门诊散装中药饮片和小包装中药饮片处方比例	反映了门诊医师运用中医临床诊疗思维、辨证施治、采用需煎煮后使用的传统中药饮片的情况
3	门诊患者中药饮片使用率	体现了门诊医师运用中医临床诊疗思维、辨证施治的情况，反映门诊就诊患者中使用散装中药饮片、小包装中药饮片、中药配方颗粒剂的情况
4	出院患者中药饮片使用率	反映病区医师运用中医临床诊疗思维、使用中药饮片进行辨证施治的情况，体现医院提供的全程中医药服务
5	门诊患者使用中医非药物疗法比例	体现医院/科室在门诊医疗服务中应用中医医疗技术的能力
6	出院患者使用中医非药物疗法比例	体现医院/科室在住院医疗服务中应用中医医疗技术进一步提高临床疗效的能力
7	以中医为主治疗的出院患者比例	评价医院/科室使用中医药方法治疗疾病的能力与水平，是衡量医院中医治疗疾病的主要指标，也是目前中医医院核心竞争力的体现

续表

序号	指标	指标意义
8	住院手术患者围手术期中医治疗比例	使中医药、中医医疗技术应用覆盖所有临床科室，特别是手术科室，并以此作为提高手术效果、改善患者生存质量措施，强化中医药、中医非药物疗法在以手术为主要治疗方法的患者中的应用，反映手术患者使用中医药的情况
	......	......

（六）患者满意度

医院满意度由患者满意度和医务人员满意度两部分组成。患者满意度是三级公立中医医院社会效益的重要体现，提高医务人员满意度是医院提供高质量医疗服务的重要保障。通过门诊患者、住院患者和医务人员满意度评价，衡量患者获得感及医务人员积极性。

第五节　管理案例

◆ 案例一 ◆

通过绩效激励推动基于资源整合的中医外治中心建设案例

一、背景介绍

中医外治是指在中医学基本理论指导下，与内治（口服给药）相对而言的治疗方法，泛指除口服药物以外施于体表或从体外进行治疗的方法。中医外治有很多优点，千百年来的临床实践证明，只要按程序规范操作，中医外治疗法毒副作用小，并且疗程短、疗效快，能够达到满意的远期疗效，因此越来越受到社会大众的信赖。但在中医外治需求提升的同时，中医外治发展也存在操作标准不统一、服务流程不流畅、部分外治项目开展效率不高等问题。因此，如何规范中医外治操作标准，优化资源配置和服务流程，突出中医特色服务，扩大中医医疗优势，是公立中医医院亟待解决的问题。

为解决以上问题，我院（G中医院）运用运营管理工具，开展基于资源整合的中医外治中心建设项目，以促进传统中医学科的传承与创新，助力医院高质量发展。

二、主要做法

1. 资源整合

（1）人力资源的整合　为优化中医外治服务流程，提升服务效率，使患者能享受到全面、优质、系统、高效的专业化诊疗服务，2020年5月我院以消化内科和治未病中心的中医外治团队为基础，重新整合资源，成立了集消化内科、呼吸科、心病科、内分泌科、妇科、产科、肿瘤科、肾病科、儿科等多学科中医外治诊疗技术和中医传统文化于一体的内科大外治中心。2020年6月，在原有骨科治疗室的基础上，我院融合外科系列科室的外治技术和人才成立了外科大外治中心。2021年3月，我院成立了民族医学科（壮医针灸科），经过2年时间的学科发展，为进一步整合中医外治资源，2023年3月我院将民族医学科并入内科外治中心统一管理并保留学科。

（2）技术资源的整合　因中医外治存在操作标准不统一，各科之间存在操作程序、时间不一致等问题。我院成立了外治学术委员会，统一临床中医外治操作程序、时间及收费标准，强化了中医外治管理的标准化、规范化。并根据外治技术和临床服务人群的特点，分别成立了内科外治中心和外科外治中心。目前，内科外治中心门诊就诊群体主要为30~60岁患者，占比65%，主要涉及"疲劳综合征""慢性胃炎""睡眠障碍""咳嗽"等慢性疾病。外科外治中心门诊就诊群体主要为30~60岁患者，占比63%，主要涉及"颈椎病""腰痛""腰椎间盘突出"等疾病。

2. 服务流程的整合

门诊患者在原就诊科室开具中医外治治疗后，统一到外治中心导诊台登记后到治疗室进行治疗，并由外治中心护士向患者说明后续治疗时间，患者下次治疗无需再次到临床科室等候。主诊医生为住院患者开立中医外治医嘱后，由患者所在的临床科室联系外治中心，外治中心派医生或者护士到患者所在病房提供外治服务。

3. 运营分析参与项目管理

财务科、绩效运营办联合信息中心、人事科，在信息系统建立数据分析模型，及时收集并整理外治中心工作量、人力资源等数据，事先对科室预计整体工作量、人均工作量、人均绩效等进行测算，通过分析确定外治中心所需外治团队人数，为医院整合人力资源、调整临床工作等决策提供数据支撑。

4. 预算目标的整合

根据外治中心配备的诊室和人力资源，预算委员会在上一年外治中心执行工作量的基础上，每年年初为其制定切实可行的预算目标，有效引导外治中心有序良性发展。

5. 绩效激励与考核评价

为促进中医外治的有序健康发展，制定了中医外治绩效方案。同时，我院坚持绩效的动态考核评价，在信息系统中建立科室的工作量分析表、预算分析表，每季度对外治中心的预算完成情况进行考核，并分析工作量变化，及时发现并反馈外治中心运营过程中存在的问题，指导科室及时优化医疗服务行为。

三、实施效果

1. 人力资源使用效率得到了有效提升

外治中心成立后，内科外治中心人均工作量较成立前增长28%，外科外治中心人均工作量较成立前增长49%。2023年3月民族医学科并入内科外治中心以来，人均工作量逐月提高。

经过人力资源整合，外治中心人力资源利用效率得到了有效提升。

2. 强化了医院中医内涵建设，中医药特色优势发挥

内科外治中心2023年月均门诊人次较2020年增长7%，医疗工作量增长81%；外科外治中心2023年月均门诊人次较2020年增长35%，医疗工作量增长93%。医院外治中心在新冠疫情的背景下成立，虽然门诊人次波动起伏，但较成立之初还是得到了较明显的发展。

执行工作量包含外治中心出门诊为门诊患者提供的外治服务工作量，也包括为其他临床科室提供的门诊和住院外治服务，内科外治中心自成立以来，执行工作量逐年增加。外科外治中心2022年受新冠疫情影响执行工作量未达到2021年水平，但2023年外科外治中心执行工作量又回到2021年的较高水平。综上所述，外治中心的成立促进了医院整体中医外治服务的增长。

中医外治中心的成立是医院优化资源配置，实现中医医院特色优势的重要措施。外治中心通过整合中医特色医护资源，优化治疗流程，为患者提供了标准化的中医外治服务。

◆ 案例二 ◆

基于 RBRVS 和 DRG 的绩效管理案例

一、背景介绍

国家持续深化医改，医院原有的绩效管理和成本管理不能很好地适应高质量发展的要求。医院积极落实《关于加强公立医院运营管理的指导意见》及

"公立医疗机构经济管理年"活动等要求，以运营管理双工具建设为突破点，积极推进基于DRG和成本管控的绩效管理体系改革，致力于实现医院战略运营管理目标，探索业财融合，助力医院高质量发展。

医院坚持以"调整结构、深挖潜力、激发动力、提高效率"为目标，紧密结合高质量发展、国考等要求，坚持目标导向和问题导向，从工作量、成本控制、关键业绩指标、专项激励、二次分配等维度构建医院内部绩效考核评价体系，充分发挥绩效激励导向作用，强化医疗服务质量，优化资源配置，调整结构，有效控费，提升医院运营效能。

二、主要做法

（1）坚持党建引领，科学搭建组织架构，完善绩效改革沟通机制。以党建工作统领医院全局规划，医院党委谋划推进"1237"行动计划为主体的高质量发展体系，提出以提升运营管理新效能为核心的"12345"经济管理行动。医院成立基于DRG和成本管控的绩效管理体系改革工作领导小组，由书记、院长任组长，总会计师任副组长，其他相关分管院领导任组员。医院建立了院领导联系临床科室制度，院领导包片对口临床科室，职能部门MDT协同推进解决绩效改革中遇到的难点堵点，运营管理办公室负责改革项目建设组织实施和日常工作。全院凝心聚力，传承创新，为全面推进医院绩效改革提供坚强保障。

（2）坚持目标和问题导向，创新使用绩效工具，确定绩效改革重点。借助鱼刺图、波士顿矩阵等管理分析工具，广泛开展运营分析，为绩效改革提供强大的数据支撑和管理建议。一是从医院服务能力所能覆盖人口、疾病等的宏观视角进行分析；二是从医院整体效率、结构、能力、DRG等中观视角的运营分析，认清医院发展运营面临的机遇和挑战；三是在科室微观层面从收支结构、工作量、工作质量、效率等方面挖掘数据，识别科室薄弱点；四是项目专项分析，围绕手术室效率、全院一张床、专科专病等进行专项分析。加强与临床科室沟通反馈，确定绩效改革重点。项目推进过程中，深入临床科室50余次，一对一收集管理难点与需求，讲解绩效改革理念及核算方法，现场沟通运营管理问题。面向全院临床科室、护理单元、职能部门组织10余场绩效运营理念宣讲。

（3）依托量化评价，构建科学工作量绩效模型，落实精益绩效管理。在传统RBRVS工作量绩效考核基础上，本土化测算设计诊疗项目工作量点值，设置门诊量、出科人次、手术人次等服务量指标，以科室CMI进行修正，体现向高难度病种倾斜。针对DRG改革，设置病种难度绩效，对于本科室负责诊疗的出院患者有效RW值所处的区间设置不同激励标准，进行分段激励，有效RW值所处区间值越高，激励力度越大，其中有效RW值为扣除药品耗材之后的患者RW，鼓励科室提高病种难度，同时降低药耗占比，切实减轻患者负担。设置科室关键业绩指标考核作为工作量调控指标，分类设置考核指标及考核细则，月度指标侧重医疗技术服务能力、医疗质量安全、运行效率等；年度 KPI 增加持续发展类，包括人才、科研、教学、住培等，全方位客观评价临床科室工作量及工作质量。

（4）着眼直接成本，优化绩效成本计入，重新审视管控方案。医院原有的"收减支"绩效核算中，成本数据多数源于手工报表，各成本项目按照同一比例纳入绩效，成本核算精准度和控制力度不足。重新梳理医院成本项目，推进成本管理信息系统建设，提升成本核算数据质量，优化成本管控方案。医院成本管控的着眼点是科室管理者能够着手管控的成本：一是区分成本属性分类计提临床科室绩效成本，固定成本采用低计提比例；可控成本采用较高的计提比例；二是采用作业成本法开展供应室消毒包成本核算，核定消毒包内部服务价格，纳入临床科室绩效成本；三是设置不收费材料专项管控绩效，对于超标领用的，每月按一定比例扣罚；对于节约部分，按照相应比例奖励，通过多种措施推动精细化成本管理。

（5）聚焦运营短板，巧妙设置专项绩效，全面提升医疗服务效率。优化整合外科手术激励，设置超额手术量奖励和三四级手术、日间手术、微创手术等特定的手术激励方案，鼓励加大手术量，同时提高三四级手术比例。总手术量及日均手术量均提高，手术衔接效率明显改善，平均住院日缩短。针对医院化疗病人等床排队且 DRG 结算亏损问题，深入剖析开展日间化疗的优劣势及所需配合的条件，组织专题推进会，论证日间化疗的模式、政策、医疗安全、流程、配套绩效方案等，梳理关键配合节点，形成流程图，各部门密切配合，优化日间化疗流程，提高患者满意度。为充分利用全院床位资源、服务更多患者，制定床日专项绩效激励，综合考核科室床日 RW 和床位使用率均达到目标值的，每月给予专项奖励；均未达到目标值的，给予专项扣罚，运营部门和医务部、护理部高度协同配合，动态调整全院床位，提升科室运行效益，提高患者满意度。

（6）推动信息改造，整合清洗孤岛数据，保障绩效改革落地。医院以绩效改革为切入点推动数据整合治理工作，通过服务器环境、网络环境搭建，对接 HIS、LIS、PACS、电子病历、手麻、病案等多个业务系统，将分散的指标和数据源进行统一收集、核对、清洗和治理、校验。物价、运营、计财、医务、信息等多部门协同联动，集中梳理收费项目 8000 余项，根据新技术规范和财务归集口径规范，结合省内标准及历史归集口径，逐项核对物价收费项目归类、病案首页归类、运营项目归类、收费票据及会计科目归类等，做到数据归集口径有据可依，数据基础进一步规范，数据质量进一步夯实。绩效系统的建立解决了数据孤岛、数据口径不统一、数据共享不同步等问题，使得绩效核算员从大量的数据统计工作中解放出来。

三、实施效果

（1）医疗服务质量和效率得到提升。各学科主动规范医疗行为，聚焦内涵发展，积极拓展科室业务，医院高质量发展的关键指标持续向好。医院床位资源得到优化，平均住院日降低，床日效能提升，使利用率不高的床位向床位紧张的科室转移，盘活床位；同时，优化病种结构，提升医院核心竞争力。

（2）临床学科能力得到提升。学科病种结构逐步优化，例如医院肿瘤防治中心由以化疗为主逐步向病种难度较高的放疗业务转变，绩效改革前后半年科室月平均放疗人次增长 42%，科室 CMI 由 1.03 提高至 1.16。

（3）医疗收入结构得到优化。通过绩效引导，合理控制费用，优化收入结构，绩效改革后扣除药耗后的有效收入占比均达到 60%；降低患者次均费用，住院次均费用降低 2400 元，切实减轻患者负担，提高患者满意度。

（4）成本管控能力得到提升。对人力、耗材和设备成本分级管控，加强临床科室不收费耗材管控力度，2023 年医院百元医疗收入消耗的不收费材料由 2022 年的 7.7 降至 6.7，节约金额 2673 万元，不收费耗材管控效果明显，全面成本管控意识深入人心。

（5）职工满意度大幅提升。在预算总额控制及"两个允许"的基础上，医院各项指标显著提升，年底医疗盈余较上年度增加，用于提高职工福利待遇，科室医护间收入差距缩小，近三年人员支出占业务支出比重逐年提高提高 2 个百分点。

◆ 案例三 ◆

探索从"管理"到"发展"的新绩效价值观

一、背景介绍

当前，各公立医院积极推进高质量发展，但经济管理工作中遇到一些困难，如人员成本、固定成本、水电气暖等成本较高，有效收入含金量低，可支配收入少；虽然绩效管理点数法能够相对客观地体现出医务人员的劳动价值，但对于疾病的严重程度未能予以较好地体现。因此，全方位的运营分析和完善的绩效引导对医院总体战略方向判断、成本管控和医疗质量的提升至关重要。医院顺应医保支付制度改革，充分发挥绩效对医疗服务能力提升、医疗质量安全、成本优化指挥棒的作用，通过优化绩效方案，查漏补缺、固强补弱，坚持常态化"回头看"，将运营效果和评价结果及时在医院各个层面进行沟通反馈，实现横纵双向协作、院科两级协同发展。

二、主要做法

医院以公立医院绩效考核为抓手，充分发挥绩效"指挥棒"作用，从宏观层面优化绩效评价体系、明确绩效考核目标，进一步为医院战略发展提出针对性管理建议，构建全方位、精细化运营管理体系奠定基础。

（1）"绩效与DRG"并进，探寻考核新模式。一是将绩效方案与DRG核心指标结合。对全院医生绩效方案进行升级，融入DRG核心指标，如CMI值、时间消耗指数、费用消耗指数等，使绩效方案深入对接国考指标，与国考"同频共振"。二是设计DRG专项成本考核。将科室医保结算费用与实际病种成本进行比较，防止出现病种"假盈实亏"，有利于医院成本管控，促进可持续发展。三是设计RW专项绩效。充分考虑病种难度，根据病种RW值所处的区间设置不同激励标准，RW值所处区间值越高，激励的力度越大，鼓励科室收治疑难险重病例，推动分级诊疗制度建设，助推学科高质量发展。

（2）精益管控，促进手术室提质增效。医院为提高手术室运行效率，缩短手术患者等候手术时间，提高医患满意度，成立手术室专项管理小组，评估手术室工作流程的各个环节，深度推进手术室效率提升。一是实施手术室专项整治。从手术量、人员/手术间、换台时间、手术时长、首台开台时间等维度测算手术间效率，根据测算及统计数据开展分析，总结问题所在，分析原因。二是实行"行政干预"。从四个方面细化时间分配及安排，患者入手术室时间方面，规定病人服务中心应于7:40前将首台手术患者接入手术室，并与手术室做好交接工作；首台开台时间规定为8:30之前；患者等待麻醉时间和麻醉开始至术者开刀间隔时间均不得大于30分钟；上一台手术麻醉结束到下一台手术麻醉开始时间间隔不得大于45分钟。三是推行"手术室计时成本扣减"方案，以"租金"形式计入手术室成本，更加有效地管理、分配和监控手术时间，进一步提高手术室利用率和效益。

（3）协调发展，建立关键绩效指标体系。建立关键指标体系以客观全面地突出发展导向，以可量化、定期考核，与绩效直接相关为原则。依据国办发〔2019〕4号文件的公立医院绩效考核指标和医院的发展定位，将文件中的医疗质量、运行效率、持续发展、满意度评价四个维度目标转换成效率、结构和发展三类指标，全面进行绩效考核。再依据指标特点，进行层层分解，同时按照指标改善情况和国家政策导向，对考核指标进行动态调整，如在KPI绩效考核体系中引入DRG核心指标，如DRG组数、CMI值、时间消耗指数、RW＞2的病例增长率等。运用KPI关键指标调整临床科室工作量绩效的同时，提高科室精细化管理，逐步将医院按内外科系统"一系一策"向临床科室"一科一策"过渡，最终实现临床科室内"一组一策"的转变，不断推进医院精细化管理。

（4）激发绩效改革活力，推动医疗组实化工作。为全面贯彻落实"一一三五十"高质量发展体系，提高医疗服务质量与效率，落实医疗组实化工作，实现"医疗组"绩效考核。在医疗组设置方面，打破传统的"以床定岗、因岗设人"的粗放式管理，实现精细化评估模式，同时赋予医疗组学科、亚专业、专病发展的职责与功能。突破传统"大锅饭"管理模式，建立团队利益共同体，确立医疗责任负责制；解决组织结构冗余问题，形成亚组织形态；保障医疗质量的不断提高，明确学科发展方向。比较不同岗位医师在"医疗组"模式实施后关键指标评价，主要评价指标为医疗组人力资源配置、手术间/手术日资源配置、绩效考核与分配模式等，促进科室团结协作、加强学科竞争。

（5）数智引擎，激发运营管理新质生产力。推进医院信息化建设提档升级，依托大数据平台，建立面向医疗、管理、科研的数据中心，实现院内数据共享。目前医院有多个运营管理数据集成系统，能够兼顾 HIS、财务、人事、采购、固定资产等业务系统，通过信息交互集成院内管理数据，为科室运营管理提供数据支持，形成事前、事中、事后闭环运营管理模式。一是事前预测，可以根据患者入院诊断等初步形成 DRG 病组，初步形成管控标杆值；二是事中预警，对在院患者进行实时监测，出现异常数据，会触发预警系统，提醒科室重点关注；三是事后监测，对临床运营指标进行日常持续监测，针对异常运营指标及时、适时纠偏，进行必要的提示和警示，为运营管理决策提供数据支撑。

三、实施效果

（1）重效率，提升医院运营指标。根据国家相关政策要求，医院重新梳理运营管理部门职责和科室人员岗位职责，构建绩效管理、运营管理及成本核算制度体系。以制度约束人，以规范管理人，促进科室管理的科学化、规范化、标准化、长效化。与绩效方案优化升级前相比，一是病床周转速度加快，平均住院日下降 1.02 天，病床使用率提升 6.45%；二是收治患者人次增加，门急诊人次增加 13.52%，出院人数增加 31.07%，手术人数增加 26.16%，三四级手术例数增加 31.96%，三四级手术占比提高 4.60%，四级手术占比提高 0.75%；三是医疗效率提升，全院 CMI 值从 1.04 上升至 1.10，时间消耗指数下降 0.07，费用消耗指数下降 0.13，医疗服务收入上升 3.06%。

（2）优化流程，提升手术室效率。为提升手术室效率，医院出台了《吉林大学第一医院手术效率提升管理规定》，并实行职能科室间的分工协作，医务部负责监督公示，运营管理与成本控制部负责追踪分析。与管控前相比，手术间利用率提升 30% 以上；每术间日均手术量增加 1.81 台；首台手术开台时间提前76.5 分钟，基本实现 8:30 之前全部开台；平均换台时间由 80 分钟缩短至 45 分钟，极大地提高了工作效率，随着管控时间的推移，管控效果将进一步凸显。

（3）促发展，推进学科建设。实施 DRG 付费后，医院调整绩效升级方案，通过在绩效中引入 RW 奖励，对不同的 RW 区间给予绩效激励，引导临床科室提高收治高难度患者的能力和服务水平，RW 值越高激励金额越高，从而实现病种结构的调整。与绩效升级前相比，DRG 患者 RW 区间占比分布中，RW＜1 的病组下降幅度为 31%，1≤RW＜1.5 的病组占比由 14% 上升至 25%，RW＞2 的病组由 11% 上升至 23%，整体呈现低权重组逐渐向中高权重组分布的趋势，医院初步形成了优质医疗资源更多地向疑难病种倾斜的资源优化配置路径，实现了医保基金使用效能和价值医疗内涵的双赢。

（4）降成本，提升患者满意度。医院严格落实"过紧日子"的理念，与绩效方案优化升级前相比，住院患者均次药品费用下降 29.8%，均次耗材费用下降 16.75%，在保持 CMI 不降反升的前提下，住院均次费用逐月下降，绝对值下降 4000 元以上。医院以实际行动践行了"大医精诚，尚美至善"的院训精神，通过降低医疗费用，减轻了患者的经济负担，提升了患者就医体验，实现医、保、患三方共赢。

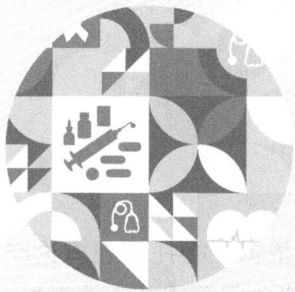

第一节　内部控制相关概述

一、内部控制概念的演变过程

内部控制概念的演变经历了一个漫长且逐渐深化的过程，其发展轨迹不仅反映了经济环境的变迁，也体现了企业管理实践的不断探索和完善。

最初的内部控制定义可以追溯到 1936 年，当时美国会计师协会在《注册会计师对财务报表的审查》中，将内部控制界定为"为了保护公司现金和其他资产的安全、确保账簿记录的准确性而在公司内部实施的各种手段与方法"。尽管这一定义相对简单，但它为后续内部控制概念的发展奠定了基石，标志着内部控制作为企业管理活动的初步认知和实践。

随着社会经济的发展和企业运营复杂性的增加，内部控制的概念也在不断演进。在内部牵制阶段，其主要目标是防止错误和舞弊行为的发生，侧重于通过职责分离和相互制衡来保障财务安全。随后，进入内部控制制度阶段，此时开始关注经营效率的提升和管理政策的执行，内部控制的范围逐渐扩大，从单一的财务防范扩展到企业运营管理的多个方面。

现代的内部控制则进入了一个全新的阶段——整体框架阶段。其中，最具影响力的定义莫过于 COSO 委员会（美国反虚假财务报告委员会下属的发起人委员会）在 1992 年发布的《内部控制——整体框架》中提出的阐述：内部控制是一个由董事会、管理层及全体员工共同参与的过程，旨在为实现经营的效率和效果、财务报告的可靠性以及法律法规的遵循性提供合理保障。

综上所述，了解内部控制从最初定义到现代整体框架的演变过程，对于深入理解内部控制的实质具有重要意义。

二、内部控制的理论基础

（一）委托代理理论

委托代理理论是建立公共医疗机构内部控制的重要依据。委托代理理论产生于1970年左右，具体指在公司的组织架构中，代理人必须得到委托人的授权，而代理人则会受到合同的约束，从而得到相应的回报，从而形成代理关系。在该理论看来，国家的公共资源委托人一直都是人民，它赋予了人民以代表人民的名义行使权利和保护公众的权利，而在执行公务的过程中，政府单位也会被赋予权力，因此，存在着不同层次的委托代理关系，既有基层单位和上级单位之间的关系，也有行政单位和企业之间的关系。但由于各种关系中存在的信息不对称等原因，使得委托代理失效，必须从外部环境和内部监督两个层面来加以解决。毋庸置疑，事业单位内部控制作为一种内部监督机制，其设计和执行是一种有效的治理机制。

（二）系统论

系统论是生物学家贝塔朗菲于1940年创建的。首先，一个体系是一个由若干个子系统构成的有机整体，一个大系统其实是若干个小型系统的集合。其次，各个系统是由具有相互关系的若干要素组成的。再次，多个小系统按照某种组合法则和逻辑法则构成了一个大系统，它使这个大系统能够发挥它的作用，这个系统的作用不是简单地把它的各个部件的作用加在一起，而是有逻辑性地结合起来，使整个系统的作用超过各个因素的总和。最终，系统的作用能否达到，与其构成的各因素结合运作模式以及它们之间的关系密切相关。机构的内部管理是一个复杂的系统，是一个相互联系、相互影响的系统，它的作用是使各部门能够达到预定的目标。要想有效地发挥内部控制的作用，必须使各因素之间，包括相关的制度、措施和程序，按照一定的逻辑顺序进行协调。因而，在对机构内部控制进行评估时，既要对其整体进行评估，又要对其各个构成要素的运作状况进行评估，进而对其进行全面、系统的评估，以促使各因素的优化，使整个内部控制体系得到完善和优化。从整体的内部控制体系来看，内部控制评价是企业内部控制体系中的一个关键环节，它是一个"建设—实施—评估"的循环往复的过程。

（三）控制论

美国科学家诺伯特维纳发表了一部划时代的著作《控制论》，它标志着控制论的诞生。控制论是一门多学科相互影响的学科，它研究的是如何在一个动态的环境中，通过控制和调节手段，使控制目标或系统保持稳定。控制论的基本理念是：控制目标的信息是实现控制的前提，只有获得大量的相关信息，才能进行控制。所有信息的传递和反馈，都是为了更好控制，从而更好地了解控制系统，任何控制都必须通过信息的传递和反馈来完成。控制论认为，在对公立医院进行内部控制评价时，应尽量了解并收集有关的控制因素，了解其对内部控制的影响，从而使其更具针对性、更有效，发现其内在控制的缺陷，提高医院的内部控制水平。

（四）新公共管理理论

20 世纪 80 年代，西方传统的行政管理模式基于韦伯的官僚体制理论，在某些西方国家的行政实践中表现得更为突出。传统的行政管理方式已不能满足社会发展的需求，难以有效地解决政府在行政中日益突出的问题。新公共管理理论就是在这样的背景下诞生的，其最大的不同之处就是把市场经济的竞争规则引入政府的管理之中，即提倡运用私营部门的管理经验与做法，以减少政府管理成本，提高服务效率，强调顾客至上，并加强对民众的反应。新公共管理理论在西方各国的具体实施效果并不理想，但其核心思想是"为人民群众提供更高质量的公共服务"，这是服务型政府的特点。

三、我国内部控制的发展历程

1. 起步探索阶段（1996—2000 年）

1996 年，财政部颁发《独立审计具体准则——内部控制审计风险》和《会计基础工作规范》，初步涉及内部控制相关要求，为内部控制的发展奠定了一定基础。

1997 年，人民银行颁布《加强金融机构内部控制的指导原则》，特定行业内部控制建设开始受到关注。

1999 年，财政部颁布《会计法》，从法律层面明确建立健全内部会计监督制度，为内部控制提供了法律依据。

2. 逐渐规范阶段（2001—2008 年）

在 2001 年至 2006 年这一阶段，虽然国家层面没有重大的内部控制政策出台，但各行业监管部门和地方财政部门根据自身需求和实际情况，积极探索和尝试内部控制建设，积累了宝贵的经验。

2007 年，财政部出台《内部会计控制规范——基本规范（试行）》，标志着我国内部控制规范体系的初步建立，为企业内部控制提供了更具操作性的指南。

2008 年，财政部公布《企业内部控制基本规范》，进一步推动了企业内部控制制度的建设和完善。

3. 全面拓展与深化阶段（2009—2016 年）

2010 年，财政部等五部门联合公布了《企业内部控制应用指引》《企业内部控制评价指引》和《企业内部控制审计指引》，形成了以《企业内部控制基本规范》为统领的企业内部控制配套指引体系，为企业提供全面的内部控制指导。

2012 年财政部发布《行政事业单位内部控制规范》，将内部控制的要求拓展到行政事业单位，进一步丰富了内部控制体系。

4. 巩固与提升阶段（2017—2022 年）

2015 年《关于全面推进行政事业单位内部控制建设的指导意见》发布，强调全面推行行政事业单位内部控制建设的重要性和紧迫性。

2016 年《关于开展行政事业单位内部控制基础性评价工作的通知》出台，启动行政事业单位内部控制的基础性评价工作，促进其不断完善内部控制制度。

2017 年《行政事业单位内部控制报告管理制度》建立，规范了行政事业单位内部控制报告的编制、报送和使用等，提高了内部控制信息的透明度。

2020 年国家卫健委、中医药局发布《公立医院内部控制管理办法》，加强对公立医院内部控制的监管和管理。

2022 年 12 月，地方层面的《广西壮族自治区公立医院内部控制评价管理暂行办法》出台，各地根据自身特点和需求，逐步完善公立医院内部控制的评价机制。

5. 强化与创新阶段（2023 年至今）

2023 年 12 月，财政部、国家卫健委、国家医保局、中医药局联合发布《关于进一步加强公立医院内部控制建设的指导意见》（财会〔2023〕31 号），持续推动公立医院内部控制建设向纵深发展，体现了对不同阶段内部控制重点的动态调整和优化，不断适应新的发展需求。

由此可见，我国内部控制发展推进历程是一个从无到有、由浅入深、不断完善的过程。随着经济社会的发展和变化，内部控制体系也不断持续优化和创新。

四、行政事业单位与公立医院内部控制的差异

1. 行政事业单位内部控制

《行政事业单位内部控制办法（试行）》（财会〔2012〕21 号）中指出"内部控制是指单位为实现控制目标，通过制定制度、实施措施和执行程序，对经济

活动的风险进行防范和管控"。行政事业单位的内控实质上是由行政人员和全体员工共同努力实现其控制目标。从静态的角度来看，它是指单位内部为实现其社会服务功能而制定的一系列制度、政策、程序、方法和手段的总和；从动态的角度来看，内部控制是指公共医疗机构在发挥其社会服务功能时，通过自律与规范来应对风险。

2. 公立医院内部控制

《公立中医院内部控制管理办法》（2020年）指出"本办法所称的内部控制，是指在坚持公益性原则的前提下，为了实现合法合规、风险可控、高质高效和可持续发展的运营目标，医院内部建立的一种相互制约、相互监督的业务组织形式和职责分工制度；是通过制定制度、实施措施和执行程序，对经济活动及相关业务活动的运营风险进行有效防范和管控的一系列方法和手段的总称。"

内部控制建设是医院为了防范和管控经济风险而建立的内部管理，也是医院通过制度的制定、措施的实施和程序的实行，为实现公立医院控制目标而应对风险的自我约束和规范的整个过程。

综上所述，虽然行政事业单位和公立医院都属于公共服务机构，但在内部控制的构建上存在差异，主要体现在目标定位、风险侧重和管理方式的不同。行政事业单位更侧重于政策法规的贯彻执行和服务职能的全面履行，而公立医院则在此基础上，还需兼顾提高医疗服务质量和加强经济管理的需求，形成了特有的内部控制体系。

第二节　公立中医医院内部控制建设概述

一、公立医院内部控制的发展趋势

近年来，我国财政部陆续出台了一系列与内部控制评价有关的制度和法规，不断推动着我国公立医院内部控制体系的建立和执行。2023年12月18日，财政部、国家卫健委、国家医保局、国家中医药局等四部委又联合发布了《关于进一步加强公立医院内部控制建设的指导意见》（财会（2023）31号，以下简称《指导意见》）的公立医院内部控制相关的文件，进一步为我们指明了我国公立医院内部控制的发展趋势和方向。

1. 我国公立医院的内部控制建设已经进入了一个新的时期

与12年前财政部发布的行政事业单位内部控制规范试行稿相比，公立医院的环境、任务和要求都已经发生了巨大的变化。特别是在党的二十大以来，对医疗这种关乎国计民生的事业，全社会的关注度空前提高，公立医院的特殊性和复杂性也进一步突显出来。因此，专门针对公立医院发布内部控制文件，无疑是具有鲜明的时代性和紧迫性。

2. 我国公立医院内部控制建设的主体责任更加明确

根据《指导意见》，党委在内部控制建设中的领导作用得到了强化，党委书记是整体内部控制建设与实施的第一责任人。同时，对内部审计部门的领导关系也进行了调整，由党委书记领导，以更好地监督院长领导下的运营管理。

3. 我国公立医院内部控制框架结构的变化

《指导意见》采用了类似于企业的五因素框架结构，即内部环境、风险评估、控制活动、信息与沟通和内部监督，而不是行政事业单位内部控制基本规范的两要素框架。这种改变有利于内部控制延伸到业务层面，推动内部控制与业务维度的融合。

4. 进一步明确了公立医院内部控制建设中的职责分工，具体业务层面由6大项拓展至12大项

公立医院内部控制建设中的职责分工进一步明确意味着内部控制已经从财务部门扩展到各个业务部门，超越了财务部门的职能范畴。同时，该文件规定内部审计部门或相关部门对内部控制建立与实施情况进行监督评价，明确指出公立医院各部门是内部控制的责任主体，部门负责人需对本部门的内部控制有效性负责。这些规定避免了以往实践中的不足，为内部控制建设指明了方向，同时推动着财务人员的转型。

5. 公立医院的内部控制将与运营管理信息化实现一体化建设

通过充分利用信息化技术手段，将岗位职责、业务标准、制度流程、控制措施以及数据需求嵌入医院信息系统，实现各项业务活动可控制、可追溯，有效减少人为违规操作。

二、公立医院建立内部控制体系的必要性

（一）落实政策文件，规范内控建设

公立中医院作为非营利性事业单位，业务活动复杂，资产和资金收支规模大、使用主体多、管理链条长、风险点多、控制难度大。随着国家加快治理体系和治理能力现代化的建设及深化医疗卫生健康领域改革，公立中医院的精细化管理日益重要，而内部控制是推进公立中医院精细化管理的重要手段和基石。

一是落实政策的要求。1999 年《中华人民共和国会计法》修订，强调各单位应建立和完善内部会计监督制度。2001 年，财政部发布《内部会计控制规范——基本规范（试行）》以指导和规范内部会计控制的具体制定，随后陆续推出了一些具体规范。2006 年，《医疗机构财务会计内部控制规定（试行）》取得了良好的执行效果。2012 年 12 月，财政部发布过针对所有行政事业单位的内部

控制规范试行稿。

在这之后，公立医院的内部控制环境发生了很大的变化，无论是公立医院的高质量发展还是医药体制的改革都意味着医药体制改革进入了一个新的时期。在这一背景下，公立中医院作为非营利性事业单位，其业务活动的复杂性以及资金规模的庞大，使得加强内部控制建设迫在眉睫。为此，国家卫生健康委和国家中医药管理局相继发布了一系列文件和制度，推动各级各类行政事业单位开展单位内部控制建设工作。

2017 年，国务院办公厅印发《关于建立现代医院管理制度的指导意见》（国办发〔2017〕67 号），就全面深化公立医院综合改革，建立现代医院管理制度作出部署。2021 年，国家卫生健康委、国家中医药管理局发布的《公立医院内部控制管理办法》（国卫财务发〔2020〕31 号）提出，医院要将内部控制要求融入单位制度体系和业务流程；提出医院要重点关注各类业务活动中经济行为的事项，建立健全内部控制管理和风险监控制度；要求到 2025 年年底，建立健全权责清晰、制衡有力、运行有效、监督到位的内部控制体系。

这些文件和制度推动各级各类行政事业单位开展单位内部控制建设工作。卫生健康行业有鲜明的行业特色，特别是公立中医院作为非营利性事业单位，亟须落实政策文件，深入推进和规范内部控制建设工作，规范公立医院内部经济及相关业务活动，建立健全科学高效的内部权力运行制约和监督体系。

（二）行业的特殊性需求

卫生健康行业特色鲜明，具有典型性和特殊性。医院是政府举办的事业单位，管理者受托履行医院运营权和管理权，对医院资产的安全性、完整性和有效使用负责；医院是非营利单位，需要承担社会责任，强调社会效益和收支平衡的运行目标。

（三）医院自身发展和运营的需要

1. 医院运营管理的需要

公立医院作为非营利性事业单位，财政补助收入有限，基本自负盈亏并面向市场参与竞争。同时，公立、民营、外资为主的多元化医疗市场逐步形成，市场竞争愈发激烈；医院承担的公益成本、药耗加成下调政策改革后各医院经营压力骤增，都必须依靠医院自身的经营收入来弥补。而深化医药卫生体制改革，建立现代医院管理制度、三级公立医院绩效考核等新机制，要实现医疗、教学、科研、人才培养、学科建设的协同发展，必须加强内部控制的规范化管理。

2. 外部管理的需求

公立医院需同时满足卫健部门、医保、财政等不同监管主体的多元化外部监管要求，对医院统筹管理提出了很高的要求。

3. 内部治理的需要

各类医疗服务种类丰富、综合性专业性强，业务环节繁复、服务流程复杂、突发状况较多，环环相扣，每一环节都不容闪失。粗放式的内部管理模式已不适应新体制下的管理要求，规范高效的内部运行机制是实现医院转型发展的关键。

因此，公立医院需要通过制定制度、实施措施、优化执行程序，进一步强化内部控制，有效防范风险，保证医院资产资金安全，提高资源配置和使用效率，建立起维护公益性、调动积极性、保障可持续运行新机制。搭建良好的内部管理环境，建立一套完整有效的内部控制体系，及时掌握自身的运营状况，提高管理效率，将风险控制在合理区间，为医院持续发展和战略目标的实现保驾护航。

三、医院内部控制建设的目标

《公立医院内部控制管理办法》（国卫财务发〔2020〕31号）明确了医院内部控制的目标主要包括：保证医院经济活动合法合规、资产安全和使用有效、财务信息真实完整，有效防范舞弊和预防腐败、提高资源配置和使用效率。

提出医院内部控制应当以规范经济活动及相关业务活动有序开展为主线，以内部控制量化评价为导向，以信息化为支撑，突出规范重点领域、重要事项、关键岗位的流程管控和制约机制，建立与本行业和本单位治理体系及治理能力相适应的、权责一致、制衡有效、运行顺畅、执行有力的内部控制体系，达到规范内部权力运行，促进依法依规办事，推进廉政建设；保障资金资产安全和使用有效，提高资源配置和使用效率，保障事业发展。

四、医院内部控制建设的原则

鉴于医院具有一定的社会公益性质，所以在进行医院内部控制管理时，第一，坚持党的领导。充分发挥党的领导优势，把党的领导落实到公立中医医院内部控制建立、实施与评价监督的全过程，确保党中央、国务院重大决策部署有效贯彻落实。第二，坚持系统思维。公立中医医院内部控制要确保覆盖各项经济活动及相关业务活动，贯穿决策、执行、监督全过程，与内部审计、巡视巡察、纪检监察等其他各类监督机制有机贯通融合，构建内外协同、衔接高效、运转有序的内部控制工作机制。第三，坚持问题导向。针对公立中医医院重点业务和问题频发的高风险领域，查找风险隐患，形成风险清单，强化责任落实，加强问题整改，推动有关法律法规和相关政策制度内化为内部控制制度、标准和流程，建立长效机制，突出重点，讲求实效，切实提高内部控制工作的针对性和有效性。第四，坚持动态适应。公立中医院内部控制建设应当符合国家有关规定和公立中医院的实际情况，并随着外部环境的变化、公立中医院经济活动及相关业务活动的调整和管理要求的提高，不断优化完善，适应新时代、新环境、新变化的需求。

在遵循以上原则的同时，还需要严格遵守以下几个基本原则。

（1）全面性原则　医院的内部控制管理涉及医院管理工作的许多方面，既要注重医院的短期目标，又要符合医院的长期发展规划，而且还应该与医院的其他管理相互协调。

（2）重要性原则　在全面控制的基础上，应当关注单位重要经济活动的重大风险。

（3）制衡性原则　内部控制必须在机构设置、治理结构及业务流程、权责分配等方面形成一种相互监督、相互制约的有效机制，同时也要考虑到运营效率。总之，制衡性原则要求医院要保持进行内部控制监督职责的人员和机构的独立性，使其能够相互制约平衡。

（4）适应性　医院必须以国家已经颁布的法律法规作为基本的准绳，在国家法律法规的约束范围内，结合本院自身的实际情况，制定出切实可行的内部控制管理制度，并随着外部环境的变化、单位经济活动的调整和管理要求的提高，不断修订和完善。

第三节　公立中医医院内部控制建设内容

《公立医院内部控制管理办法》（国卫财务发〔2020〕31号）指出：医院内部控制主要包括风险评估、内部控制建设、内部控制报告、内部控制评价（图6-1）。

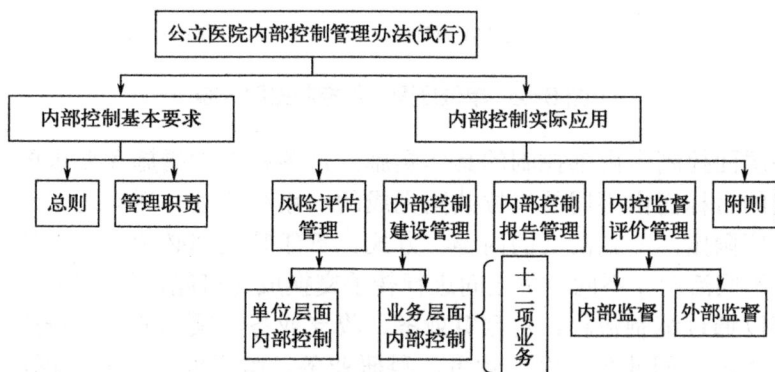

图6-1　《公立医院内部控制管理办法》主要内容

一、风险评估

风险评估是医院全面、系统和客观地识别和分析本单位经济活动及相关业务活动存在的风险，从而合理评估、确定相应的风险承受度及风险应对策略的过程，是实施内部控制的重要基础环节。内部控制风险评估的对象可以是整个单位、某个部门（科室）或某项业务（项目、事项）。评估的内容包括对经济活动、业务活动的风险评估。在开展单位层面风险评估的基础上，应重点对涉及资金规模较大、廉政风险较高、业务模式较新、影响可持续发展等领域进行风险评估。

二、内部控制建设

2012 年 11 月 29 日由财政部颁发的《行政事业单位内部控制规范（试行）》，将内部控制分为"单位层面内部控制"和"业务层面内部控制"两个层面。两个层面之间紧密联系，但侧重点不同。单位层面侧重于组织、机制、制度的建设，而业务层面侧重于具体实施、操作程序。

单位层面内部控制建设主要包括：单位决策机制，内部管理机构设置及职责分工，决策和执行的制衡机制；内部管理制度的健全；关键岗位管理和信息化建设等。它是从单位层面上将决策、执行、监督三项工作形成互相制衡，是医院内部控制管理工作的重要内容，更是医院内部控制管理工作的重要基础。业务层面是内部控制的具体实施，从 12 大方面按照内部控制原则对各部门科室进行岗位职责明确，权力分离与制衡，各科室对自己的内部控制建设负责，从而达到自治的效果（图 6-2）。

❑ **单位层面内部控制建设**

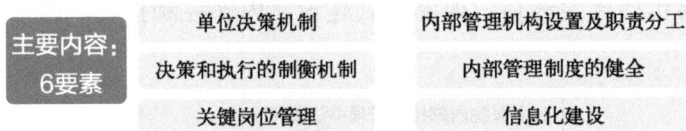

主要内容：6要素	单位决策机制	内部管理机构设置及职责分工
	决策和执行的制衡机制	内部管理制度的健全
	关键岗位管理	信息化建设

图 6-2　单位层面内部控制主要内容

业务层面控制是内部控制的具体实施，是各种控制措施和要求的集成，为达到特定的目标而由不同的岗位共同完成的一系列活动。活动之间不仅有严格的先后顺序限定，而且活动的内容、方式、责任等也都必须有明确的安排和界定。以使不同活动在不同岗位之间进行转手交换成为可能，从而构成闭环系统。各单位可以通过编制流程，对预算业务、收支业务、采购业务、资产业务、基本建设业务、合同业务、医疗业务、科研业务、教学业务、互联网医疗业务、医联体业务、信息化建设业务等十二个业务进行具体内部控制（图 6-3）。

❑ **业务层面内部控制建设**

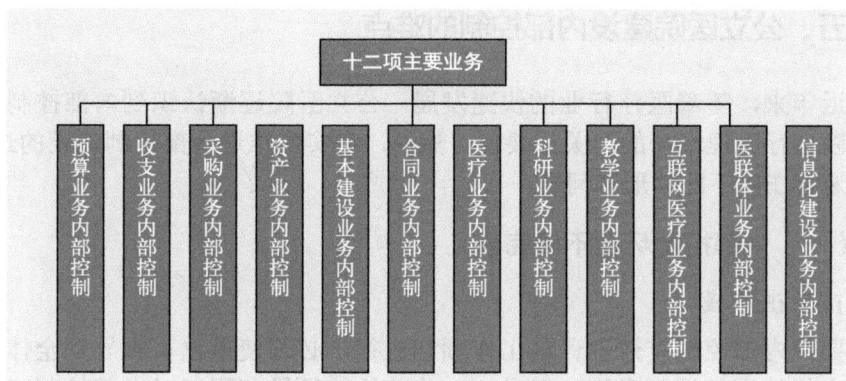

图6-3 业务层面内部控制主要内容

三、内部控制报告

公立医院内部控制报告是医院结合本单位实际情况，按照相关部门规定编制的、能够综合反映本单位内部控制建立与实施情况的总结性文件。应当涵盖以下内容：内部控制环境、风险评估、控制活动、信息与沟通、监督评价和持续改进。

四、内部控制评价与监督

医院内部控制评价是指医院内部审计部门或确定的牵头部门对本单位内部控制建立和实施的有效性进行评价，出具评价报告的过程。医院内部控制评价工作可以自行组织或委托具备资质的第三方机构实施。内部控制评价可分为内部控制设计有效性评价和内部控制运行有效性评价。

内部控制的内部监督，主要以内部控制审计的方式进行，内部审计部门、内部纪检监察等部门对医院内部控制建立和实施情况进行监督。外部监督包括：行政主管部门，按照城市公立中医院改革要求，强化卫生计生行政部门医疗服务监管职能，定期组织公立中医院绩效考核以及院长年度和任期目标责任考核；财政部门根据《行政事业单位内部控制规范（试行）》的规定，对医院内部控制的建立和实施情况进行监督检查；各级政府审计部门对医院管理监督的权力，借助医院主要领导经济责任离任审计，对医院内部控制的各个方面实行严格考核，对违法违规行为严肃查处；纪检监察部门通过重大经济事项的审批流程，不相容职务分离、授权审批制度等手段，达到控制风险、预防贪污腐败等目的，以及医院决策层可以聘请社会审计组织对医院的内部控制实施审计、评价和监督。

五、公立医院建设内部控制的难点

近年来，随着医疗行业的快速发展，公立医院逐渐认识到内部控制对于提升医院运行管理水平的至关重要性。然而，在实际推进内部控制建设的过程中，却普遍存在以下的情形和问题。

（一）内部控制环境不够完善

1. 意识不强

要使内部控制有效性评估工作顺利进行，必须使单位从领导到全体职工都具有良好的内部控制意识。但是，一些单位的领导和职工对内部控制工作的理解还不够透彻，不知道内部控制体系对于单位的作用和重要性。另外，在一些公立医院，许多干部都是以经验为基础的。医院虽已有较为完善的规章制度，但在实际实施过程中，为了方便、节约时间，往往会采用以往的传统惯例和方式，使其无法遵守，从而削弱了内控制度的权威性和有效性。

2. 牵头部门不明确

目前仍有一些公立医院对内部控制建设存在误解，认为这只是财务科的责任，导致内部控制建设牵头部门不明确。实际上，内部控制是医院各业务活动和管理工作的重要组成部分，涉及众多科室和环节，单纯由财务科负责无法全面覆盖。这种观念上的偏差使得医院内部控制缺乏统一规划与协调，难以形成系统有效的管理机制，阻碍了医院整体管理水平的提升和可持续发展。

3. 部门职责划分不明确

由于公立医院规模庞大、部门众多，涉及医疗、科研、后勤等多个领域，各业务岗位之间的职责交叉复杂，容易引发职责不清、信息壁垒等问题。这不仅影响了内部控制的有效实施，还可能导致工作效率低下。在具体业务如采购活动中，由于各部门之间缺乏有效的沟通和协调机制，职责划分不明确，往往会出现推诿扯皮、决策迟缓等现象，从而大大降低了采购工作的效率和质量。

（二）制度建设有待加强

随着医疗行业的不断发展和变革，公立医院所面临的风险也在不断变化。然而，许多公立医院的内部控制制度并未及时更新和完善，导致其无法适应新的环境和挑战，主要体现在以下几个方面。

1. 制度设计方面

许多公立医院的内部控制制度还停留在传统的医疗模式上，缺乏对新兴医疗服务、新技术应用等方面的有效控制措施，以及流程控制需进一步优化、风险防控程度不够。例如，远程医疗、移动医疗等新兴业务的快速发展，使得公立医院需要加强对信息安全、数据保护等方面的管理，但许多医院的现有制度尚未涵盖这些内容。

2. 制度执行方面

许多公立医院的内部控制执行缺乏有效的监督和管理机制，导致一些内部控制制度执行不到位。这不仅可能导致医院资源的浪费，还可能增加医疗事故的风险。

3. 制度更新方面

许多公立医院的内部控制未能跟上行业发展的步伐，使得医院在面临新的医疗风险时，可能无法及时发现并采取相应的应对措施。例如，近年来医患纠纷不断加剧，部分原因是公立医院在处理医患关系方面的内部控制制度滞后，导致患者权益难以得到有效保障。

4. 制度评估方面

许多公立医院尚未建立健全对内部控制制度设计合理性和执行有效性的评估。这导致医院难以全面、客观地对其内部控制制度的有效性与合理性进行全面、客观的评估，难以及时发现问题并进行调整完善，影响了医院管理的持续优化和风险防控能力的提升。

（三）组织机构和岗位设计、岗位监督尚有不足

公立医院作为国家和人民健康的保障，其组织机构和岗位涉及广泛，包括行政管理、医疗、护理、科研等多个方面。然而，在实际运作过程中，公立医院的组织机构和岗位监督仍存在一些不足之处。一是组织机构设置不科学。当前，组织机构呈现出设置繁复的态势，各部门间的职能界定模糊不清，进而引发了工作职责相互重叠的情况，造成了资源分配的低效与浪费，亟待进一步梳理与精简，以提高整体运营效率。二是岗位职责不明确。岗位职责划分不清晰，导致员工工作范围模糊，责任难以明确。这不仅影响了工作效率，还容易导致推诿责任、失职渎职等现象的发生。三是岗位监督不到位。虽然大部分公立医院已经建立了相应的岗位监督机制，但仍有一些医院存在监督不力的问题。

（四）风险评估、内部控制评价不够全面

（1）部分公立医院在风险管理方面缺乏整体规划，导致风险管理工作难以形成系统性和连贯性。

（2）一方面，评价主体不客观，评价机制不健全，致使评价结果不具备全面性和可比性，无法达到评价目的。另一方面，内部评价主体一般由公立医院内部纪检部门、审计部门对医院内部控制运行有效性开展独立评价，强制性和客观性较弱，专业性不够，导致医院内部控制评价作用发挥有限。

（3）评价范围不全面，业务与财务相分离。评价工作普遍关注财务指标，对非财务指标关注较少，难以识别重要的非财务风险，忽略了关注导致财务结果的业务流程的合理性和有效性，即业务财务融合的状况和运行效果。

（五）内部控制信息化建设亟待加强

（1）尽管医院近年来逐步加大了信息化建设的力度，但各系统间仍存在互联互通不足、信息共享不畅的问题。由于医院正处于快速发展期，信息化建设缺乏整体规划，加之专业人员相对匮乏，导致多系统并存却互不兼容，形成了多个信息孤岛，阻碍了数据的有效整合、验证及协同利用。

（2）未能实现业务信息化全覆盖，部分业务流程尚未能实现信息化，使得单位层面的内部控制难以通过信息系统形成闭环管理，影响了管理效率与效果。

（3）现有的计算机信息系统在权限设置上存在内控漏洞，未实施细致的操作权限分级管理，缺乏确保信息安全的内控机制，亟待优化以强化信息安全保障。

（4）信息化数据的安全性问题也日益凸显，随着数据量的激增和网络环境的复杂化，数据泄露、篡改等安全风险不断增加，需要加强数据加密、访问控制等安全防护措施，确保患者信息和医院运营数据的安全完整。

（六）持续改进未体现，监督反馈未建立

内部监督与内控评价相辅相成，在一定程度上可以促进内控评价成果的转化应用。但实际工作中，公立医院存在内部监督形式单一、内部监督范围局限等问题。由于部分内控缺陷根深蒂固，涉及部门广、整改费时费力，导致内部监督效果不明显，问题反复发生。因此，医院需要建立有效的监督评价管理机制。在内控缺陷整改阶段，需要各归口部门确定整改责任人、整改方案、整改完成时限等关键信息，根据整改方案对内控评价中发现的问题整改落实。整改完成后要向内控评价小组反馈整改成效，未完成整改的要分析原因并由内控评价小组进行研究，专题讨论整改方案。内控小组要将结果反馈到内控体系设计和执行的有效循环中，以此建立有机的 PDCA 循环系统，推进公立医院内控建设不断取得新成效，助力公立医院健康良性运行。

第四节　公立中医医院内部控制建设的实施

在这样的背景下，公立中医院的内部控制具体应怎样建设？本文以《公立医院内部控制管理办法》（国卫财务发〔2020〕31 号）和《关于进一步加强公立医院内部控制建设的指导意见》（财会〔2023〕31 号）等文件为思路，阐述公立医院内部控制的建设实施。

一、搭建公立医院内部控制建设框架结构，并明确各层级职责

（一）内部控制组织架构

内部控制建设是一项涉及多部门、多层次的系统工程，它涉及医院的各个方面，不仅仅是财务部门的工作，而且需要内部各职能部门的共同参与和努力。为此，应专门成立内部控制工作管理委员会，由党委书记和院长任主任委员，各分管院领导任副主任委员。管理委员会下设内控办公室和内控评价与监督小组。内控办公室具体负责内部控制工作的前期部署、部门协调、进度跟踪、指导督促、宣传报道、信息报送等工作。内控评价与监督小组负责对医院内部控制的实施情况进行评价与监督。各职能部门或临床科主任应为第一负责人，可以根据科室实际情况设置一名内控管理员，专门负责本科室的内控管理工作（图6-4、图6-5）。

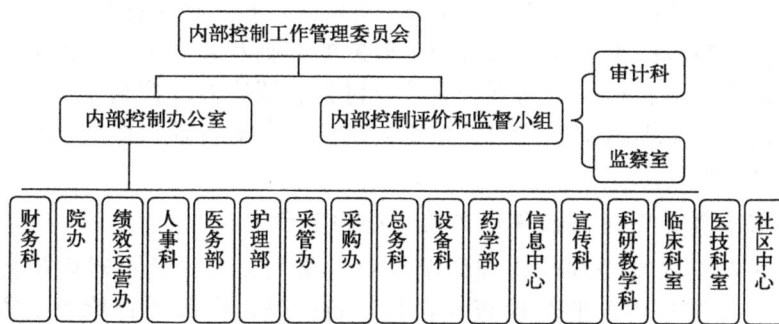

图6-4　Z医院内部控制组织架构

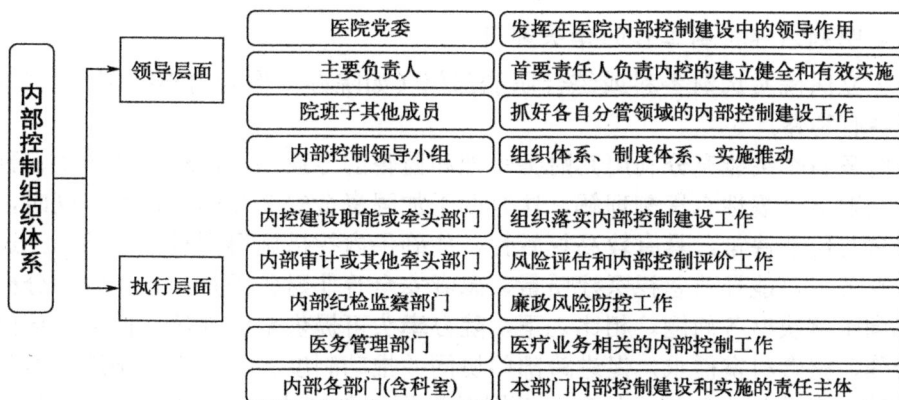

图6-5　Z医院内部控制组织体系

（二）明确各层面和各部门在内部控制建设中的职责

1. 内部控制管理委员会职责

研究审定内部控制体系的框架及内部控制工作的实施方案；审核内部控制体系管理的重大方针、政策、规章制度及相关业务流程；指导和督促医院内部控制体系建设和运行工作的组织和实施；审定医院内控风险评估及内控评价等相关报告；负责重要内控方案的审批并提供所需资源。

2. 管理委员会下设办公室职责

具体负责内部控制工作的前期部署、部门协调、进度跟踪、指导督促、宣传报道、信息报送等工作。主要职责包括：牵头医院内部控制工作，全面贯彻执行管理委员会关于内部控制工作的方针和要求；制定内部控制工作实施方案，包括内部控制体系建设、总体目标、职责分工，对医院权力结构进行梳理，构建决策科学、执行坚决、监督有力的运行机制，确保决策权、执行权、监督权既相互制约又相互协调等，提交管理委员会审核；负责组织医院内部控制工作的协调，落实内部控制工作的具体任务，对医院内控工作进行全面部署、指导、检查、督促、整改；负责《内部控制手册》的编制及修订工作；根据上级部门要求报送内控相关材料；定期召开会议，讨论和解决内部控制建设过程中的重点与难点问题；定期组织开展内控培训，提高员工对内控工作的认识，并指导员工开展自我监督。

3. 管理委员会下设内控评价与监督小组职责

负责对医院内部控制的实施情况进行评价与监督。负责对内部控制的建立与实施情况进行内部监督检查和自我评价；确定内部监督检查的方法、范围；定期组织编制内部控制评价报告，对内部控制的完善性、有效性等做出评价，及时发现内部控制存在的问题并提出改进建议；监督内部控制缺陷整改落实情况。

4. 明确内部控制工作的牵头部门

公立医院常选财务科或综合职能部门（如院办）作为内部控制牵头部门，两者各有利弊。

财务科牵头能充分利用其财务管理和监督的专业知识，对资金流动、预算控制及财务合规性有深刻理解，这有助于加强资金安全和成本控制。同时，财务科参与经济决策，具有较高权威性，能确保内控措施得到重视。然而，过度依赖财务科可能导致忽视医疗质量、患者安全等非财务因素，且其资源分配可能偏向于解决财务问题。相比之下，院办牵头可提供全面视角，协调各部门沟通合作，整合科室需求，促进跨部门协同并推动制度变革和文化塑造。但院办可能缺乏专业技术知识，处理复杂财务数据和制定成本控制策略时存在困难，且广泛介入具体业务可能影响其原本角色定位。

各医院可以根据本单位情况综合考虑，明确内部控制建设的牵头部门，负责开展日常内控管理工作。

5. 明确各层级工作分工

（1）领导层面　医院党委发挥在医院内部控制建设中的领导作用；党委书记和院长任主任委员对医院内部控制的建立健全与有效实施负总责。统一领导和协调相关部门和人员，主持开展工作分工及人员配备等工作；医院领导班子其他成员任副主任，负责分管部门、分管业务的内部控制工作。

（2）执行层面科室和部门分工

① 院办：负责组织召开内部控制相关会议，协助管理委员会部署内控工作，做好内控工作会议纪要记录。负责合同业务管理内部控制工作。协助医院内控缺陷的整改。

② 财务科：负责预算业务、收支业务管理内部控制工作。协助医院内控缺陷的整改，及时反馈缺陷整改情况以及内部控制的主要情况。

③ 人事科：负责全院人力资源管理相关业务内部控制工作。

④ 医务部：负责医疗业务管理相关业务内部控制工作。

⑤ 外联办：负责医联体管理相关业务内部控制工作。

⑥ 护理部：负责护理管理相关业务内部控制工作。

⑦ 教学科：负责教学管理相关业务内部控制工作。

⑧ 科研科：负责科研项目管理相关业务内部控制工作。

⑨ 药学部：负责药品管理相关业务内部控制工作、医院临床药学及药物临床试验项目相关业务内部控制工作。

⑩ 宣传科：负责医院宣传相关业务内部控制工作。

⑪ 信息中心：负责互联网医疗管理、医院信息化建设及信息系统管理相关业务内部控制工作。

⑫ 设备科：负责医院医疗设备、医用耗材管理相关业务内部控制工作。

⑬ 总务科：负责医院基本建设项目管理、零星基建维修项目、后勤物资管理、总务外包业务管理相关业务内部控制工作。

⑭ 采管办、采购办：负责医院采购管理相关业务内部控制工作。

⑮ 物价科：负责医疗收费管理相关业务内部控制工作。

⑯ 绩效运营办公室：负责医院绩效管理、运营管理相关业务内部控制工作。

⑰ 临床科室、医技科室、社区中心：负责本科室、社区的内部控制管理，规范诊疗活动，建立合理、有效的风险防范措施，构建诊疗质量管理、资产安全有效、人才梯队合理、处方用药合理等内控管理体系。

⑱ 审计科：负责内部控制风险的评估和内部控制执行的评价工作。

⑲ 监察室：负责内部控制执行的监督工作。

6. 设立部门内控管理员

各职能部门及临床科室主任为首要负责人，可根据科室实际情况设立一名部门内控管理员，协助主任开展本部门或科室的内控管理工作；梳理本科室各关键业务流程、关键业务控制点及重要控制措施，建立健全本科室内部控制制度；协助医院内控缺陷的整改，及时反馈缺陷整改情况以及医院内部控制的主要情况等；开展本科室内控自评工作。

二、加强培训与宣传，营造良好氛围，推动全员参与

（1）开展专项培训　邀请内部控制专家对医院领导及各科室负责人进行专题培训，让管理层和中层充分认识到建立完善的医院内部控制体系，是医院内部业务流程和业务环节得到有效执行的保障。重点讲解内部控制规范建设的重要性、具体要求和实施方法，帮助管理层和中层干部充分认识内控体系对保障业务流程、提升资产安全、运营效率和服务质量的关键作用。

（2）强化风险意识　通过培训，提升全员风险识别、分析和评估能力，制定针对性措施，有效化解风险，确保医院经营管理符合国家法律法规，避免政策冲突，适应内外部环境变化。

（3）加大宣传力度　通过多种形式宣传内控体系建设的重要性，增强全员参与意识，形成良好的内控文化氛围。

通过上述措施，全力营造一个让每一位员工都能积极参与的内部控制文化氛围，为公立医院内部控制体系的深入建设与持续优化奠定坚实基础。

三、开展风险评估，对内部控制进行全面"体检"

医院内部控制监督小组通常由审计科牵头，负责全院内部控制整体状况的风险评估，以及内控制度的合理性与执行有效性的全面评价工作。若该小组具备自主开展内控评价的能力，则可自行实施相关评价；在必要情况下，亦可通过公开遴选方式聘请具备资质和能力的第三方来协助完成此项任务。鉴于该院的实际情况，决定通过公开遴选的方式聘请具备资质和能力的第三方，聘请第三方对医院全院内部控制整体情况进行一次彻底且全面的风险评估，对全院内控制度的合理性和执行有效性开展全面的内控评价。

风险评估单位派出项目组进驻医院，深入各科室和各部门，运用实地调研、问卷调查、个别访谈、目标辨识、流程辨识、文献查阅、数据对比分析等方法，从医院整体层面和12个主要业务流程开展固有风险识别和剩余风险评估。

其中，单位层面的风险评估重点关注以下方面：内部控制组织建设情况，包括是否建立领导小组，是否确定内部控制职能部门或牵头部门，是否建立部门间的内部控制沟通协调和联动机制等。内部控制机制建设情况，包括经济活动的决策、执行、监督是否实现有效分离；是否建立健全议事决策机制、岗位责任制、内部监督等机；内部控制制度建设情况，包括内部管理制度是否健全和相关制度是否有效执行。内部控制队伍建设情况和内部控制流程建设情况等。

　　在开展单位层面风险评估的基础上，深入开展业务层面各个环节的风险点评估，重点要对涉及资金规模较大、廉政风险较高、业务模式较新、影响可持续发展等领域进行风险评估。

　　1. 预算管理情况

　　包括在预算编制过程中医院内部各部门之间沟通协调是否充分；预算编制是否符合本单位战略目标和年度工作计划；预算编制与资产配置是否相结合、与具体工作是否相对应；是否按照批复的额度和开支范围执行预算，进度是否合理，是否存在无预算、超预算支出等问题；决算编报是否真实、完整、准确、及时等。

　　2. 收支管理情况

　　包括收入来源是否合法合规，是否符合价格和收费管理相关规定，是否实现归口管理，是否按照规定及时提供有关凭据，是否按照规定保管和使用印章与票据等；发生支出事项时是否按照规定程序审核审批，是否审核各类凭据的真实性、合法性，是否存在使用虚假票据套取资金的情形等。

　　3. 政府采购管理情况

　　包括是否实现政府采购业务归口管理；是否按照预算和计划组织政府采购业务；是否按照规定组织政府采购活动和执行验收程序；是否按照规定保管政府采购业务相关档案等。

　　4. 资产管理情况

　　包括是否实现资产归口管理并明确使用责任；是否定期对资产进行清查盘点，对账实不符的情况是否及时处理；是否按照规定处置资产等。

　　5. 建设项目管理情况

　　包括是否实行建设项目归口管理；是否按照概算投资实施基本建设项目；是否严格履行审核审批程序；是否建立有效的招投标控制机制；是否存在截留、挤占、挪用、套取建设项目资金的情形；是否按照规定保存建设项目相关档案并及时办理移交手续等。

　　6. 合同管理情况

　　包括是否实现合同归口管理；是否建立并执行合同签订的审核机制；是否明确应当签订合同的经济活动范围和条件；是否有效监控合同履行情况，是否建立合同纠纷协调机制等。

　　7. 医疗业务管理情况

　　包括医院是否执行临床诊疗规范；是否建立合理检查、合理用药管控机制；是否建立按规定引进和使用药品、耗材、医疗设备的规则；是否落实医疗服务项目规范；是否定期检查与强制性医疗安全卫生健康标准的相符性；是否对存在问题及时整改等。

8. 科研项目和临床试验项目管理情况

包括是否实现科研或临床试验项目归口管理；是否建立项目立项管理程序，项目立项论证是否充分；是否按照批复的预算和合同约定使用科研或临床试验资金；是否采取有效措施保护技术成果；是否建立科研档案管理规定等。

9. 教学管理情况

是否实现教学业务归口管理；是否制定教学相关管理制度；是否按批复预算使用教学资金，是否专款专用等。

10. 互联网诊疗管理情况

包括实现互联网诊疗业务归口管理；是否取得互联网诊疗业务准入资格；开展的互联网诊疗项目是否经有关部门核准；是否建立信息安全管理制度；电子病历及处方等是否符合相关规定等。

11. 医联体管理情况

包括是否实现医联体业务归口管理；是否明确内部责任分工；是否建立内部协调协作机制等。

12. 信息系统管理情况

包括是否实现信息化建设归口管理；是否制定信息系统建设总体规划；是否符合信息化建设相关标准和规范；是否将内部控制流程和要求嵌入信息系统，是否实现各主要信息系统之间的互联互通、信息共享和业务协同；是否采取有效措施强化信息系统安全等。

然后，综合分析评价医院现有内部控制体系运行环境下的剩余风险，排列出控制优先级，形成《剩余风险控制矩阵》，如图6-6至图6-8。

最后，分析、提出应对策略及完善管控措施，给出剩余风险应对策略和管理建议（表6-1）。

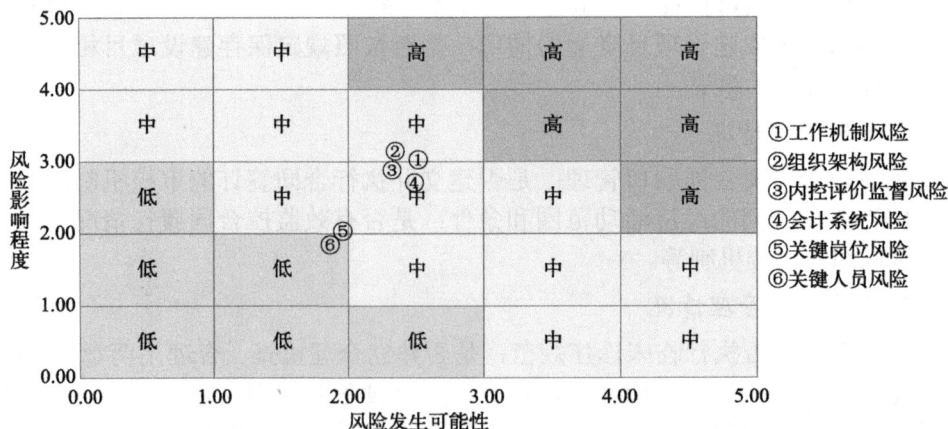

图6-6　整体层面二级剩余风险图谱

图例：
①工作机制风险
②组织架构风险
③内控评价监督风险
④会计系统风险
⑤关键岗位风险
⑥关键人员风险

坐标轴：纵轴为风险影响程度（0.00~5.00），横轴为风险发生可能性（0.00~5.00）

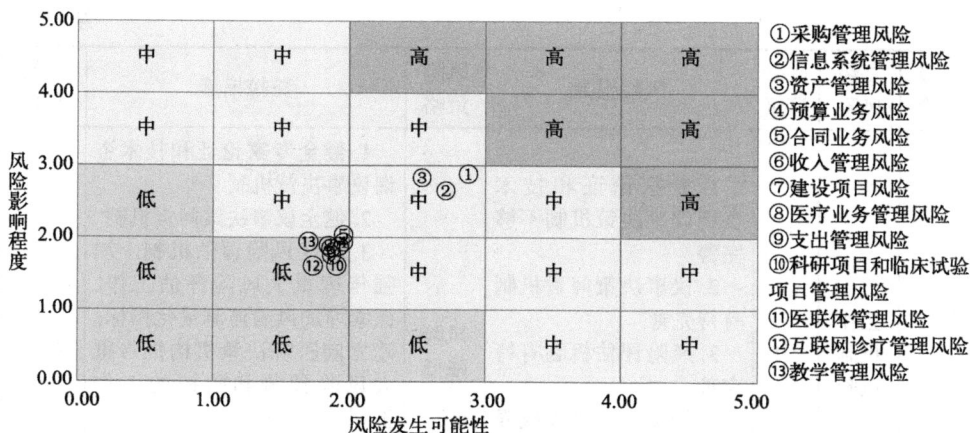

图6-7　业务层面二级剩余风险图谱

①采购管理风险
②信息系统管理风险
③资产管理风险
④预算业务风险
⑤合同业务风险
⑥收入管理风险
⑦建设项目风险
⑧医疗业务管理风险
⑨支出管理风险
⑩科研项目和临床试验
　项目管理风险
⑪医联体管理风险
⑫互联网诊疗管理风险
⑬教学管理风险

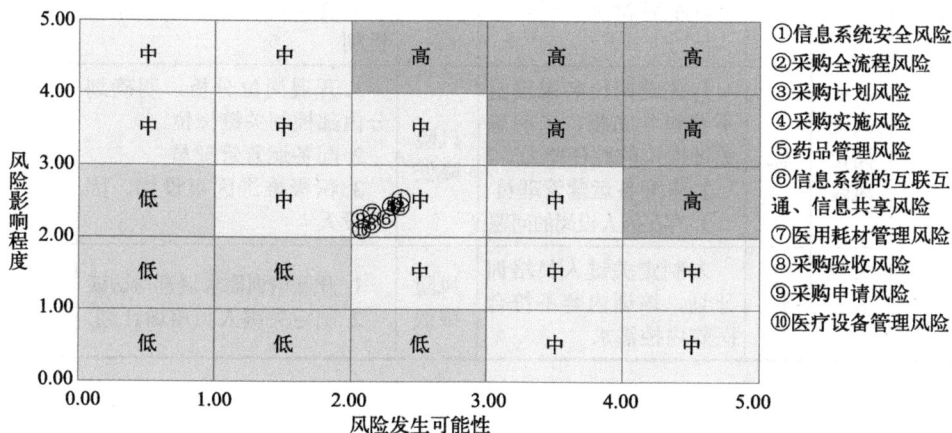

图6-8　业务层面三级剩余风险图谱

①信息系统安全风险
②采购全流程风险
③采购计划风险
④采购实施风险
⑤药品管理风险
⑥信息系统的互联互
　通、信息共享风险
⑦医用耗材管理风险
⑧采购验收风险
⑨采购申请风险
⑩医疗设备管理风险

表6-1　剩余风险应对策略和建议

一级风险	二级风险	风险等级	风险根源	风险策略	防控措施	主责部门
整体层面风险	组织架构风险	中	1. 部分部门职责权限不够清晰，管办不分离 2. 未明确内部控制牵头部门和监督评价部门 3. 内部管理制度缺乏统一管理，制度执行缺乏监督	风险降低	1. 单独设置内部控制职能部门或确定内部控制牵头部门，负责组织协调内部控制工作 2. 明确部门职责权限，真正实现管办分离 3. 建立制度定期更新机制，促进制度整合优化 4. 加大制度执行监督检查力度	院办、人事科

一级风险	二级风险	风险等级	风险根源	风险策略	防控措施	主责部门
整体层面风险	工作机制风险	中	1. 专家论证和技术咨询议事决策机制不够完善 2. 议事决策问责机制有待完善 3. 风险评估机制有待完善 4. 经费支出审批权限过于集中 5. 内部控制沟通联动机制不够顺畅	风险降低	1. 健全专家论证和技术咨询议事决策机制 2. 健全议事决策问责机制 3. 健全风险评估机制，加强年度重大风险评估工作，探索增加风险监测量化指标，建立向医院决策机构报告重大风险预测和防控的工作机制 4. 健全经费支出审批分级授权机制 5. 健全内部控制沟通联动机制	院办
	关键岗位风险	低	1. 关键岗位名录设置不够科学完整，未明确关键岗位的胜任能力 2. 未配备运营管理员 3. 存在因人设岗的问题	风险降低	1. 开展岗位分析，明确划分内部控制关键岗位 2. 配备运营管理员 3. 积极推进因事设岗、因岗设人	人事科
	关键人员风险	低	未制定关键人员培训计划，培训内容不符合医院内控需求	风险降低	1. 开展培训需求调查与访谈 2. 制定关键人员培训计划	人事科

四、制定医院内部控制建设方案并实施

以风险评估为"出发点"，围绕医院内部控制存在的问题和风险点，以内控体系建设为"关键点"，制定医院内部控制建设方案并实施。

（一）单位层面内部控制建设

1. 建立健全内部管理制度

（1）遵循原则

① 权力制衡：医院经济活动处理过程中涉及决策权、执行权和监督权，经济活动中涉及的三种权力分别交由不同机构或岗位，以实现三种权力的制衡与监督，医院经济活动主要由院长办公会决策，"三重一大"项目交由党委会决策，各类经济活动的执行主要由各职能部门负责，审计部门和纪检监察部门负责对各类经济活动评价与监督（图 6-9）。

> **内部控制体系的三权分立**

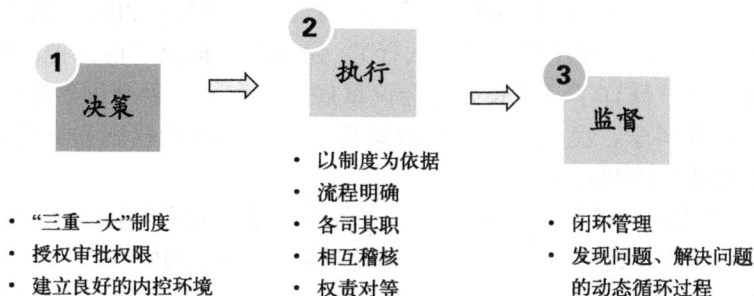

图6-9 内部控制体系的三权分立

② 风险管控：医院内部控制在权力制衡的基础上，按照规范流程进行管理，在流程上严格遵循如下控制方法。

a. 不相容岗位相互分离：合理设置内部控制关键岗位，明确划分职责权限，实施相应的分离措施，形成相互制约、相互监督的工作机制。

b. 内部授权审批控制：明确各岗位办理业务和事项的权限范围、审批程序和相关责任，建立重大事项集体决策和会签制度。相关工作人员应当在授权范围内行使职权、办理业务。

c. 归口管理：根据医院实际情况，成立了相应的管理部门或管理岗，按照权责对等的原则，对有关经济活动实行归口统一管理。

d. 预算控制：强化对经济活动的预算约束，使预算管理贯穿于医院经济活动的全过程。

e. 财产保护控制：建立资产日常管理制度和定期清查机制，采取资产记录、实物保管、定期盘点、账实核对等措施，确保资产安全完整。

f. 会计控制：建立健全医院财务管理制度，加强会计机构建设，提高会计人员业务水平，强化会计人员岗位责任制，规范会计基础工作，加强会计档案管理，明确会计凭证、会计账簿和财务会计报告处理程序。

g. 单据控制：要求医院根据国家有关规定和医院的经济活动业务流程在内部管理制度中明确界定各项经济活动所涉及的表单和票据，要求相关工作人员按照规定填制、审核、归档、保管单据。

h. 信息内部公开：建立健全经济活动相关信息内部公开制度，根据国家有关规定和医院的实际情况，确定信息内部公开的内容、范围、方式和程序。

③ 首签责任：首签责任分为日常经费责任和项目经费责任两个部分。日常经费由部门负责人为首签第一责任人，项目经费由项目负责人为首签责任人。终签责任人即按照医院内部授权审批控制确定的审批额度最终的签字人。首签责任人需对交易的真实、合规、绩效及廉政负全责。终签责任人应严格审批把

关，需依法、依规确保资金使用的安全，担负领导责任。

（2）建设思路

① 以《公立医院内部控制管理办法》（国卫财务发2020〔31〕号）、财政部《行政事业单位内部控制规范（试行）》为基础，按照"内部控制体系的三权分立"的原则，修订了《院长办公会议事规则》和《党委会议事规则》，完善决策机制。建立科学、民主、合规的决策程序，明确决策权限和责任，加强对重大事项的集体讨论和决策。

② 优化执行流程：明确各部门、各岗位的职责和权限，制定详细的工作流程和操作规程，确保各项工作按照规定的程序和标准执行。

③ 加强监督机制：设立独立的监督部门，负责对医院内部管理和业务运行进行全面、独立、客观的监督。加强对重点部门、重点环节和重点风险的监控，及时发现和纠正管理中的问题。

④ 完善内部审计制度：建立独立、专业的内部审计部门，定期对医院内部管理、财务运行、业务流程等进行审计，发现问题并提出整改建议，并对整改落实情况进行跟踪检查。通过内部审计，促进医院各项制度有效执行，提高管理水平。

⑤ 建立健全激励和约束机制：根据岗位职责和业绩目标，制定合理的薪酬激励政策，激发员工的工作积极性和创造力。同时，加强对员工的培训和考核，提高员工的业务素质和管理水平。对于违反规定和失职渎职的员工，要依法依规进行处理，形成严格的约束机制。

（3）制度建设的范畴：包括预算管理内部控制制度、收支管理内部控制制度、采购管理内部控制制度、资产管理内部控制制度、建设项目管理内部控制制度、合同管理内部控制制度、医疗业务管理内部控制制度、科研管理内部控制制度、临床试验项目管理内部控制制度、教学管理内部控制制度、互联网医疗管理内部控制制度、医联体管理内部控制制度、信息系统管理内部控制制度、药品管理内部控制制度及内部评价与监督检查制度等。

2. 应用信息技术促进内部控制管理

医院借助现代信息技术，在完成全面预算系统、全成本核算系统、电子票据信息系统一体化建设工作，开展费用报销系统建设。在原有各信息系统基础上，通过升级改造，将岗位职责、业务流程与规章制度嵌入信息系统中，打通系统壁垒，把运营、收入、预算、成本、资产、费用等系统进行有机整合和集成，利用信息化手段最大限度消除人为因素的影响，提高和改善医院运营管理的效率与效果，形成相互衔接的业财一体化管理体系，实现内部控制信息化。

将单位层面的内部控制管理的各个措施与信息系统结合起来，保证各项数据的对接和融合，使各系统数据都能得到合理应用，以促进信息技术得到最大限度地应用，提高数据的真实性，且保证数据为内部控制管理开展奠定基础。

医院可以通过利用信息化技术实现内部控制管理工作的开展，并注重计算机环境下所引发的风险，加强防御和处理，减少风险发生。

3.加强公立医院内部控制人才队伍建设

定期组织开展内部控制培训，通过制定科学的培训计划和课程体系，为内部控制人员提供系统的专业知识和技能培训。其次，定期组织内部控制人员参加行业内的学术研讨会和培训班，了解最新的管理理念和技术应用。同时，与其他医院、企业等进行交流合作，分享经验和案例，不断提升公立医院内部控制人员的专业技能和综合素质，营造良好的工作环境和文化氛围，增强员工的凝聚力和向心力，为内部控制建设提供人力资源保障。

（二）业务层面内部控制建设

1.公立医院业务层面内控控制的方法和要点

常用的内部控制方法见图6-10。

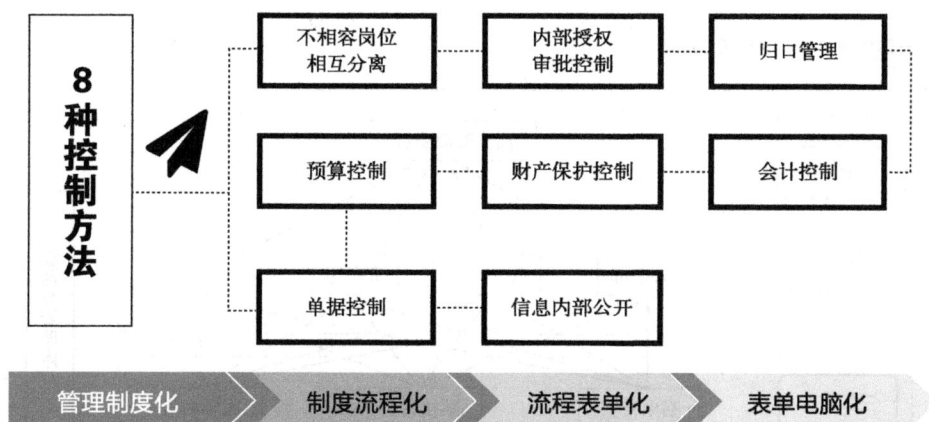

图6-10　内部控制主要方法

内部控制的七个控制要点见图6-11。

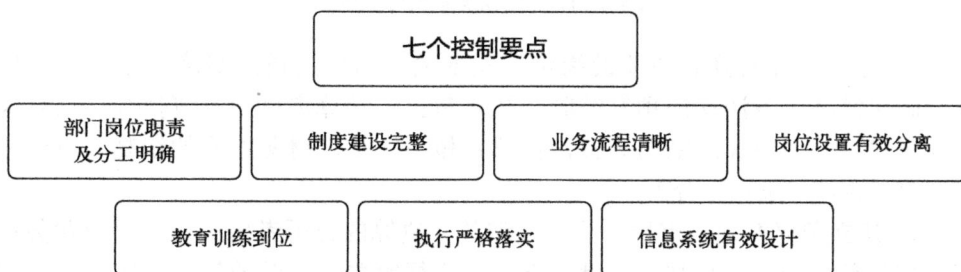

图6-11　内部控制要点

2.各项业务的内部控制措施

(1)预算业务内部控制

① 医院设立预算管理委员会,作为医院实施全面预算管理的决策机构,审议重大预算事项。管理委员会主任由党委书记或院长兼任,是全面预算管理工作第一责任人,对医院全面预算管理工作负全面领导责任;副主任由各副院长及总会计师兼任;委员会成员由院办、党办、医务部、护理部、药学部、科教科、防保科、设备科、信息中心、总务科、人事科、宣传科、项目办、工会、财务科等部门负责人组成。管理委员会下设办公室,办公室设在财务科,牵头负责医院全面预算工作的编制、执行、分析、评价、考核等工作。

② 建立健全预算管理制度,涵盖预算编制、审批、执行、调整、决算和绩效评价等内容。

③ 建立三级预算管理,明确预算管理委员会、预算牵头部门、预算归口管理部门和预算执行部门的职责,分级设立预算业务审批权限,履行审批程序,重大事项需要集体决策(图6-12)。

一体化理念与三级预算管理模式:

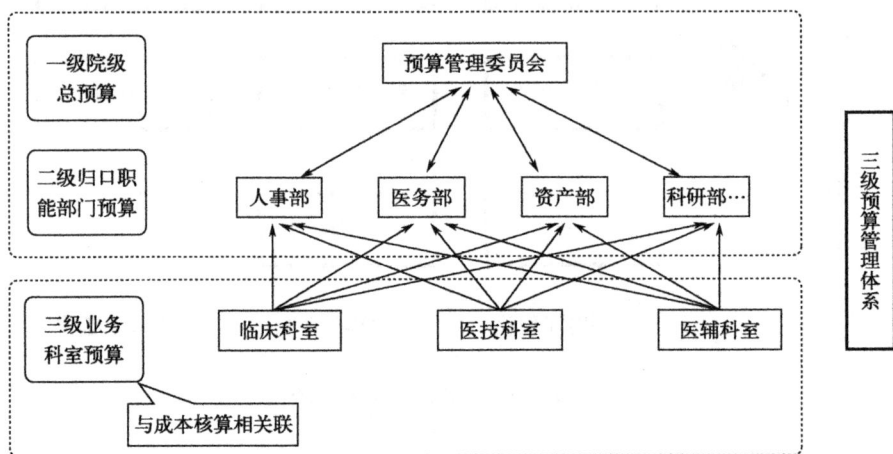

图6-12 三级预算管理模式

④ 合理设置预算业务关键岗位,配备关键岗位人员,明确岗位的职责权限,确保经济业务活动的预算编制与预算审批,预算审批与预算执行,预算执行与预算考核,决算编制与审核,决算审核与审批,财务报告的编制、审核与审批等不相容岗位相互分离。

⑤ 建立预算编制、审批、执行、调整、决算的分析考核工作流程及业务规范;加强预算论证、编制、审批、下达、执行等关键环节的管控(图6-13、图6-14)。

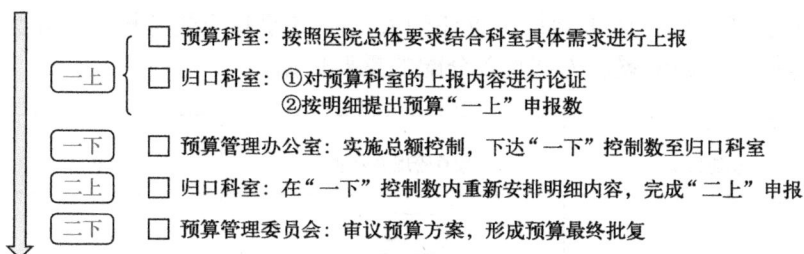

图6-13　"二上、二下"预算编制分工

一上	预算科室：按照医院总体要求结合科室具体需求进行上报
	归口科室：①对预算科室的上报内容进行论证 ②按明细提出预算"一上"申报数
一下	预算管理办公室：实施总额控制，下达"一下"控制数至归口科室
二上	归口科室：在"一下"控制数内重新安排明细内容，完成"二上"申报
二下	预算管理委员会：审议预算方案，形成预算最终批复

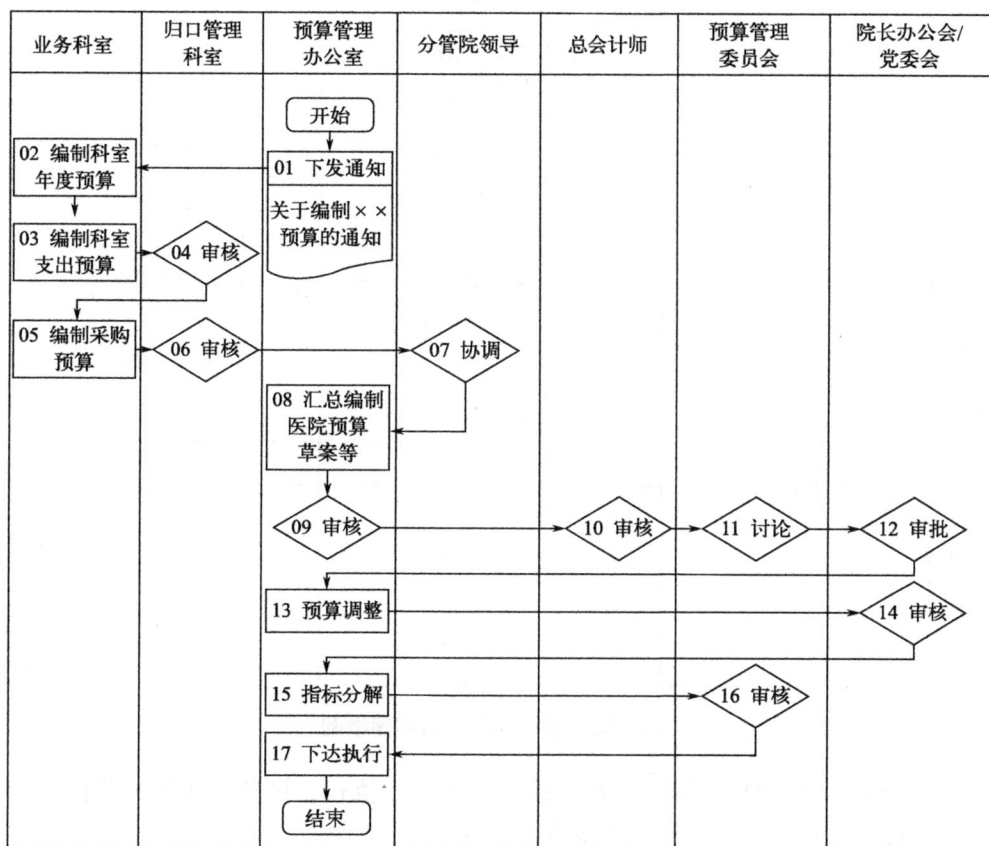

图6-14　"二上、二下"预算编制流程举例

⑥ 强化对医疗、教学、科研、预防、基本建设等活动的预算约束，使预算管理贯穿医院业务活动全过程。强化预算绩效管理，建立"预算编制有目标、预算执行有监控、预算完成有评价、评价结果有反馈、反馈结果有应用"的全过程预算绩效管理机制（图6-15），采用合理方法考核预算执行结果、评价结果、成本控制目标实现和业务工作效率等情况，确定预算差异、分析差异原因、

落实差异责任，做到职责到位、责任到人，并将预算绩效考核结果作为内部业务综合考核、资源配置、内部收入分配的重要依据。

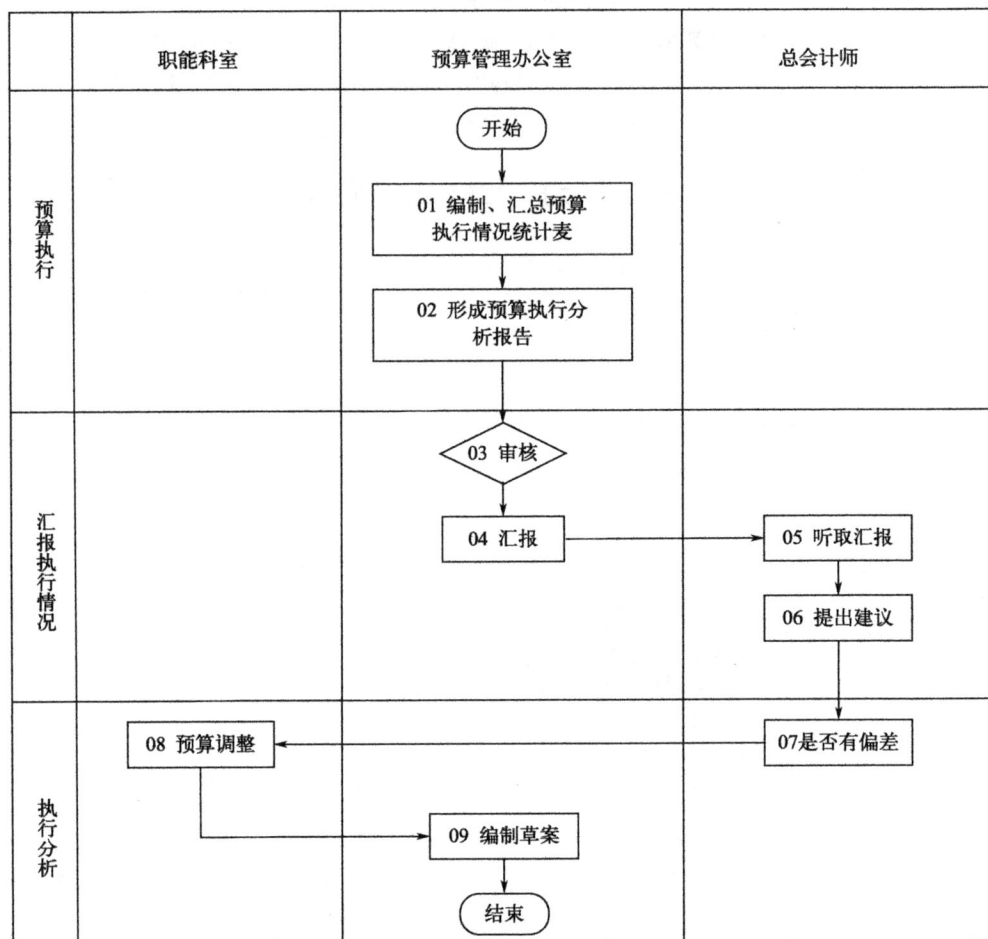

职能科室	预算管理办公室	总会计师
预算执行	开始 → 01 编制、汇总预算执行情况统计表 → 02 形成预算执行分析报告	
汇报执行情况	03 审核 → 04 汇报	05 听取汇报 → 06 提出建议
执行分析	08 预算调整 ← / 09 编制草案 → 结束	07是否有偏差

图 6-15　预算执行监督程序举例

⑦ 运用预算管理信息化对预算编制、审核、执行、调整、决算、分析、考核的全过程实现信息化管理，减少人为错漏。

⑧ 将预算指标与每月财务收支、政府采购、绩效考核、重大项目落实相结合，实施计划—预算—成本—绩效"四位一体"的动态管理模式，使预算管理贯穿医院经济业务活动的全过程，有效控制医院经济活动风险。

一是在立项审批环节，医院内部审计对需要支出的费用活动都会提前介入，业务科室采购前需要到财务科审批当年是否有预算，是否有采购额度，审批表需要预算人员和内审人员"双签字"保证预算的执行率和刚性，以确保医院资金的使用安全和使用效果。二是在招标采购环节，与纪检部门配合，参与医院的材料、设备采购、零星维修、基建工程等事前论证、招标比价或跟踪询价活动，重点审核供应商成立时间、代理资质、财务情况，货比三家，进行价格比较，达到公开招标要求的，严格按照国家规定进行采购。三是在合同审核环节，聘请法务加强经济合同审计，重点审核合同中供货商名称、金额等内容是否与中标通知书一致，付款方式、质保金留取的比例和时间是否合理等。四是在验收付款环节，重点审核使用科室的验收报告、归口管理部门的意见、付款方式和时间是否与合同一致、是否与预算一致等内容。通过对上述重点环节的监控，全程参与医院的经济活动。

（2）收支业务内部控制

① 设立收入和支出管理机构：党委会、院长办公会、预算管理委员会是决策机构；财务科为统筹管理机构，对医院的各项收支统一核算、统一管理；各业务科室及归口管理科室为执行机构；审计科是医院的监督机构，对医院财务收支及经济运行情况的真实性、合法性、合规性进行审计监督和评价。

② 建立健全收入、支出业务管理制度：收入管理制度应当涵盖价格确定、价格执行、票据管理、款项收缴、收入核算等内容；支出管理制度应当涵盖预算与计划、支出范围与标准确定、审批权限与审批流程、支出核算等内容。

③ 对医院收入和支出业务活动实行归口管理，并明确各类收入的归口管理部门及职责：各项收入必须纳入医院，由财务科统一核算、统一管理；支出业务实行分类管理，明确各类业务事项的归口管理部门及职责，设立收入、支出业务的分类审批权限，履行审批程序，重大经济活动及大额资金支付须经集体决策。财务科每月安排专人，对总务科、制剂室、器械科、药库及药房药品、物资库进行定期（季度）或不定期的盘点监督。通过盘点工作的开展，对药品、耗材管理工作进行把控，提升库存管理水平和质量，强化内部控制，更好地规避风险，使药品及耗材管理工作更趋于制度化、规范化、科学化。

④ 合理设置岗位：根据"不得由一人办理货币资金业务的全过程"的原则，合理设置收入、支出业务关键岗位，配备关键岗位人员，明确其职责权限，确保医疗服务价格的确认和执行、收入款项的收取与会计核算、支出事项申请与审批、支出事项审批与付款、付款审批与付款执行、业务经办与会计核算等不相容岗位相互分离。

⑤ 加强重点环节控制：由财务部门制定收入管理程序、支出管理程序、票据管理、库存现金管理制度、银行账户管理制度、公务卡管理制度等，规范业务工作流程；明确经济活动各项支出标准和范围，规范报销流程，加强支出审核和支付控制；通过信息化工作流程，嵌入内部控制措施，强化对医疗服务价格管理、医疗收费、退费、结算、票据、支出业务审核、款项支付等重点环节的控制（图6-16至图6-18）。

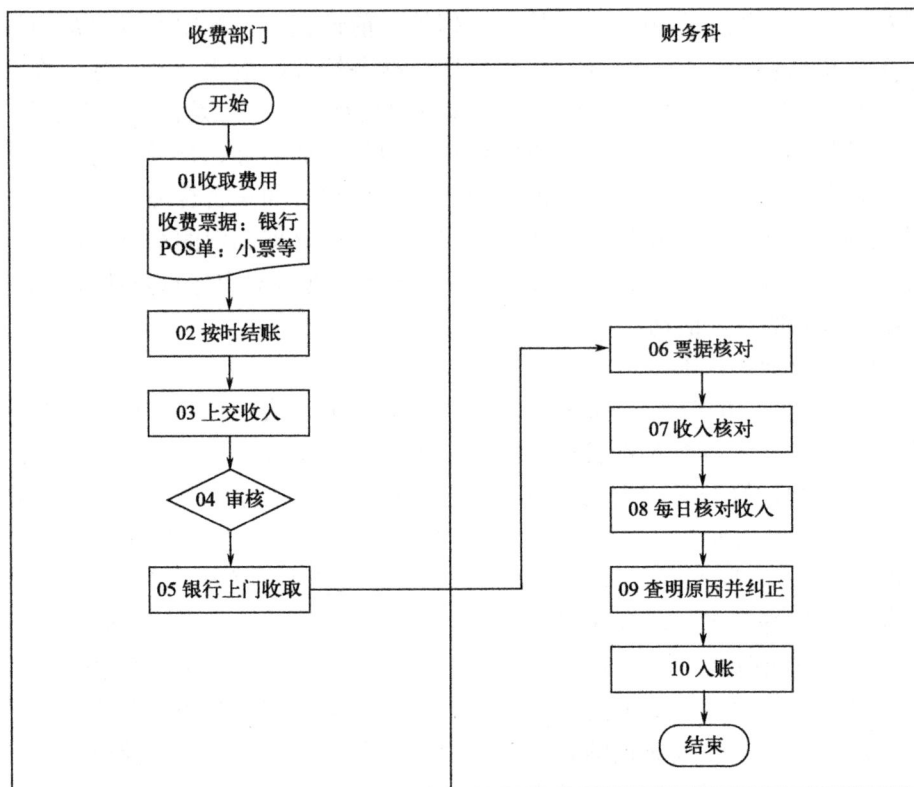

图 6-16　收费业务内部控制程序举例

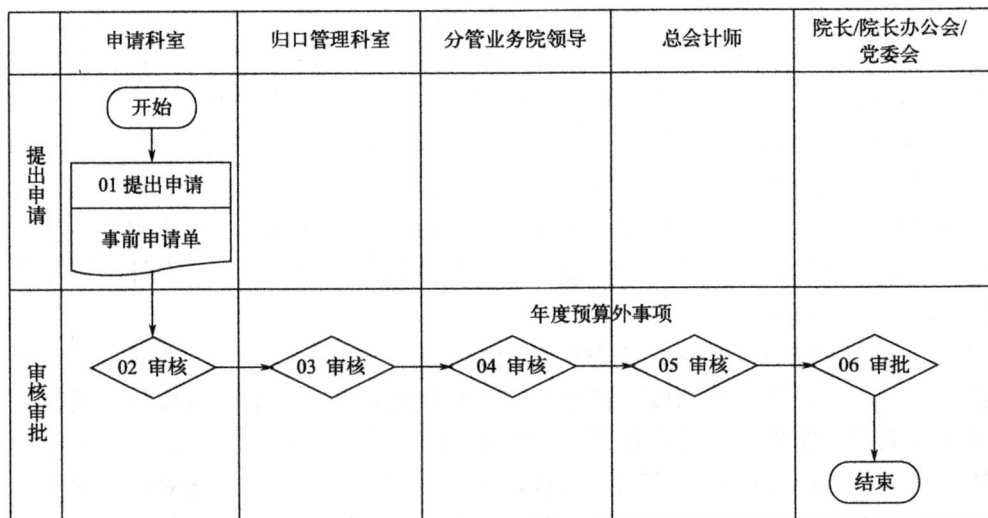

图 6-17　预算内部控制程序举例

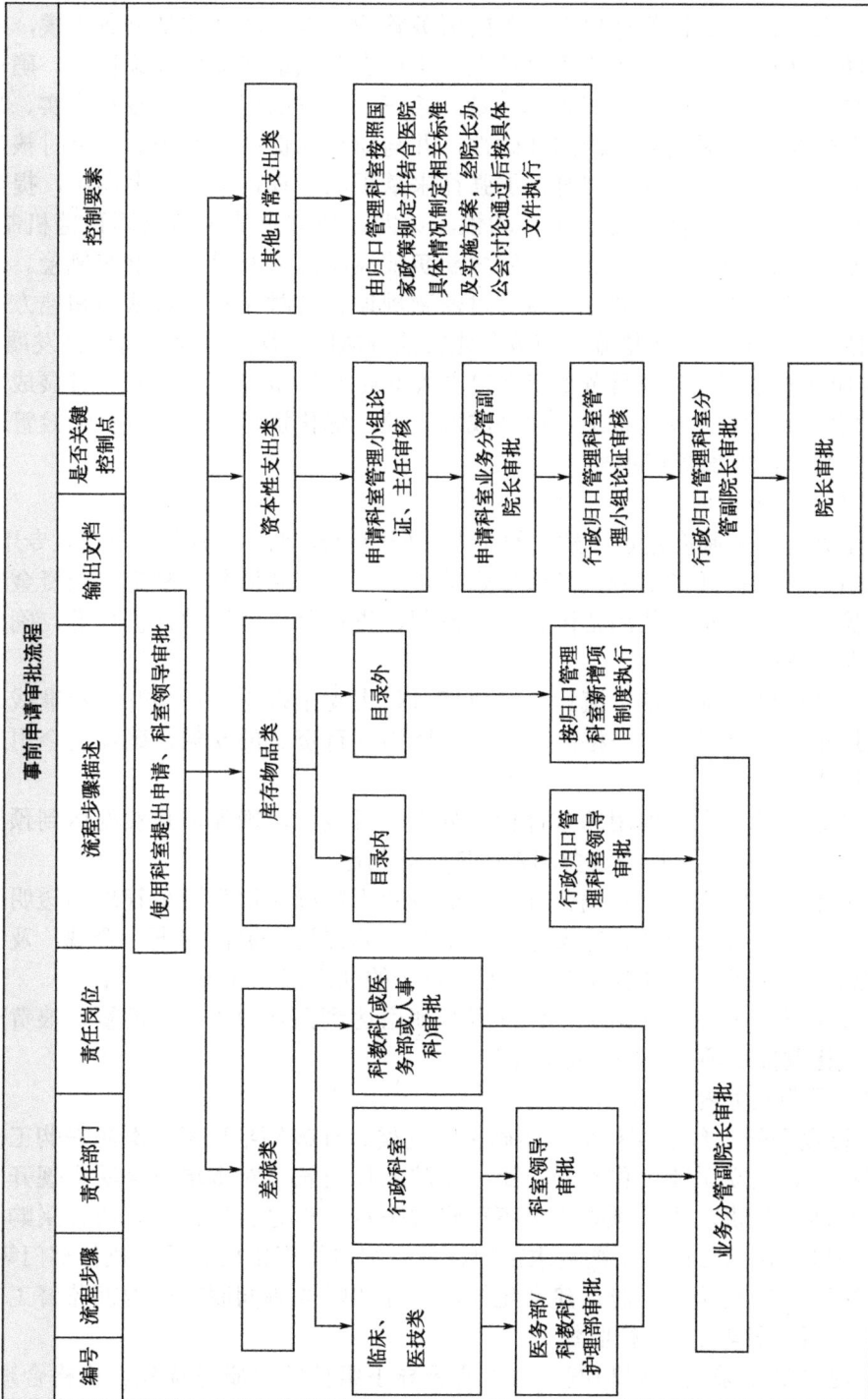

图 6-18　支出业务的事前申请审批流程举例

⑥ 加强债务管理：加强公立医院债务管理，是保障医院持续健康发展的重要环节。第一，首要任务是建立完善的债务管理制度，严格控制债务规模，从源头上防范风险。第二，在债务决策上，实行事前论证和集体决策机制。确保每一笔债务都经过严谨评估和审慎考量。第三，财务部门应定期核对账实、账表、账账信息，确保债务数据的准确性，并与债权人保持紧密沟通，及时核对债务余额，做到心中有数。同时，加强往来款项的清理，减少资金占用，提高资金使用效率，优化医院的资金流动性。第四，建立负债风险监测预警机制。公立医院应定期全面排查，梳理医院内部负债风险点，及时发现潜在风险。采取加强运营管理和内控管理、缩短应付账款周期、及时保障应付款项和地方政府专项债务所需现金流等措施，防范和化解债务风险，保障医院可持续性发展。

⑦ 加强成本管理：在财务部门指定"成本会计"，推进成本核算，开展成本分析，真实反映医院成本状况；加强成本管控，优化资源配置，夯实绩效管理基础，提升单位内部管理水平。

⑧ 专项资金管理

一是完善相关制度建设。建立健全专项资金管理制度，确保专户专款专用，明确归口管理部门并指定专人负责资金的申请、使用和监督。制定专项资金支出审批流程，明确资金使用范围、审批流程、责任分工及绩效评价标准，确保资金管理有章可循。

二是严格资金支出审批流程。避免擅自扩大支出范围、提高开支标准或超范围使用资金。同时，需严格防范挤占、挪用项目资金的现象，确保资金用于特定项目或用途。

三是定期开展资金使用绩效评价。分析项目效益，确保项目实施达到预期效果，避免资金闲置、损失浪费和效率低下等问题。

四是建立监管机制。定期公开专项资金使用情况，增强资金管理的透明度和公信力。财务部门定期核查资金使用情况，确保资金流向清晰、合规，及时发现并纠正违规行为。内部审计可对专项资金的使用情况开展专项审计。

通过科学管理和严格监督，保证资金使用达到预期效果，无闲置、浪费现象，最大化发挥专项资金的使用效率。

（3）采购业务内部控制

① 设置采购工作组织机构：明确医院党委、行政领导班子是医院采购工作的决策机构。成立采购工作领导小组，由院长任组长，对本单位合法合规开展采购管理活动负责。采购领导小组下可设置采购管理办公室，负责履行采购领导小组的日常管理工作。采购需求部门、项目归口管理部门和采购执行部门等，均属于采购执行机构。同时，建立纪检、审计和财务协同联动的内部监督工作机制，对医院采购工作进行监督。

② 建立健全采购管理制度：由采购领导小组按照"质量优先、价格合理、阳光操作、严格监管"的原则，根据法律法规结合单位实际，建立健全采购管

理制度。制度应涵盖采购预算与计划、需求申请与审批、采购方式和适用范围、过程管理、质疑投诉处理、验收入库等方面内容。

③ 根据制度，制定采购业务申请、采购文件内部审核、采购方式确定及变更、采购验收等业务工作流程及规范，加强对上述业务工作重点环节的控制。

④ 明确各类业务的归口管理部门：采购业务活动应当实行归口管理，明确归口管理部门和职责，明确各类采购业务的审批权限，履行审批程序。

⑤ 细化流程风险管控关键点。公立中医院应针对采购业务的不同类型（服务、货物、工程）细化关键控制点，尤其应强化中药采购的质量风险管控。可采取以下措施：一是组建中药质量评鉴小组，实施"两阶段招标+差异化评分"机制，在供应商遴选阶段评估企业资质、价格及样品质量，在品种确定阶段结合送样检测与专家评审，确保饮片符合《中华人民共和国药典》标准；二是推行"医疗集团联合采购+带量议价"，利用规模效应降低成本，同时通过集中质检提升质量管控效率；三是针对不同用途饮片（如制剂原料、临床煎煮用药）设定差异化质量权重，对冷背药材实行"一物一检"，在保障质量安全的同时优化成本效益。

⑥ 合理设置采购业务关键岗位：配备关键岗位人员，明确岗位职责权限，确保采购预算编制与审定、采购需求制定与内部审批、采购验收与保管等不相容岗位相互分离。

⑦ 强化监督管理：医院可建立纪检、审计和财务协同联动的内部监督工作机制，各监督部门按职责分工开展监督管理。努力推动构建政府部门监管、内部监管、相关中介机构执业监管、行业协会自律监督的横向协同监督体系。

⑧ 加强验收管理：医院可依据"分类验收、归口管理、分级负责、责任到人"的管理法则，制定《采购验收管理制度》。分类明确各类项目的验收标准和流程，由各归口管理部门组建验收小组，进行分类验收与精细化管理。同时，采购监督部门按照职责权限，对验收过程进行全方位监督，保障验收工作的公正性与透明度。

（4）资产业务内部控制

① 建立健全资产管理制度，涵盖资产购置、保管、使用、核算和处置等内容。资产业务的种类包括货币资金、存货、固定资产、无形资产、对外投资、在建工程等。完善所属企业的监管制度。资产管理分为资产使用、资产维修、资产盘点、资产清查、资产处置等环节，旨在规范资产使用行为、落实使用责任，保证资产安全完整，提高资产使用效能。

② 医院资产应当实行归口管理，明确归口管理部门和职责，明确资产配置、使用和处置国有资产的审批权限，履行审批程序。

财务部门负责全院固定资产的财务监督和会计核算工作。主要职责：贯彻执行国家有关固定资产管理的法律、法规、政策，建立健全医院固定资产管理制度；负责医院固定资产的财务监督和会计核算工作，设置固定资产总分类账和明细分类账，确保总账与明细账相一致，并根据新购进固定资产的有效发票、购销合同及验收单等书面材料对医院财务系统及资产管理系统中新增固定资产卡片进行审核；协助设备科、总务科、信息科做好固定资产实物管理工作，加强对实物管理的监督和控制；会同相关资产管理科室对有关资产的处置业务进行上报，并根据上级财政部门审核结果进行账务处理。

资产管理科室（归口管理部门）负责固定资产的计划、购置、验收入库、使用、转移、清查盘点和处置等日常管理。主要职责：建立完整的固定资产档案，规范管理程序，完善资产申购、招标采购、资产添置、资产调拨、资产维护以及资产处置等相关手续，完善有关资产产权证的办理，负责组织设备采购的论证、验收等工作；负责固定资产二级明细分类账的建立和管理，确保分类账与实物相符；根据各使用部门（科室）每月固定资产实际发生的增加、报废、转移等变动情况及时在资产管理系统中进行卡片的登记或变更；监督、检查各使用部门的固定资产管理工作；统一规划实物资产的资源配置，根据使用部门的需求，合理调配、提高固定资产的使用效率；对归属本部门管理的固定资产定期进行清查盘点、维护跟踪和统计工作；根据使用部门（科室）申请，组织进行固定资产处置的技术鉴定，提出处理意见，并编报需要处置固定资产的汇总情况表，履行签批手续后上报财务科，组织安排处置资产的实物变卖工作并上交处置收入，协助财务科完成财政处置审批手续；医疗器械、设备、耗材等归口管理科室为设备科；家具、装具、日常办公用品、库存印刷品、土地使用权等归口管理科室为总务科；信息类设备及软件等归口管理科室为信息科；药品类归口管理科室为药学部；专利等知识产权归口管理科室为科教科。

固定资产使用部门负责管理本部门的固定资产。主要职责：贯彻执行医院有关固定资产管理的规定，制定并组织实施本部门固定资产管理的实施细则，对本部门占用、领用、使用或管理的固定资产，负有妥善保管和合理使用的责任；建立有关固定资产使用卡（台账），并定期对本部门固定资产卡（账）、物进行核对，开展资产清查、登记、统计报告及日常监督检查工作，如出现损坏、丢失等情况及时上报归口职能管理部门进行对应处置；申报本部门固定资产购建计划，参与本部门资产的可行性论证及招标、采购、验收、维修保养等工作；根据固定资产的现有状况合理正确提出固定资产处置意见；接受资产管理部门的监督、检查和指导。

③ 合理设置各类资产管理业务关键岗位，明确岗位职责及权限，确保增减资产执行与审批、资产保管与登记、资产实物管理与会计记录、资产保管与清查等不相容岗位相互分离。医院财务部门、资产管理科室（归口管理部门）和固定资产使用部门（科室）要指定专人负责固定资产管理工作。

④ 建立流动资产、非流动资产和对外投资等各类资产工作流程及业务规范，加强各类资产核查盘点、债权和对外投资项目跟踪管理等重点环节控制。部分流程图举例：固定资产盘点流程见图 6-19，库存物资盘点流程图 6-20。

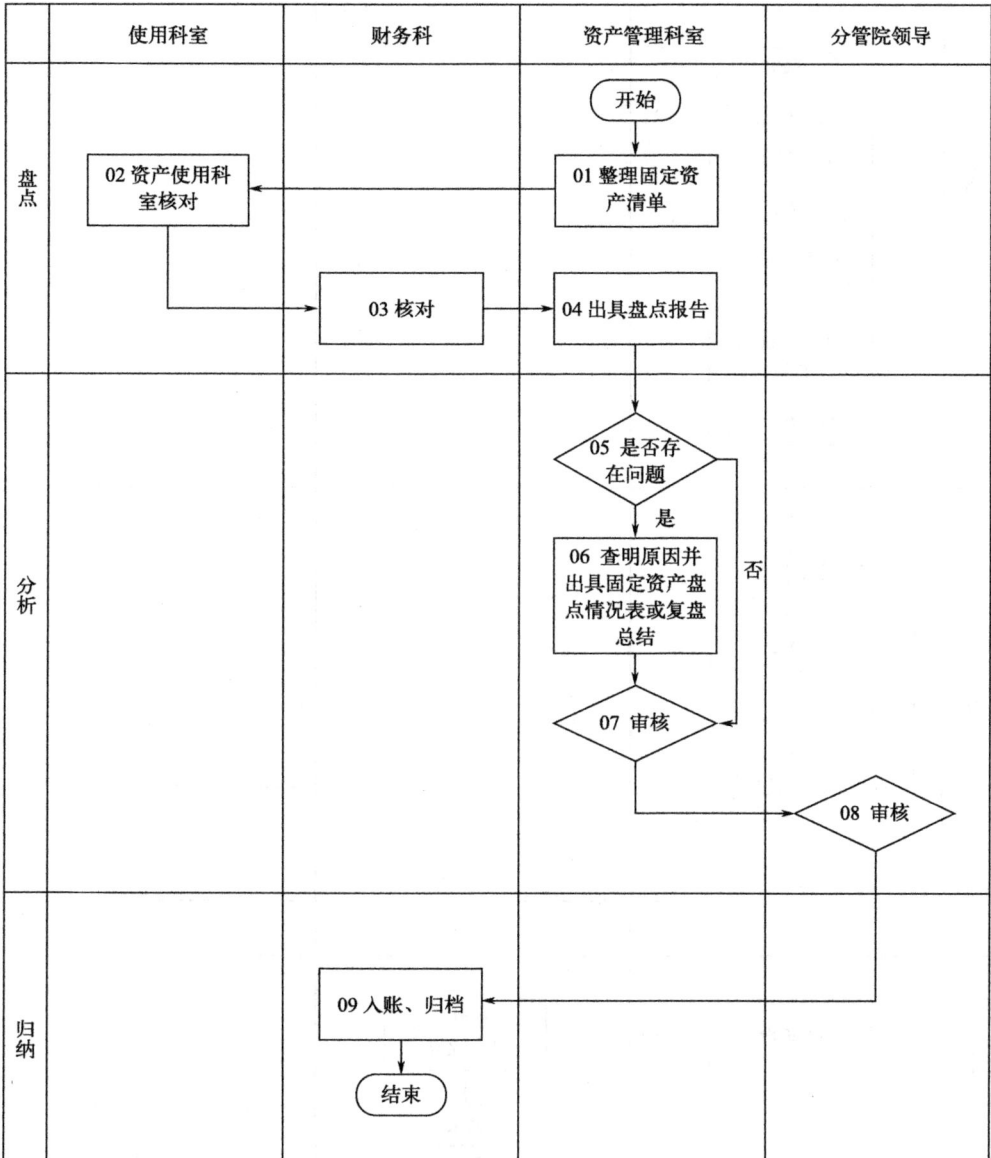

图 6-19　固定资产盘点流程举例

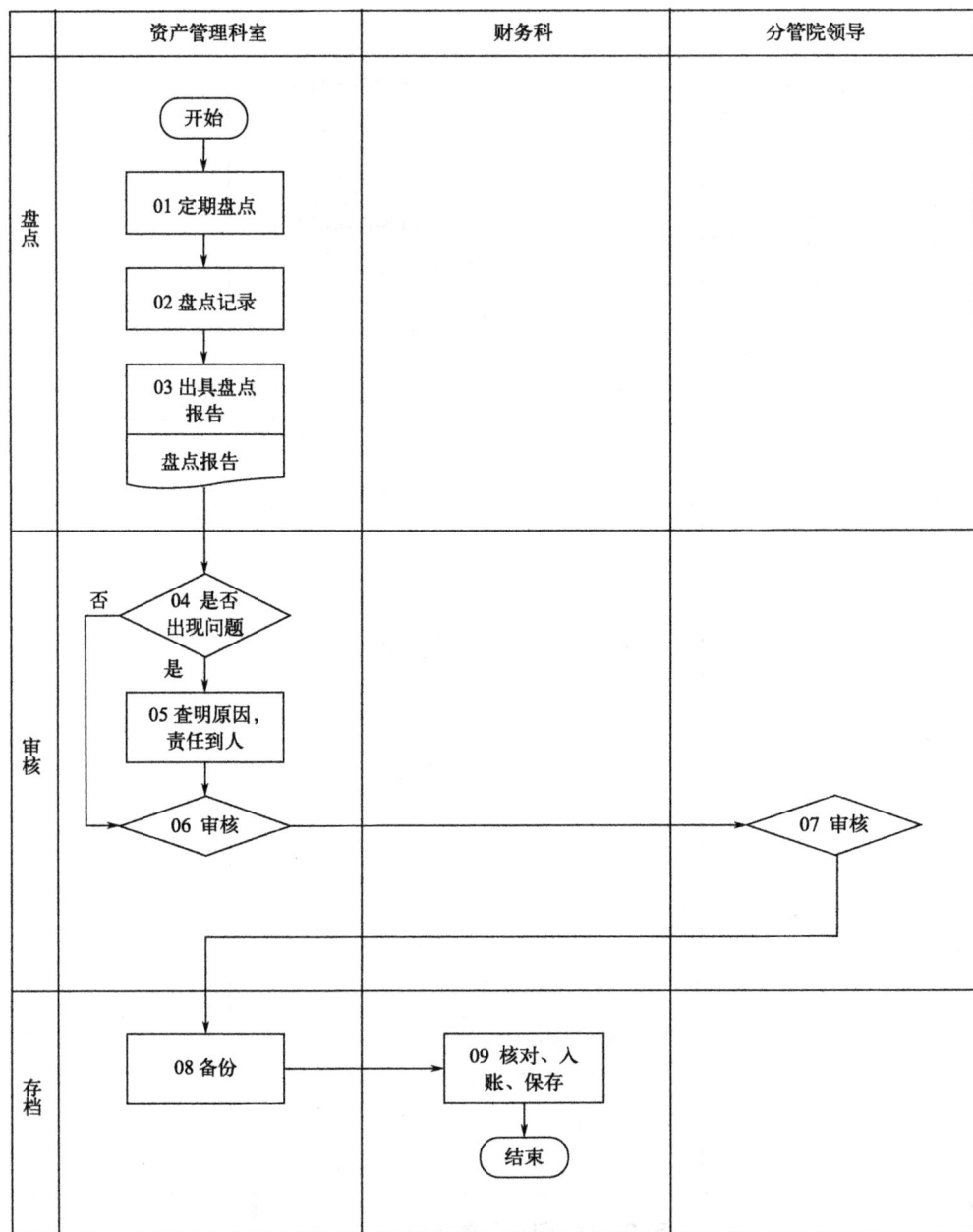

图 6-20　库存物资盘点流程举例

⑤ 加强流动资产管理：加强银行账户管理，规范银行账户的开立、使用和注销流程，确保资金流向清晰、合规；严格货币资金核查，定期核对银行存款、现金等货币资金，确保账实相符，杜绝资金挪用或流失；定期清理应收及预付款项，定期分析应收款项和预付款项，及时清理长期挂账项目，加快资金回笼，减少资金占用；优化存货管理，合理确定药品、耗材等存货的库存量，避免积压或短缺，加快存货周转速度，降低资金占用成本；定期盘点清查，对货币资金、应收款项及存货进行定期盘点，确保账实一致，发现问题及时整改。

通过以上措施，提升公立医院流动资产管理水平，加快资金周转，为医院的高效运营和可持续发展提供有力保障。

⑥ 加强房屋、设备、无形资产等非流动资产管理：严禁举债建设；按规定配置大型医用设备并开展使用评价，推进资产共享共用，提高资产使用效率；依法依规出租、出借处置资产；建立健全"三账一卡"制度，做到账账相符、账卡相符、账实相符，定期盘点清查。

⑦ 加强对外投资管理：对外投资应当进行可行性论证，按照规定报送相关主管及财政部门审核审批；加强项目和投资管理，开展投资效益分析并建立责任追究制度。

⑧ 所办企业应当根据《企业内部控制基本规范》《企业内部控制应用指引》《企业内部控制评价指引》等企业内部控制规范性文件的要求全面开展内部控制规范建设。

（5）基本建设业务内部控制

① 医院建立健全基本建设项目管理制度，建立项目议事决策机制、项目工作机制、项目审核机制和项目考核监督机制。

② 明确建设项目决策机构、归口管理部门、财务部门、审计部门、资产部门等内部相关部门在建设项目管理中的职责权限。

③ 合理设置建设项目管理岗位，明确岗位职责权限，确保项目建议和可行性研究与项目决策、概预算编制与审核、项目实施与价款支付、竣工决算与竣工审计等不相容岗位相互分离。

④ 优化建设工程的立项、设计、概预算、招标、建设和竣工决算的工作流程、业务规范，建立沟通配合机制；强化建设工程全过程管理、资金支付控制、竣工决算办理。

⑤ 重点加强工程项目变更管理：应建立健全工程项目的变更审批流程，明确变更申请、评估、审批和实施的具体要求。任何工程项目变更均需提交书面申请，由归口管理部门组织相关部门进行可行性评估，重点分析变更对项目预算、工期和质量的影响。变更方案经决策机构审批后方可实施，确保变更合理、合规。同时，要加强变更过程的监督。确保变更内容与实际施工一致，避免随意变更导致的成本超支或工期延误。

合同承办科室	归口管理科室	法务室	财务科	审计科	医院办公室	分管院领导	总会计师	院长
开始 → 01 拟定合同初稿 → 02 填写合同会签表	03 审核	04 审核	05 审核	06 审核	11 用印 → 12 存档 → 结束	07 审批	08 审批 → 10 签订合同	09 审批 → 10 签订合同

填表　审签　归档

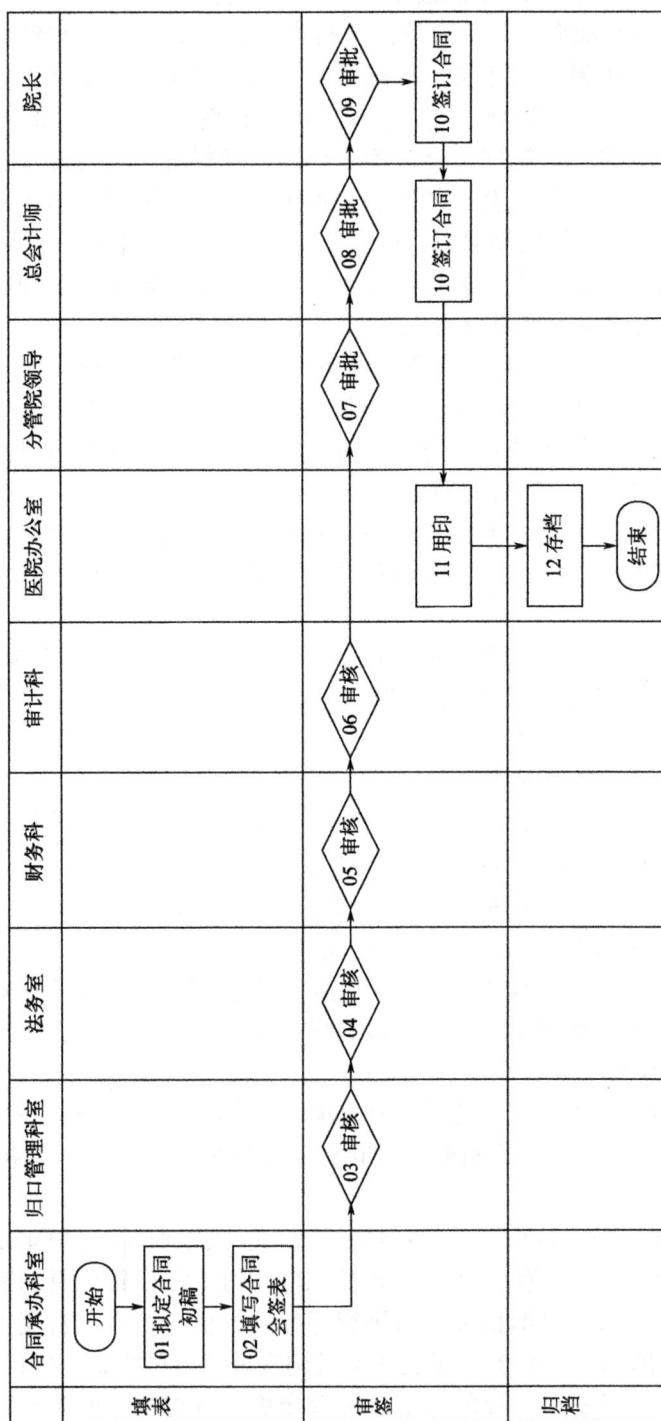

图6-21　合同管理内控流程举例

（6）合同业务内部控制

① 建立一套严谨完善、流程清晰、责权分明、可操作性强的合同管理制度。制度内容涵盖：内部授权审批控制，明确分级授权审批权限；制定经济合同签订的流程，并明确各部门职权、职责。规定合同起草部门、合同管理部门、合同档案保管部门；明确不相容的岗位分离以及重要岗位定期轮岗；重要合同会签制，实现多人参与、互相制衡；合同纳入档案统一管理，安排专人负责等。

② 明确合同归口管理部门及其职责权限。明确合同承办业务部门、财务部门、审计部门、法律部门、采购部门、院长办公室等内部相关部门在合同管理中的职责权限。

③ 合理设置合同管理岗位，明确岗位职责权限以及合同授权审批和签署权限。确保合同签订与合同审批、合同签订与付款审批、合同执行与付款审批、合同签订与合同用章保管等不相容岗位相互分离（图6-21）。

④ 推行规范合同文本，逐步按类提供标准化合同模板。可借鉴合同示范文本，结合实践逐步按类（例如货物类、服务类、工程类）制定标准化合同范本，并由法律顾问、财务部门、各经办部门等相关部门共同讨论，对签订过程中常见的问题加以约束。这样既可以节省合同草拟人的时间，也可以节约合同审核人的时间，大大地提高了合同审计效率。由经办部门在执行中，根据标准文件结合实际情况，进行不断完善和补充。

⑤ 可依托信息化规范管理，提高效率。利用 OA 工作流或相关软件等信息化手段，实现线上审核、审批。将合同签订全流程通过信息系统实现，包括拟定合同、复核、会签、审批、存档等，从而实现不相容岗位分离、分级授权、信息留痕以及存档管理、方便查询等目的。例如图6-22、图6-23。

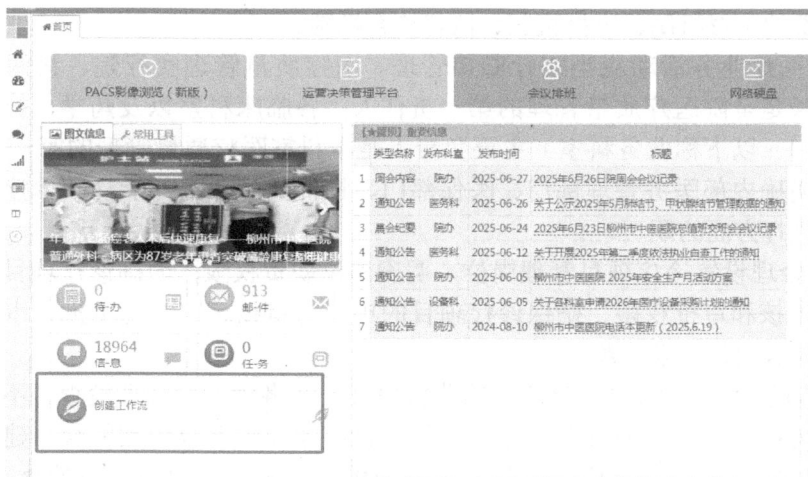

图6-22　OA 审核、审批工作流创建入口

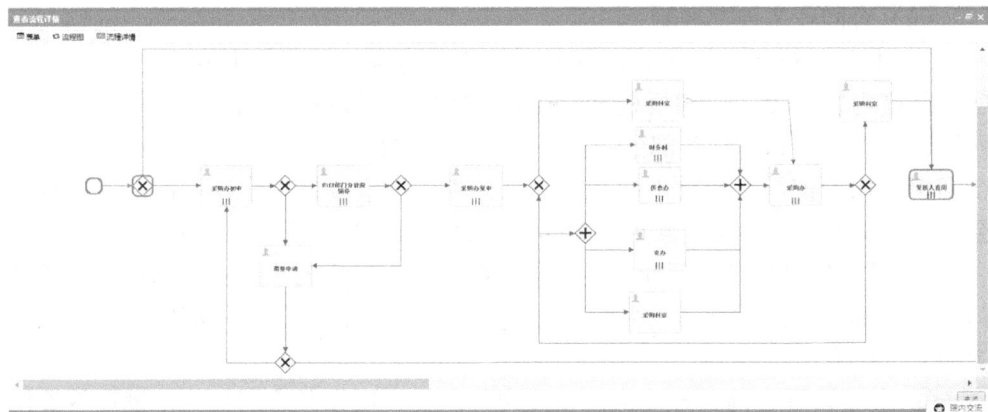

图 6-23　OA 审核、审批工作流流程参考

（7）医疗业务内部控制

① 设立医疗质量与安全管理委员会，由院长担任主任委员。在医院党委、行政领导下的医务部及其所属医务科、质控科、感控科、医患办公室、外联办、护理部、门诊部、防保科、设备科等职能部门，代表医院行使其职权范围内的日常医疗质量管理职责。医院各业务科室应当成立本科室医疗质量管理工作小组，组长由科室主要负责人担任，指定专人担任科室的质控医师（或质控员），负责日常具体工作。

② 建立健全诊疗规范和诊疗活动管理制度，包括临床诊疗规范管理、合理检查和合理用药管控机制、药品管理、耗材管理、医疗设备管理、医疗服务项目规范相关管理、检查和监督制度等。严格按照政府主管部门批准的范围开展诊疗活动，诊疗项目的收费应当符合物价部门、医保部门的政策；明确诊疗项目和收费的审查机制、审批机制、监督检查机制。

③ 医疗业务活动应当实行归口管理。医疗质量管理实行院、科两级责任制。院长是全院医疗质量管理的第一责任人；各临床科室以及药学、护理、医技等部门（以下称业务科室）主要负责人是本科室医疗质量管理的第一责任人；同时，明确内部医务管理部门、医保部门、物价部门在医疗活动和诊疗项目价格政策执行方面的职责。

④ 合理设置诊疗项目管理岗位，明确岗位职责权限；明确诊疗项目的内部申请、审核和审批权限，确保诊疗项目的申请与审核、审核与审批、审批与执行等不相容岗位相互分离。

⑤ 加强对临床科室诊疗活动的监督检查，严格控制不合理检查、不合理用药的行为；诊疗活动的收费应当与物价项目内涵和医保政策相符合；建立与医保部门、物价部门沟通协调机制，定期分析诊疗服务过程中存在的执行医保、物价政策风险，对存在的问题及时组织整改。

⑥ 医院应当设置行风管理岗位，定期检查临床科室和医务人员在药品、医用耗材、医疗设备引进过程中的行为规范以及各临床科室是否严格执行本部门的申请机制，建立与纪检监察部门的协调联动机制，严厉查处药品耗材设备购销领域的商业贿赂行为。

⑦ 医院应当建立与医疗业务相关的委员会制度，明确委员会的组织构成和运行机制，加强对药品、医用耗材、医疗设备引进的专业评估和审查，各临床科室应当建立本部门药品、医用耗材、医疗设备引进的内部申请和决策机制。

（8）科研业务内部控制

① 结合单位实际情况，建立健全科研项目管理制度。包括科研项目立项、经费管理、采购管理、合同管理、成果转化等环节的管理办法，明确各部门职责和权限，规范科研业务流程。落实不相容岗位分离的要求，从制度上确保风险的控制。

② 明确科研项目归口管理部门及其职责权限，明确科研项目组织部门、财务部门、审计部门、采购部门、资产部门等内部相关部门在科研管理中的职责权限。

③ 合理设置科研项目管理岗位，明确岗位职责权限，确保项目预算编制与审核、项目审批与实施、项目资金使用与付款审核、项目验收与评价等不相容岗位相互分离。

④ 优化科研项目申请、立项、执行、结题验收、成果保护与转化的工作流程、业务规范，建立沟通配合机制，加强科研项目研究过程管理和资金支付、调整、结余管理，鼓励科研项目成果转化与应用；建立横向课题和临床试验项目立项审批和审查制度，加强经费使用管理。

⑤ 完善过程控制

a. 严格执行预算管理制度，细化科研经费使用审批、报销制度和流程。规范审批流程，明确各部门具体职责。严格执行科研经费先审批后使用。要求财务部门设立科研经费管理专人，课题组设置秘书，专人负责科研经费的审批、报销和记录。

b. 强化项目负责人第一责任人制度。项目负责人要对项目资金使用的真实性、合法性和合规性负首要责任。科研项目负责人应熟悉国家有关财经法律法规，依法据实编制项目预算和决算，在项目运行中结合实际适时调整预算。项目负责人应按项目计划任务书或国家规定使用项目资金，自觉接受上级有关部门的监督、检查和医院内部审计部门的督查。

c. 加强科研经费采购管理：树立科研经费严格执行政府采购的原则，对于需要执行政府采购的项目严格执行政府采购，不属于政府采购范畴的项目统一由医院归口部门采购、入库管理和领用。科研中需要的试剂、耗材可由科研管理部门牵头汇总，集中采购。

d. 加强资产控制：将科研经费采购的设备、试剂、耗材等资产，纳入医院总体资产进行管理。

⑥ 完善科研绩效评价制度：对于科研课题，除了立项部门的立项评审、中期检查、结题验收考核外，医院还可以根据单位情况，制定考核激励机制。例如，对取得重大科研成果、发表高水平论文、获得重要专利的科研人员给予奖励；提供科研经费支持，对优秀科研项目和青年科研人才提供经费支持，鼓励其开展创新性研究；搭建科研平台，为科研人员提供良好的科研条件和平台，支持其开展科研合作和交流等，充分调动科研人员的积极性和创造性。

⑦ 通过信息化手段加强对科研项目资金使用管理。可利用信息化手段，开发科研管理平台，实现科研项目的在线申报、评审、经费管理、成果管理等，从而提高管理效率。

（9）教学业务内部控制

① 医院应当建立健全教学业务管理制度，建立教学业务工作的决策机制、工作机制、审核机制和监督机制。

② 明确教学业务归口管理部门及其职责权限，明确教学业务管理部门、财务部门、审计部门、采购部门、资产部门等内部相关部门在教学管理中的职责权限。

③ 合理设置教学业务管理岗位，明确岗位职责权限，确保教学业务预算编制与审核、教学资金使用与付款审批等不相容岗位相互分离。

④ 优化教学业务管理的工作流程、工作规范，建立部门间沟通配合机制；按批复预算使用教学资金，专款专用，加强教学经费使用管理。

⑤ 重点加强中医临床教学规范化管理。构建"教学标准 - 过程监控 - 质量评估"三位一体的管理体系。一是制定标准化诊疗规范和临床教学操作规范，将中医病证诊断标准融入教学实践；二是严格教学资质审核，实行"双导师制"（临床医师 + 教学导师），定期开展教学能力评估；三是建立多维度教学效果评价体系，将辨证施治规范度、经典理论运用能力等纳入教学考核指标；四是完善继续教育机制，要求带教医师每年完成专项教学培训。通过规范化管理，确保临床教学质量，培养合格中医人才。

（10）互联网医疗业务内部控制

① 开展互联网医疗业务的医院应当建立健全互联网诊疗服务与收费的相关管理制度，严格监管诊疗行为和费用。

② 医院应当明确互联网医疗业务的归口管理部门及其职责权限。明确临床科室、医务部门、信息部门、医保部门、财务部门、审计部门等内部相关部门在互联网医疗业务管理工作中的职责权限。

③ 建立互联网医疗业务的工作流程、业务规范、沟通配合机制，对互联网医疗业务管理的关键环节实行重点管控。

（11）医联体业务内部控制

① 医联体牵头医院负责建立医联体议事决策机制、工作机制、审核机制、

监督机制；建立健全医联体相关工作管理制度，涵盖医联体诊疗服务与收费，资源与信息共享，绩效与利益分配等内容。

② 各成员单位要明确医联体相关业务的归口管理部门及其职责权限。建立风险评估机制，确保法律法规、规章制度及医联体经营管理政策的贯彻执行，促进医联体平稳运行和健康发展。

（12）信息化建设业务内部控制

① 医院应当建立健全信息化建设管理制度，要涵盖信息化建设需求分析、系统开发、升级改造、运行维护、信息安全和数据管理等方面内容。

② 信息化建设应当实行归口管理。明确归口管理部门和信息系统建设项目牵头部门，建立相互合作与制约的工作机制。

③ 合理设置信息系统建设管理岗位，明确其职责权限。信息系统建设管理不相容岗位包括但不限于信息系统规划论证与审批、系统设计开发与系统验收、运行维护与系统监控等。

④ 医院应当根据事业发展战略和业务活动需要，编制中长期信息化建设规划以及年度工作计划，从全局角度对经济活动及相关业务活动的信息系统建设进行整体规划，提高资金使用效率，防范风险。

⑤ 医院应当建立信息数据质量管理制度。信息归口管理部门应当落实信息化建设相关标准规范，制定数据共享与交互的规则和标准；各信息系统应当按照统一标准建设，能够完整反映业务制度规定的活动控制流程。

⑥ 医院应当将内部控制关键管控点嵌入信息系统，设立不相容岗位账户并体现其职责权限，明确操作权限；相关部门及人员应当严格执行岗位操作规范，遵守相关业务流程及数据标准；应当建立药品、可收费医用耗材的信息流、物流、单据流对应关系；设计校对程序，定期或不定期进行校对。

⑦ 加强内部控制信息系统的安全管理，建立用户管理制度、系统数据定期备份制度、信息系统安全保密和泄密责任追究制度等措施，确保重要信息系统安全、可靠，增强信息安全保障能力。

（三）健全内部控制评价和监督机制，并持续评估和改进

由内控牵头部门负责，将上述所有制度、流程汇编成医院的《内部控制手册》，构建医院全面、系统的内部控制体系，供各部门查阅和执行。《内部控制手册》可细分为《总篇》《制度篇》《流程篇》三部分。其中，《总篇》主要阐述风险评估、单位层面的控制、业务层面的内部控制、评价与监督等内容；《制度篇》和《流程篇》则汇总十二个业务层面的所有制度规定和流程（图6-24、图6-25）。

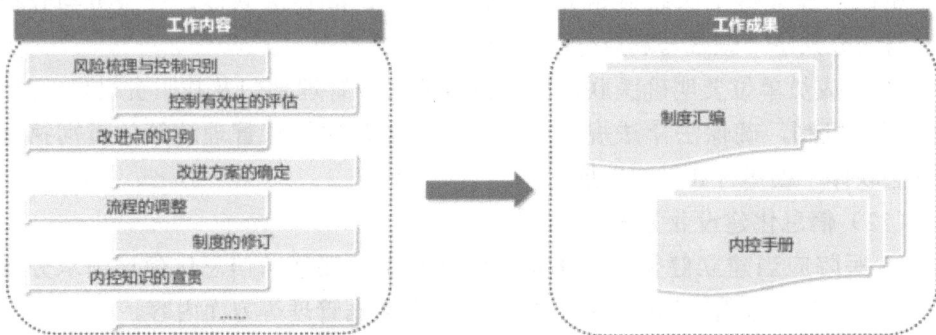

图 6-24　内部控制成果

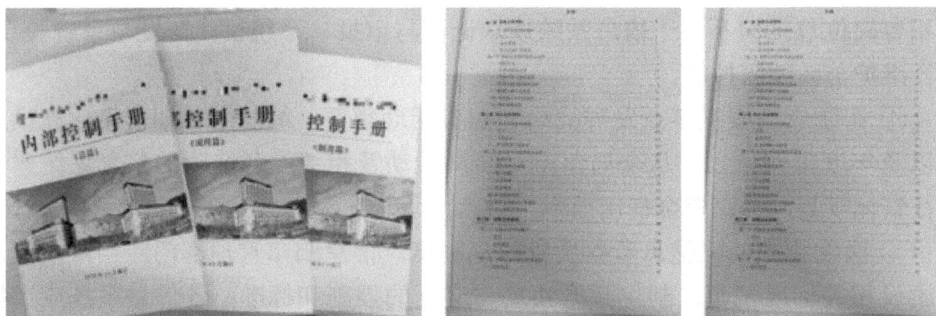

图 6-25　内部控制手册示例

内控评价和监督是医院内部控制得以有效实施的机制保障。内控建设也不是一劳永逸的，而是一个不断调整、逐步完善、持续优化的动态过程。

医院在领导小组下设内部控制评价和监督工作小组，由医院审计科和纪检监察室组成。审计部门和纪检监察室各自按照职责，通过定期和不定期专项抽查和检查两种方式对医院层面内部控制建立和执行情况及业务层面内部控制建立和执行情况进行内部监督。同时，根据自身战略规划以及经营目标的调整和外部环境的变化定期重新评估风险，开展评价工作，建立基于"目标→风险→控制→评价→改进"的自我调节改进闭合程序（图 6-26）。

由内部评价的主责部门每年自行开展评价，或委托专业中介机构对医院内部控制开展评价。按照主管部门年度内部控制评价的要求，结合医院内部控制目标，根据国家有关法律法规和监管规则的要求，结合实际情况，围绕合理保证医院经济活动合法合规、资产安全和使用有效、财务信息真实完整、有效防范舞弊和预防腐败、提高公共服务的效率和效果等单个或整体控制目标的实现程度、组织实施等，对医院内部控制系统设计和执行的有效性进行调查、测试、分析、评估及改进，并出具自我评价报告，报内部控制领导小组审批。

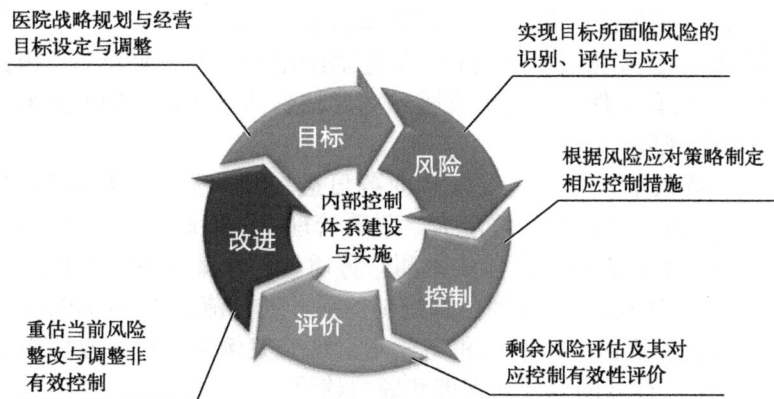

图 6-26　内部控制体系建设与实施 PDCA 循环

内部控制领导小组应对内部控制评价报告中揭示的问题进行深入讨论，并制定相应的改进措施。对于重大缺陷，应追究相关人员的责任，并将评价结果纳入相关部门的绩效考核体系，授权审计部门对各部门内部控制缺陷的整改情况进行核查和确认。

由内部控制建设牵头部门组织各部门，结合每年内部控制评价反馈结果、整改意见、业务活动变化以及实际风险水平等多种因素，对各项业务内部控制制度和流程进行动态修改，确保其能够根据医院内外部环境的变化及时更新和完善。

同步修订和更新医院的《内部控制手册》。

第五节　管理案例

公立中医院采购业务内部控制建设的实践与思考——以 L 中医院为例。

一、背景介绍

随着医药卫生体制改革的日益深化，公立医院进入高质量发展阶段。为满足人民日益增长的医疗服务需求，医院每年需使用财政资金采购货物、工程及服务。然而，采购活动从决策到实施、从需求提出到资金支付、从合同订立到履约验收，每个环节均存在风险。若采购制度不健全、行为不规范、过程不透明、结果不公正，将直接影响医院的高质量发展。

为规范采购管理，2020 年 6 月 12 日，国家卫生健康委员会财务司发布了《国家卫生健康委关于进一步规范和加强政府采购管理工作的通知》（国卫财务函〔2020〕250 号）；2020 年 12 月 31 日，国家卫生健康委员会与国家中医药管理局联合发布了《公立医院内部控制管理办法》，旨在强化依法采购、完善内控、堵塞漏洞。此外，财政部自 2012 年起陆续出台《行政事业单位内部控制规范（试行）》及配套文件，推动公立医院内部控制体系建设，确保采购活动合法合规，降低运营风险。

在新医改背景下，公立医院采购业务日益增多，且具有特殊性和复杂性，导致采购业务专业性强、监管难度大。采购管理作为医院内部控制的重要内容，其规范化直接关系到医院的运营成本和服务质量。本案例以 L 中医院为例，探讨公立中医院如何构建采购管理内部控制体系，通过流程再造和内部控制优化，实现采购活动的规范化、透明化和高效化。这一案例为其他公立医院提供了实践参考，助力医疗行业的规范化管理和廉政建设。

二、医院基本情况

某市中医医院（L 中医院）始建于 1956 年，是一所集医疗、预防保健、康复、科研、教学为一体的国家三级甲等中医医院、全国示范中医医院、全国"百强"医院、"国家首批中医药传承创新重点建设中医医院"。

医院总占地面积为 76143.57 平方米，总建筑面积达 17 万平方米，开放床位 1515 张，在职职工 2300 余人。医院设 2 个院区和 2 个社区卫生服务中心，有 44 个临床医技科室。医院组织架构如图 6-27 所示。

2022 年 12 月，该院牵头成立了本市首家中医医院医疗集团，集团成员单位共包括三家二级医院和五家一级医疗单位。2024 年，医院年总收入 16 亿元，门急诊人次达 180 万人次，出院人数 9.8 万人次，在当年全国三级公立中医院绩效考核中，位列全国第 28 名。

医院管理规模较大，具有鲜明的行业特点，在医院管理领域具有较强的代表性。

三、医院招标采购内部控制建立历程和现状

2018 年之前，该院的采购工作是"传统管理模式"，采购权限分散在总务、设备、信息等多个业务归口管理部门。这种分散采购管理模式下，各部门的采购职能分配不够明晰，采购管理制度简单粗放、不统一。

2018 年，在大型公立医院的巡查中，上述问题被要求整改。当年 8 月，该院成立采购领导小组，成立采购归口管理部门——"采购办"，将采购活动中的采购管理职能进行统一管理。采购办在医院采购工作领导小组的统一领导下，具体负责牵头建立医院采购内部控制制度并指导实施，代表医院采购 1 万元以上的货物、工程及服务采购项目（药品和广西壮族自治区医疗机构医用耗材及检验试剂集中采购目录中物品除外）。各项业务根据性质，分别由设备科、总务科、信息中心、宣传科、药学部归口进行管理。

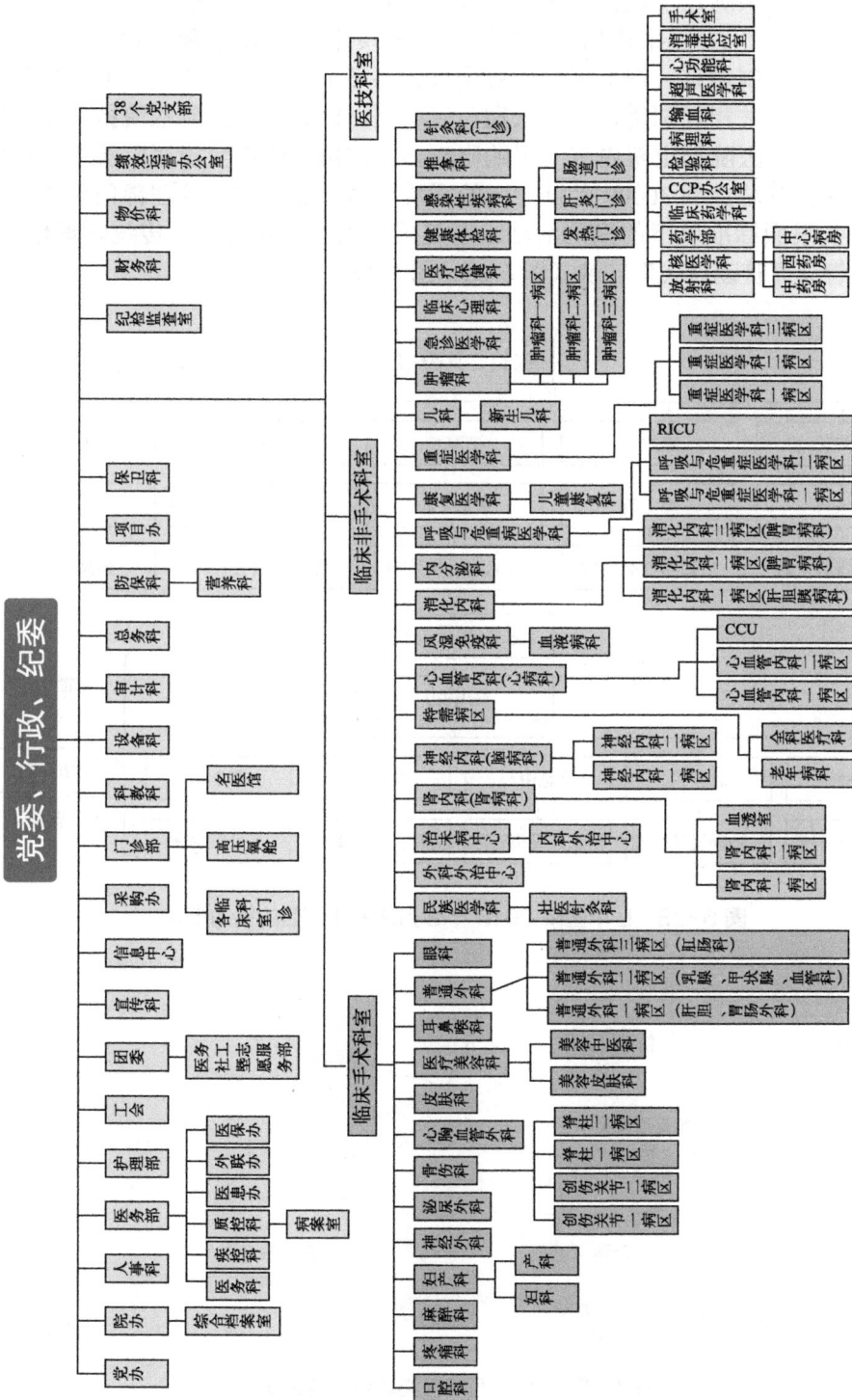

图6-27　L中医院组织架构图

采购办牵头制定了包括《采购管理办法》《评审小组管理办法》《供应商质疑和投诉管理办法》《采购档案管理制度》等共计 25 个制度和流程，建立了医院采购内部控制体系，规范采购业务全过程各环节的程序、流程，明确各部门之间职责分工并相互制衡，建立长期监管机制。同时，考虑到医院持续不间断的工作性质，医院制定院内集中采购限额标准，由采购办负责医院集中采购限额标准（预算总金额 30000 元以上）的采购活动，业务归口管理部门负责医院集中采购限额标准以下的采购活动。医院采购工作，实现由"传统管理模式"向"采管分离管理模式"转换（图 6-28、图 6-29）。

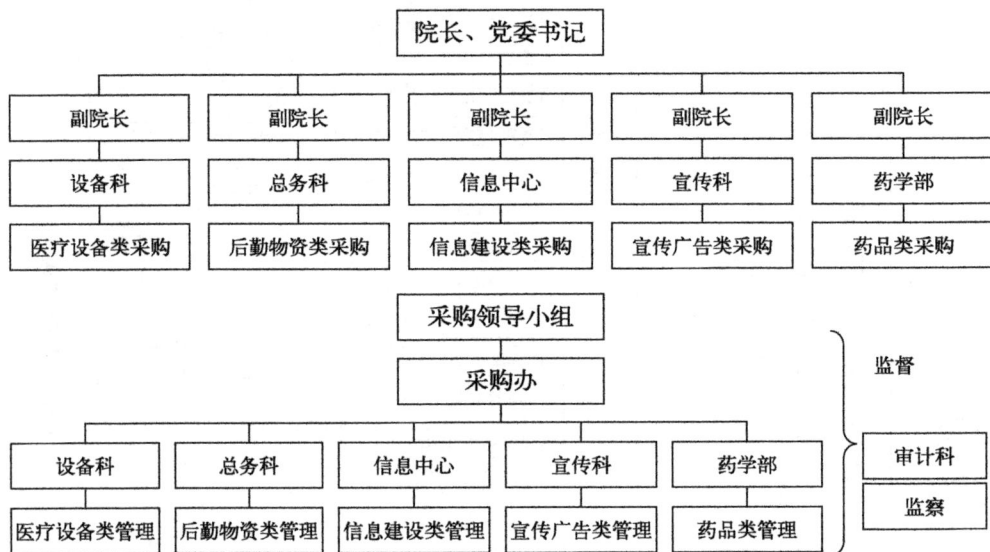

图 6-28 L 中医院 2018 年 8 月之前和之后的采购模式

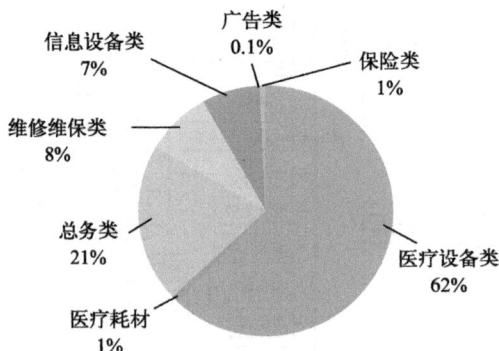

图 6-29 L 中医院各类项目采购占比

2022年底，该市要求"公立医院自有资金全面纳入政府采购预算"。医院将所有资金纳入政府采购预算，严格遵循"先预算后采购，无预算不采购"的原则。同时，医院根据政府采购相关法律法规执行各项采购，全面修订医院采购内部控制制度和工作流程。医院采购工作从自主采购向规范的政府采购转变，进一步提升了采购工作的规范性和透明度。

2024年3月，该院根据《广西卫生健康领域采购重点环节操作规范（试行）通知》文件要求，成立了采购领导工作小组和采购管理办公室，进一步优化组织架构。明确由采购管理办公室（简称"采管办"）承担"采购管理"核心职能，而采购执行部门（简称"采购办"）则专司"采购执行"任务，进一步实现了"采管"职能的精准界定与分离。同时，医院对采购管理办法及相关制度进行了第二次全面修订和完善，构建了更加严密、高效的内部控制体系。

通过对采购内部控制的不断优化，实现了采购活动的规范化、透明化和高效化。目前，该院的采购内部控制工作已走在全市乃至全区前列，成为行业标杆。

四、医院采购管理的总体目标和原则

1. 目标和原则

（1）根据医院采购业务的特点、工作流程及原则，医院采购管理内部控制目标如图6-30所示。

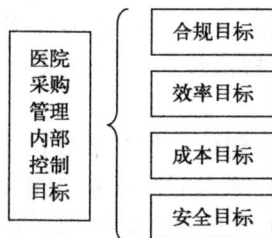

图6-30 医院采购管理内部控制目标

各目标介绍如下：

① 合规目标：保证采购业务合法合规。

② 效率目标：保证采购业务及时高效。

③ 成本目标：在保证采购质量的前提下，降低采购成本，提高资金使用效率。

④ 安全目标：控制业务风险、法律风险，防范廉政风险。

（2）医院采购应遵循的原则

① 集中采购原则：医院采购业务应集中管理。成立业务归口管理部门和采

购归口管理部门，明确分工，由专人负责，避免医院内部多部门管理，以提高采购效率，降低采购成本。

② 预算管理原则：医院所有的采购活动，无论何种资金来源，均需纳入医院财务预算和成本核算，实行统一计划管理。

③ 公正、公平竞争原则：一方面，机会均等，即潜在供应商具有同等的竞争机会；另一方面，各方权利、义务平等。采购人依法设定科学、合理和统一的程序、方法及标准，真正择优确定供应商。

④ 公开透明原则：医院的所有采购活动应该按照国家及医院的相关政策法规要求将采购信息公开。

⑤ 绩效原则：医院应严格按照批复的预算进行采购，同时尽可能地降低采购成本，提高采购效率。

（3）医院采购管理体系建设依据

① 管理理论依据：内部控制管理是指为了实现经营目标，保证经营活动的经济性、效率性、效果性，在组织内部采取的自我调整、约束、规划、评价和控制的一系列方法、措施的总称。风险管理，又称危机管理，是指在一个肯定有风险的环境里，如何把风险降至最低的管理过程，以最少的成本取得最大安全保障的管理方法。

② 政策依据：《国务院办公厅关于建立现代医院管理制度的指导意见》（国办发〔2017〕67号）、《国务院办公厅关于推动公立医院高质量发展的意见》（国办发〔2021〕18号）、《关于印发公立医院全面预算管理制度实施办法的通知》（国卫财务发〔2020〕30号）、《关于印发公立医院内部控制管理办法的通知》（国卫财务发〔2020〕31号）、《关于疫情防控采购便利化的通知》（财办库〔2020〕23号）、《关于进一步规范和加强政府采购管理工作的通知》（国卫财务函〔2020〕250号）等。

③ 法律依据：医院采购管理体系建设要以国家招标投标、政府采购法律法规为纲领、为准绳，但并不意味着照抄照搬国家有关法律法规，要参照国家、省、市相关法律法规，结合医院自身实际情况，在不违背国家基本原则的情况下，建立一套既符合国家政策又满足自身采购管理工作的采购管理体系。

（4）医院采购管理体系建设原则

① 科学规范原则：医院应以国家有关政策、法律、法规等为依据，建立科学、规范、高效的采购管理体系。

② 目标导向原则：医院采购管理体系建设应围绕医院采购管理总目标进行，通过不断完善制度体系，加强内部控制管理来提高采购管理质效和资金使用效率。

③ 可操作性原则：医院采购管理体系不仅包括制度层面的建设，还应将制度融入具体、规范、便捷、可操作的流程中。

④ 权责对等原则：权责对等既是管理学的基本原理，也是政府采购制度改

革的主要方向。医院应在管理体系建设中，通过机构设置、职责分工，将权责对等落到实处。

2. 建设路径

医院应以采购管理制度体系为基石，以质效管理、风险管理为核心，以信息化为支撑，构建系统完备、科学规范、运行高效的采购管理体系，既包括单位层面的内部控制，也包括业务层面的内部控制。单位层面的内部控制管理是医院对采购内部控制的顶层设计，它为业务层面的内部控制提供了基本原则和规范，直接影响业务层面内部控制的有效执行，对保障采购管理内部控制的整体效果发挥着关键作用。如图 6-31 所示。

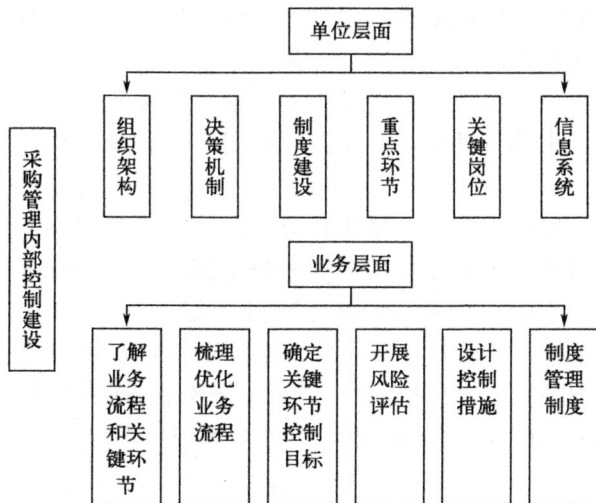

图 6-31　医院采购管理内部控制建设框架

五、医院采购管理内部控制建设的具体做法

（一）深化风险评估

医院通过严格的遴选流程，聘请具有丰富经验和专业资质的第三方机构，对医院内部控制体系进行全面"体检"。这一风险评估不仅覆盖采购管理等核心业务领域，还深入到医院运营的各个环节，旨在全面识别潜在的风险点和薄弱环节，为后续的内部控制优化提供科学依据。

针对采购管理方面，通过抽查医院招标采购活动记录资料、访谈相关人员、对采购业务流程进行穿行性测试等方式，重点关注采购制度设置的合理性、执行的有效性、采购流程合规性、物资验收及付款等关键环节，从而识别单位层面和业务层面。

（二）强化宣传培训

医院为了提升全院员工对内部控制重要性的认识，一是由采购管理归口部门联合财务部门，定期举办内部控制知识讲座，提高员工的专业素养和风险意识。二是邀请行业专家、资深管理人员，来院开展内部控制理念和知识的培训。三是将内部控制培训纳入新员工入职必修课程和在职员工的年度继续教育计划，营造"人人讲内控、时时守规矩"的良好氛围。

（三）建立采购管理组织架构

医院采购管理组织架构，按照"统一领导、部门（科室）申报、归口管理、综合采购、管采分离"的原则进行设计和搭建。医院党委、行政领导班子是医院采购工作的决策机构。成立采购工作领导小组，由院长和分管采购的副院长分别任组长和副组长。医院法定代表人是医院采购管理活动首要负责人，对本单位合法合规开展采购管理活动负责，领导班子其他成员做好各自分管领域的采购管理工作。

2018年8月，L中医院成立采购领导小组，并设立采购归口管理部门——"采购办"，统一管理采购活动中的采购管理职能。采购办在采购工作领导小组的领导下，负责牵头建立医院采购内部控制制度并指导实施，同时代表医院采购1万元以上的货物、工程及服务项目（药品及广西壮族自治区医疗机构医用耗材和检验试剂集中采购目录内物品除外）。各项采购业务根据性质，分别由设备科、总务科、信息中心、宣传科、药学部等归口管理部门负责具体执行（图6-32）。

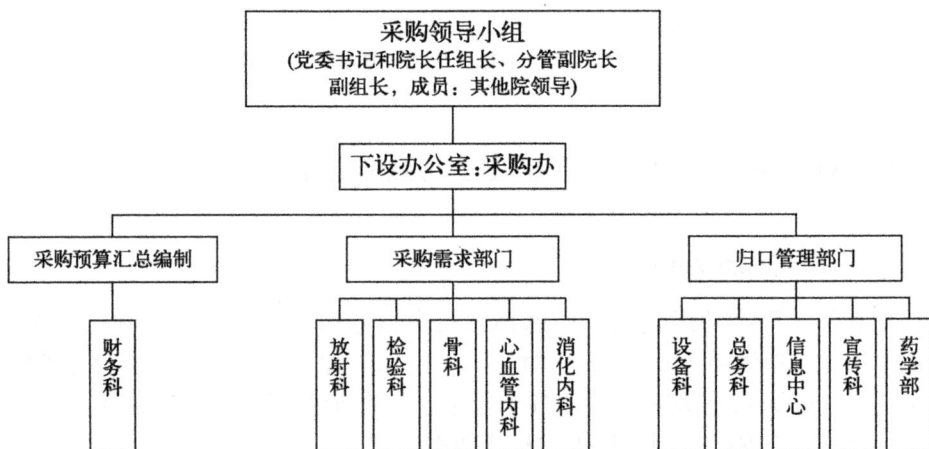

图6-32 采购管理组织架构

2024年3月，为进一步优化采购管理，L中医院根据《广西卫生健康领域采购重点环节操作规范（试行）》的要求，对采购组织架构进行了调整。新设立采购管理办公室（简称"采管办"），明确其承担"采购管理"核心职能，而原采购办则专司"采购执行"任务，实现了"采管分离"。采管办负责采购领导小组的日常管理工作，不得参与采购执行；原采购办与需求部门、归口管理部门共同构成采购执行机构（图6-33）。这一调整进一步明确了职责分工，优化了组织架构。同时，医院对采购管理办法及相关制度进行了全面修订和完善，构建了更加严密、高效的内部控制体系。

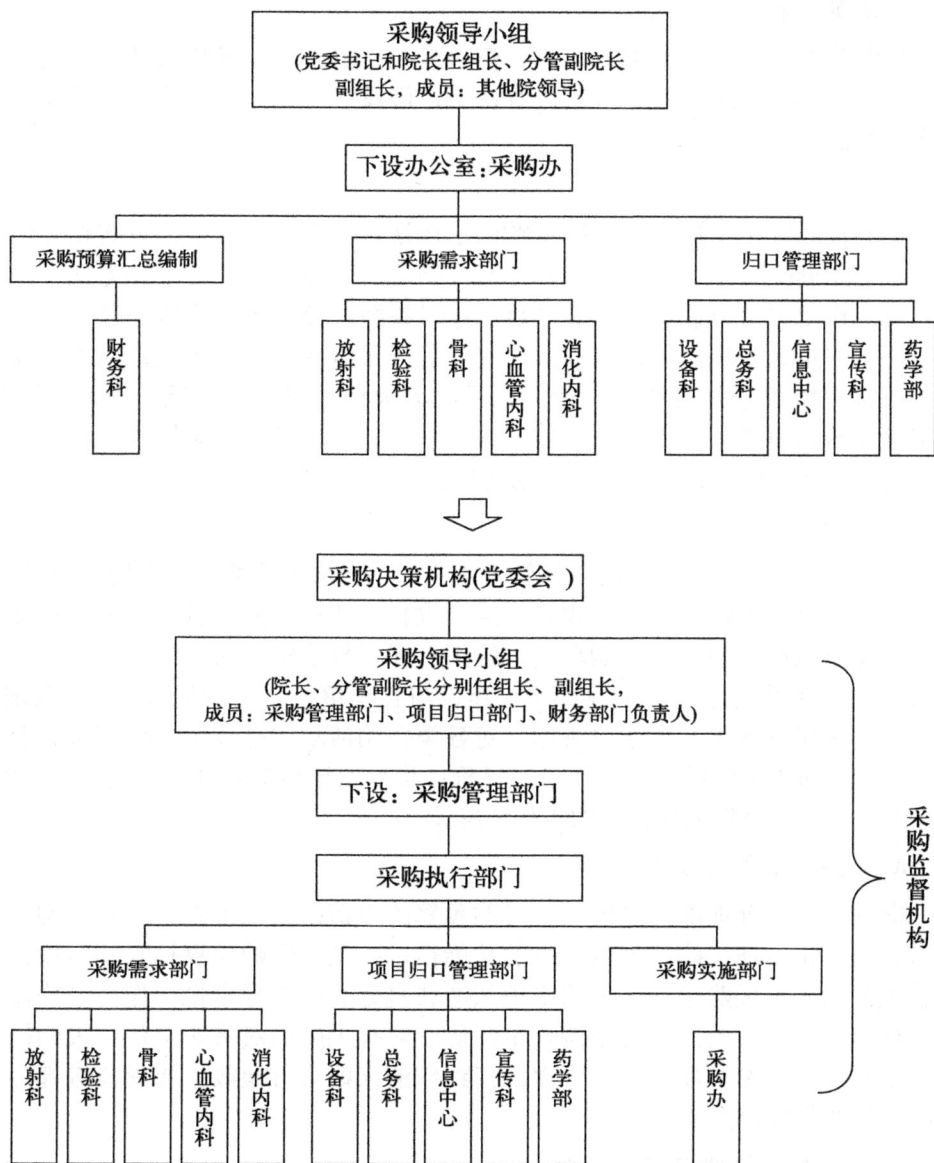

图6-33　调整组织构架，进一步落实"采管分离"

同时，医院建立纪检、审计和财务协同联动的内部监督机制，对采购活动进行全程监督，确保采购过程的规范性和透明度。通过上述优化组织架构、明确职责分工、完善制度建设和强化监督机制等一系列措施，L中医院构建了科学、高效的采购内控体系，为医院的高质量发展提供了有力保障。

（四）明确各层级和部门职责，设立院内集中采购

1. 决策机构

采购管理制度、年度采购预算、需求参数、控制价、采购文件、采购结果确定等重大事项须经院长办公会进行决策，涉及"三重一大"的采购事项还须提交党委会审定。

2. 采购工作领导小组职责

贯彻执行国家招投标和政府采购的法律法规，审议医院招标采购相关管理制度，建立健全采购内部控制机制；研究制定医院自行采购的采购方式、采购程序和工作纪律；审议重大采购项目的需求参数、控制价和采购文件，组织研究采购工作重大事项，并将审议或研究结果报采购决策机构审定；检查、评价医院招标采购管理制度的执行情况。接受上级相关部门的指导、监督和检查；对招标采购纠纷事项，代表医院行使最终解释和处理权；协调解决采购中的重大问题，处理招标采购活动中的其他重要事项。

3. 采管办职责

负责履行采购领导小组的日常管理工作，不得从事采购执行机构相关工作。主要职责：草拟采购工作管理规章制度；收集、初核采购项目，整理、提交需采购领导小组审议的重大采购项目，组织召开领导小组会议；制定代理机构选取规则，定期对代理机构进行评价；建设与管理单位市场调研及评审专家库，制定市场调研及评审专家选取规则；对各类采购活动进行政策法规宣传和业务指导；定期对本单位的采购工作进行评价；执行领导小组交办的其他工作任务，向采购领导小组报告采购相关的工作情况。

4. 采购需求部门职责

向项目归口管理部门提出年度采购预算的申请；组织本部门开展采购项目的可行性初步论证；确定采购项目的功能需求；根据采购预算批复，向项目归口管理部门提出采购申请，采购申请须经科室分管院领导审批；作为采购需求部门代表或业主代表，参与采购评审；协助解答供应商对采购文件中采购需求的咨询与质疑；参与项目归口管理部门组织的采购项目验收；接受监督部门对采购项目的监督、检查。

5. 项目归口管理部门及职责

负责接收年度采购预算，组织开展采购项目可行性研究报告的编制等前期工作；负责组织采购项目需求参数及控制价的市场调研或专家论证等工作；组织召开专业委员会会议；负责将市场调研和专家论证结果报采购决策机构审定；根据前期调研情况，编制本项目采购需求及提出控制价建议；负责向采购办提交采购项目资料，并对招标采购文件进行审核、确认；负责牵头完成合同签订以及组织采购项目的培训、验收、入库、建立档案、申请付款以及后期管理等事宜；

6. 采购办职责

全面负责医院预算总金额≥1万元的货物、工程及服务的采购工作（不包括国家、上级部门已定价服务或中标目录内药品和医用试剂耗材）主要职责如下：受理各项目归口管理部门的采购需求，选定采购方式，委托采购业务代理机构或自行编制采购文件；按流程报审采购文件，重大项目提交采购领导小组或决策机构审议审批；负责组织招标采购等各项采购评审具体工作；负责解答和处理供应商对采购项目的疑问、质疑；收集、汇总、整理采购过程中形成的各相关资料、文件，形成采购档案并存档备查。

7. 内部监督

医院建立纪检、审计和财务协同联动的内部监督工作机制，各监督部门按职责分工，对医院采购工作进行监督（表6-2）。

表6-2 L中医院采购限额标准

项目预算金额	<10000元	10000元以上，50万元以下	货物服务类>50万元、工程类>60万元
采购执行部门	各业务归口管理部门	采购办	政府招标采购

（五）建立健全制度体系

医院在开展采购活动时，除遵守国家采购相关法律法规外，还应遵守医院采购管理相关制度。医院采购管理制度应根据国家的法律法规，结合医院自身特点及工作实际制定，可分为两级。一级制度由采购管理部门牵头起草，采购领导小组讨论、采购决策层审批后发布的，医院层面的采购管理办法。主要包括《经费开支及报销分级授权审批制度》《采购管理制度》《合同管理制度》《验收管理制度》《采购监督管理制度》《市场调研及评审专家库管理制度》《采购档案管理制度》等。二级制度由各归口管理部门制定，包括医用设备管理办法、医用耗材管理办法、科研项目采购管理办法等。

《经费开支及报销分级授权审批制度》主要明确单位经费开支分级授权审批流程及经费报销分级授权审批流程，单位领导按审批权限进行经费开支及报销审批，重大项目经费开支须经决策机构审定，未经经费开支审批的项目不能直接进入经费报销审批流程等。

《采购管理制度》是采购内部控制制度中最主要的制度。该制度应当涵盖采购组织构架和各部门职责、采购预算和计划、采购方式和具体操作程序、采购评审小组组建、采购合同会签、质疑投诉处理等内容。要针对各个采购关键控制点的风险来制定控制措施，将采购业务内部控制的理念贯穿于采购申请、审批、执行与监督的全过程。难点在于，对未达到政府采购限额由医院按照内控制度进行采购的部分，如何合理设计院内采购方式和具体程序。

该医院在遵循政府采购法律法规的基础上，结合本单位实际情况，按照货物、服务、工程三大类以及采购金额的大小，分门别类制定了不同的院内采购方式和操作流程。对于重大项目，在采购预算、需求论证、采购文件审核、合同签订等几个关键环节，谨慎严格审核并集体决策。而对于紧急抢修或临时小额物资，则给予归口科室一定自主采购权。这样既保障了采购的规范性，也兼顾灵活性和时效性。如表 6-3 所示。

表 6-3　医院采购方式分类

	分类	采购平台或采购执行	采购方式
医院采购	政府采购	委托代理采购	公开招标
			邀请招标
			竞争性谈判
			竞争性磋商
			单一来源采购
		政府采购云平台"电子卖场"采购	询价
			框架协议
			反向竞价
	院内采购	采购办集中采购	院内竞争性谈判
			院内竞争性磋商
			院内单一来源采购
			院内评议采购
			院内遴选、协商
			院内比价采购

《合同管理制度》主要明确：设立合同归口管理部门，遵循"合同签订实行统一授权、分级审批、项目归口管理、部门会签、不相容岗位分离"的原则，按照"采购合同"和"其他合同"两大类，分别明确合同签订程序，合同条款审查规定，合同的履约管理、变更管理、合同的履行监督等规定，合同履行问题的处理程序和流程。

《验收管理制度》应当主要明确以下内容：验收工作流程、验收小组职责、验收标准的确定原则、验收报告要求以及验收相关问题的处理原则等。该院依据"分类验收、归口管理、分级负责、责任到人"的管理原则，根据业务性质的不同，参照采购项目分类，将验收项目分为货物类、工程类和服务类三大类，并进一步细分为若干小类，分别制定具体的验收程序。各归口部门负责组建验收小组，按类别进行验收和管理，采购监督部门则根据职责对验收过程进行监督。

《采购监督管理制度》主要明确：加强常规监督管理，对采购活动决策和执行程序进行监督，对需求参数及采购控制价确定进行监督，对采购实施流程环节进行全过程监督，各相关部门按职责分工开展监督管理，将监督过程中发现的线索及时移交纪检监察部门等。

《市场调研及评审专家库管理制度》主要明确：采购项目的市场调研、询价、采购评审等工作应通过选取专家进行调研或评审的方式进行，不具备条件建立市场调研及评审专家库的单位，应该委托代理机构对本单位的采购项目开展市场调研及采购评审等工作，委托代理机构采购的项目，市场调研及评审专家的管理按照国家相关规定执行等。

《采购档案管理制度》主要明确：采购项目全过程资料均应归档管理，归档内容包括但不限于预算申请表、预算审批表、可行性研究报告、市场调研资料、采购文件、相关环节审批决议、公示佐证资料、市场调研及评审专家选取记录、代理机构选取记录、响应文件、成交结果资料、合同、验收资料等；档案保管期限；档案保管责任人及职责；档案借阅程序以及违规情况处理等。

（六）制定具体采购业务流程

采购业务流程是采购制度落实的具体体现，也是内控管理、风险管理和持续改进的重要基石。为确保采购制度的有效执行，医院以厘清和优化现有采购业务流程为目标，在深入调研的基础上，结合医院采购管理规定、部门职责及实际情况，针对不同采购方式设计了相应的操作程序和流程。通过明确采购业务全流程中的关键环节，构建科学、规范的流程管控体系，最终实现"制度流程化、流程标准化"。以下为部分采购业务流程的示例，如图6-34至图6-41所示。

```
┌─────────────────────────────────────────────────────┐
│  采购需求部门组织开展采购项目可行性初步论证后,向       │
│        项目归口管理部门提出采购预算申请                 │
└─────────────────────────────────────────────────────┘
```

| 设备科 | 总务科 | 信息中心 | 宣传科 | 其他科室 |

```
┌─────────────────────────────────────────────────────┐
│  各项目归口管理部门负责完成汇总,组织开展可行性研究和市场调研  │
└─────────────────────────────────────────────────────┘
```

```
┌─────────────────────────────────────────────────────┐
│  各项目归口管理部门组织相关专业委员会(如有)进行         │
│      审议重大项目上报采购领导小组审议                   │
└─────────────────────────────────────────────────────┘
```

```
                    ◇ 汇总上报财务科 ◇
```

```
┌─────────────────────────────────────────────────────┐
│  按照相关预算管理要求编制年度采购预算并按流程报批         │
└─────────────────────────────────────────────────────┘
```

```
                    ⬭ 下达年度预算 ⬭
```

| 设备科 | 总务科 | 信息中心 | 宣传科 | 其他科室 |

```
┌─────────────────────────────────────────────────────┐
│  各项目归口管理 部门向采购办提交项目资料                 │
│  (包括审批手续、技术参数、商务要求)                   │
└─────────────────────────────────────────────────────┘
```

```
┌─────────────────────────────────────────────────────┐
│  采购办接收并审核项目资料,根据项目性质、金额选择采购方式   │
└─────────────────────────────────────────────────────┘
```

| 属于政府采购范畴,按政府采购流程,执行政府采购 | 不属于政府采购范畴,按医院采购管理办法,执行院内采购 |

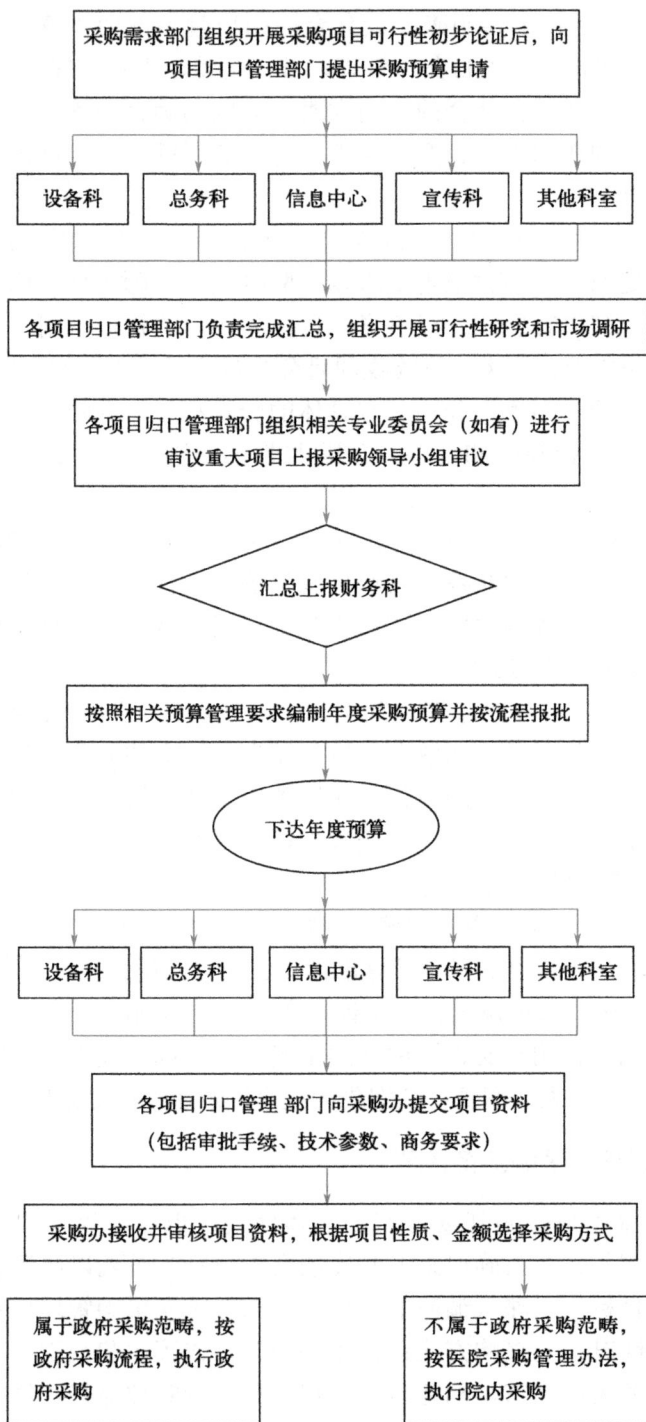

图 6-34　医院采购工作总流程图

项目归口管理部门提供采购项目需求

↓

采购办接收并审核项目资料

↓

进行政府采购意向公告、进口论证、需求调查、申报政府采购计划

↓

政府采购计划备案成功

↓

报请采购办主管领导审批

↓

按规则选取招标代理机构并委托采购项目

↓

招标代理机构根据采购需求编制招标采购文件

↓

采购办初步审定，提交采购领导小组和决策机构审批审议

↓

招标代理机构负责发布公告，将招标采购文件送财政督办备案

↓

现场踏勘（可选）　　开标前答疑（可选）　　澄清修改（可选）

↓

招标代理机构组织开评标会议

↓

采购办负责上报和确认中标结果，招标代理机构发布中标公告及发送中标通知书

↓

移交资料由项目归口管理部门发起合同会签

↓

会签完毕签订合同，对外公开发布合同公告

↓

项目归口管理部门负责组织人员进行验收、入库以及办理申请付款

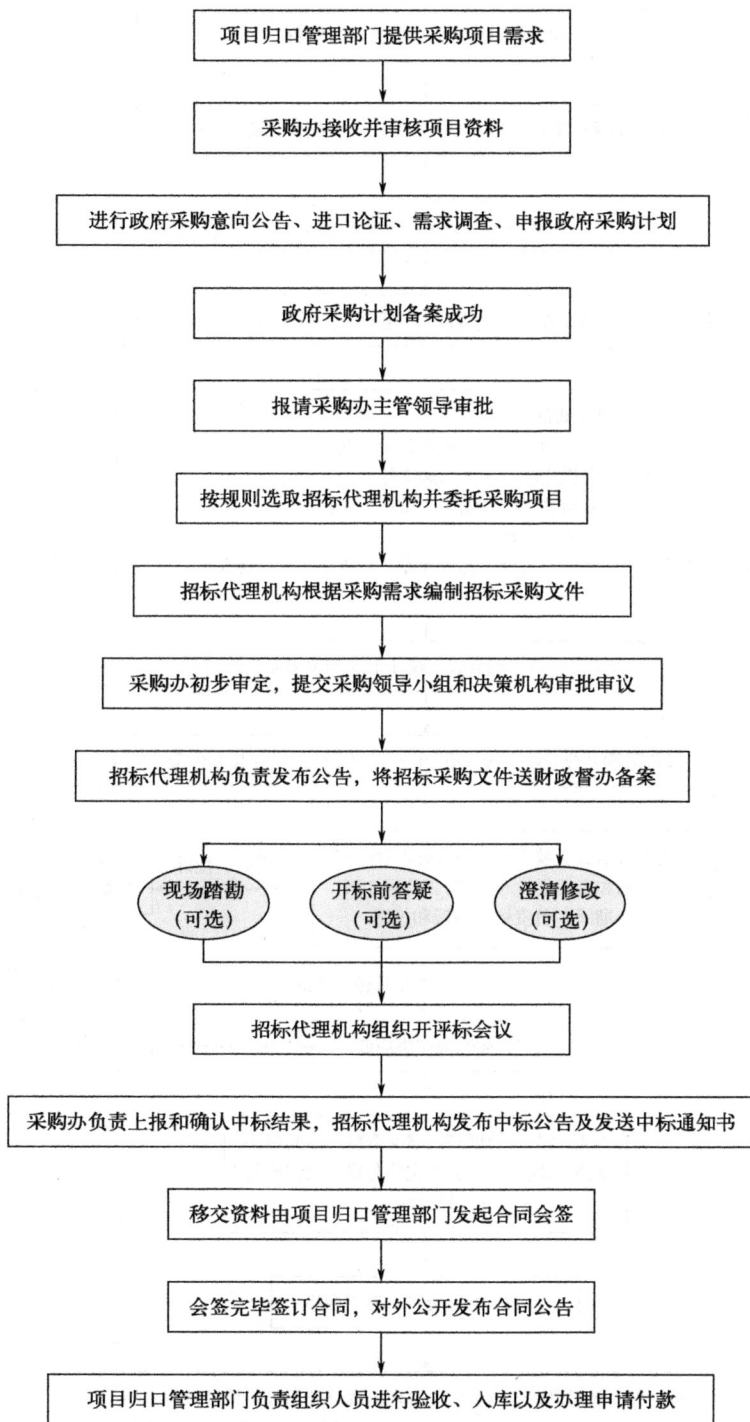

图6-35　委托代理采购流程图

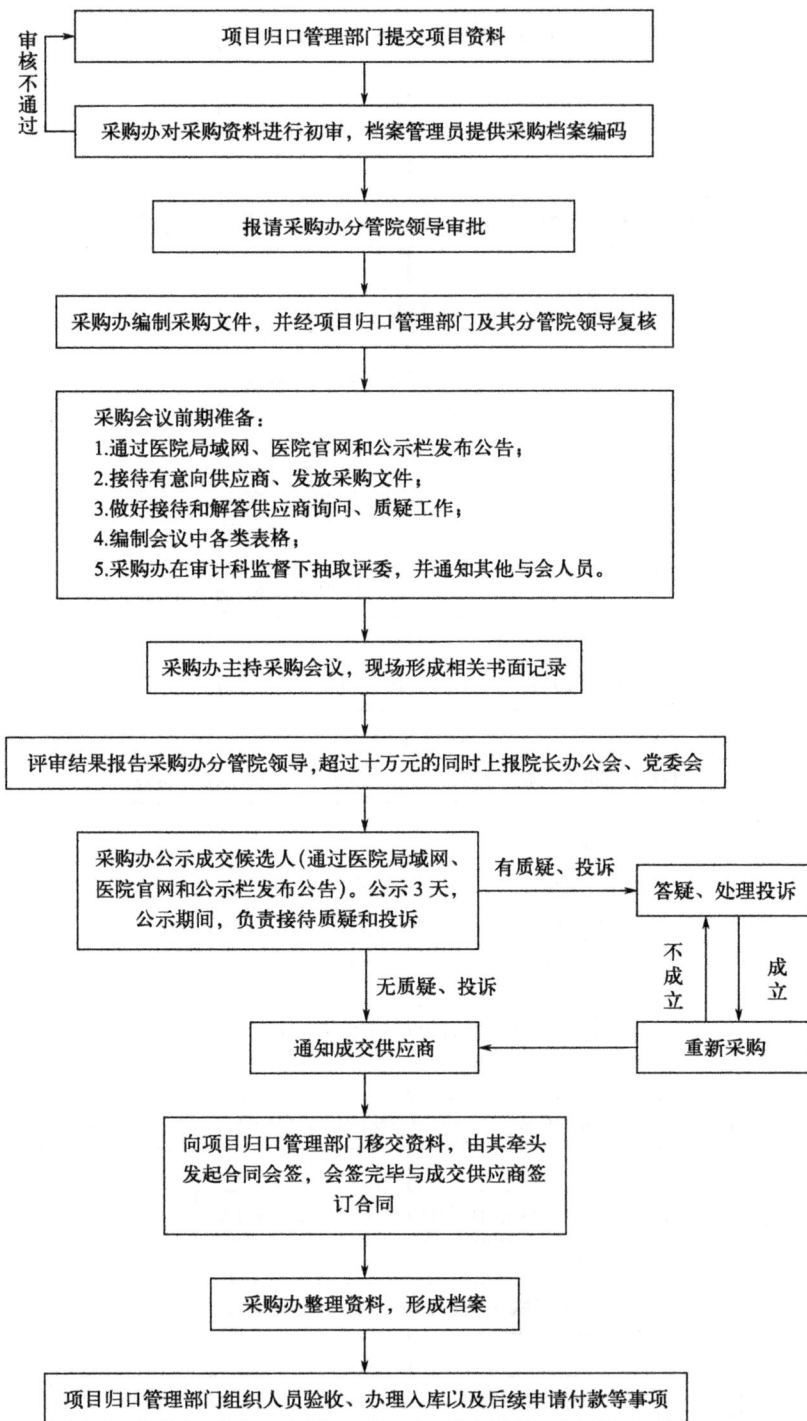

图 6-36　院内采购占比达 90% 的采购方式

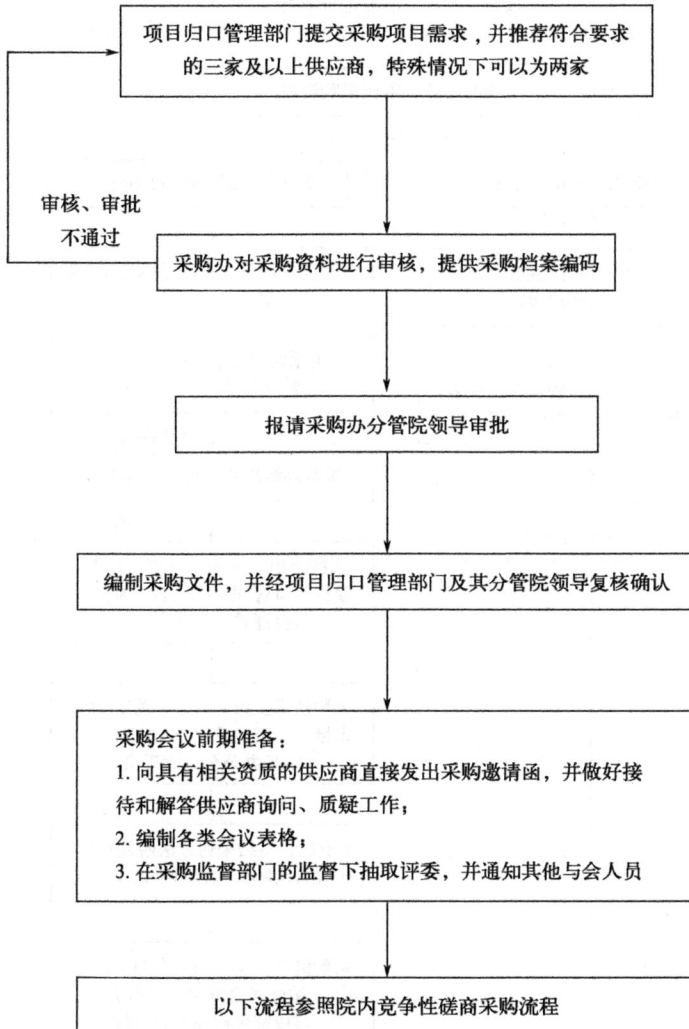

图6-37　遴选配送商或合作商的流程

采购需求部门向项目归口管理部门提出采购申请

↓

项目归口管理部门论证、审核

↓

按照医院相关制度进行审批

审核、审批不通过

↓

采购办接收、审核采购资料

质疑、投诉成立

采购预算总金额<5万元 | 采购预算总金额≥5万元

填写《院内单一来源采购论证表》和《采购评议表》

填写《院内单一来源采购公示表》

↓

采购办组织项目归口管理部门代表、财务科代表进行院内评议采购

报请采购办分管院领导审批后，对外公示5个工作日

有质疑、投诉

项目归口管理部门报告分管院领导，获批后执行

采购办组织相关部门共同处理

质疑、投诉不成立

采购办组织采购需求部门代表、项目归口管理部门代表、及其他与会评委召开采购会议

↓

采购结果上报采购办分管院领导审批，十万元及以上的同时上报院长办公会、党委会

↓

获批后，将结果通过医院局域网、医院官网和公示栏对外公示3天

↓

采购资料移交到项目归口管理部门，按合同会签制度进行会签，与成交供应商签订合同

↓

采购办整理资料，形成档案备查

↓

项目归口管理部门组织验收、入库以及办理申请付款等事项

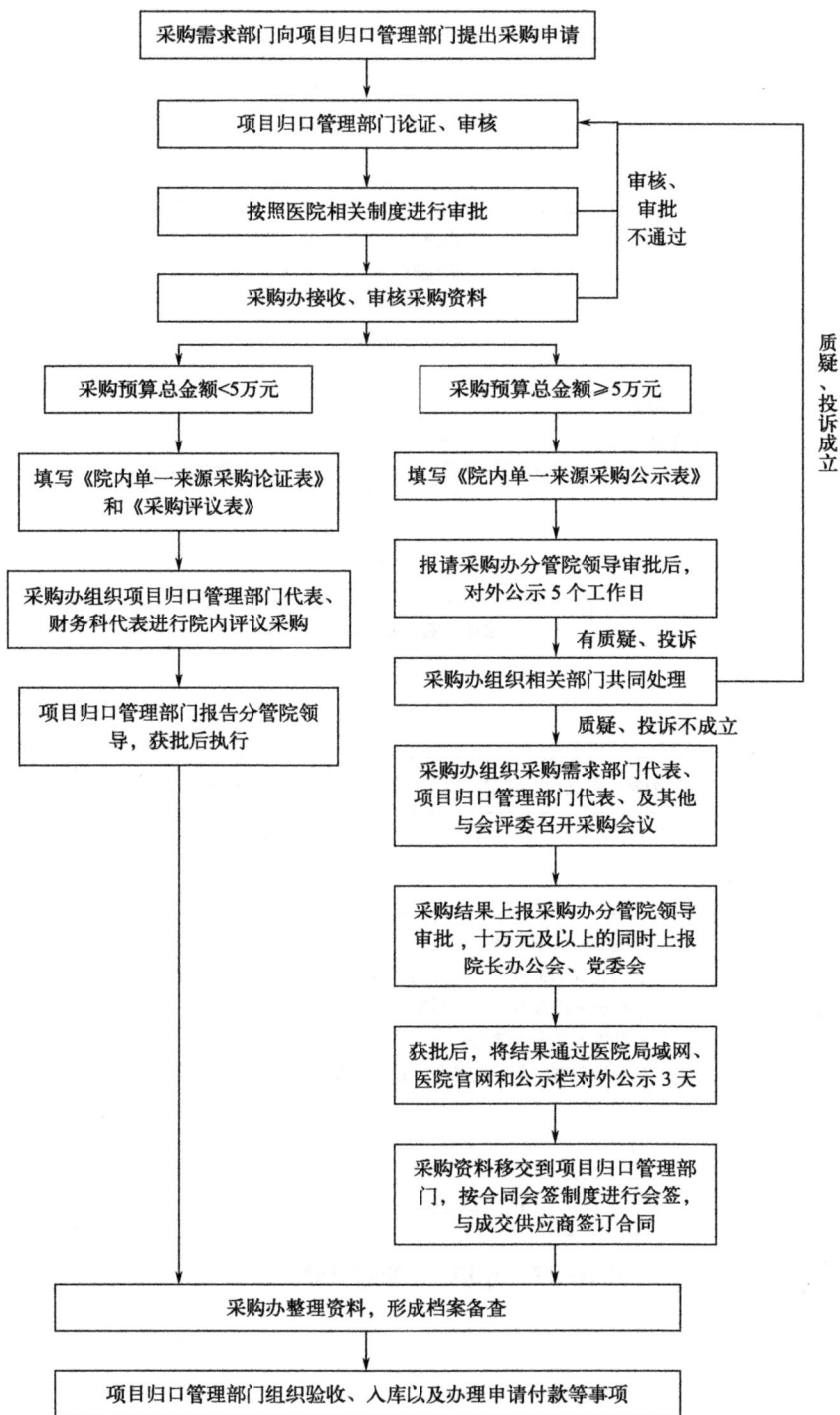

图6-38　适用于有特殊资质要求、供应商有限的项目

项目归口管理部门根据医院业务需要，提交采购项目需求，参照采购流程组建评审小组与意向供应商进行双方协商

审核、审批不通过

采购办对采购资料进行审核，提供采购档案编码

报请采购办分管院领导审批

编制采购文件，并经项目归口管理部门及其分管院领导复核确认

采购会议前期准备：
1. 通过医院局域网、医院官网和公示栏发布公告或向具有相关资质的供应商直接发出采购邀请函；
2. 接待有意向供应商、发放采购文件；
3. 做好接待和解答供应商询问、质疑工作；
4. 编制会议中各类表格；
5. 采购办在审计科监督下抽取评委或根据项目性质选取人员，并通知其他与会人员。

采购办主持采购会议，现场形成相关书面记录

采购办公示成交候选人(通过医院局域网、医院官网和公示栏发布公告)。公示3天，公示期间，负责接待质疑和投诉

有质疑、投诉

答疑、处理投诉

不成立

成立

无质疑、投诉

通知成交供应商

重新采购

向项目归口管理部门移交资料，由其牵头发起合同会签，会签完毕与成交供应商签订合同

采购办整理资料，形成档案

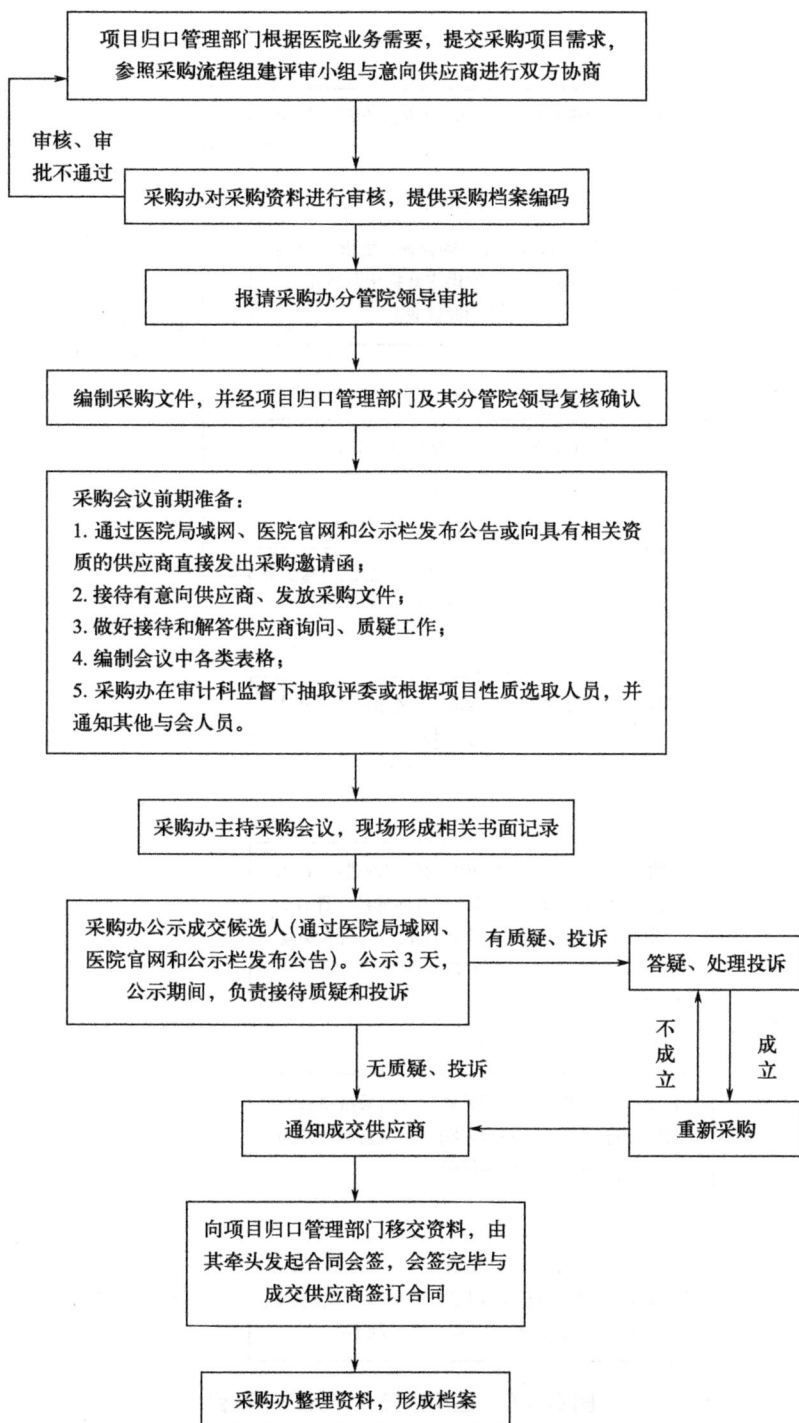

图6-39　符合单一来源采购情形的项目

项目归口管理部门对采购项目进行论证、审核

项目归口管理部门开展市场调查，要求至少三家及以上具有相关资质的供应商提出具体报价，填写《采购评议表》

审核、审批
不通过

项目归口管理部门分管院领导审批

采购办接收、审核《采购评议表》，编制档案编号

采购办召集项目归口管理部门代表和财务科代表，召开评议会议

采购办负责分别向参加报价的供应商进行议价。通过对价格、质量、服务等方面的综合评议，确定成交供应商后，书写评议表，与会人员复核签字

各项目归口管理部门将采购评议结果报请其分管院领导批准后，并向采购办提交复印件作为档案保管

项目归口管理部门根据获批的《采购评议表》实施，并负责验收、入库以及申请付款等事宜

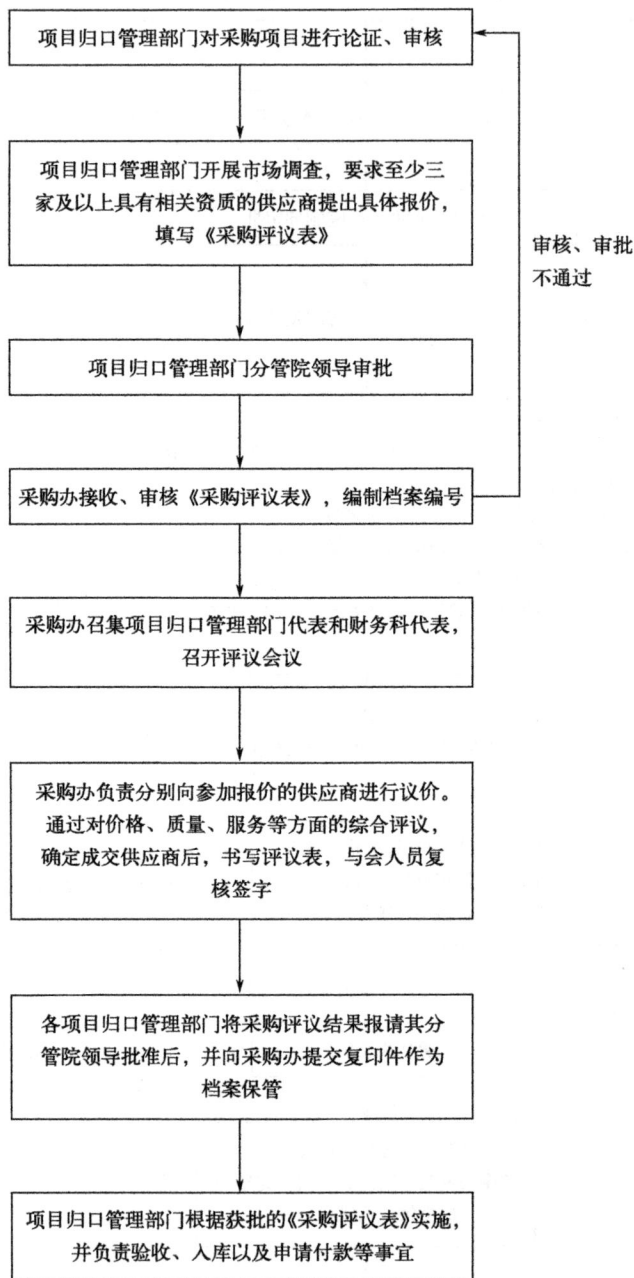

图 6-40　适用预算 5 万元以下项目

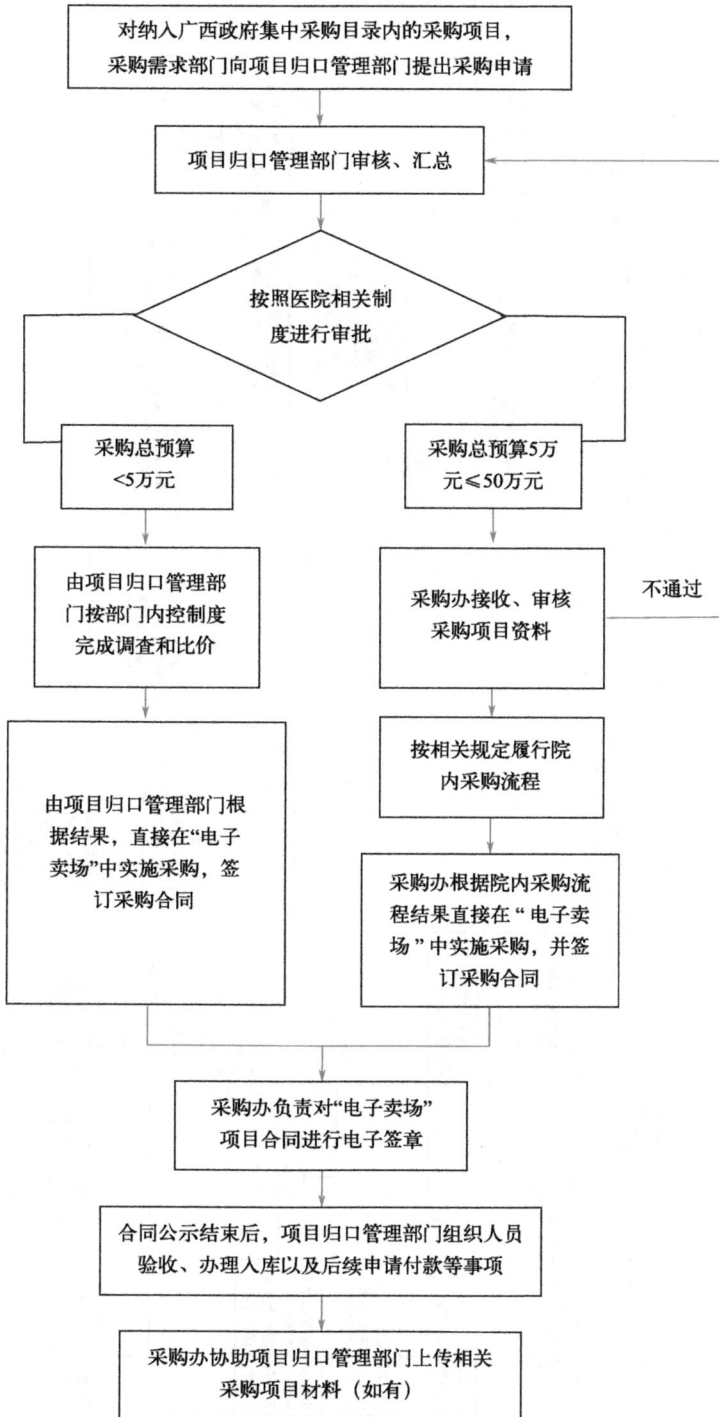

图 6-41　政府采购——电子卖场采购流程

操作程序的设计中，要注意着重加强年度采购预算申请与确定、项目需求参数与控制价的确定、采购文件的编制、采购代理机构选择、抽取评审专家，签订合同、组织验收与付款、药品、耗材采购供应商确定、新药特药及新耗材准入审批、专机专用耗材（试剂）的管理等采购重点环节的管理，尤其是重大项目的重点环节管理，如图6-42。

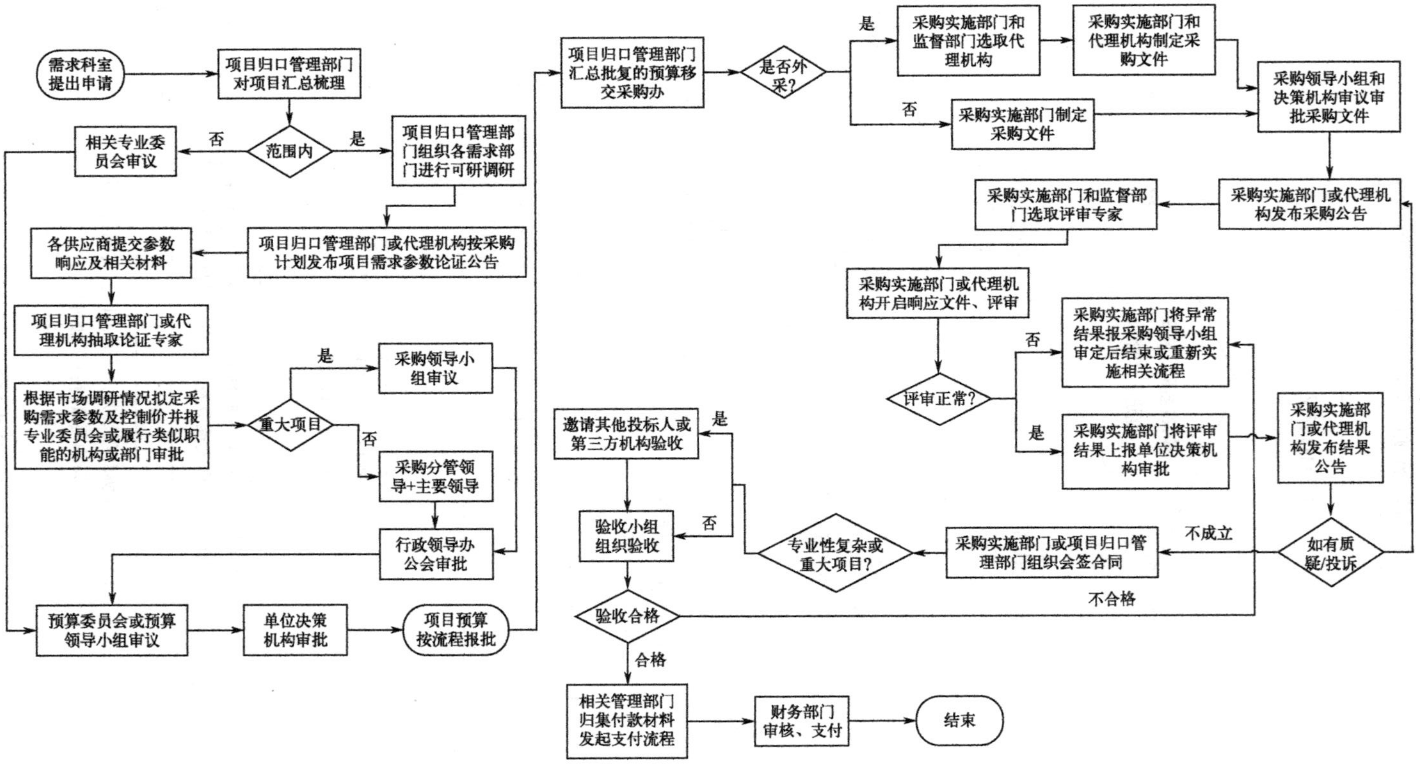

图6-42 L中医院重大项目招标采购流程

（七）设置关键岗位，配备关键人员

采购管理关键岗位是廉洁风险防控的重要环节。医院应当结合工作实际和采购管理特点，按照权责对等的原则，充分考虑岗位的必要性、科学性、制约性，设置对内部控制目标实现有重要影响的一些关键性岗位。与采购活动相关联的主要部门负责人岗位和具体经办人都应视为采购管理的关键岗位，如医疗设备部门、总务部门、基建部门、信息管理部门采购归口管理部门、财务部门、审计部门、资产管理部门负责人和采购经办人。同时，还应明确内部控制关键岗位的职责权限，界定职责边界，按照规定的工作标准进行考核及奖惩，建立重点关键岗位轮换制。

关键人员是指在医院承担关键岗位工作的人员，应当具备与其工作岗位相适应的资格和能力。医院严格选人用人程序，对政治素质、道德品质、业务能力等综合考察后，将符合资质要求的人员配备到关键岗位上来，还要遵循回避原则，避免采购活动中可能存在的利益风险。有效的内部控制体系是以关键人员的专业胜任能力和职业道德水平为基础的，关键岗位人员的专业技能和综合素质直接影响医院内部控制管理的效果。如果没有专业人才，再科学、再合理的制度设计都难以落实。因此，该院每年通过邀请外院专家来院授课、外派人员参加专题培训班、采购归口部门内部组织培训、廉政谈话、参观廉政基地等，对关键岗位工作人员进行业务培训和职业道德教育。

（八）将内部控制措施嵌入信息系统

随着信息技术的广泛应用，借助信息化来提高运营和服务效率，已成为医院内部控制不可或缺的重要方法，内部控制的信息化已成为一种趋势。该院通过将采购流程关键环节及控制目标、主要风险、防控措施等内容贯穿于医院"预算管理系统""招标采购流程""合同管理系统""资产管理系统"，将二者进行深度融合，将内控理念、控制流程、控制方法等要素通过信息化的手段固化到信息系统中（图6-43、图6-44），一方面能够减少或消除人为因素影响，保障信息的时效性和准确性，提高不相容岗位分离控制的执行力和授权审批控制的效力，提升采购管理内部控制的工作效率，使医院采购活动规范、高效、安全地运行，从而实现内部控制体系的系统化与常态化；另一方面可以满足监管部门和其他外部相关方信息公开的要求，提高信息公开的效率和效果。

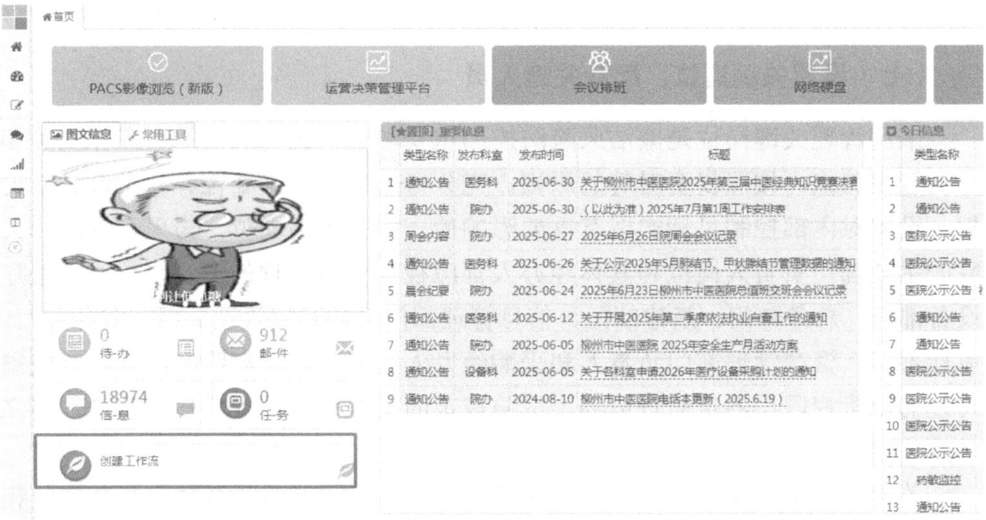

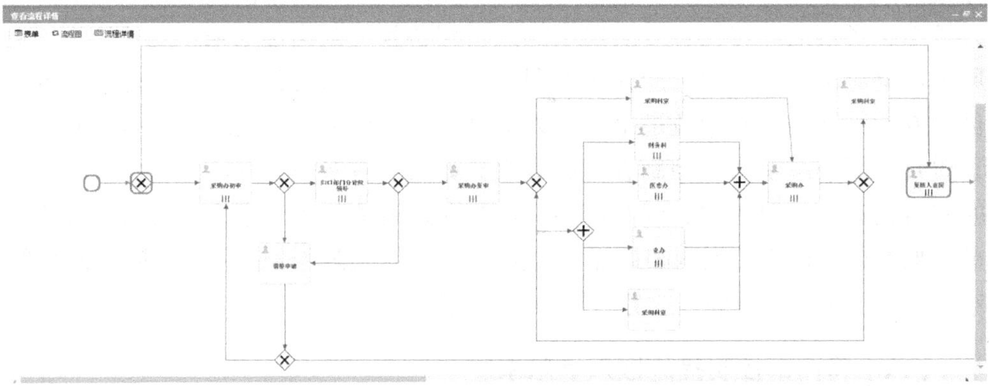

图 6-43　院内 OA 系统采购工作流

审查流程详情

表单　流程图　流程详情

流程详情

	任务名称	处理人	开始时间	结束时间	任务历时	批注
1	Start		2023-08-18 15:38:02	2023-08-18 15:38:02		
2	复核人查阅	[illegible]	2023-08-18 15:38:02	2023-08-18 17:23:26	1时45分24秒	【已阅】
3	科主任查阅	[illegible]	2023-08-18 17:23:26	2023-08-19 09:20:27	15时57分	【已阅】
4	科主任审核	[illegible]	2023-08-19 09:20:27	2023-08-19 09:20:40	12秒	【同意】
5	医患办审核	[illegible]	2023-08-19 09:20:40	2023-08-21 17:20:09	7时59分29秒	
5	医患办审核	[illegible]	2023-08-19 09:20:40	2023-08-21 17:20:09	7时59分29秒	
7	医患办审核	[illegible]	2023-08-19 09:20:40	2023-08-21 17:20:09	7时59分29秒	【同意】
8	财务科审核	[illegible]	2023-08-21 17:20:09	2023-08-22 09:13:31	15时53分21秒	【同意】
9	采购办审核	[illegible]	2023-08-22 09:13:31	2023-08-22 17:56:59	8时43分27秒	【驳回】1.主合同中：服务内容摘录项目需求其中的一部分，注明详见附件1，但是并相应没有提供附件1。…出来。
0	调整申请3	[illegible]	2023-08-22 17:56:59	2023-08-23 10:32:29	16时35分29秒	
1	采购办审核	[illegible]	2023-08-23 10:32:29	2023-08-23 18:19:57	7时47分28秒	【驳回】
2	调整申请3	[illegible]	2023-08-23 18:19:57	2023-08-24 08:09:26	13时49分29秒	
3	采购办审核	[illegible]	2023-08-24 08:09:26	2023-08-24 08:18:04	8分37秒	【同意】
4	审计科审核	[illegible]	2023-08-24 08:18:04	2023-08-24 08:57:15	39分11秒	【同意】
5	院办查阅	[illegible]	2023-08-24 08:57:15	2023-08-28 15:18:01	6时20分45秒	【同意】
6	党办查阅	[illegible]	2023-08-28 15:18:01	2023-08-28 16:13:00	54分58秒	
7	党办查阅	[illegible]	2023-08-28 15:18:01	2023-08-28 16:13:00	54分58秒	【同意】

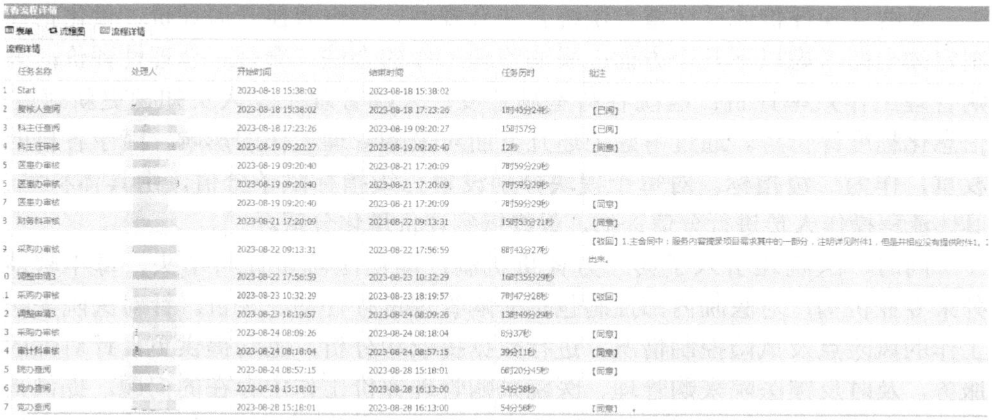

图 6-44　采购合同多部门审签流程

（九）完善监督管理和评价

1. 采购监督管理

医院建立纪检、审计和财务协同联动的内部监督工作机制，各监督部门按职责分工开展监督管理，构建政府部门监管、内部监管、相关中介机构执业监管、行业协会自律监督的横向协同监督体系。其中，医院审计部门、纪检监察室是医院采购的主要监督部门，根据分事行权、分权制衡、互相监督的原则，对采购活动决策和执行程序进行全流程监督，包括：采购预算；需求参数与控制价、采购文件的确定；采购评审专家及采购代理机构选取；签订采购合同；组织验收、付款等。

同时，医院加强采购监督结果的运用，严格落实责任追究。对采购活动监督过程和结果中反映的典型性、普遍性、倾向性问题，及时进行研究，并将其作为制定制度、采取改进措施、完善制度的参考依据；对问题易发、高发的部门和岗位，应当强化监督管理，定期开展重点部门、重要岗位廉政风险隐患排查，严格落实医院重点部门负责人、重要岗位人员管理制度，按要求轮岗。对存在不依法履行职责、不按照规定处理投诉或质疑等行为的应当进行责任追究，造成重大损失或严重后果的应当按照法律法规予以追究。

2. 评价反馈

由采购管理部门（采管办）依据法律法规、大型医院巡查工作方案、公立医院内部控制管理和《广西卫生健康领域采购重点环节执行评价表》，制定评价体系，每年第一季度完成上一年度采购管理自评并编制采购管理评价报告，并报送同级卫生行政管理部门。各级卫生行政管理部门选取部分所属单位的采购管理工作进行重点评价。

采购管理评价体系应重点围绕合法合规性、工作效益开展评价，量化指标制定须全面考虑以下几个方面：采购管理工作的合法、合规、合理性评价；采购管理工作效率评价；医院各科室满意度；采购管理工作人员知识更新速度；信息化程度评价等。通过考虑上述几方面对采购管理工作的影响，赋予各自的权重，作为二级指标。对每个模块分别设置三级指标赋予分值，由具体科室、具体流程操作人员进行分值评估，最终得到评价量化分值。

同时，医院还引入了第三方评价机制，即由医院审计科牵头，每年聘请外来专业机构，对医院内部控制包括采购管理进行评估、评价。针对医院采购工作的风险点及风险控制情况，进行数据提取和分析，主动提供更具针对性的服务，及时反馈医院采购管理、医院采购管理评价工作中存在的问题，提供具体解决方案并帮助持续改进，从而推动医院采购工作合规绿色发展，持续改进提升。

六、采购内部控制建设的成效与不足

（一）内控建设取得的成效

自医院采购内部控制体系建立以来，采购管理工作逐步实现规范化、流程化和信息化，采购成本显著下降，管理效率大幅提升，取得了显著成效。以下是主要成果总结。

1. 营造良好的内部控制文化

医院以风险防范为核心，积极培育内控文化，提升采购管理人员的专业能力和风险意识，为采购工作的规范开展奠定了坚实基础。全院上下树立了"提前规划、预算管理和采购规范化"的理念，形成了全员参与、共同监督的良好氛围。

2. 建立健全采购内部控制制度

医院制定了包括《采购管理办法》《评审小组管理办法》《供应商质疑和投诉管理办法》《采购档案管理制度》等 25 项制度和流程，实现了采购工作的统一归口管理、"管采分离"以及审批权、采购权、监督权的"三权分离"。通过明确部门职责分工、落实岗位责任制、实行不相容岗位分离等措施，规范了采购业务全流程，将风险管控关口前移，建立了长期监管机制。这些制度汇编成《柳州市中医医院采购管理制度》，并纳入《医院内部控制手册》，确保采购工作有章可循、有据可依。

医院系统、完善的采购内控制度，得到了全院上下及业内同行的广泛认可。过去五年，医院接待了近十家自治区内单位前来交流学习，并为五家医联体单位提供了进修机会。

3. 通过流程再造降低医院成本

医院通过流程优化，形成了有效的制衡机制。财务部门负责采购项目的预算管理，归口管理部门负责市场调研和询价，审计部门负责控制价审核，招标采购办负责招标采购。通过明确权责分配，强化内部控制力度，切实降低了采购成本。推行初期，医院即实现了近2000种后勤物资的"零库存"管理，采购成本平均下降30%。从2019年至2024年，平均每年由采购办完成近500项采购任务，平均节约率8.5%，项目平均成交率高达99.16%，质疑投诉率低至0.05%。

4. 实现"制度流程化、流程表单化"

通过分类设计专项审计模板、采购文件模板、项目立项审批模板、单一来源公示模板等多种工作模板，将内控措施嵌入表单，通过表格实现对项目申报、审批、立项、预算、采购执行等环节的风险管控，真正实现了"制度流程化、流程表单化"。

5. 推动了合同规范化管理

一是制度保障，制定《合同管理制度》和《合同会签制度》，建立了严谨、可操作性强的合同管理体系。二是推行标准化合同范本，按类别制定了标准化合同范本，由法律顾问、财务部门等共同讨论后推行，提高了工作效率，合理规避了合同风险。三是启用合同线上审批流程，通过信息化手段实现合同的复核、修改、审签及审批，减少人为错漏，提高效率，实现了不相容岗位分离、分级授权和信息留痕。

6. 初步实现信息化管理

将关键内控流程嵌入OA办公系统，实现了采购项目的全流程线上化管理，包括项目提交、审签审批和跟踪监督等环节。上线以来，年均完成近百单采购申请和合同审签工作流程，采购工作效率显著提高，减少了人为错漏，临床科室对行政部门的满意度大幅提升。

7. 强化全过程监督，防范采购风险

建立纪检、审计和财务协同联动的内部监督工作机制，各监督部门按职责分工，遵循"分事行权、分权制衡、互相监督"的原则开展监督。重点加强了对采购活动的常规监督管理，包括对采购决策和执行程序的监督、对需求参数及采购控制价确定的监督，以及对采购实施流程环节的全过程监督。同时，将监督结果运用到供应商评价、采购代理机构考核和员工晋升提拔中，进一步提升了监督效能。

通过系统化的内控体系建设，该院实现了采购管理的规范化、流程化和信息化，有效降低了采购成本和风险，提升了工作效率和管理水平，为医院的高质量发展提供了有力保障。

（二）采购内控建设过程中的困难与启示借鉴

通过 L 中医院采购内控建设的案例，笔者总结出如下工作经验，希望能给公立医院和其他事业单位一些启示。

1. 采购内控建设首先要取得领导层的重视与支持

领导层的重视与支持对内控建设工作的开展至关重要。医院内部控制的建设需要大量的人力、物力和财力，需要多个部门的配合，新旧衔接期间难免会出现工作复杂、任务量大的问题。这些困难的克服都需要决策层的支持和帮助，只有在院领导的号召下，才能有效发动其他科室真正参与采购内控建设中。

2. 内控建设方案要与医院的实际情况相符

每个单位的实际情况各不相同，采购内控的建设可以借鉴上级规范或其他单位的经验，但绝不能全盘照抄。要先对医院自身存在的内控缺陷进行调研、原因分析，并与医院近几年的发展方向、信息系统建设思路、内部组织机构调整情况等相结合，适时进行调整。这样形成的内控建设方案与措施才能有针对性，更具可操作性，避免内控建设变成纸上谈兵。

3. 医院内部控制工作需要各层级、各部门的配合

医院党委书记和院长（包括领导班子）在内部控制体系建立、体系运行和监督管理三个方面应当发挥领导作用，承担总责任。其他工作人员（特别是中层干部）也要发挥应有的作用，包括认真学习和深刻领会内控的各项规定；制定医院的各项管理制度；全面落实院长对内控建立和实施作出的指示；遵照医院内部控制的各项制度和程序严格执行内部控制要求，发挥各自作用，形成全员参与的内控机制。

4. 预算业务对采购工作内控具有重要作用

只有预算编制科学有效，控制才能有效和正常运行，才能体现出内控牵制性和流程化特点。没有预算，流程无法实现，牵制就无从谈起。

5. 人员业务能力是提高执行的关键

无论多么完美的制度，如果得不到有效的执行，也只能是聋子的耳朵——摆设而已，关键是认识上从"要我内控"转变为"我要内控"。同时，内部控制关键岗位工作人员的素养，包括专业胜任能力和职业道德，也是内部控制执行的重要影响因素。

6. 定期评估评价，不断更新优化

内部控制是一个动态的过程，医院在实施过程中会面临外部环境变化、内部管理要求更新以及国家相关法律法规调整等多重因素的影响，这些变化可能带来新的风险点和挑战。因此，医院应根据自身战略规划、经营目标调整以及外部环境的变化，每年定期开展评估评价工作，确保内控体系的适应性和有效

性。具体措施如下。

（1）审计部门牵头评估　由审计部门每年组织或委托第三方开展内部控制评价，全面梳理和识别潜在风险，确保内控体系与医院发展目标相匹配。

（2）采购管理部门自评　由采购管理部门负责，至少每年一次对本单位的采购工作进行系统性评价，重点检查流程规范性、风险管控效果及制度执行情况。

通过评估和评价结果，持续完善采购内部控制体系，最终建立起"目标→风险→控制→评价→改进"的自我调节闭环机制，实现内控体系的动态优化和持续改进。这一机制将确保医院采购管理始终处于高效、规范、低风险的运行状态，为医院高质量发展提供坚实保障。

第七章

公立中医医院资产
精细化管理

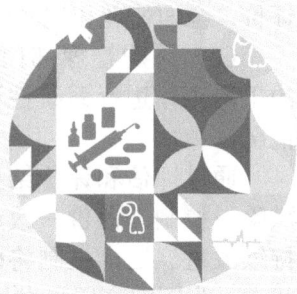

第一节　相关概述

一、医院资产概述

（一）医院资产的定义

《行政事业性国有资产管理条例》（国务院令第 738 号）中指出"行政事业性国有资产，是指行政单位、事业单位通过以下方式取得或者形成的资产：（一）使用财政资金形成的资产；（二）接受调拨或者划转、置换形成的资产；（三）接受捐赠并确认为国有的资产；（四）其他国有资产。"《事业单位财务规则》（财政部令第 108 号，自 2022 年 3 月 1 日起施行）第七章资产管理第三十七条指出：事业单位的资产包括流动资产、固定资产、在建工程、无形资产、对外投资、公共基础设施、政府储备物资、文物文化资产、保障性住房等。

所以，医院的资产是指医院占有、控制和使用的，在法律上确认为国家所有，能以货币计量的各种经济资源的总和。包括医疗经费、教育经费、科研经费及基本建设等拨款形成的资产，医疗事业、教育事业、科研事业及经营等收入形成的资产，其他各经营实体在经营中形成的资产，以及医院名誉、科研专利等形成的资产及接受捐赠和按照国家法规确认归属医院的资产。

（二）医院资产的范围和分类

医院资产的范围广泛，根据其性质和用途可分为以下几类。

1. 流动资产

流动资产是指可以在一年内变现或耗用的资产，主要包括以下几类。

① 货币资金：如现金、银行存款等。

② 药品及医用耗材：如西药、中药、试剂、一次性耗材等。

③ 库存物资：如医疗用品、办公用品等。

④ 应收账款：如患者欠费、医保结算款等。

2. 固定资产

固定资产是指使用期限超过 1 年，单位价值在 1000 元以上，并在使用过程中基本保持原有物质形态的资产。根据《事业单位财务规则》，医院固定资产主要包括以下几类。

① 专业设备：如医疗仪器、手术设备、影像设备等。

② 一般设备：如办公设备、空调、电梯等。

③ 办公家具：如桌椅、柜子等。

④ 房屋建筑物：如门诊楼、住院楼、行政办公楼等。

⑤ 车辆：如救护车、公务用车等。

单位价值虽未达到规定标准，但耐用时间在 1 年以上的大批同类物资（如医用床具、被服等），也作为固定资产管理。

3. 无形资产

无形资产是指不具有实物形态但能为医院带来经济利益的资产，主要包括以下几类。

① 信息化软件：如医院信息系统（HIS）、电子病历系统等。

② 科研专利：如医院自主研发的医疗技术专利。

③ 医院名誉：如医院品牌价值、社会声誉等。

4. 新型资产

随着医疗行业的数字化转型，一些新型资产类型正在逐渐涌现。包括以下几类。

① 数据资产：如患者电子病历、医疗大数据、科研数据等，具有高价值性和动态增长特点，可用于临床决策支持、科研创新和管理优化。

② 数字化医疗设备资产：如智能影像设备、远程医疗设备、机器人手术系统等，具有智能化和高集成度特点，能够显著提升医疗服务质量。

③ 人工智能（AI）资产：如 AI 辅助诊断系统、智能导诊系统、AI 药物研发平台等，具有高创新性和高附加值，能够显著提升医疗效率和服务质量。

④ 远程医疗资产：如远程会诊系统、远程监护设备、互联网医院平台等，具有跨地域性和高协同性，能够突破地理限制为患者提供远程服务。

5. 其他资产

其他资产包括在建工程、公共基础设施、政府储备物资、文物文化资产、保障性住房等。

二、资产管理概述

（一）公立中医院资产管理的重要价值

在公立中医院的长期发展过程中，资产是保障医院稳定运行的重要载体，也是支撑各项经济活动顺利开展的基础。科学、规范的资产管理对医院的可持续发展具有多重价值，主要体现在以下几个方面。

1. 助力医院精准掌握财务状况

完善的资产管理体系能够帮助医院实时监控资产变动情况，准确掌握资产状况及使用效率，可以更精准地评估运营收益，从而为决策提供可靠依据，制定合理的预算和投资计划。

2. 提升运营效率与核心竞争力

随着医药卫生体制改革的深入推进，公立中医院面临的市场竞争日益激烈。高效的资产管理通过科学化、精细化的管理手段，能够显著优化资源配置，避免资源闲置与浪费，使有限的医疗资源发挥最大效能。例如，借助信息化手段对大型医疗设备（如 MRI、中医体质辨识仪）实施动态管理，可有效降低设备闲置率，提高诊疗服务能力；同时，规范的资产管理体系能够确保医疗设备稳定运行，降低故障发生率，保障医疗服务的安全性和连续性。这些措施不仅提升了医院的整体运营效率，还通过优化成本控制、改善患者就医体验等途径，持续增强医院的核心竞争力。将节约的资源投入重点学科建设与服务质量提升，进一步强化了公立中医院在医疗市场中的差异化竞争优势。

3. 防止资产流失，提高使用效率

公立中医医院的资产属于国有资产，完善的资产管理制度能够有效防范资产流失风险，确保资产的安全性和完整性。例如，通过建立严格的采购、使用、维护和报废流程，避免重复购置或闲置浪费，提高资产的使用效率。此外，借助信息化管理手段（如 RFID 技术、资产管理系统），可实现资产的全程可追溯，减少管理漏洞。

4. 保障财务健康与合规性

准确的资产价值评估和账务管理对医院的财务健康至关重要。规范的资产管理能够确保资产的购置、折旧、处置等环节符合会计准则和财政监管要求，避免账实不符或资产虚增等问题。同时，严格的资产管理也有助于医院顺利通过审计和财政检查，降低财务违规风险，维护医院的公信力。

所以，公立中医院的资产管理不仅关系到医院的运营效率，还直接影响医疗服务质量、患者满意度及国有资产安全。通过建立科学、规范的资产管理体系，医院能够优化资源配置、提升管理效能、防范财务风险，从而在激烈的市场竞争中保持可持续发展，更好地履行公立中医医院的公益职责，推动中医药事业的传承与创新。

（二）国家对公立中医医院资产管理的要求和原则

公立中医医院的资产属于国有资产，其管理直接关系到国有资产的保值增值和医院的运营效率，为确保资产的安全完整和高效使用，国家对公立中医医院资产管理提出了明确的要求和原则。公立中医医院应严格执行《行政事业性国有资产管理条例》，围绕"合理配置、有效使用、规范处置资产，建立资产调剂、共享共用机制，推动行政事业性国有资产共享共用，促进长期低效运转、闲置和超标准配置资产以及临时配置资产调剂使用。坚持资产管理与预算管理相结合，从严编制资产配置相关支出预算，严格按照预算管理规定和财政部门批复的预算配置资产，严禁无预算和超标准配置资产。在决算中全面、真实、准确地反映国有资产收入、支出以及国有资产存量情况。要探索建立国有资产绩效管理制度"的要求，重点围绕以下几个方面开展资产管理工作。

1. 健全资产管理制度

根据《事业单位财务规则》（财政部令第 108 号）和《事业单位国有资产管理暂行办法》（财政部令第 100 号），公立中医医院需建立健全资产管理制度，明确资产使用人和管理人的岗位责任，设置国有资产台账，规范资产配置、使用和处置流程。同时，医院需定期或不定期对资产进行盘点、对账，确保账实相符和账账相符，防止资产流失。

2. 规范资产管理流程

资产管理涵盖购置、验收、保管、使用、维修、报废等全生命周期。医院需加强资产采购、领用、库存等全链条管理，优化资产配置，强化资产使用效率的分析和追踪评价。固定资产的处置需严格履行审批程序，规定限额以上的资产处置需报财政部门审批，限额以下的需报主管部门审批并备案。

3. 强化资产归口管理

《公立医院内部控制管理办法》（国卫财发〔2020〕31 号）要求医院实行资产归口管理，明确归口管理部门和职责，合理设置资产管理关键岗位，确保不相容岗位相互分离。同时，医院需加强房屋、设备、无形资产等非流动资产管理，推进资产共享共用，提高使用效率。

4. 确保账实相符

医院需建立健全"三账一卡"制度（总账、明细账、卡片账），定期盘点清查，确保账账相符、账卡相符、账实相符。对账实不符的情况需及时处理，防止资产流失或闲置浪费。

5. 加强监督与考核

国家大型医院巡查将资产管理作为重点检查内容，主要关注资产管理部门设置是否合理、人员配备是否满足履职需要，以及内部控制制度是否有效实施。医院需通过内部审计和外部监督，确保资产管理制度的执行到位。

三、精细化管理概述

在国家对公立医院资产管理提出明确要求的基础上，如何将这些原则和要求落到实处，成为医院管理者的重要课题。精细化管理作为一种科学、高效的管理模式，为公立中医医院资产管理提供了新的思路和方法。通过精细化管理，医院可以进一步优化资源配置，提升资产使用效率，实现从粗放式管理向精细化管理的转变。

（一）精细化管理的内涵

现代管理学认为，科学化管理有三个层次：第一个层次是规范化，第二个层次是精细化，第三个层次是个性化。

"精细化管理"顾名思义就是"精确、细致、深入、规范"的全面管理模式。它是一种理念和文化，是一种追求精益求精、注重细节、追求完美和高效的管理方式，是一种以最大限度地减少管理所占用的资源和降低管理成本为主要目标的管理方式，强调的是对各个环节进行深入、细致的管理，以提高整体运作效率和效果。它明确了企业管理的方向，是提高企业经营管理水平的重要途径和方法，体现了企业管理的过程性、渐进性。

公立中医医院既要满足医疗活动开展需求，又要提升医疗资产使用效率，故需要优化资产配置、使用和调配，避免资源的闲置和浪费。所以，公立中医医院在经济管理年期间，在不降低医疗质量的前提下，必须引进精细化管理理念。

（二）医院资产精细化管理的必要性

1. 政策要求的驱动

根据《国务院办公厅关于建立现代医院管理制度的指导意见》（国办发〔2017〕67号）第二条完善医院管理制度（六）健全财务资料管理制度要求："财

务收支、预算决算、成本管理、价格管理、资产管理等必须纳入医院财务部门统一管理。"

2020年《开展公立医院机构经济管理年活动》文件要求公立中医医院"建立健全单位内部有关预算、成本、采购、资产、内控、运营、绩效等制度体系，依法依规规范经济活动，提高经济管理水平，发挥经济管理工作的服务、保障和管控作用；加强大型医用设备配置管理"。

2021年4月施行的《行政事业性国有资产管理条例》（国务院令第738号），第五条规定"相关部门根据职责规定，按照集中统一、分类分级的要求，加强中央行政事业单位国有资产管理，优化管理手段，提高管理效率"。

2021年6月4日，国务院办公厅印发的《关于推动公立医院高质量发展的意见》指出"健全运营管理体系。全面落实基本医疗卫生与健康促进法等法律法规，为提升医院治理能力和水平提供法治保障。整合医疗、教学、科研等业务系统和人、财、物等资源系统，建立医院运营管理决策支持系统，推动医院运营管理的科学化、规范化、精细化"。

《关于加强公立医院运营管理的指导意见》（国卫财务发〔2020〕27号）要求"加强资产管理。加强货币资金、固定资产、无形资产、物资用品、在建工程等资产管理，构建资产采购、领用、库存等全链条管理体系；做好资产配置、使用、处置等各环节管理工作，强化资产使用效率的分析和追踪评价。

上述政策文件对公立医院必须要加强资产管理提出了明确要求。

2. 自身发展的需要

如今，医疗技术和科技发展迅猛，医疗市场呈多元化发展趋势，医院之间的竞争也日渐激烈。一方面，公立中医医院改革的推进，处在改革前沿的医疗机构在优质资源注入的基础上，借助价值管理、精益管理等衔接的管理理论，率先突破改革困境，优先发展。另一方面，社会办医政策的发布使得大量社会资本进入医疗行业，加剧了竞争局势。同时，在国民医疗健康需求日益增长，财政资金、医保资金紧张等多重压力下，公立中医医院运营压力不断增大。在此情形下，医院必定要将运行模式从粗放管理转向精细化管理模式。

医院资产管理是医院管理的重要部分。通过有效的资产管理，医院可以更好地控制和优化资源配置，降低运营成本，提高服务质量，从而提升医院的竞争力。同时，良好的资产管理也有助于医院建立和完善内部管理制度，提高工作效率，促进医院的可持续发展。医院资产管理既是政策驱动，也是医院自身发展的必然选择，是实现医院长期稳定发展的重要保障。

因此，如何将国有资产管理模式向精细化方向转变，对于推动医院实现高质量发展目标具有十分重要的意义。

第二节　公立中医医院资产管理现状及重点、难点

一、公立中医医院资产管理的现状

当前公立中医医院资产管理正处于从粗放式管理向精细化、智能化转型的关键阶段，但在管理体系、技术应用和制度协同等方面仍存在一些短板，具体表现在以下几个方面。

1. 管理组织体系有待优化

一是组织架构不够完善或运行效能不足。在医院内部，各类资产分布在不同的科室，总体存在规模庞大、种类繁杂、分散存放等特性，管理难度大。但当前部分公立中医医院仍未对内部资产统一管控，或者虽已设立国有资产管理委员会或类似机构，但由于未形成常态化的工作机制（如定期例会、专项督查等），未明确具体岗位职责及追责制度，而导致出现日常管理不到位的现象。

二是制度建设还不够全面。部分公立中医医院内部制定的资产管理、报废等方面的制度不够规范、完善。还有些医院，虽然基础性的管理制度已经建立，但针对不同类型资产的差异化管理办法仍显不足，特别是对高值耗材、信息化设备等特殊资产的管理规范亟待细化。

三是制度更新滞后于政策调整。在制度动态更新方面，普遍存在响应迟缓的问题。以国家 2021 年全面推行的医用耗材带量采购政策为例，这一重大改革对医院的耗材采购模式、库存管理和预算编制都提出了全新要求。然而有关调研显示，截至 2023 年仍有超过 40% 的二级医院未能及时修订与之配套的资产配置标准和替换流程（数据来源：《2023 年中国公立中医医院耗材管理现状调查报告》）。这种制度更新的滞后性将导致医院在实际运营中出现多重矛盾。

2. 资产管理效能有待提升

当前公立中医医院资产管理在效能发挥方面仍存在提升空间，主要体现在以下三个维度。

（1）全生命周期管理落地难　在管理深度方面，虽然全生命周期管理理念已得到普遍认同，但在具体实践中仍存在执行落差。部分医院反映资产使用效率评估机制尚未有效建立，特别是在大型设备共享使用和成本效益分析方面仍有改进空间。

（2）精细化管理水平参差不齐　在管理精度层面，随着专业化建设的推进，资产管理规范程度整体提升，但精细化管理水平参差不齐。部分医院在资产配置合理性、使用效率监控等关键环节仍存在薄弱点，部分医院尚未建立完善的资产绩效评价体系。

（3）跨部门协同不足　在管理协同度上，虽然科室级资产管理基础工作逐步规范，但在跨部门协作机制方面仍需加强。特别是对于高值移动设备、信息化资产等管理难度较大的资产类别，部门间的责任衔接和工作协同还需要进一步优化。

3. 预算管理工具未能充分利用

全面预算管理在三级医院已基本覆盖，但应用深度存在差异，资产管理与预算管理的衔接仍不够紧密。

一是预算编制方法仍较为粗放。多数医院仍沿用传统的增量预算法，简单参照历史数据进行调整，未能充分考虑资产使用效率、成本效率分析等关键因素。特别是在大型医疗设备预算编制中，缺乏科学的效率评估机制。二是动态调整机制不完善。预算执行过程中，未能及时根据资产实际使用情况进行动态调整，建立起预算与资产联动的调整机制。三是绩效考评体系不健全。预算考核往往侧重于执行率，而未能将资产使用效率、维护成本等关键指标纳入考评体系，未能体现预算对资产管理的引导作用。

这种现象导致预算管理难以有效发挥优化资产配置、提升使用效率的作用，亟需建立更紧密的联动机制。

4. 内部监管机制不够健全

一是考核维度单一。医院资产管理的量化考核体系和制约机制不够科学，在开展成本核算及绩效考核工作过程中，仅以固定资产折旧费用、维修费用以及存货资产的使用量为主要考核内容，而忽视资产购置论证不足、闲置浪费等隐性损耗。

二是奖惩机制不够健全。未将资产管理纳入科室绩效考核，也没有积极引入外部监督，导致医院各科室在使用和处置固定资产、存货资产环节中不够严谨，存在加快医院资产的提前报废乃至流失的风险。

5. 信息化建设滞后于发展需求

医院资产管理信息化平台建设对提升管理水平和运营效率具有关键作用，不仅能够提高相关部门工作效率，更能促进系统数据的共享与整合。当前公立中医医院资产管理信息化建设虽已取得一定进展，但调查发现目前医院信息化平台建设仍面临诸多挑战。

在系统建设方面，不同级别医院间存在显著差异。三级医院已普遍搭建资产管理信息化平台，但二级及以下医院的覆盖率相对较低。中国医院协会2023年调研数据显示，约60%的二级医院尚未建立完整的资产信息管理系统。同时，在已建成的系统中，"信息孤岛"的现象存在着相当比例。具体表现为：财务系统与资产系统相互独立运行，导致财务账与资产账无法自动同步；固定资产管理系统中的房屋信息与房产系统数据不能共享；部分业务环节仍依赖人工操作，难以通过数据平台全面掌握资产全生命周期状况。

在技术应用层面，系统割裂、标准缺失、协同困难等问题日益凸显，已经严重制约了管理效能的提升。

（1）系统割裂，信息孤岛现象严重　　许多医院在信息化建设初期缺乏顶层设计，采取"需求驱动、分散采购"的模式，各部门根据自身需求独立采购系统，最终导致后期出现多种问题，难以实现真正的全流程管控，严重制约了管理效能的提升。一是功能重复建设。如设备管理、耗材管理、财务管理等系统均包含库存模块，但数据标准不统一，无法互通。二是数据迁移困难。旧系统数据结构与新系统不兼容，历史数据难以整合。三是业务协同受阻。资产采购、验收、入库、调拨等流程涉及多个系统，需人工重复录入，效率低下。例如，某三甲中医院的设备采购流程需在 OA 系统提交申请、在预算管理系统审批、在固定资产系统登记，最后在财务系统入账，全程涉及 4 个独立系统，数据无法自动同步，耗时费力且容易出错。

（2）标准缺失，管理规范不统一　　例如：编码体系混乱。中医特色设备（如煎药机、艾灸仪）缺乏统一分类标准，不同系统采用不同编码，难以实现精准管理；业务流程碎片化：资产申购、维修、折旧等环节分散在不同系统（如 OA、工单系统、财务软件）中，缺乏全流程跟踪；数据口径不一致：财务折旧数据与实物使用状态不同步，导致账实不符。这些问题都使得管理难以规范统一。

（3）协同困难，管理效能低下　　例如，跨部门协作低效。资产调拨、处置等需多部门审批，但系统间无联动机制，依赖纸质单据传递，耗时且易出错；决策支持不足：资产使用效率、成本效率等分析数据需从多个系统手工提取，人工分析，难以形成全面、及时的决策依据；动态监控缺失：固定资产的实时状态（如闲置、故障）无法通过系统自动捕捉，依赖人工巡查，管理滞后。

究其原因，既有资金投入的制约，也存在系统规划缺乏整体性的问题。多数医院的资产管理信息化建设采取"分步实施"策略，不同系统由不同厂商承建，最终导致数据标准不统一、接口不兼容。要突破这一瓶颈，需要从顶层设计着手，建立统一的数据标准和系统架构，才能真正实现资产全流程的数字化管理。

二、各类资产管理的重点和难点

由于医院资产种类繁多、性质各异，其管理重点和难点也存在显著差异。同时，随着医疗技术的发展、医改不断深入以及政策调整，各类资产的管理要求也在不断变化。所以除了上述常见情形外，还应关注各类资产的以下管理难点，从而采取差异化的精细管理策略。

（一）资金管理的重点和难点

资金管理作为公立中医院财务管理的核心环节，其管理水平直接影响医疗服务质量、运营稳定性和可持续发展能力。当前公立中医院货币资金管理面临传统管理要求和改革发展需求的双重挑战，主要存在以下重点和难点。

1.基础管理重点

（1）安全与流动性管理　资金安全直接关系到医院的正常运转，所以防范挪用、盗用，确保资金安全是资金管理的首要任务。同时，合理规划现金流，确保日常运营支出（如药品采购、设备维护、人员工资）和应急资金需求（如突发公共卫生事件）的资金周转，是医院货币资金管理的最主要任务。

（2）专项资金的管理　对专项资金管理需建立独立核算、全周期跟踪和信息化支付，但实践中存在以下难点：一是资金边界模糊，例如兼具临床与科研功能的设备采购易引发归类争议；二是绩效评价滞后，学科建设等长期项目需设计延迟性指标才能客观评估；三是管理协同困难，财务、科研、基建等部门权责交叉，易出现审批冗余或监管盲区。此外，财政专项资金往往附带严格的使用时限，而医院项目执行受外部因素（如招标流程、政策调整）影响，易导致"资金使用效率不高"或突击花钱现象。

（3）医保资金的管理　随着国家集采药品和耗材使用比例的持续提升，医疗机构需在 1 个月内完成货款支付，这对现金流管理提出了更高要求。尽管国家医保实时结算系统的全面实施显著缩短了资金到账周期，但医院仍面临垫资压力和资金周转困难。与此同时，医保智能监控系统的全面升级和政策环境的持续优化，要求医院必须构建更加灵敏的实时控费体系，以应对日益严格的医保监管要求。

2.改革发展带来的新难点

（1）货币资产新支付模式下的资金流不确定性　传统付费模式下，医院收入与诊疗项目数量直接挂钩，现金流相对稳定、可预测；而 DRG/DIP 支付方式将费用结算转变为按病种 / 病组分值打包支付，使得医院收入与临床路径优化、成本管控能力密切相关。这种支付模式的转变使医院收入结构发生显著变化，可能导致部分病例出现收入与成本不匹配的情况，增加了资金管理的难度。这对医院的成本核算和资金预测提出了更高要求。

（2）多账户管理和支付方式多元化带来的复杂性　随着医疗信息化建设的深入推进，公立中医医院的支付结算体系正经历着深刻变革。在账户管理方面，医院通常需要同时维护基本账户、专用账户、零余额账户等多个银行账户，这种资金分散存放的模式本身就增加了管理难度。同时，现代支付方式的多元化发展进一步加剧了这一复杂性。传统的现金支付已逐步被银医通、POS 机刷卡、支付宝、微信支付等电子支付方式所替代，形成了多通道并行的支付格局。这种多元化支付方式虽然提升了患者支付的便捷性，但也增加了资金管理的复杂性：一是对账难度增大，不同支付渠道的资金流动需要分别对账，手工核对工作量大且容易出错；二是资金流动分散，资金分散在多个支付平台，增加了资金归集和管理的难度；三是财务风险增加，支付渠道的多样化使得资金流动的监控难度加大，容易出现资金滞留或挪用等问题。

（3）运营模式变革带来的资金管理新问题

① 集团化、多院区的运营模式对资金管理提出了更高要求：随着医院规模的扩大，多院区运营模式逐渐成为趋势。这种模式下，货币资金管理面临更大的挑战。首先，资金流动分散，各院区的资金流动需要统一管理和监控，增加了资金归集和调拨的难度。其次，财务风险增加，多院区运营使得资金流动的复杂性和风险性进一步加剧，容易出现资金管理漏洞。再次信息化整合难度大，医院内部系统（如 HIS、财务、物资系统）数据孤岛问题突出，加之各院区的信息系统可能存在差异，资金管理数据的整合和共享难度较大。

② 供应链资金的平衡难题：在供应链管理方面，传统的现款现货或短期账期模式正在被新型供应链体系取代。带量采购政策的全面实施和 SPD（供应链物流管理）模式的推广应用，促使医院与供应商建立长期战略合作关系。这种转变虽然有助于降低采购成本，但也带来了应付账款管理的新课题。一方面，医院需要延长付款账期以改善现金流，但过度延长可能影响供应商合作积极性。另一方面，集中带量采购往往要求医院保证采购量，在诊疗量波动时可能造成库存积压或资金占用。如何建立与供应商的弹性账期机制，在保障供应链稳定的同时优化资金周转，成为医院财务管理亟待解决的新问题。

（二）库存物资类管理的特点和难点

医院库存物资类资产是为保障医疗服务活动正常进行而储存的消耗性流动资产，主要包括药品、卫生材料、化学试剂、低值易耗品及其他材料等。这类物资在医院流动资金中占有较大比重，尤其是药品、医用耗材和试剂，其管理效率直接影响医院的经济效率和运营质量。这类资产管理的特点和难点在于以下几点。

（1）资金占用量大，管理重点突出　药品、医用耗材和试剂在临床工作中应用广泛，资金占用量约占库存物资总价值的 80% 左右。由于其价值高、使用频率高，管理不善易造成资金浪费或流失，是此类资产管理的重点。

（2）品种繁多，流动周转快，易失控失管　库存物资种类繁杂，日常消耗量大，流动性强，管理琐碎。管理人员往往更注重保障需求和物资质量，而忽视计划控制和流通环节管理，导致物资积压、浪费或短缺现象频发。

（3）储备成本高，资金占用压力大　药品、生物制品和医用材料等非货币流动资产，不仅购置金额高，储备成本也较大。同时，这些物资消耗量巨大，占用医院大量流动资金，如何在保障供应的同时实现成本管控，是管理的难点之一。

（4）信息化程度不足，管理精细化水平低　目前，许多医院在库存物资管理方面的信息化建设滞后，难以实现医用耗材的精细化、闭环式、全生命周期和可追溯管理。信息系统的缺失或不完善，导致物资流转数据难以实时监控，增加了管理难度和风险。

（5）SPD 模式带来管理新挑战　随着 SPD（供应 - 加工 - 配送）模式的推广应用，在提升供应链效率的同时也带来了新的管理难点。一是供应商托管库存模式导致"账实分离"现象。虽然物资已送达医院使用科室，但实际所有权仍属供应商，这种延迟结算机制使得库存数据与实际消耗存在时间差，增加了库存监管难度。二是消耗后结算模式改变了传统的付款流程。医院需要建立新的应付账款管理机制，包括精确的物资消耗数据采集系统、与供应商的对账协调机制、应付账款的动态监控体系等。三是物资追溯要求显著提高。所以，SPD 模式下需要构建更加精细的追溯系统，包括全程条码 /RFID 追踪技术应用、科室二级库管理规范、物资效期智能预警功能、供应商协同管理平台等。

（三）无形资产管理的难点

无形资产主要包括医疗专利、技术、科研成果等，这些资产虽然没有实物形态，但却是医院核心竞争力的重要组成部分。无形资产的管理难点主要体现在以下几个方面。

1. 价值评估与计量标准不统一

从资产构成来看，无形资产主要来源于三个渠道：外购（占比最大）、接受捐赠或无偿调入、自行研发形成。在计量方法上，目前主要采用成本法和公允价值法，但这两种传统方法难以适应不同类型无形资产的评估需求。

例如，对于自主研发类无形资产（如医疗专利、专有技术、软件著作权等），其价值评估面临双重困境。一方面，研发成本难以准确归集，特别是跨部门、跨年度的研发项目。另一方面，未来收益具有高度不确定性，这使得传统历史成本法往往无法体现其真实价值，而收益法又因折现率、商业化成功率等参数的主观性较强而影响评估准确性。

此外，合作研发项目使评估工作更加复杂化。这类项目通常涉及多方资源投入（资金、技术、人力等），在权属划分、收益分配、衍生技术归属等方面存在诸多争议。以联合专利为例，其共享机制的设计就需要兼顾各方的贡献度和未来利益。

最后，数据资产、智能算法、患者流量等新型无形资产的出现，使传统评估方法面临更大挑战。这类资产既缺乏统一的价值评估标准，又难以用常规的成本法或收益法进行准确计量，亟需建立新的评估体系和方法论。

2. 全流程管理不够规范

从采购环节来看，部分医院在系统引进前可能缺乏充分的需求论证和技术评估，可能导致后续投入使用的效果不够理想；在入账登记方面，存在入账不及时、计量标准不统一等情况，从而影响了资产的规范管理；日常系统升级维护方面，部分医院在版本更新和技术支持上投入不足，影响系统的持续使用效能；而在报废处置环节，则存在技术贬值判断标准的明确性和数据清理的规范性仍需加强。这些问题反映出医院尚未建立完整的无形资产生命周期管理体系，各个环节的管理规范性和衔接性都有待加强。

3. 技术迭代导致无形资产加速贬值

医疗技术的快速迭代使无形资产面临加速贬值的风险。实践表明，随着人工智能、基因技术等新兴领域的突破，医疗软件、专利技术的生命周期显著缩短。然而，医院在应对这一挑战时存在明显不足：技术监测体系不完善，难以及时把握发展趋势；摊销政策与实际技术生命周期脱节；风险对冲手段有限。特别是由于医疗技术的专业性和应用特殊性，价值评估缺乏可靠参照标准，进一步增加了管理难度。

（四）固定资产管理的重点和难点

1. 医疗设备购进管理不够科学

一是采购论证不够规范。医院内部各科室为完成部门的考核指标，会采购技术类设备。部分医院在购买设备时追求高端、技术较好的医疗设施设备，同时设备采购人员在采购医疗器械设备时，调研不够充分，容易造成单位内部的设备购置成本过高；也有部分公立中医医院为了提高部分学科在周边区域的知名度，而购置一些高精尖的医疗设备，这些设备长期放置不使用，会造成医院医疗资源的闲置。

二是未能与预算管理有效结合。固定资产的购置可行性分析不全面，未能结合医院同类设备存量状况综合统筹，与医院战略规划和年度计划结合不紧密。预算回收期分析不科学，购置计划及预算安排缺乏基础性数据支撑，不能有效辨识科室申请购置医疗设备时的虚夸行为。

2. 固定资产的使用管理不到位

（1）日常管理不到位　资产清查发现，部分资产实存账标注"在用"，但实际已为待报废的资产；部分资产在实存账上标注的部门与实际存放部门不符，存在账上未及时调换地点的情况；科室日常临时借用资产未及时登记或归还，长期借用未走正常调拨程序；存在部分资产未贴标签，可能是科室扯皮未及时贴，也可能是日常维护不重视标签管理。

（2）维修成本高、专业人员少　医院存在大量共用医疗设备和各专业类医疗设备，大部分医院采取外包方式委托专业机构维保。医疗设备投资额大、专业性强，其中进口医疗设备占比较大，维修保养技术壁垒高，由维修厂家垄断，导致购置后日常维护保养费用高。如减少配置医疗设备专技人员，当设备故障时，维修响应不及时，也会造成医疗设备停机损失。现有的专业技术人员采取被动方式工作，逐步依赖专业维保公司上门工作，缺少对医疗设备维保工作质量的有效控制。

（3）对使用效率的关注不够　目前，大部分医院已经比较重视采购的审核把关，但对购进设备的使用效率、效率仍关注不够。大多仅对价值高的大型医疗设备进行简单的使用效率分析和绩效考核评价，考核范围小、维度低，缺乏对中小型医疗设备的分析考核。审计过程中，时常发现设备闲置现象，特别是部分专科设备因科室协作不畅或适应证把握不准而导致使用率偏低。

（4）报废的处置不够规范　固定资产报废处置是公立中医医院资产管理的重要环节，但在实际操作中，常存在流程不规范、监管不到位等问题。例如：未按规定报备，账实不符。部分科室在设备损坏后，未向资产管理部门报备即自行处理，且未与财务部门沟通，导致账实不符，国有资产流失；报废决策缺乏依据。一些基层医院在处置固定资产时，未组织专家鉴定或提供有效证据，随意报废资产，增加了资产流失风险；处置权限不清，收入未上缴。部分医院领导对固定资产归属权认识不足，错误地认为医院可独立决定资产处置，未与上级部门沟通便将处置收入留作医院自有，未上缴国库，违反《行政事业性国有资产管理条例》，造成国家损失；先处置后报批，流程倒置等。

3. 固定资产管理信息化建设不足

（1）信息系统互联互通不足，信息获取困难　公立中医医院固定资产规模庞大、种类繁多，传统财务核算手段难以满足精细化管理需求。然而，许多医院的信息化系统尚未实现一体化，导致管理部门、业务部门和财务部门之间的数据无法有效对接，难以对固定资产进行统筹配置、成本核算和效率分析。信息共享机制的缺失，使得资产实物出入库情况、使用效率、耗材损耗等数据无法及时获取，影响了后期预算编制和采购决策的科学性。此外，固定资产的实时状态（如闲置、毁损、报修情况）缺乏数据支撑，导致设备利用率低下等问题难以及时发现。由于固定资产数量多、分布广，仅依靠年度盘点难以实现有效监管，日常管理漏洞频现。

（2）全程管控难以实现，内部控制风险较高　固定资产管理涉及采购、合同签订、调拨、使用、维修、报废等多个环节，要求对每个环节进行真实、准确、完整的记录。然而，当前各环节管理多依赖手工录入或分散在不同信息系统中，系统之间缺乏互联互通。例如，采购申请和合同签订在"OA办公系统"流转，财务审批需切换至"预算管理系统"查询，实物管理在"固定资产系统"，还需纸质资料档案并行。资产调拨或处置时，需填写纸质单据并层层审批，财务再手动录入会计系统。这种低效的管理模式，导致资金流、业务流和数据流无法同步共享，存在较大的内部控制风险。一旦纸质单据遗失，资产丢失责任难以界定，增加了资产流失的风险和追责难度。

（五）数字化资产管理的特点和难点

随着数字化转型的深入推进，公立中医医院产生了新型资产——数字化资产。然而，对数字化资产的运用、管理都尚在探索中，面临着诸多挑战。主要体现在以下几个方面。

（1）适用范围模糊　目前，相关政策对数据资产的定义尚未明确，尤其是公立中医医院的数据资产缺乏权威界定，导致会计确认和管理难度增加。

（2）权属关系不明　公立中医医院数据资产的权属关系复杂，涉及患者、医院、员工、管理部门及外部合作单位等多方主体。如何界定各主体的权利与义务，特别是在数据加工、使用和交易中的权责分配，尚无明确指导。

（3）计量与评估难度大　数据资产的计量单元难以界定，加工方式和成果多样性进一步增加了计量难度。同时，数据资产的价值易变性和信息技术快速迭代，使得成本归集、分摊和减值测试复杂化。现有的收益法、成本法和市场法等评估方法均存在局限性，难以准确反映数据资产的实际价值。

（4）数据隐私与安全问题　在数据的开放与共享过程中，如何平衡数据利用和保护隐私之间的关系成为难题。在实际操作中，常常面临隐私保护与数据流动之间的冲突，在一定程度上影响数据价值最大化。

（5）入表缺乏指引　目前，行政事业单位缺乏数据资产会计处理的相关规定，公立中医医院数据资产入表无据可依。数据资产入表可能对医院的资产、成本和盈余等财务指标产生影响，若不能准确反映资产价值，可能误导管理决策和监管评估。

第三节　精细化在医院资产管理中的运用

一、资产精细化管理体系设计

1. 强化管理意识，构建全员参与格局

首先，切实提高对资产管理工作的重视度，彻底改变重购置轻管理、重现金轻实物的老观念。通过大会宣传、任务布置、责任落实来影响和改变职工的意识。同时，资产管理部门进入临床一线，一方面协助他们处理问题，另一方面进行实地教育和培训，让"强化资产管理—提高资产使用效率—促进医院发展"的理念深入人心。做到全员参与、共同努力，把资产管好、用好，这样才

能保障医院平稳、快速发展。

2. 构建资产全流程管理体系

医院应当建立"党委领导、归口管理、分级负责、权责明确"的资产管理体系。以"统一领导、归口管理、分级负责、责任到人"为基本原则，根据医院实际运营情况，构建科学合理的资产管理组织架构。

成立由党委书记和院长担任双组长的资产管理领导小组，作为医院资产管理的最高决策机构。成员单位包括财务处、设备处、总务处、信息中心等职能部门主要负责人。同时设立资产管理办公室作为常设办事机构，可独立设置或挂靠财务部门，配备专职资产管理人员，具体负责全院国有资产的统一管理工作。

由资产管理办公室牵头，依据国家事业单位资产管理相关法规政策，结合医院业务特点，以预算管理、收支管理、政府采购、资产管理、建设项目管理和合同管理六大经济业务为核心，建立贯穿资产"入口—使用—出口"全生命周期的制度体系，着重做好预算、采购、使用、处置几个重点环节管理。

（1）入口管理 制定《预算管理办法》《医院采购管理办法》《捐赠资产管理办法》等，对预算环节和采购环节伊始，规范资产获取渠道。

（2）使用管理 建立《固定资产管理办法》《无形资产管理办法》《对外投资管理》等，围绕资产计价、保管、维修、调剂、盘点等重点环节，细化管理措施，强化使用监管。

（3）出口管理 完善《国有资产处置管理办法》《资产清查核实流程及制度》等，确保处置合规。

各类资产按照业务性质，由各职能管理部门归口管理，指定专人负责，并对大型贵重设备实行"专人专管"制度。例如：医疗设备由设备科负责，信息化设备由信息中心管理等；各临床科室成立资产管理小组，对本部门资产购置等事项进行集体研究决策。

建立由审计处、纪检监察室组成的联合监督小组。实施定期检查和不定期抽查相结合的监督制度，并将资产管理纳入科室绩效考核体系。同时，做到信息化全程留痕。建立资产管理系统与预算、财务等系统的数据对接，实现资产变动全程电子化审批和记录。

通过以上措施，建立起覆盖全院资产管理活动的"院—归口职能部门—临床医技科室—管理小组"的四级组织架构，构建起权责清晰、运行高效、监督有力的资产管理体系，形成从资产预算、配置、使用到处置的全过程、全链条管控机制。

3. 强化制度执行效力，确保制度有效落地

为切实提升资产管理效能，医院应建立多层次的制度执行体系。一是由资产管理部门开展分类分层培训：针对医疗、护理、医技及后勤保障等不同岗位

人员，设计差异化的培训内容，重点强化设备规范操作、日常维护及安全保管等实务技能，通过考核机制确保培训实效。二是构建"总账—台账—实物"三级管理体系：资产管理部门负责建立全院资产总账目录，各使用部门需细化建立分类台账，并完善资产标识系统，明确标注资产归属、使用规范及维护要求等信息。三是紧抓关键执行环节。包括：① 实施资产全生命周期管理，从采购验收到报废处置建立完整档案；② 由资产管理委员会牵头，至少每年开展一次跨部门联合全面清查，采用信息化手段确保账账相符、账实相符；③ 建立责任追溯机制，将资产管理成效纳入科室绩效考核。

通过以上措施，形成制度制定、执行监督、效果评估的闭环管理，切实提升制度的执行力。

4. 多种管理工具相互结合

（1）将资产管理与预算管理相结合　通过组织内部的管理人员，将资产的管控或预算相结合。尤其是在制定预算方案期间，在医院内部各仪器设备购置前期，要考虑各科室对设备的使用频次和使用效率状况，并且国有资产管理部门、临床科室也要对单位内部设备的使用状况进行调研分析，提出资产配置申请计划。资产管理小组、预算管理委员会结合调研分析、资产市场参考价、同类设备使用情况以及其他同级医院采购价格等多个方面，结合医院的未来整体发展方向和发展计划，秉持节约资金、高效运用设备的原则，根据医院实际情况逐步引入先进的医疗设备，合理制定预算计划和预算方案，避免设备的重复购入和盲目购置。

（2）将资产管理与资产成本核算工作相结合　以科室为成本核算单位开展成本核算、成本分析工作，将成本考核结果与绩效考核挂钩，对成本控制较好的科室给予奖励，对成本控制较差的科室给予惩罚，使全院真正参与资产成本精细化管理的过程。

（3）将资产管理与 DRG 医保支付方式相结合　以病种成本为核算对象，通过项目成本核算，不断引导临床科室控制药品费和设备折旧等费用。

（4）将资产管理与效能管理相结合　重点关注大型资产的管理，如 MRI、CT 等大型医疗设备。由资产管理部门定期对固定资产进行成本效率分析。找出存在的问题，采取针对性的举措解决问题，促进资产使用效能的提升，确保资产的"保值增效"。

5. 完善资产监督考核，结果运用于绩效

医院应结合本单位实际运营情况和医院发展目标，建立一套系统的绩效管理体系，落实各科室资产消耗年度目标责任制。由归口管理部门与医务部、医保办联合对临床各科室结合各项考核指标进行打分，财务部门每月对各科室的资产消耗数据进行统计、分析，考核结果作为绩效分配的参考指标。资产管理部门与审计、纪检共同监督，采取定期和抽查相结合的盘点方式，及时发现问

题并纠正，并定期回头看整改情况。考评结合，促进资产精细化管理工作落实。

6. 信息化赋能资产全生命周期精细化管理

资产管理想要做细、做好，强大的信息化支撑是基石。在新医改的大背景下，对资产管理也有新的要求：医院应建立基于预算的全生命周期资产管理模式，实现从预算、招标、采购、入库、出库、使用、折旧、调拨、报废等全闭环管理；资产管理的数据传递机制也应当更加优化，业务流能够做到全过程追踪；资产管理应能与整个医院内部的信息系统衔接起来，这样才能够实现实物资产与信息系统的数据同步，进而加大医院内部的资产信息化管控力度。

针对目前公立中医院资产管理信息化建设滞后的问题，可以采取以下解决措施。

（1）在顶层设计与系统整合方面　医院可以综合运营管理系统为基础，将固定资产及物资管理系统、财务管理系统固定资产模块、药品管理系统、医用耗材 SPD 供应链管理系统以及资产处置申请流程管理等管理系统都关联起来，实现信息互联互通。最终构建一套包括国有资产计划、购置、安装、验收、合同、使用、维修、调拨、处置、档案等环节的全生命周期信息化管理模式，实现资产购置入库、调入调出、卡片管理、数据查询、耗材的供应、加工、配送等业务流程、资产处置申请的信息化功能，从而通过信息化手段实现医院资产的精准高效管理。

（2）在技术应用层面　需要重点推进以下几项工作：一是建立完善的资产编码体系，参照《医疗卫生机构固定资产分类与代码》国家标准，结合医院实际需求，制定详细的编码规则。特别是要对中医特色设备如煎药机、艾灸仪等制定专属编码，确保各类资产都能被准确识别和管理。二是部署物联网感知设备，在高值医疗设备上安装 RFID 标签或传感器，实时采集设备位置、使用状态等数据。例如，可以在 CT、MRI 等大型设备上安装使用频率传感器，为设备利用率分析提供数据支持。三是开发智能分析功能，基于大数据技术构建资产全生命周期分析模型，包括采购决策支持、使用效率评估、维护成本分析等模块。例如，通过分析同类设备在不同科室的使用数据，可以为设备调配和采购计划提供科学依据。

在实施过程中，要特别注意以下几个关键环节：首先要建立完善的系统运维机制，包括日常监控、故障处理、性能优化等内容，确保系统稳定运行。其次要重视培训，针对不同岗位人员开展针对性的系统操作培训，提高系统的实际使用效果。

通过以上措施的系统实施，不断提升医院资产管理的信息化水平，最终实现资产全生命周期的精准化管理。

7. 结合各类资产特点和难点，开展差异化和精细化管理

医院的资产包括设备、物资、药品等，种类繁多，每类资产都有其独特的

特点和使用需求。因此，可以围绕各类医院资产的特点和管理难点，包括其使用情况、保养状况、价值等，分类制定出科学合理的差异化管理策略，提高管理效率。此部分将在下一章节展开阐述。

二、各类资产的精细化管理措施

尽管医院的资产范围和分类较为广泛，但根据相关统计数据显示，固定资产目前占医院总资产的70%左右，而医疗设备又是固定资产的主要组成部分。此外，药品、医用耗材和库存物资作为流动资产的重要组成部分，占比为40%~60%。信息化软件构成了医院无形资产的主体。从价值分布来看，货币资金、固定资产、药品及医用耗材、库存物资合计占医院总资产的90%以上，这些资产不仅是医院日常运营的基础，更是其发展壮大的关键资源。

因此，如何实现这几类资产的精细化管理，优化资源配置，提升使用效率，是医院资产管理的重点和难点。本章将针对上述几类资产的特点和管理难点，分别探讨差异化、精细化管理的具体措施，为医院资产管理提供切实可行的解决方案。

（一）医院资金的精细化管理

医院资金管理是对资金来源和资金使用进行计划、控制、监督、考核。医院要管好、用活医院资金，充分发挥财务管理职能，使有限资金取得最佳的经济和社会效益。本章将从预算管理、收支流程、风险防控等维度构建系统化的货币资产精细化管理体系。

1.基于"三化"的资金管理具体实践

决策机制规范化：实行党委领导下的院长负责制，党委会对"三重一大"事项（重大决策、重要人事任免、重大项目安排和大额资金使用）行使最终决策权。对单比大额的支出可实行"四级联审"机制（可行性论证→预算委员会专业审核→院长办公会审议→党委会最终决策）。

流程控制精细化：制定《货币资金全流程管理办法》，建立分级授权审批制度，明确划分归口管理科室负责人、分管院领导、总会计师和院长等各层级的审批权限。对于达到规定额度的资金支付事项，需提交院长办公会审议；涉及"三重一大"事项的支出，则必须经党委会集体讨论决议。同时，针对高频、周期性支付项目，可制定年度/季度支付方案，经院长办公会和党委会审议通过后，在方案额度内按授权执行，以提高支付效率。

岗位制衡制度化：严格执行会计不相容职务分离原则，设置支付申请、审批、执行、稽核四个独立岗位，将支付申请、审批、执行和稽核四个关键环节交由不同岗位独立负责。对涉及资金管理的重点岗位实行亲属回避和定期轮岗制度，并专门设立医保结算岗位。例如 L 医院，对每日医疗款项设立"收费组长日常复核—会计稽核二次核查—收入会计最终复核"的三级审核机制，加强对货币资金日常稽查力度，从而实现账实相符、账证相符、账账相符，有效防范资金舞弊和挪用风险。

2. 预算管理动态化与精准化

一是资金的预算管理应建立"规划—编制—执行—评价"的全周期管理机制。采用"零基预算＋滚动预算"相结合的混合模式，每季度根据门诊量波动、住院率变化等业务指标动态调整资金计划。二是重大支出实施专项管理。对单台价值高的医疗设备采购及年度预算超过一定金额的基建项目可设立独立预算科目，实行"项目—进度—资金"三维联动监控。三是，将预算指标科学分解至各临床科室，建立包含百元医疗收入耗材比、设备利用率等指标的考核体系，推行预算执行红黄蓝三级预警机制，对偏差超过目标值的科室要求限期整改。

3. 收支流程标准化与智能化

一是，收入管理方面，构建电子票据全流程管理系统，通过智能对账平台实现医保结算、移动支付等多渠道资金的自动清分与实时归集，确保"当日收入当日入账"。二是，支出管控严格实行"金额 - 事项"双维审批制度和分级授权审批制度。三是，对高频采购事项，推行"年度框架协议＋月度自动结算"模式，可制定方案报院长办公会和党委会决议后执行。同时，建立供应商 ABC 分类管理体系，根据信用评价设置结算账期，既促进供应商主动加强管理，又能有效缓解资金压力。

4. 风险防控立体化与智能化

资金安全管理需构建"技术防控＋流程管控＋人工监督"的多维防御体系。具体实施路径包括：对银行账户实行"1+N"集中管控模式，通过银企直连系统实现每日定时自动资金归集，闲置资金智能转为协定存款；针对移动支付风险，部署基于机器学习算法的智能风控系统，设置单日同一账户超次数缴费、单笔超金额支付等预警规则，并每月自动生成三维资金安全热力图。

尤其要重视和加强对新型支付方式的管控，重点采取以下措施：一是支付流程智能化改造。针对微信、支付宝等移动支付渠道，建立"交易发起—系统校验—人工复核"的三级控制机制，通过智能纠错算法降低系统差错率。二是第三方工具深度整合。将电子票据系统、移动支付平台与智能对账系统有机融合，实现"支付—开票—对账"全流程自动化，减少人工干预环节。三是稽核监督双轨并行。在自助支付模式下构建"系统自动稽核＋人工重点抽查"的双重监督体系，确保每笔异常交易均经过人工复核，提高结算准确率。四是系统融合与风险联控。可通过接口实现财务系统与自助终端、第三方支付平台的无缝对接，交易数据实时同步；将内控节点嵌入收付费全流程，形成闭环式风险管理机制。

5. 资金运营高效化与增值化

提升资金使用效率需要创新管理手段。一是可对闲置资金实施动态分级管理。二是建立病种预交金标准库，根据 DRG 分组信息，通过历史数据分析设定不同病种的差异化预缴比例。三是建立"出院当日结算率"考核机制，通过信息化手段实时监控结算进度，有效降低患者欠费风险。实现资金周转效率与安全性的双重提升。

6. 管理决策数据化与可视化

建设一体化财务信息平台，整合 HIS、HRP 等系统数据，开发资金管理驾驶舱，实时监控现金流、应收应付等关键指标。基于五年历史数据训练资金预测模型，准确预测季节性资金波动。建立供应商信用评分体系，从履约能力、产品质量等 12 个维度实施动态评价，为采购决策提供数据支持。

7. 监督评价常态化与制度化

健全"三位一体"的监督机制：常规审计每季度抽查一定比例的付款凭证，专项审计聚焦单笔超一定金额的大额支出，穿透式审计追踪资金最终使用效率。设定科学的 KPI 考核体系，包括资金周转率、应收账款周转天数、预算执行偏差率等量化指标，将考核结果与科室绩效直接挂钩。

通过上述措施的系统实施，可构建起涵盖预算编制、流程管控、风险防范、效率提升等全环节的货币资产精细化管理体系，为公立中医医院高质量发展提供坚实的资金保障。

8. 医保资金协同管理

医保基金是医院医疗收入的主要来源，结算的周期较长，为提高医保资金管理效率，需建立多部门协同机制，同时应理清各管理部门的职责分工。

（1）财务部门要加强医疗应收款特别是应收医保款的核对管理，建立健全定期对账和结算管理制度，通过绩效考核奖惩机制将责任落实到人，缩短资金结算周期，加快货币资金回笼。

（2）医保和物价管理部门要加大对临床科室、收费部门的培训力度，使其熟悉医保结算制度政策，并严格落实就诊患者医保信息的核对，严厉打击套保支付行为。物价管理部门还要加大对收费项目的监督检查力度，坚决杜绝出现违规收费，尽量避免多收、错收的情况发生，从而提高医保结算基金的支付率，加快医保基金的结算，降低应收医疗款占医疗收入的比率，从而有效缓解资金紧缺的压力。

（二）固定资产的精细化管理

1. 归口分级管理实践

以 L 医院固定资产管理为例。在组织架构方面，该院创新构建了"院级—

归口管理—科级—管理小组"四级联动管理架构。具体实施路径如下。

（1）实行"统一规划、分类管理、分级落实、责任到岗"的运行机制。

（2）建立专业归口管理体系　医疗设备类由设备科统筹管理，信息类硬件由信息中心归口负责，基建及通用设备则由总务科统一监管。

（3）推行"双轨制"科室管理模式　一方面设立科室资产管理小组，实行科主任第一责任人制度；另一方面对高值设备实施"一机一档、专人负责"的精准管理模式。

在运行机制方面，重点采取了以下创新举措。

（1）构建《固定资产管理办法》制度框架，形成"制度规范—职责清单—流程标准—表单模板"四位一体的管理体系。

（2）建立关键业务环节标准化操作指南，涵盖资产验收、入库登记、调拨转移、维护保养等全生命周期管理节点。

（3）实施"年度全面盘点＋专项问题分析＋整改闭环管理"的监督机制，通过动态监控持续提升管理效能。

该模式通过构建清晰的权责体系和规范的管控流程，实现了固定资产管理的精细化、标准化运作。

2. 围绕全生命周期，实施精细化管理

围绕固定资产的全生命周期，针对不同周期实施精细化管理，涵盖从采购预算规划、采购实施、使用管理到报废处置的各个环节。通过科学化、规范化的管理手段，提升资产使用效率，降低运营风险，为医疗服务的提质增效提供坚实保障。

（1）采购预算规划阶段的精细化管理　公立中医医院固定资产采购预算是资源配置的首要环节，其科学性和精准性直接影响后续管理成效。通过建立系统化的预算管理机制，可实现资产配置的最优化。

医院可推行预算项目库管理制度。所有超过规定金额的采购项目必须纳入项目库统一管理，未列入当年预算的项目自动转入下一年度优先考虑。这一机制确保了采购项目的连续性和规划性。

在预算申报环节，临床科室需先完成全面的前期论证工作。以某三甲医院放射科申报 CT 设备为例，申报材料必须包含三个核心部分：一是设备现状分析报告，详细列出现有设备的月均检查量、阳性检出率、故障停机时间等关键运行指标；二是新增需求论证，明确设备必须达到的 128 排探测器、0.35 秒 / 转扫描速度等关键技术参数和功能需求，并提供满足需求的三大主流品牌；三是成本效率预测分析，包括预计工作量、五年期收入成本测算等。资产管理部门联合财务部门、物价科，根据设备折旧、人员配置、耗材消耗、价格收费标准等，编制详细的成本效率分析报告，预测投资回收期。

资产归口管理部门应建立三级审核机制：第一级为必要性审核，通过信息化系统调取全院同类设备的使用数据（如使用率、故障率等），对照《三级公立中医医院基本医疗设备配置标准》进行分级评估；第二级为市场调研，要求至少比对三个主流品牌的产品参数和报价，收集同等级医院近两年的实际采购价格作为参考；第三级为专家评审，由临床专家、工程师等组成评审小组，对技术参数、预算价格等进行集体论证。对于单台价值高的大型设备，必须经过"技术论证＋经济论证"的双重评审，并报采购领导小组审议。

预算决策实行三维评估体系：战略维度重点评估项目与医院学科建设规划的契合度；财务维度由专业团队分析资金保障情况和投资回报率；技术维度由专业人员或委托第三方机构进行评估。所有项目必须按照紧急程度和重要性排序进入项目库，严格执行"无预算不采购"的原则。

预算执行过程实施智能化监管：通过ERP系统实时监控采购进度、资金支付等关键节点；每月自动生成包含预算执行率、偏差分析等内容的专项报告；建立规范的预算调整流程，设置明确的调整条件和审批权限。

该管理模式具有四大优势：一是数据支撑，所有决策基于详实的运营数据；二是流程规范，建立标准化的工作程序；三是专业协同，整合多方技术力量；四是全程可控，实现预算生命周期的闭环管理。这些特点使其成为提升公立中医医院固定资产管理效能的可靠方案。

（2）采购实施阶段的精细化管理

① 建立采购组织决策机制：医院可组建由采购、归口管理、财务、法务等多部门构成的采购领导小组，由该机构履行三重核心职能。其一，实施事前合规性审查，包括对设备技术参数进行需求论证，通过成本效率分析制定招标控制价，建立预算约束机制；其二，开展事中流程监管，重点审查招标文件商务条款的公平性、技术要求的非排他性，以及评标标准的科学性，确保消除倾向性条款；其三，统筹协调，统筹综合采购涉及的各部门意见，对重大采购争议进行专业裁定，维护采购活动的合法性与权威性。

② 优化评标指标体系：采购部门应根据采购标的特征、特点，建立多维评价模型，实现医院优质、高效、价格合理的采购目的。例如：医疗设备类采购，强化供应商和产品资质要求，设置技术性能、售后服务、节能环保、价格因素、配套试剂耗材成本等的权重配比；对市场占有率高的，通用设备设施采购，则强化价格因素，同时兼顾技术性能、产品质量认证、供应保障能力、历史履约评价等指标。

③ 强化制度执行刚性：严格遵循《政府采购法》及院内采购规程，建立"双轨制"管理体系：对达到公开招标限额的固定资产，必须执行政府采购法定程序；对于限额以下、自主采购项目，制定明确的院内采购制度，做到货比三家，优先选择性价比最高的产品，并建立采购台账备查机制。特别要防范化整为零、拆分标的等规避政府采购程序的行为，通过信息化手段实现采购全流程留痕，审计部门定期开展专项稽查，切实防范廉政风险和经济损失。

（3）使用阶段的精细化管理　固定资产的使用阶段是精细化管理的核心环节，涵盖验收、维护、维修、调剂和调动等多个方面。医院可针对各环节制定具体的管理措施。

① 严格验收流程，确保资产质量：医院应建立分级分类的验收制度，实行双部门或多部门验收机制，并根据设备价值和专业特性实施差异化管理，分别设置验收标准和流程。例如：单台价值达50万元以上的设备验收，需财务、审计部门参与；超过100万元的设备由分管院领导主持验收；重大设备或者专业性强的特殊设备，可聘请院外专家参与验收或委托第三方公司验收。验收完成后，所有技术资料、验收报告等应及时归档，由资产管理部门、财务部门和采购部门分别保存，形成完整的资产档案，确保信息的可追溯性。

② 完善信息系统，实现动态监管：资产管理部门需在设备投入使用前，将资产编码、购置日期、类型、名称、使用部门及状态等关键信息录入医院资产管理信息系统。通过信息化手段可实现：实时监控资产使用状态，优先调配闲置资源；自动生成资产台账，确保账实相符；为科室提供资产查询功能，强化使用部门的责任意识。

③ 建立调配机制，优化资源配置：医院可设立固定资产调配中心，对使用率不足的资产实施统一管理。建立院内资产调剂平台，促进资源共享；定期统计分析各科室资产使用情况；对使用率不够饱和的资产，通过集中调剂实现资源优化，减轻运营压力。

④ 实施差异维护，延长资产使用寿命：根据资产的使用频率、账面原值及业务发展需求，制订差异化的养护计划。例如，高精尖医疗设备需定期清洁检修，办公设备可适当延长保养周期，房屋建筑物则需定期检查并及时修复破损。同时，利用信息技术建立电子维护日志，实时记录资产的保养维护历史和使用状态，并动态调整维护计划，确保资产始终处于良好状态。

⑤ 规范调拨程序，加强流程管控：在日常运营中，如遇固定资产的内部转移，相关科室需协商一致后，及时到资产管理部门填写资产调拨单，双方签字确认后方可进行资产转移，确保资产调拨的规范性和可追溯性。

通过以上措施，医院可以在使用阶段实现固定资产的精细化管理，提升资产使用效率，降低运营成本，为医疗服务的持续改进提供有力支持。

（4）报废处置的精细化管理　各科室若遇到无法正常使用的家具、工具或设备，必须向资产管理部门提交报废申请，严禁擅自处理。医院需组织专家对上报的待处置固定资产进行鉴定，确定是否达到报废标准，并明确损坏原因。对于人为损坏的资产，需追究相关责任。申请报废的部门需填写固定资产报废审批表，并提交给资产管理部门。资产管理部门组织财务、使用部门等召开会议，讨论报废资产的处理事宜，并报上级主管部门及财政部门批复。

在国有资产处置过程中，应严格遵循处置流程。规范审批程序，强化审批监督，任何单位和个人未经批准不得擅自处置国有资产，违规行为需严肃追责。

同时，根据资产的实际情况和市场需求，选择合理的处置方式。对于有价值的资产，可以采取出售、转让等方式进行处置；对于无法继续使用的资产，可以采取报废、报损等方式进行处置。

3. 将精细化管理与绩效管理结合

医院应制定一套全面的绩效评估体系，对固定资产的运行状态实施持续监控与评估。对于在工作中能有效防范风险的部门或个人，医院应根据其贡献程度予以相应的奖励；对于因疏忽导致固定资产受损的部门或个人，则应施以相应的惩戒。通过奖惩分明的机制，明确责任划分，确保固定资产的长期使用。此外，医院可利用信息化系统中的报警装置，对固定资产全生命周期的每个环节进行实时追踪。在信息系统中设定绩效目标值，一旦相关指标超出既定目标值，即通过指示灯提醒，以便及时发现并解决问题，调整固定资产全生命周期的各个操作环节，确保资产处于最优运行状态。

4. 合理运用信息技术，实施精细化管理

医院在确保网络信息安全的前提下，应积极搭建数据库资源共享平台，整合现有系统，实现各系统数据的无缝对接。通过信息化管理手段，全面掌握固定资产的分布及使用情况，合理调配资源，及时发现并纠正资产使用不合理现象，确保固定资产的充分利用，提升管理效能。同时，依托信息一体化共享机制，明确资产归口管理单位，重新梳理医院业务流程，优化内部运营机制，将固定资产管理纳入绩效管理体系，利用信息数据定量评价资产管理效能，激发员工参与固定资产管理的积极性。

借助信息技术，医院可实时监控资产动态变化和设备配置情况，确保资产"找得到、用得上、不闲置"，损坏及时维修，闲置资产有效轮转，保障医院业务正常运行，实现资产全流程有效监管。此外，应推进系统集成与共享，将国有资产管理系统、全面预算管理系统、成本管理系统及财务报账系统进行整合，实现数据的统一管理和共享，消除信息孤岛。

在信息安全方面，医院需建立健全信息安全管理体系，涵盖安全策略、安全制度、安全技术和安全运维等方面，确保信息系统的安全性。对敏感数据进行加密存储和传输，并定期备份，保障数据的完整性和可用性，为医院资产管理和运营提供坚实的信息化支撑。

（三）库存资产精细化管理的工作思路

医院库存资产包括药品、卫生耗材、后勤物资等，这些物资种类繁多、数量大、属性复杂。所以，加强这部分物资管理，对提高医院成本核算精准度至关重要。具体可从以下几个方面实施。

1. 实施分类分级管理

（1）建立多维管理制度　在物资管理制度建设方面形成了系统化的管理框

架。以《医院物资管理办法》作为总领性文件，配套制定三大类专项管理制度。包括：药品管理制度体系，《药品采购管理办法》《药品储存管理规定》《特殊药品管理制度》等 5 项子制度；医用耗材制度体系，涵盖《高值耗材管理办法》《耗材溯源管理制度》《耗材使用评价制度》等 4 项制度；后勤物资制度体系，包括《后勤物资采购规范》《应急物资储备方案》等 3 项制度。这些制度全面规范了从供应商准入、采购审批、验收入库、领用发放到使用评价的全流程管理要求，形成了完整的制度闭环。

（2）实行分级精细化管理　由于此类资产种类繁多，库存及使用管理复杂。因此，医院应实施分级管理，即设立一级库、二级库并实行动态管理。

① 一级库实行"集中管控"模式，采用扫描实现库存转库，严格把守验收、存储、配送三关口。

② 二级库（药房、耗材库）推行"申领补给"机制，根据临床科室做计划申领，归口管理科室采购发放。

③ 临床科室则实施"定数管理"，建立"谁使用、谁负责"的终端责任制。

（3）按照物资类别实行差异化管理　每种物资的性质不同，使用情况和管理要求也不同，医院可以分别制定不同管控措施，从而达到物资精细化管理的目的。

① 药品：应用供应链全周期管理理念，实施"西药 - 中药"双轨制全周期管控体系。西药管理依托信息化系统实现"批号可追溯 - 效期智能预警 - 库存自动补货"的闭环管理；中药管理细分饮片与颗粒剂实施差异化管控。其中，饮片建立"道地采购 - 智能仓储 - 精准煎煮"全流程质量监控体系，重点解决损耗问题；颗粒剂实行"标准化存储 - 智能配送"管理模式。同时，通过构建供应商动态评估、质量双向追溯等机制，形成"计划 - 执行 - 监控 - 优化"的管理闭环，实现药品供应链质量与效率的双提升。

② 卫生耗材：实施"收费属性 + 价值维度"双重分类，对高值耗材实行"一物一码"追溯管理。

③ 库存物资：仅配备短期周转基本物资，其他物资则实行"零库存"管理。

2. 推行智能闭环管理

（1）建立三级联动机制　一级库房部署 SPD 智能供应链系统，基于库存阈值设置和消耗数据分析，实现物资自动补货和智能调配，提升库存周转率；二级库采用"申请发放"和"消耗后结算"模式，普通物资由科室线上申请，采购后发放。高值耗材则通过与 HIS 系统对接，实现医嘱执行与库存核减的实时联动，确保账实相符；使用端实行"定数包管理"和移动终端扫码确认两种方式，进一步细化管理。

（2）实施动态管控　药品按"效期阶梯"分类存放，近效期药品自动预警；对高值耗材实行"术式套包"管理，术前预约、术中扫码、术后核销；冷链物资配备物联网温控设备，实现 24 小时环境监测。

（3）优化管理流程　建立"采购 - 仓储 - 临床"三方协同平台，实现需求智能预测；推行"月度循环盘点 + 季度全面审计"的监督机制。

3. 扩大物资管理信息化范围

结合医院实际情况设置药品、卫生材料、试剂二级库管理系统，运用计算机网络化管理优势，全面使用自动识别（条形码）技术，将物资库存管理统一到一个管理平台，实现物资从申请、采购、入库、转库、使用、收费到成本核算的全过程追踪以及重要物资使用追溯性管理，确保物资成本核算从"以领代支"到"实耗实销"的转变。便于管理者根据医院实际运营情况制定切实可行的管理措施，使医院物资利用更加充分，库存数量最小、占用资金最少，实现物资管理与财务成本管理的一体化。

4. 推动医院各信息系统之间的无缝对接

根据医院目前管理方法和实践经验，笔者认为必须加快物资管理信息化建设速度，将物资管理信息系统与 HIS、PACS、LIS 等信息系统无缝对接，突破信息孤岛，实现医护医嘱与物资消耗一对一联系以及信息系统之间的信息共享，提高系统应用的整体功效及数据共享程度和数据的准确性、及时性。同时，物资的采购、入库、领用等通过自动凭证功能生成财务成本凭证，实现相关成本自动计入对应科室，各个关联系统自动对账、自动平衡，方便完成医疗服务项目、病种成本精准核算，从根本上解决物资管理无序的现状，实现财务成本与业务一体化运行。

5. 完善编码体系，规范应用条码

第一，通过全面应用条码技术，配合自动识别技术、EDI 等现代技术手段，对药品、卫生材料、试剂等全部产品使用国家管理部门批准的企业产品唯一的标识码条码，将规范的条码及相关产品信息一次性维护进物资管理系统，入库及出库均使用扫码管理，有效监控库房物资的到货检验、入库、领用、调拨、使用、收费、货物移库移位、库存盘点、物品的批次、保质期等各个作业环节，实现特殊材料的专人专库管理，确保医院管理层及时准确掌握库存物资的真实数据。第二，应用自动录入和快速处理等功能，保证同一品牌、同一规格的物资编码在物资管理系统中的唯一性，节约信息资源，减少物资管理中人为操作失误造成的损失，减轻工作人员负担。第三，实现物资管理数据自动化采集，实时分析，制定有针对性的管理措施，对物资采购计划的制定、入出库管理、流向全程跟踪，供应服务、质量管理、档案管理、行政管理以及财务管理各个环节全程控制，实现物资精细化管理，确保医院的财力、物力在可持续发展中发挥最大作用。

6. 建立矩阵式监督管理机制，跟踪问效

建立多部门、矩阵式的监管机制，并实行跟踪问效。医疗科室作为使用单

位首先要搞好需求与计划管理，严格控制采购申请，减少损失浪费；资产管理部门要严把经费预算与采购计划审批关，坚决压减超标准、超财力、超计划的预算项目与采购申请，加强预算执行的绩效考核；采购机构要落实政府采购制度，严格按照采购预算与物资需求执行采购，降低采购风险；财务部门要加强会计核算与财务监督，把好预算审核与采购物资结算报销关口，严肃财经纪律，预防资金损失与资产流失；审计部门要全程审计，加强经济监督，配合财务等部门加强财经监管，防范经济案件发生。为防范违法乱纪事件发生，纪检监察部门也要参与其中，查明情况，处理问题。

（四）无形资产精细化管理思路及方法

1. 实行分级管理、分级核算

医院无形资产应按照分级核算、分级管理的要求进行账务管理和业务管理。

明确财务部门负责全院表内无形资产的价值管理（成本模式），建立无形资产总账和一级明细分类账，设立资产管理会计岗位。同时，指定信息中心为无形资产的管理部门，负责全院无形资产的管理。信息中心建立无形资产二级明细分类账，指定专人负责办理无形资产验收、编码、调拨、报废等手续，建立和登记无形资产卡片，进行配置、使用、盘点、处置等全生命周期的业务管理，建立归口无形资产的信息档案，定期与资产管理会计核对无形资产二级明细分类账，确保账账相符；各使用部门负责对其使用的无形资产实施日常管理，建立无形资产台账，维护无形资产的安全完整，并定期与资产归口管理部门核对。

2. 实施全周期信息管理

医院从无形资产的增加、使用和退出三个环节入手，实施全生命周期的信息管理。具体如下。

（1）增加环节 反映无形资产形成的资料，如外购资产的采购合同、发票，自创资产的研发记录等；与无形资产权利相关的法律权属资料，如专利证书、权利要求书等；体现无形资产服务潜力或经济利益的资料。

（2）使用环节 体现无形资产带来效能的资料，如专有技术应用记录；反映无形资产寿命的资料，包括法定寿命（如专利权保护期限）和使用寿命（技术转化后的使用时间）。

（3）退出环节 反映退出方式的资料，如超过法律期限或产权交易的相关材料；体现无形资产无法带来使用价值的资料，如技术鉴定意见、市场需求变化等。

3. 推动全面、全生命周期、全流程管理

（1）产生环节管理 无形资产的产生主要包括外购和自行研发两种形式，实施分类管理。

① 外购无形资产管理流程：严格执行"六步法"管理流程，即申请→调研→审批→预算→采购→实施。以L医院申购"药学审方系统"（预算100万元）为例。

a. 药学部提交采购申请及可行性论证报告。

b. 信息中心开展市场调研，编制包含功能需求、技术参数和预算建议的调研报告。

c. 组织专家委员会论证并形成专家意见。

d. 预算委员会审议通过后纳入年度预算（未通过项目转入下年度优先审议）。

e. 提交院长办公会和党委会审议，经职工代表大会表决通过。

f. 采购部门依据批复预算编制招标文件，经采购领导小组审核后执行政府采购程序。

g. 完成合同签订和系统部署实施。

② 自行研发无形资产管理办法：针对专利、专有技术、著作权等职务发明。

a. 建立研发项目申报制度，明确知识产权归属。

b. 完善研发过程文档管理，确保实验数据、研发记录的完整性和可追溯性。

c. 由医院无形资产管理部门统一负责专利申请、软件著作权登记等权属管理工作。

d. 建立研发成果转化激励机制。

（2）使用过程管理

① 验收入库：由归口管理部门牵头，组织使用部门、技术专家组成验收小组，依据合同条款逐项验收，形成书面验收报告。单项价值50万元以上的项目，须由财务、审计部门参与验收或由分管院领导主持验收。

② 台账管理：参照固定资产管理模式，建立无形资产电子台账，详细记录资产名称、价值、使用部门、责任人等关键信息，实现全生命周期追溯。

③ 日常维护

a. 知识产权类：建立年费缴纳提醒机制，设置专人负责专利、商标等权属维护。

b. 系统软件类：制定定期升级维护计划，确保系统持续可用。

c. 每年开展无形资产全面清查，及时处理闲置或失效的无形资产。

④ 权属变更：建立规范的资产转移、处置登记制度，确保台账信息实时更新。

（3）数据资产管理　医院数据资产作为新型无形资产，主要包括：诊疗数据（门诊量、住院量等）、临床数据（检查结果、用药记录等）、运营数据（成本、收益等）。管理要求如下。

① 明确管理责任：信息中心负责数据采集存储，各业务科室负责数据产生和维护，科研部门负责数据开发利用。

② 规范管理流程：数据采集需获得患者知情同意；存储、传输符合网络安

全等级保护要求；使用前必须进行脱敏处理；转让或投资需经技术评估、合法性审查，并报院领导班子审批。

③ 价值评估：定期开展数据资产价值评估，探索数据资产资本化路径。

（4）退出管理 建立规范的资产退出机制。

① 报废条件：技术落后无法使用、维护成本超过重置成本 50%、不符合现行法规要求等。

② 审批程序：使用部门申请→技术鉴定→财务评估→院领导审批→上级主管部门备案（重大资产处置）。

③ 处置方式：公开转让、捐赠或报废销毁，确保处置过程合法合规。

4. 关注技术升级与风险防控

在医疗行业无形资产管理的实践中，技术迭代与风险管控是确保资产保值增值的核心要素。为此，医院可建立以下保障机制。

（1）技术创新与价值维护体系 建立动态评估机制，定期对专利技术、科研成果等核心资产开展技术先进性评估，重点关注临床适用性和创新性指标；优化技术更新路径，制定科学的技术淘汰标准，建立包含技术评估、替代方案论证、平稳过渡在内的完整更新流程；强化外购技术管理。构建包含技术前瞻性评估、临床适用性分析、升级迭代路线规划在内的全周期管理体系。

（2）全方位风险防控体系 例如，保密管理机制：实施"核心-重要-一般"三级保密分类，建立电子化权限管理系统，实现接触记录可追溯，配备专门的保密管理人员，负责日常监督。侵权应对机制：制定标准化的侵权证据收集流程，建立快速响应机制，完善法律维权渠道，包括行政投诉、司法诉讼等。

（3）建立内部审计机制 将无形资产管理纳入年度审计重点，开展专项审计，对审计发现问题整改跟踪，从而不断完善无形资产管理。

第四节 管理案例

◆ 案例一 ◆

医院固定资产精细化管理的实践与思考
——以 L 中医医院为例

一、背景和医院国有资产管理基本情况

资产是医院经营发展的基本保障以及物质基础，对于保障医院社会公益服务功能以及经济效率目标的实现具有重要作用。近年来，国家出台了一系列政

策法规，对医院国有资产管理提出了更高要求。2017年，国务院办公厅发布《关于建立现代医院管理制度的指导意见》，强调健全财务资产管理制度，提高资金资产使用效率；2019年，十三届全国人大常委会第十四次会议审议了国务院《关于加强国有资产管理情况的报告》；2021年，《行政事业性国有资产管理条例》（国务院令第738号）正式实施；2022年，财政部印发《关于加强行政事业单位固定资产管理的通知》。这些法规和文件的相继出台，标志着医院国有资产管理进入了更加规范和严格的新阶段。健全医院国有资产管理体制，加强国有资产管理与监督，提升国有资产管理规范化水平，已成为医院管理的重中之重。

截至2023年5月，L中医院总资产211232万元。其中，流动资产70055万元，非流动资产141178万元（净值）。医院固定资产总量为1867台（项），原值170680万元，净值113750万元，占医院总资产的53.85%（图7-1）。

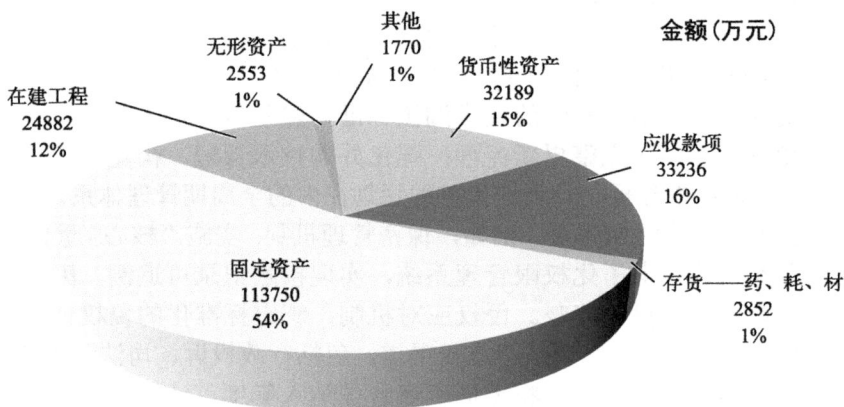

图7-1 L中医院总资产构成

面对如此庞大的固定资产规模，如何实现高效管理、合理使用并提升资产利用效率，成为医院管理能力的重要考验。

二、调研过程及治理行动的开展

为健全医院国有资产管理体制，加强国有资产管理与监督，L中医院决定从细节入手，在全院范围内开展资产情况调研及专项治理行动，狠抓制度建设和流程管理，从管理中发现问题并解决问题，逐步提升医院的资产管理水平。

医院成立了资产管理小组，由党委书记、院长担任组长，总会计师担任副组长。小组多次组织设备科、总务科、信息中心、财务科等相关资产管理科室召开专题会议，听取各部门工作汇报，全面梳理各类资产管理问题，并集中讨论解决方案。在此基础上，医院开展了全面的固定资产清查工作，为后续的资产精细化管理奠定了坚实基础。

三、发现固定资产管理中存在的问题和不足

在本次资产全面清查中，发现医院固定资产的管理存在以下问题。

1. 固定资产内部控制体系需要更新和健全

尽管医院已经建立了一定的内部控制制度，但随着资产规模的扩大和管理要求的提高，现有体系在覆盖范围、执行力度和信息化支持等方面暴露出诸多问题，亟需更新和健全。首先，制度覆盖不全且流程不够细化。尽管医院已建立相关管理制度，但部分覆盖不全、内容不够详尽、流程不够细化。例如，在资产调拨、报废处置等环节缺乏明确的操作规范，导致实际执行中存在随意性和不规范现象。再则，近年来国家和上级管理部门对固定资产的管理陆续出台了新指导文件，而部分制度未能及时更新，无法适应财政部门预算采购管理的新要求。

其次，执行力度不足，监督机制薄弱。虽然制定了管理制度，但部分科室和人员在实际操作中未能严格执行。例如，资产盘点工作流于形式，账实不符问题突出；资产处置环节缺乏专业鉴定和规范流程，导致部分仍有使用价值的资产被过早报废。同时，监督机制不健全，未能对资产使用效率进行有效评估和跟踪。

2. 资产管理与预算管理衔接不够

根据规定，医院所有资金均纳入了政府采购范畴，包括固定资产、软件、物资、维修维保、外聘人员、各项服务等业务事项，均需要按规定开展资产采购的部门预算编制工作。医院各归口科室面对财政部门预算采购管理的新变化，在管理观念上未及时转变，导致资产管理与预算管理统筹协调的基础不够扎实，暴露出采购计划工作启动较晚、政策不熟悉、绩效评价管理工作不完善、经验不足等问题。

3. 固定资产管理职责不够明晰，盘点有疏漏

固定资产管理职责有待进一步明晰，机制有待理顺。清查工作发现，归口管理科室均不参与医院所属社区中心的盘点工作，总务科不监管社区资产处置管理工作，未能完全落实全院资产管理协同的要求；资产盘点存在疏漏，没有对照检查房屋建筑物的产权证、资产账及卡片，导致信息错漏。

4. 固定资产日常管理还不够规范

日常管理不够规范，制度执行不到位。归口科室存在资产入库管理、卡片建立、资产标签管理不规范，盘点工作不细致、不及时，未及时办理资产处置，未严格按照资产管理制度执行、监督不到位等问题；使用科室存在资产调拨、报废手续及流程不规范、对资产管理不够重视等问题，给资产盘点、追踪查找、后续管理带来较大困难；此外，设备维修维护缺乏前瞻性和计划性，部分设备使用率未达预期。

5. 资产管理信息化建设需持续改进

资产管理系统实施与需求功能不一致，未能实现医院相关信息系统模块关联、物流管理、供应链协同、移动 APP、统一标准要求、计划申请、盘点、各类分析等功能。一是由于固定资产系统目前未实现扫码盘点功能，导致盘点效率低且容易出错；二是由于资产信息系统与其他系统不互通，信息功能利用不足；三是未组织开展全院各科室的操作培训等，导致临床科室对资产管理、查询、调拨功能等不知晓、不熟悉，未能充分发挥系统管理的作用。

6. 资产监督机制需要完善

监督制度需持续完善，资产管理要求不断提高，但人员配备不足。一是仅重视固定资产的购进管控，对后续有效使用的监督不足，如房屋、设备是否存在闲置问题；二是缺乏对资产使用效率的监督和分析，如采购项目能否达到预期工作目标、绩效目标评价等。

四、分析问题形成的原因

1. 资产管理意识淡薄、观念转变不及时

一是科室责任人和资产管理员对资产的相关制度要求不熟悉，在实际工作中仍有"想当然""一直以来"的陈旧管理思维；二是财政部门预算采购管理出现新变化，但医院各归口科室在管理观念上均未能进行及时转变；三是资产管理部门的管理思路仍停留在传统管理模式上，缺乏全生命周期管理理念，未能将固定资产从预算、采购、使用、维护到报废处置的全过程纳入系统化、精细化的管理体系，未能针对各个阶段的风险点细化管理措施，管理方式比较粗放。

2. 信息化建设有待优化

医院内部各资产系统模块处在"孤岛"状态，入库、出库、调拨、处置、盘点等工作还需要人工完成系统与系统之间的处理、核对，导致工作量大、效率低、准确性差，使用不便利且加大了管理难度；信息技术未达到医院运营管理要求，如资产效率分析、资产分布状况、使用情况等分析未能实现。

资产系统部分功能未能上线实施，导致临床科室对资产系统的使用不知晓、不熟悉，不知如何实时查询科室在用资产情况，无法实时关注、追踪本部门资产的变动。资产归口管理科室也因系统管理不完善，多个系统之间无接口，耗时耗力于多个系统之间的重复工作，缺乏精力关注管理工作。

3. 固定资产管理专业人员紧缺

医院作为集医疗、科研、教学为一体的综合性大型医疗机构，学科种类繁多，需求差异显著，导致固定资产的用途、种类、型号和规格千差万别。同时，固定资产管理涉及范围广、流程复杂，对管理人员的专业能力要求较高。然而，目前医院固定资产管理面临专业人员紧缺的问题，主要体现在以下几个方面。

（1）临床科室资产管理员专业性不足　在临床科室，资产管理员多由护士长兼任。由于护士长日常医疗任务繁重，且对医疗设备的专业知识有限，即使有心管理，也往往无从下手，导致资产管理效率低下。

（2）资产管理部门人员流动性大　资产管理部门近年来人员流动性较高，且整体呈现年轻化趋势，经验丰富的管理人员相对不足，存在"青黄不接"的现象。年轻员工虽然学习能力强，但缺乏实践经验，难以快速胜任复杂的资产管理工作。

4. 监督机制不够完善，管理考核不到位

公立中医院资产管理难度较大是行业共性问题，监督管理也是保障资产规范管理的重要环节。重执行、轻监督，各种内外部环境改变导致的问题未及时发现，资产管理考核和激励不到位，不能形成有效闭环管理。

五、固定资产精细化管理方案和过程

（一）完善固定资产管理组织架构，明确部门职责

医院建立了"院—管理部门—科—组"的四级管理组织架构，按照"统一领导、归口管理、分级负责、责任到人"的管理原则，由固定资产归口管理部门和使用科室各司其职，共同保障资产的完整与有效利用。

医院对固定资产实行归口管理。总务科负责房屋及构筑物、通用设备（不含信息类设备）、家具、用具、装具及植物的管理；设备科负责医疗专用设备的管理；信息中心负责通用设备（信息类设备）、图书的管理。归口管理部门职责包括：统一规划固定资产的资源配置，提高固定资产的使用效率，做好大型设备购置可行性分析报告的审核工作；建立完整的固定资产档案，负责资产的权证办理，组织资产采购论证，资产安装调试及验收、出入库、调剂及调拨、维修维护及检测、清查盘点、报损报废及处置等相关工作；负责固定资产分类统计，建立设备仪器技术档案和运转日志，健全实物明细账、卡管理，确保账实相符；监督、检查各使用部门的固定资产管理工作；根据使用部门申请，组织固定资产处置的技术鉴定，提出处理意见，会同使用科室编报有关资产的变动情况；对归属本部门管理的固定资产进行清查、维护、统计等工作；针对工作中涉及固定资产验收登记、核算入库、领用移交、维修保管等重点环节进行查缺补漏，明确操作流程，确保流程清晰、管理规范、责任可查；负责审核提交固定资产报废申请单，并做好相关记录备查工作。

各使用部门负责本部门的固定资产管理工作，科主任是部门资产管理第一责任人，指定固定资产管理员专门负责科室固定资产管理工作。使用部门职责包括：贯彻执行医院有关固定资产管理的规定，对本部门使用的资产负有妥善保管、合理使用的责任。资产管理员有权限在固定资产管理系统中查看本部门的所有固定资产资料，对本部门资产的增、减、调拨进行统一管理，资产管理

员应定期对本部门固定资产账、实物进行核对，开展资产清查、登记、统计报告及日常监督检查工作，及时登记和填报设备使用数据。申报本部门固定资产购建计划，参与本部门资产的可行性论证及招标、采购、验收，并按照"谁使用、谁负责"的原则，指定专人管理，做好设备使用、维修、保养、故障等情况记录。做好清理盘点工作，做到定期清点实物，账（卡）实相符。提出固定资产处置意见及申请。对固定资产临时外借的情况，科室做好相关登记工作，借入、借出科室双方签字确认，并及时督促归还。接受归口管理部门的监督、检查和指导。

财务科负责对全院固定资产的财务监督和会计核算工作，设立专职固定资产管理会计。主要职责包括：贯彻执行国家有关固定资产管理的法律、法规、政策，建立健全医院固定资产管理制度。针对固定资产清查盘点、出租出借、对外投资、回收处置、绩效管理等重点环节进行查缺补漏，明确操作流程，确保流程清晰、管理规范、责任可查；负责医院固定资产的财务监督和会计核算工作，设置固定资产总分类账，确保固定资产总账与实物账相一致；协助设备科、总务科、信息中心做好固定资产实物管理工作，加强对实物管理的监督与控制；会同相关部门对有关的资产处置情况进行上报，并根据上级部门审核结果进行账务处理。

（二）健全固定资产内部控制制度

医院建立了较完善的内部控制管理体系，重点建立完善预算业务管理、收支业务管理、政府采购业务管理、资产管理、建设项目管理及合同管理在内的六大经济业务领域制度和流程体系，贯穿医院资产购置、调入调出、使用收益、维保维修、清查盘点、处置报废、监督管理等全生命周期。

同时，制定了《固定资产管理办法》《国有资产处置管理办法》《财产清查管理制度》《柳州市中医医院接受公益事业捐赠管理办法》《医疗设备管理制度》《固定资产盘点流程及制度》《资产清查核实流程及制度》《医疗设备固定资产调拨制度》《提高医疗仪器设备使用率的规定》《计算机设备报废制度》等具体制度和流程，实现了资产管理流程的全覆盖。

（三）提高认识，全员参与资产管理

该院首先从院领导开始统一认识，更新观念，切实提高对资产管理工作的重视度，严格摒除"家大业大浪费一点没有啥"的错误思想，彻底改变重购置轻管理、重现金轻实物的老观念，通过开展培训、大会宣传、任务布置、责任落实，来影响和改变职工的意识。同时，资产管理部门进入临床一线，一方面协助他们处理问题，另一方面进行实地教育和培训，从护士长入手，以点带面，使广大医务人员切实认识到资产管理的重要性和必要性，让"强化资产管理—提高资产使用效率—提升医院经济效率—促进医院发展"的理念深入人心。增强每位职工的主人翁意识，做到全员参与，共同努力，把资产管好、用好。

（四）抓两头管中间，切实杜绝浪费

在资产管理过程中，浪费主要出现在资产管理过程的两头，即申领和处置这两个环节。

一些科室申请资产购置时具有盲目性，一味追求"高大上"，没有进行严谨的可行性论证和效率分析。有的科室单方面追求小而全，一些设备明知本科室使用频率不高，为了减少借用的麻烦，干脆自己购置一台，用时方便。因此医院制定了《设备申请流程》和《设备申购参数论证流程》（图 7-2、图 7-3、图 7-4），由固定资产需求部门在提出购置申请时，同时提交可行性论证报告，归口管理部门要对设备购置的可行性、有效性等方面进行充分调研和专项讨论论证，进行事前控制。

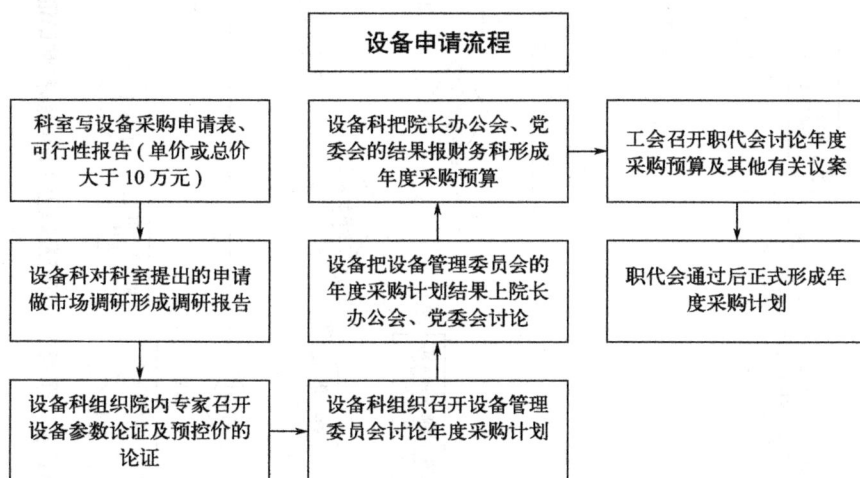

图 7-2　L 中医院设备申购流程图

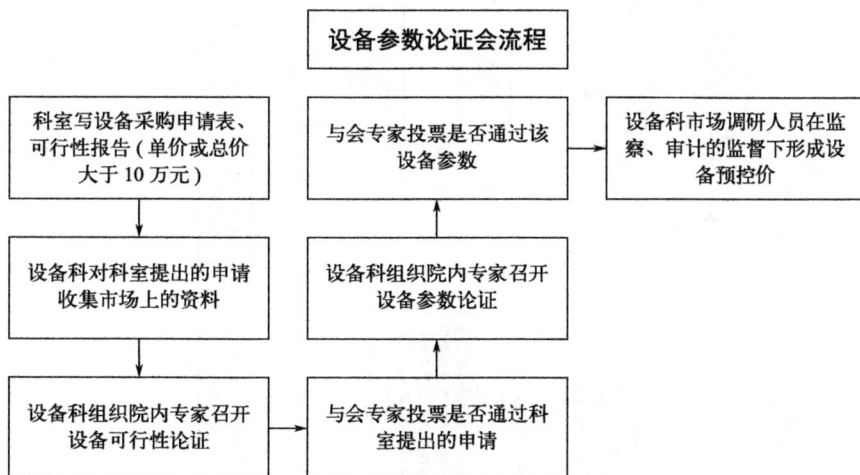

图 7-3　L 中医院设备申购参数论证流程

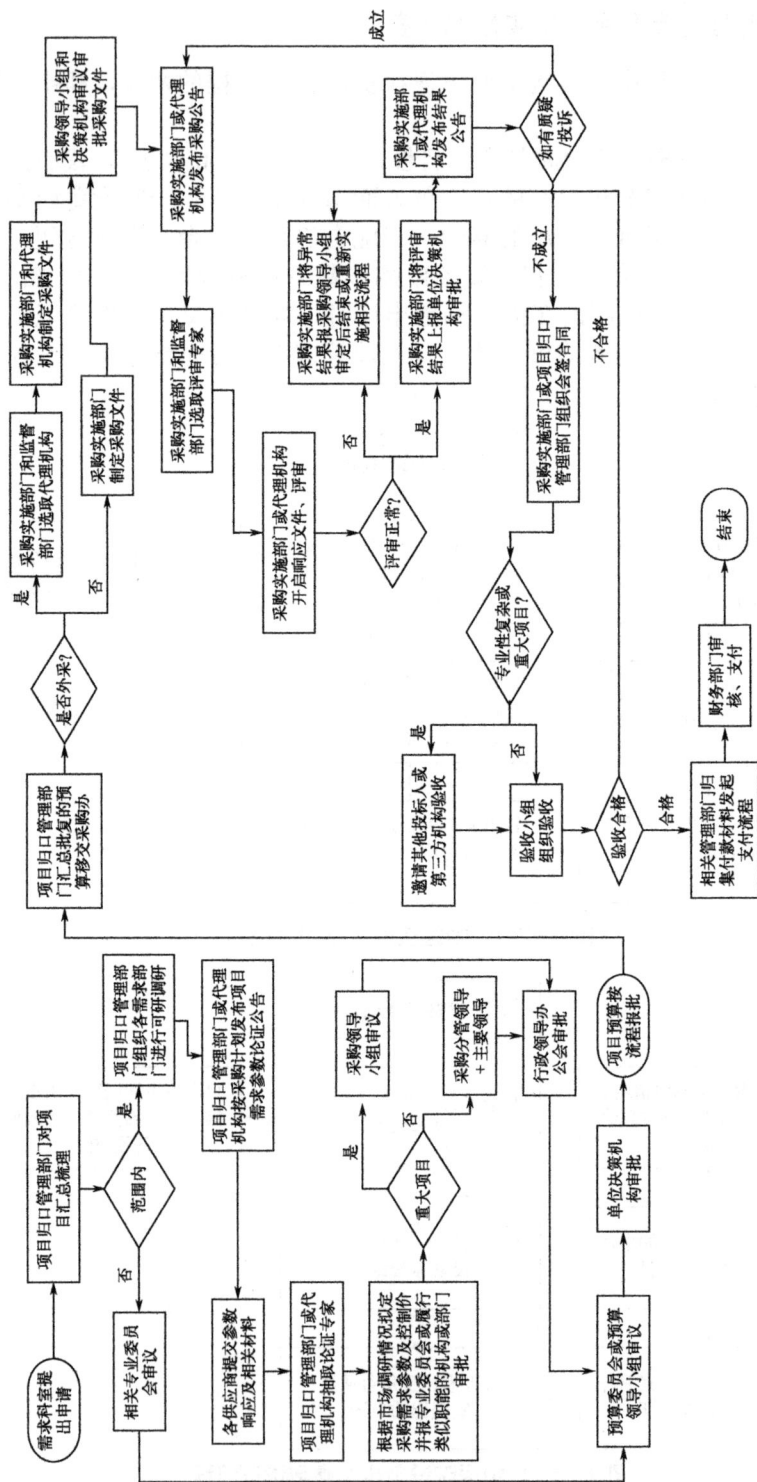

图7-4　L中医院重要设备（预算50万元及以上）的申购参数论证流程

- 需求科室提出申请
- 项目归口管理部门对项目汇总梳理
- 相关专业委员会审
- 范围内
- 项目归口管理部门组织各需求科室进行可研调研
- 项目归口管理部门或代理机构按采购计划发布项目需求参数论证公告
- 各供应商提交参数响应及相关材料
- 项目归口管理部门或代理机构根据情况拟定论证专家
- 根据市场调研情况拟定采购需求参数及控制价并报专业委员会或相关职能的机构部门审批
- 重大项目
- 采购领导小组审议
- 采购分管领导＋主要领导
- 行政领导办公会审议
- 项目预算流程按批
- 单位决策机构审批
- 预算委员会或预算领导小组审议
- 项目归口管理部门汇总批复的预算移交采购办
- 是否外采?
- 采购实施部门选取代理机构
- 采购实施部门和代理机构制定采购文件
- 采购实施部门和监督机构
- 采购实施部门制定采购文件
- 采购领导小组和决策机构审议批采购文件
- 采购实施部门或代理机构发布采购公告
- 采购实施部门选取评审专家
- 采购实施部门或代理机构开启响应文件、评审
- 评审正常?
- 采购实施部门将异常结果报采购领导小组审定后结束或重新实施相关流程
- 采购实施部门将评审结果上报单位决策机构审批
- 采购实施部门或代理机构发布结果公告
- 如有质疑、投诉
- 成立
- 不成立
- 采购实施部门或项目归口管理部门组织会签合同
- 专业性复杂或重大项目?
- 邀请其他投标人或第三方机构验收
- 验收小组组织验收
- 验收合格
- 相关管理部门归口集中对款材料发起支付流程
- 财务部门审核、支付
- 结束
- 合格
- 不合格

在资产处置环节容易出现三大类问题：一是资产报废时不按规定要求报批，不组织专业人员鉴定，不回收可利用零配件，没有相应的约束机制。二是移交不规范，造成流失。三是捐赠后不及时办理手续。医院专门出台了《资产处置管理制度和捐赠管理规定》，对报废、移交和捐赠作出明确规定，避免资产流失。

在资产使用的中间环节，特别是在公用医疗设备的使用上，科室的责任意识不强，只管使用、不管维护，造成机器损耗率过大，维护成本增高，给医院的资产管理和经济效率带来不良影响。因此医院要求科室指定专人负责本科室固定资产的管理和维护工作，维护费作为扣减项直接计入科室绩效中，与奖金挂钩。同时要求在医院组织的全院资产清查以外，科室还要定期做好本科室资产的清查盘点工作，经常与设备科进行核对，保证资产的真实、完整。

（五）与其他管理措施，相结合、协同

1. 运用预算管理工具优化资产配置

在预算编报前严格审核把关，从源头上促进科学合理配置资源和提高资金使用效率，完善绩效评价管理。各使用科室在年底结合业务发展需要，提出新增资产配置申请计划前，应开展市场调研、提供可行性论证（图7-5）。归口管理科室应调研核实，根据资产的市场参考价值或其他医院同类资产的采购价格以及现有同类资产使用情况等多个方面，初步审核使用科室递交的申请报告并出具审核意见。预算管理委员会根据医院战略目标、实际运营状况以及三级公立中医医院绩效考核等相关指标，对资产归口管理部门提交的年度采购计划进行审批。对重大采购与投资预算聘请院外专家参与评审，或者由公正客观的第三方评估机构组织论证。且经院党委会，必要时报职代会通过后方可纳入预算，编制当年的投资预算，报上级部门审批后再执行采购计划（图7-6）。

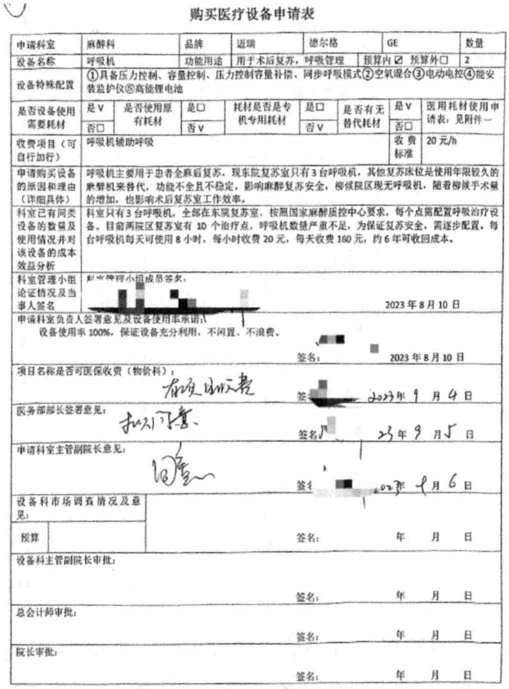

图 7-5　临床科室提出申请

流程编号	YSGL01.02	流程类别	预算管理	流程名称	政府采购预算编审流程
流程主责部门	业务科室/归口管理科室	流程主责岗位	经办岗	流程版本	V2.0

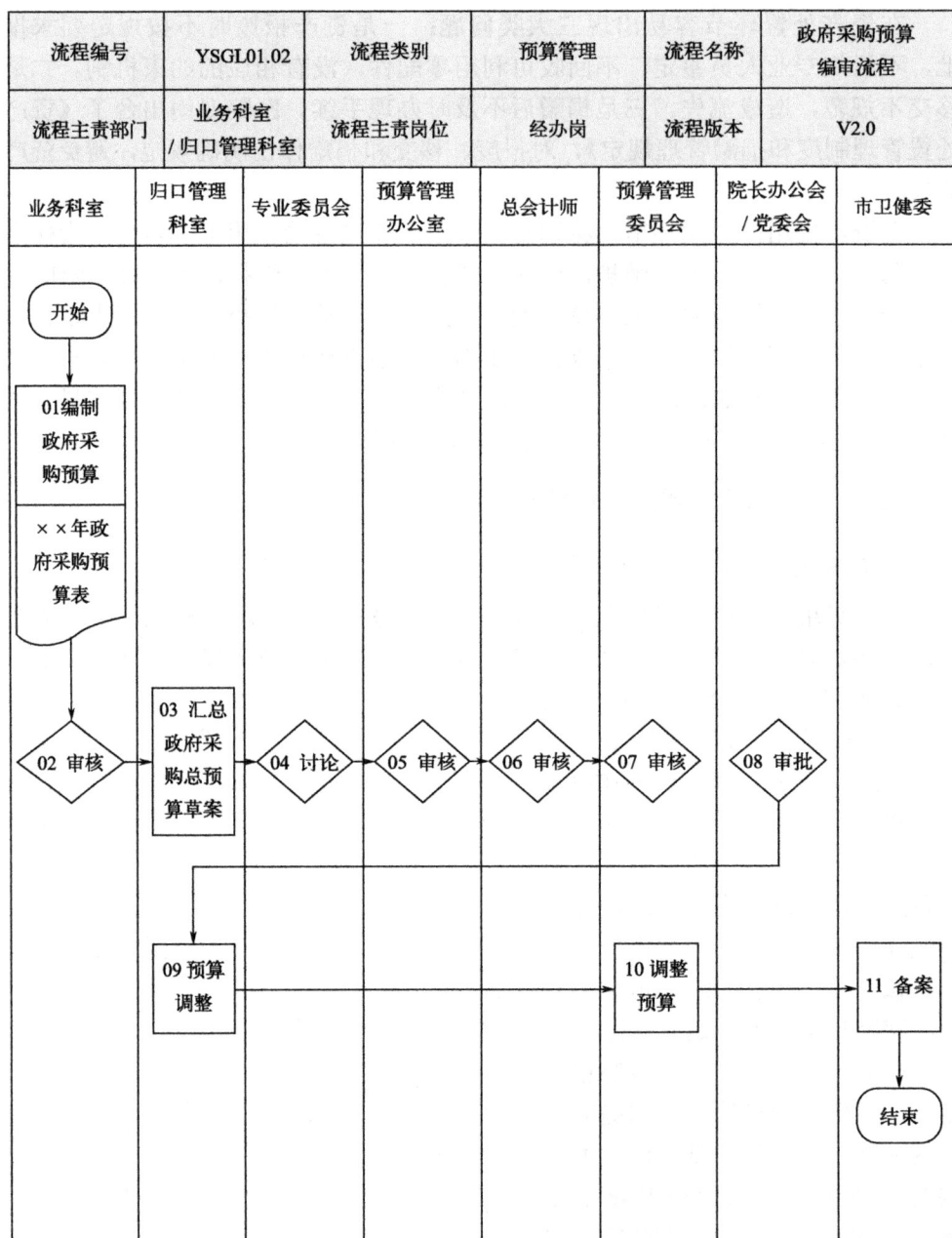

图 7-6　按流程申报政府采购预算

预算执行过程中，如遇需要调整和追加预算，严格按流程申请和审批后方可执行（图 7-7、图 7-8）。财务科按季度做好预算执行情况分析并下发，督促资产归口管理部门不断优化医院资产配置结构。

流程编号	YSGL01.04.01	流程类别	预算管理	流程名称	部门预算调整流程
流程主责部门	预算管理办公室	流程主责岗位	预算管理岗	流程版本	V2.0

	预算管理办公室	总会计师	预算管理委员会
预算调整申请	开始 → 01 自行评估 → 02 编制预算调整草案 → 预算调整草案		
审核审批	03 审核 →	04 审核 →	05 审议
下达执行	07 解预算调整数 → 08 备案 → 结束		06 下达预算调整数

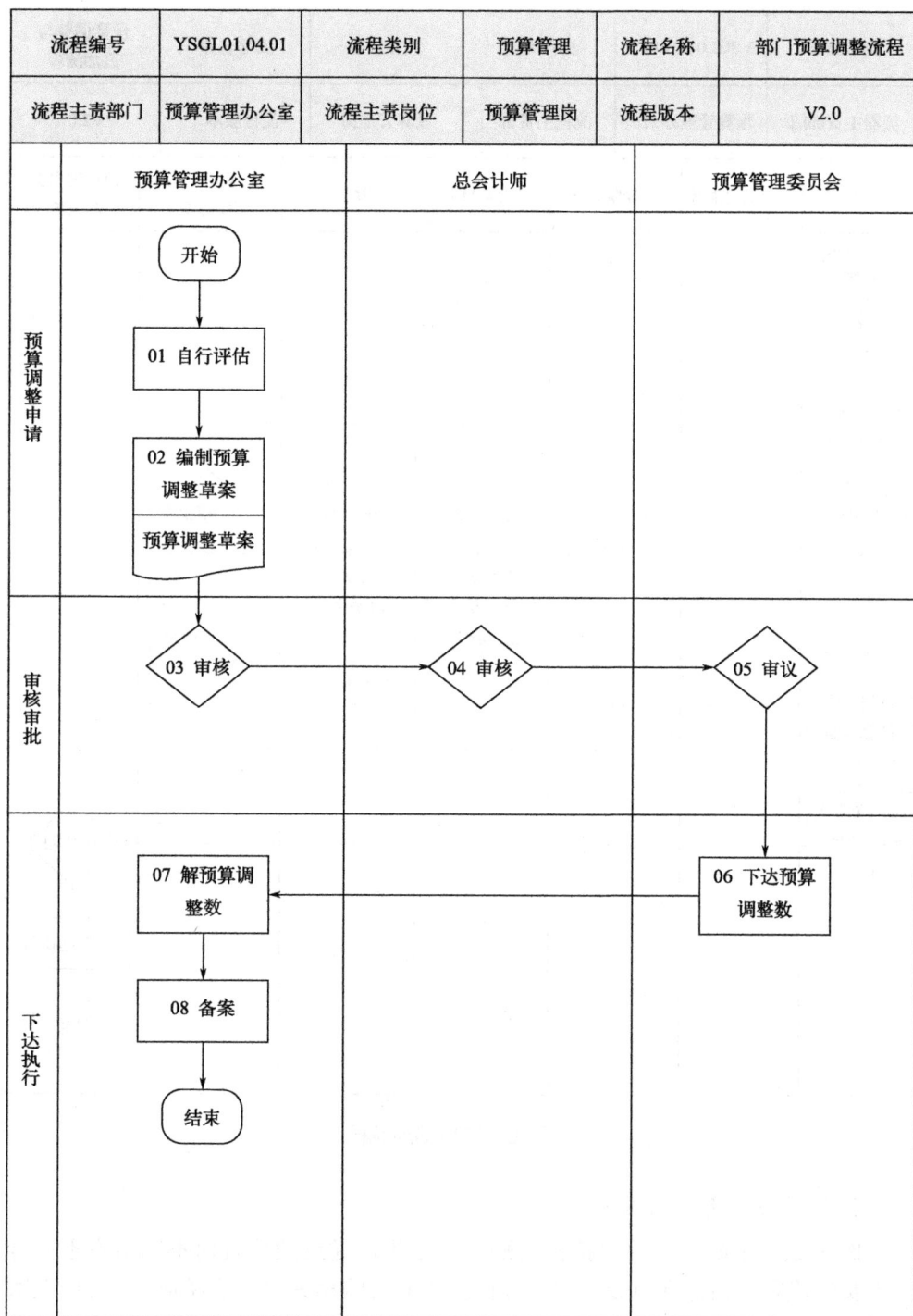

图 7-7　预算调整流程

流程编号	YSGL01.04.02	流程类型	预算管理	流程名称	预算调整与追加流程
流程主责部门	预算管理办公室	流程主责部门	预算管理岗	流程版本	V2.0

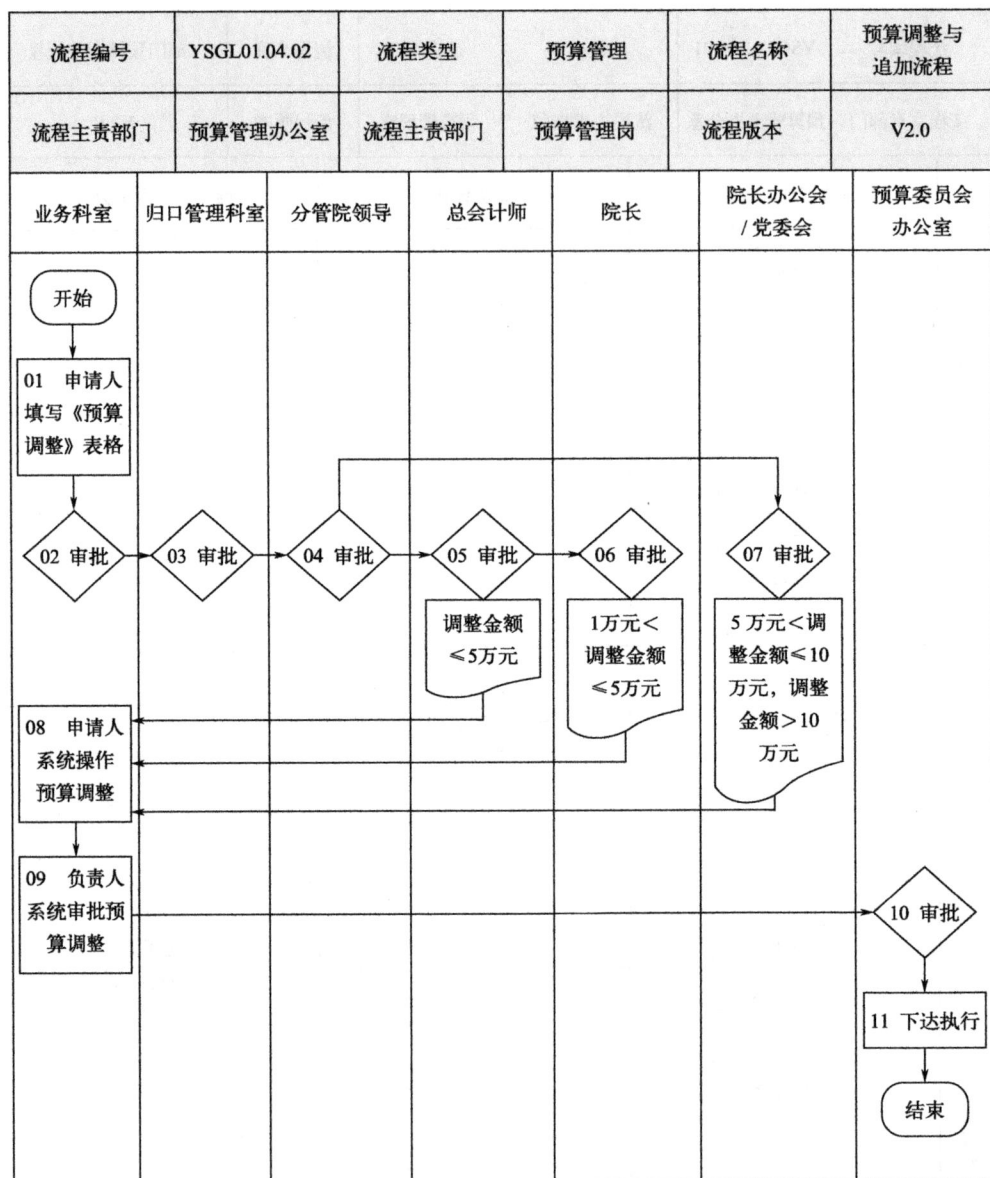

图 7-8　预算追加流程

2.加强固定资产的采购管理

医院成立采购办和院内招标采购领导小组，通过遴选院内不同科室不同专业人员组成院内招标评审专家组，并依据政府采购相关法律法规制定《L中医医院采购管理办法》，规范固定资产审批、采购工作。同时，启用 OA 工作流程审批功能，提高资产采购需求的及时性、准确性、高效性（图 7-9、图 7-10）。

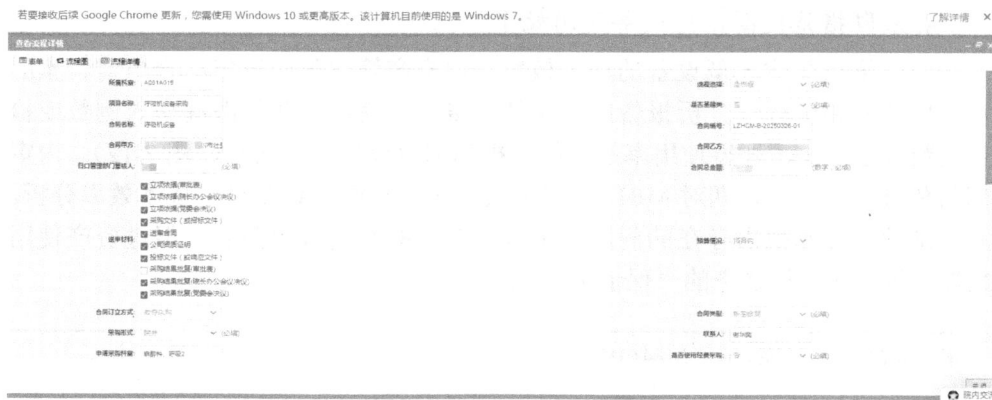

图 7-9　招标采购全过程的工作流（一）

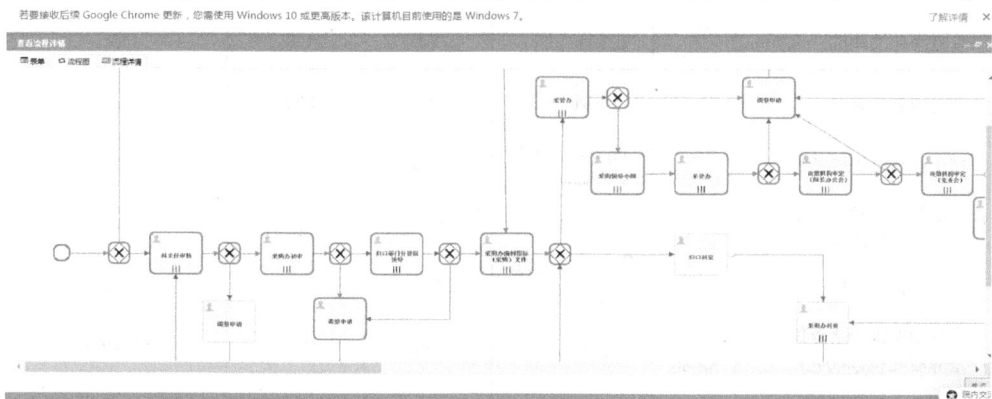

图 7-10　招标采购全过程的工作流（二）

3.建立健全资产成本核算体系

（1）成立资产成本核算工作机制。成立医院成本核算领导小组，下设办公室在财务科并配 1 名专职成本核算会计负责医院科室成本核算、成本分析及成本报表等日常工作。将成本考核结果与绩效考核挂钩，对成本控制较好的科室给予奖励，对成本控制较差的科室给予惩罚，使全院各科室真正参与资产成本精细化管理的过程。

（2）结合运营目标和精细化管理需求，聚焦人、财、物等核心资源，提升运营管理效率和质量，由总会计师牵头设立绩效运营小组。定期开展运营分析会，强化成本核算与控制，确保经济活动合法合规，提高资金使用效率。

（3）将资产管理与 DRG 医保支付方式相结合。以病种成本为核算对象，通过项目成本核算，不断引导临床科室控制药品费、耗材和设备折旧等费用。

4. 采取措施提高医疗设备使用效率

（1）重点关注大型设备的使用效率 由资产管理部门每年结合申请科室的设备申请表和可行性分析报告所承诺使用量，与使用设备的医嘱病人例数或检查例数进行对比，开展使用率达标的分析和绩效分析（图 7-11、图 7-12）。内审部门和财务部门，定期对 MRI 磁共振、CT 等大型医疗设备进行成本效率分析，开展绩效审计，找出存在的问题，采取针对性的举措解决问题，促进资产使用效能的提升，确保资产的"保值增效"。

科室承诺使用率达标的16台，占比47.1%

设备名称	启用日期	使用科室	年工作量(例)	科室承诺工作量(例/年)	设备使用承诺达标率（实际工作量 ÷ 科室承诺工作量）
腰椎间盘镜手术系统	2022-12-20	麻醉科（脊柱一申请）	149	100	149%
直液净化治疗机	2022-11-04	重症医学科	210	150	140%
直管内超声系统	2023-06-25	心内科	617.1	200	308.57%
富士高清电子胃肠镜	2023-06-25	消化东院内镜中心	6985.7	/	/
高清便携式彩色多普勒超声诊断仪(迈瑞)	2022-12-27	超声医学科	6162	/	/
医用加速器系统	2018-10-12	肿瘤科放射治疗室	207587	/	104.00%
全自动血细菌培养仪(4个培养瓶孔位)(400孔)	2023-06-29	检验科	21600	17000	127.06%
高端多层螺旋CT(西门子64排)	2018-08-08	放射科	43841	/	/
多层螺旋CT(GE128排)	2020-01-31	放射科	35012	/	/
磁共振成像系统(西门子1.5T)	2020-09-07	放射科	18865	/	/
高档彩色多普勒超声诊断仪(迈瑞)	2022-12-27	超声医学科	9225	/	/
高档彩色多普勒超声诊断仪(迈瑞)	2022-12-27	超声医学科	2157		
体外膜肺氧合生命支持系统(ECMO)	2023-10-25	重症医学科	6（实际2个月的工作量）	20	115.00%
移动式X射线机	2023-02-09	放射科	7964.4	3600	221.23%
便携式彩色多普勒超声诊断仪(索诺声)	2020-10-23	东院手术室	9151	9600	95.3%

图 7-11 设备使用率达标分析

治疗、手术相关类设备效益分析

序号	设备基本情况				设备实际使用情况				设备成本					科室零诊工作量(例/年)	结论与分析					
	设备名称	原值(元)	启用日期	已使用月份数	使用科室	平均收费(元)	平均成本(元)	年工作量(例)	单收益(元)	折旧(每年折旧及医材支出)(元)	折旧(财务折旧率)(元)	维修费(元)	耗材(元)		设备使用率诊比(实际工作量÷科室零诊工作量)	(年度零诊医材净值)设备支出(元)	(财务折旧支出)设备净值(元)	(年度零诊医材支出)型/号	(财务折旧支)型/号	是否符合零诊
1	固维同波微手术系统	750000	2022-12-20	12	肝胆科(普性一病区)	3300元/台次	0	149	491700	/	125000	0		100	149%		366700			是
2	血液净化疗机	395000	********	12	重症医学科	168元/小时	0	210	720000	1	85833.3	0		150	140%		654187			是
3	血管内超声系统	1390000	2023-05-25	7	心内科	11570	9190	617.1	7140342.8	259333.3	259333.3	0	3308400	200	308.57%	81866.70	569487			是
4	富士胶浦电子胃肠镜	680000	2023-05-25	7	消化京医内镜中心	184.33	0	6995.7	1078154.1		500000.0	0		/	/		587297			是
5	便携便携式彩色多普勒超声诊断仪(篮)	778000	2022-12-27	12	超声医学	200.91	0	6162	1236019		129666.7	0		/	/		1103352			是
6	医用PET显影系统	26730000	2018-10-12	12	肿瘤科放射室	225	0	207567	46702875		4459333.3	759000	0		104.00%		41486242		是	

图 7-12　治疗、手术相关设备绩效分析

（2）加强对现有医疗设备的充分利用

专门成立医疗设备调配中心，对科室闲置资产进行登记，有需求的科室可向小组申请暂时借用设备，按使用次数和时间扣除部分成本，对拥有设备的科室给予一定的经济补偿，提高科室外借的积极性。通过对全院各类医疗设备的统一调度与管理，实现设备资源有效整合，提高设备的使用效率，降低医院的运营成本（图 7-13、图 7-14）。

** 中医医院医疗设备集中调配方案

第一章　总　则

第一条　根据《医疗器械监督管理条例》、《医疗器械安全管理 (WS/T654)》《医院医疗设备调配中心运行管理规范 (T/GDMDMA 2021—0012)》，结合我院实际，制定本《医疗设备集中调配使用管理方案》。

第二条　本方案除留存在科室内部必备的医疗设备外，其余医疗设备统一由"医疗设备集中调配中心"（以下简称"中心"）进行调配，以达到优化医疗资源配置，提高设备使用率，降低运营成本的目的。

第三条　本方案适用于由"医疗设备集中调配中心"管理的医疗设备。

第二章　中心库房

第一条　调配原则：统一管理，按需申请，及时归还。

第二条　中心库房

1. 柳候院区、莲花山院区各设置一个中心库房，用于存放待调配设备。

图 7-13　《医疗设备集中调配方案》

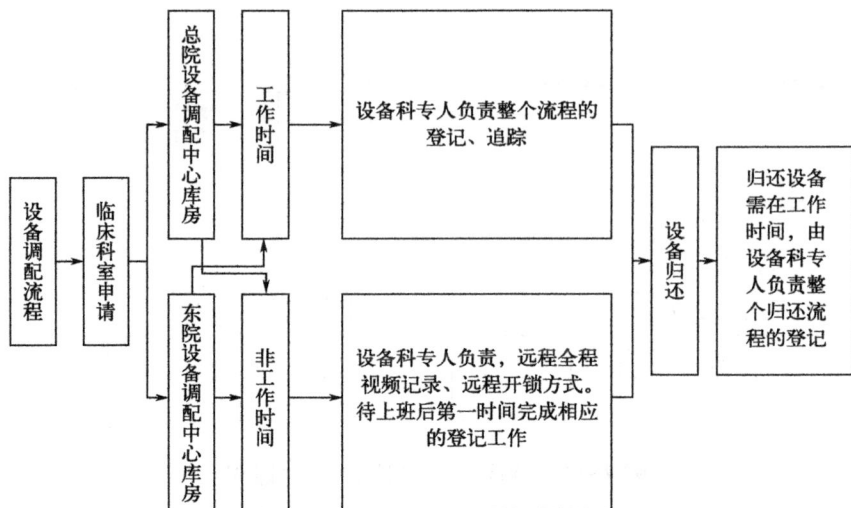

图 7-14　设备调配中心设备租金绩效方案

（六）重视内审，实行监督，提高资产使用效率

医院配备专门的审计人员，为医院资产管理起到"增值保值服务"的作用，监督资产采购预算，进行资产管理检查，发现医院资产管理上的薄弱环节和漏洞，找出产生问题的根源，从而纠正错误，或提出补救措施。审计处还要定期对大型设备的经济效率进行审计，督促科室整合有效资源，努力提高固定资产的营运收益。医院应建立相应的资产管理激励机制，根据审计处的审计结果，对节省物资、资产利用率高的科室与个人给予表扬和奖励；对资产管理不当、资产营运效率低的给予批评；对造成资产闲置、毁损、流失的，根据情节轻重进行处罚，并追究科室主任的管理责任。通过监督审计来确保医院资产安全，实现保值增值。

（七）借助信息化手段，建立固定资产全生命周期管理

医院固定资产具有多样性和特殊性，这就要求利用更先进的工具和管理手段。该院购进了资产管理系统，建立设备档案，通过对医疗设备的采购验收、使用、保养、巡检、维修、计量、借用、报废等全过程使用信息化手段，实现了对设备的全生命周期管理。

同时，该院积极搭建医院数据库资源共享平台，对现有的资产管理信息化建设、财务管理系统固定资产模块、药品管理系统、医用耗材 SPD 供应链管理系统以及资产处置申请流程管理进行有效整合，实现各系统数据的通畅对接。实现资产购置入库、调入调出、卡片管理、数据查询及耗材的供应、加工、配送等业务流程、资产处置申请的信息化（图 7-15、图 7-16）。

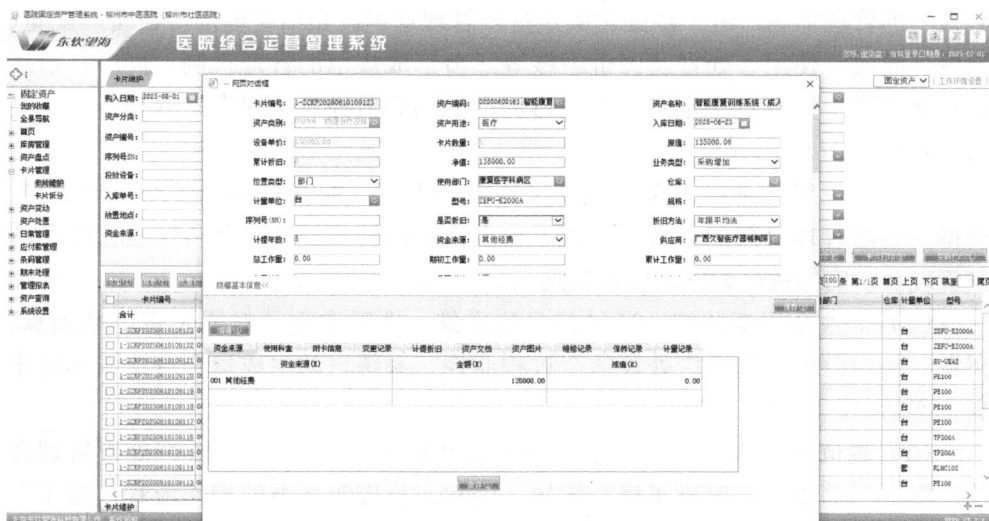

图 7-15　资产管理系统中固定资产卡片

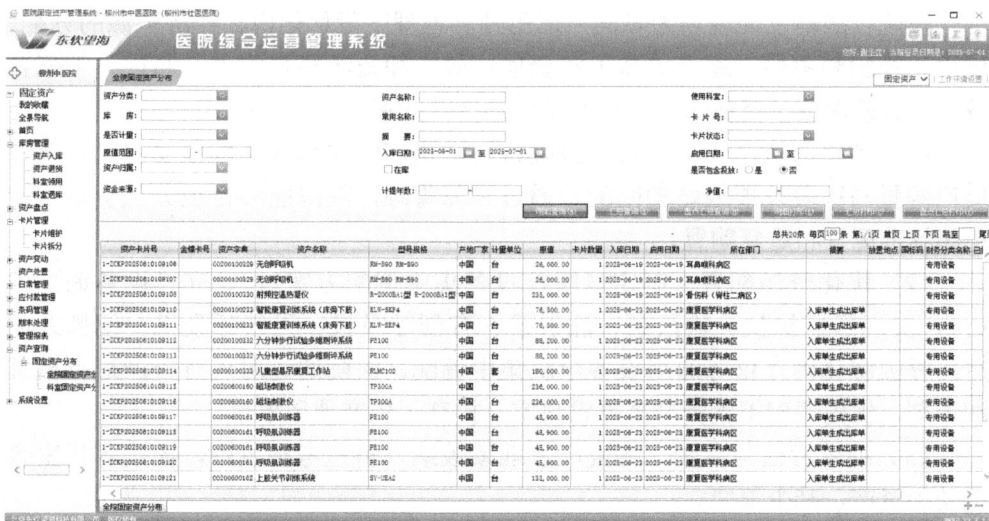

图 7-16　系统中资产存放地点查询

六、运用精细化管理实施成效

（一）医院管理全面提升

1. 完善固定资产管理体系

通过实施固定资产预算管理项目，医院建立"统一领导、分级负责、责任到人"的管理体制，进一步强化固定资产管理意识。归口管理部门在资产配置、入库、验收、使用、处置及评价考核等环节形成规范的管理机制。同时，借助信息化手段，实现对固定资产全生命周期的动态监控，确保资产管理规范、高效、有序。

（1）建立管理体制　医院成立了由党委书记、院长牵头的资产管理小组，明确了各级管理部门的职责，形成了自上而下的管理链条。各科室设立专职资产管理员，确保资产管理责任落实到人。

（2）全生命周期监控　通过信息化系统，医院实现了对固定资产从预算、采购、使用、维护到报废处置的全过程监控。系统自动生成资产台账，实时更新资产状态，确保账实相符。

（3）规范管理流程　制定了《固定资产管理办法》《国有资产处置管理办法》等一系列制度，明确了资产配置、调拨、报废等环节的操作流程，减少了管理中的随意性和不规范现象。

2. 健全全面预算管理制度

医院以战略发展规划为导向，运用预算管理手段优化内部经济资源的分配、使用、控制和考核，逐步提高了资金使用效率和资源整合能力。通过科学配置资产，有效避免了资源浪费，提升了整体运营效率。

（1）预算与资产管理结合　医院将固定资产配置纳入年度预算编制，确保资产购置与医院发展战略相匹配。通过预算管理，医院能够合理分配资源，避免超标准配置和重复购置。

（2）优化资源配置　制定《医疗设备集中调配方案》，设立"设备调配中心"，实现了监护仪、输液泵、注射泵、有创呼吸机、无创呼吸机、便携式超声、呼吸湿化治疗仪等通用设备全院集中调配。医院通过对现有资产进行梳理和调剂，优先调配闲置资产至需求科室，提高了资产使用效率。

（3）绩效考核与激励　将资产管理绩效纳入科室考核范围，激励各科室合理使用资产，减少浪费。

3. 完善资产成本核算体系

医院进一步挖掘增收节支潜力，建立了全方位的资产成本控制机制。通过精细化核算，辅助运营部门优化资源配置，降低运营成本，为医院经济效益的提升提供了有力支持。

（1）成本效益分析　医院对每项固定资产进行成本效益分析，评估其使用效率和经济效益，确保资产配置的科学性和合理性。

（2）全成本核算　将资产折旧、维护费用等纳入科室成本核算范围，增强了科室的成本意识，促进了资源的合理使用。

（3）节支增效　通过精细化核算，医院发现了部分低效使用的资产，并采取了调剂、共享等措施，提高了资产利用率，降低了运营成本。

（二）医院固定资产管理能力显著提升

1. 实现全过程管控

固定资产管理从传统的事后管控转向事前、事中管控，实现了"制度管人、流程管事"的智慧管理模式。通过规范化的流程和制度，医院能够及时发现并解决资产管理中的问题，确保资产使用效率最大化。

（1）事前管控　在资产购置前，医院要求各科室提交详细的可行性论证报告，并进行成本效益分析，确保资产配置的科学性。

（2）事中管控　在资产使用过程中，医院通过信息化系统实时监控资产状态，及时发现并解决使用中的问题。例如，系统会自动提醒设备维护时间，确保设备处于良好状态。

（3）事后管控　在资产报废处置环节，医院制定了严格的审批流程，确保资产处置规范、透明，防止国有资产流失。

2. 提升了成本效率评估能力

通过固定资产成本效率分析、严谨的预算论证以及预算考核激励体系，医院能够对固定资产投资效果进行准确评估，有效识别科室的虚报行为。这不仅提高了资金使用效率，还避免了盲目投资和重复购置现象，确保了固定资产预算绩效目标的达成。

（1）效率分析　医院对每项固定资产的使用效率进行定期评估考核，分析其经济效益和社会效益。例如，通过分析设备的使用率、维修率等数据，判断其是否达到预期。经过积极管理，医院设备使用率逐年上升。2023 年，全院在用的（单价≥50 万元）34 台医疗设备，使用率达标（即达到申购所承诺使用率或使用率达 70% 以上）的设备共 21 台，占比 75%。在资产购置前，医院组织专家进行预算论证，确保购置计划的科学性和合理性。通过对全院呼吸机和便携式超声设备的使用率分析、论证，驳回多个科室分别申购便携式超声和呼吸机等盲目投资和重复购置。

（2）考核激励　将资产管理绩效纳入科室考核范围，激励各科室合理使用资产，减少浪费。例如，对资产使用效率高的科室给予奖励，对低效使用资产的科室进行通报批评。

通过精细化管理的实施，L 中医院在资产管理和整体运营方面取得了显著成效。固定资产使用效率显著提高，运营成本明显降低，为医院的可持续发展奠定了坚实基础。

◆ **案例二** ◆

医用耗材精细化管理的实践与思考

一、背景描述

某市中医医院（以下简称 L 中医院）创建于 1956 年，是一所集医疗、科研、教学、预防保健为一体的综合性现代化国家三级甲等中医医院，也是全国示范中医医院。2023 年，该院在全国三级公立中医医院绩效考核中位列全国中医院系列第 28 位、广西第二位。

医院信息化建设成效显著，是广西首家获"五级电子病历"认证和"互联网医院"牌照的中医医院。通过构建"智慧医联体"，打通 4 家紧密型医联体和 5 家社区卫生服务中心的信息系统，实现区域处方共享、远程会诊、云影像等服务，推动医疗资源下沉，提升服务效率。同时，建立了运营管理系统，整合人、财、物、技等核心信息，利用大数据分析辅助管理决策，提升管理精细化水平。

在广西区域内，该医院规模较大、业务较广、影响力较大，具有显著的行业特点。具备良好的信息化管理基础，医院管理效率和精细化程度较高。

二、背景介绍

医用耗材是医院开展医疗业务不可或缺的消耗性物资，其应用广泛，与医疗质量、医疗安全、医疗费用、医疗成本密切相关。医用耗材管理政策性强，管理难度高。一是品规复杂，种类繁多，目前没有统一的管理编码，有的耗材品名相同但规格却参差不齐，非专业人士很难对其准确评价。二是院内流转环节多、管理程序琐碎复杂，不同的临床业务有不同的管理流程，难以标准化。三是缺少集成的信息管理系统，没有形成全生命周期闭环管理，存在质量管理风险。同时 HIS 医嘱收费系统未与物资系统连接，整体管理效率和效果不理想。四是大部分工作还依赖人工操作，管理成本高，库存占用资金大。医用耗材是风险防控的"高危地带"，是医院运营管理中的短板弱项，如何加强医用耗材的精细化管理，保证人财物的安全、降低医疗和廉政风险、提高运营效率是非常值得研究的课题。

（一）国家密集出台政策组合拳，医用耗材精细化管理迫在眉睫

2019 年 5 月，国务院办公厅印发的《深化医药卫生体制改革 2019 年重点工作任务》提到："制定进一步规范医用耗材使用的政策文件""逐步统一全国医保

高值医用耗材分类与编码，对单价和资源消耗占比相对较高的高值医用耗材开展重点治理"。

2019年6月，国家卫生健康委及国家中医药局印发《医疗机构医用耗材管理办法（试行）》，要求自9月1日起医疗机构成立医用耗材管理组织；建立医用耗材信息化管理制度和系统，并与其他相关信息系统互联互通，实现每一件医用耗材的全生命周期可溯源。

2019年6月下旬，国家医疗保障局开通并试运行"医保业务编码标准动态维护"窗口，实现医保信息业务编码标准的动态维护，推动形成全国统一的医保信息数据"通用语言"。

2019年7月，国务院下发《治理高值医用耗材改革方案》，明确要求加强高值医用耗材规范化管理，明确治理范围并将其纳入公立医疗机构绩效考核评价体系。

2019年11月18日，国务院发布《国务院深化医药卫生体制改革领导小组关于进一步推广福建省和三明市深化医药卫生体制改革经验的通知》明确表示：2020年，各地要按照国家制定的高值医用耗材重点治理清单和有关工作要求，加大耗材使用治理力度。

2021年5月施行的国务院《医疗保障基金使用监督管理条例》中规定"定点医药机构应当按照规定保管医用耗材出入库记录等资料"并细化了监督管理部门、措施和法律责任。

此外，《关于推动公立中医医院高质量发展的意见》《医院经济管理年》《医院运营管理指导意见》等政策文件对医院管理提出明确要求，加强医用耗材精细化、闭环、可追溯管理迫在眉睫。

（二）医院高质量发展，要求加强医用耗材精细化管理

（1）医用耗材精细化、规范管理事关医疗卫生体制改革的顺利进行，事关医院人、财、物的安全，医保、运营、财务、审计的廉政风险防范，是医院高质量发展的基础。

（2）医用耗材精细化管理是医院"国考""法考"的必考题　医用耗材监管是"国考"的指标之一，也是"医保基金监管"的重要内容。在新医改的第二个十年，医用耗材零加成、DRG医保支付方式改革及新冠疫情的突发和常态化防控，使得公立中医医院成本压力陡增。加上近年医保"飞检"发现的医用耗材管理的各种乱象，均迫切需要医院进一步加强管理。如何创新医用耗材管理模式，提质增效，助推医院高质量发展，已成为管理者的必考题。

（三）财务管理的转型，要求业财整合达精细管理目的

财务管理必须与业务紧密融合，将财务管理环节前置，通过发挥经济管理人员的特长，主动规范出入库、库存盘点、耗材收费、款项结算等业务流程，注重耗材过程管理和耗材使用的分析考核和监管，协助项目实施，运用管理会计的思维，借助信息化手段把医用耗材的采购、使用、收费、成本管控以及绩效考核等有机地融合在一起，从而促进医用耗材规范化使用，实现精细化管理的目的。

三、案例实施方案及过程

（一）实施方案

1. 工作目标

全面贯彻落实国家关于治理医用耗材的部署，通过完善管理制度、优化管理流程、信息系统互联互通，严格监督管理，解决医用耗材的溯源性问题和合理化使用问题，使耗材采购、使用、结算、监管规范有序，安全有效，人民群众医疗负担进一步减轻。

2. 重点任务

包括医用耗材管理制度建设、分类管理、基础字典建立和完善、信息系统的互联互通、智能审核和监控机制建立、供应商和医护人员的诚信管理等。

3. 实施保障

（1）资金保障　项目资金列入预算管理。

（2）实施保障　成立项目领导小组、项目实施组和职能组三级项目组织。明确各小组的主要职责和项目实施计划，统筹协调，分类施策，疏堵并举，确保改革平稳有序推进。项目组织架构、协作方案、实施过程控制如图 7-17 至图 7-19 所示。

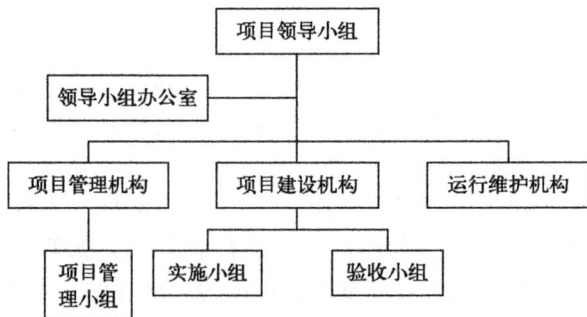

图 7-17　项目组织架构

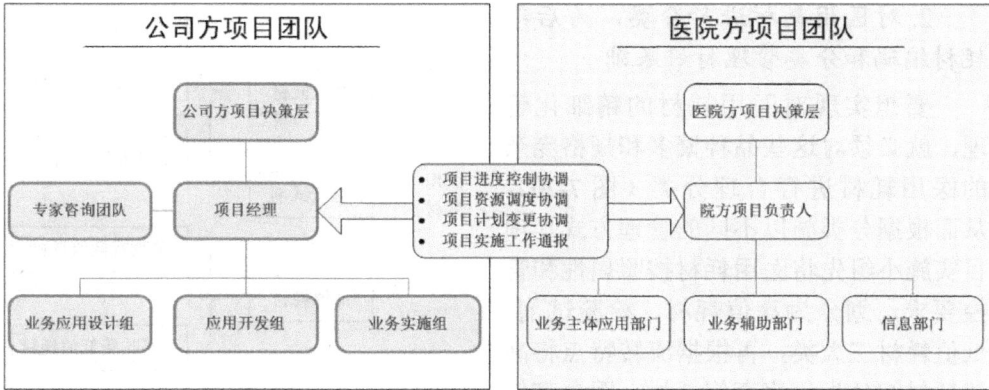

图 7-18　项目协作方案

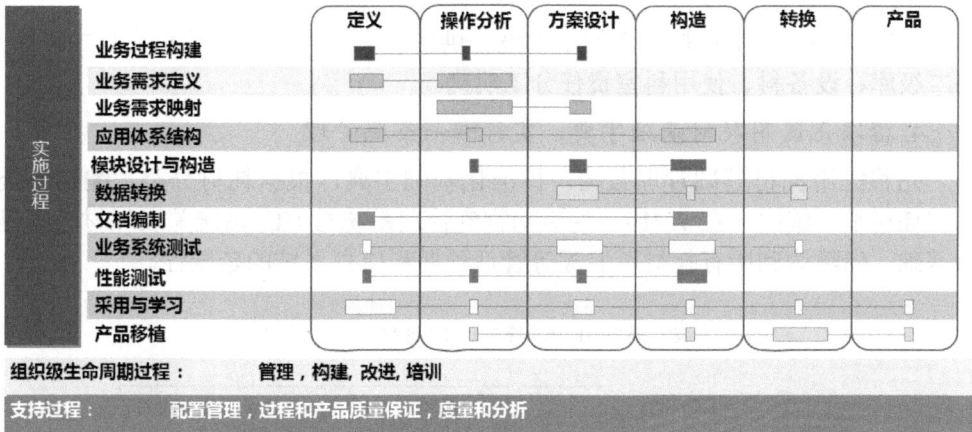

图 7-19　项目实施过程

（二）实施过程

1.完善医用耗材管理制度体系

成立医用耗材管理委员会，完善组织架构和相关管理制度，覆盖医用耗材生命周期全过程，从制度上解决医用耗材的合理化使用问题。在准入、遴选、谈判、审批、采购等环节把控廉政风险，降低成本费用；重点加强医用耗材院内流通关键环节的管理和约束，在储存、使用、监测评价、监督、考核、信息公开等环节做好员工行为管理。按照合法、安全、有效、适宜、经济的原则，结合临床业务完善医用耗材管理体系。

2. 对医用耗材进行分类，为后期耗材编码和分类管理打好基础

要想实现对医用耗材的精细化管理，就必须对这些品种繁多和规格庞杂的医用耗材进行合理分类（图7-20），从而根据分类施以不同的管理方式。项目实施小组先将医用耗材按照属性和管控要求，划分为高值耗材、检验试剂、低值耗材三大类，再根据流转特点将高值耗材细分为代售高值耗材、跟台高值耗材、其他高值耗材三类，将低值耗材细分为可收费和不可收费两类。

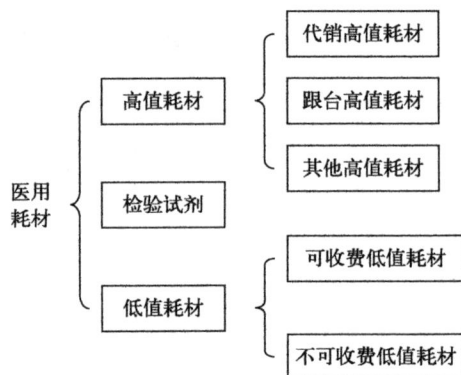

图 7-20　医用耗材分类

3. 建立二级物资管理仓库，明确管理责任

在需要备用医用耗材较多的手术室、供应室、介入室、检验科建立二级库，由二级库、设备科、使用科室责任分工明确。

4. 标准化医用耗材基础字典，实行唯一条码管理

完善医用耗材基础管理数据，标准化基础字典，根据耗材分类，编制各类品规耗材唯一编码（图7-21），为后期物资管理系统与 HIS 系统关联耗材医嘱提供基础，保障达到所有耗材可追溯等管理预期和信息系统的延展性。

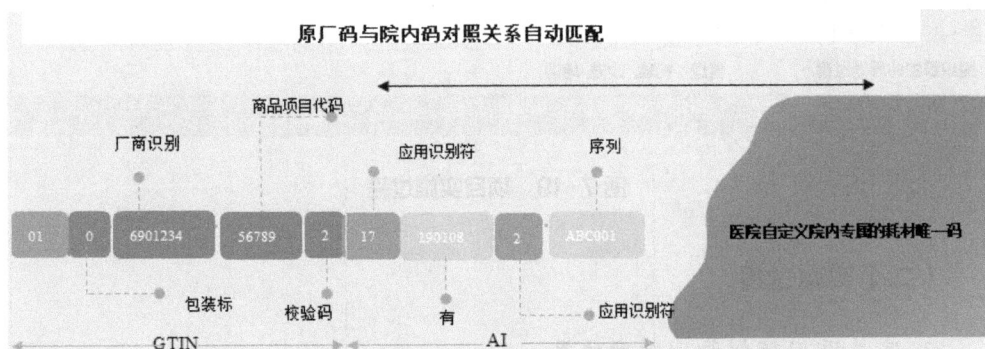

图 7-21　各类品规耗材编码流程

5. 引进供应链高效协同管理平台，打通院内外采购数据交互

建立基于供应商参与的 JIT 管理理念，将原有的"订单驱动的拉式供应链"更改为"预测驱动的推式供应链"的新模式（图7-22）。通过改变传统的采购模式，解决原来品类品规多难维护、供应关系复杂难管理、供应商纸质资质证难归档、线下订单通知及时响应难、单据间明细难对照、库存周转慢、资金占用

大、成本管控难等问题。

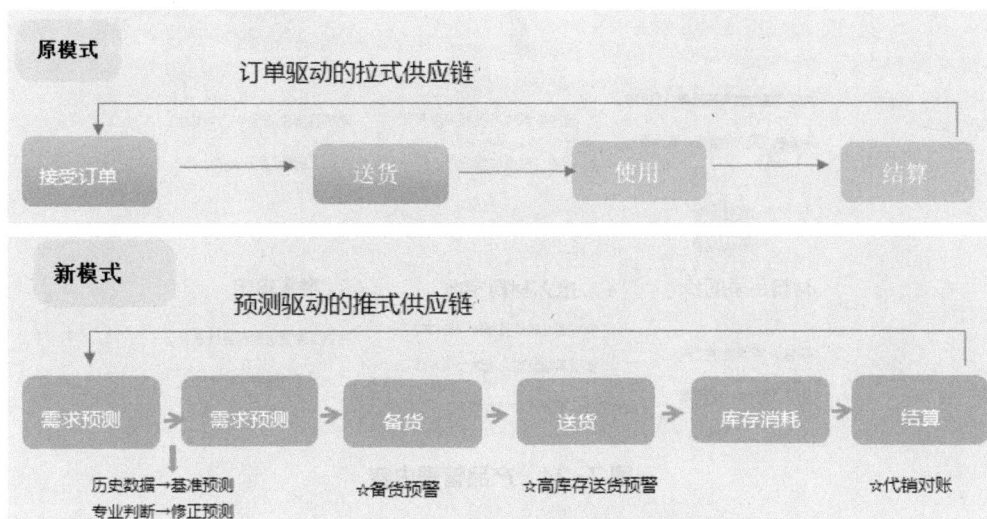

图 7-22　预测驱动的推式供应链模式

通过资质管理、产品管理、订单管理、发票管理等模块功能，实现了供应商资质、送货单、产品、订单、发票的电子化管理。统一了供应商物资材料分类，实现材料目录的信息同步、供应商产品维护及新产品推送；大大节约了人力、降低了沟通成本、提升了数据准确率、提高了工作效率。主要功能如图7-23 所示。

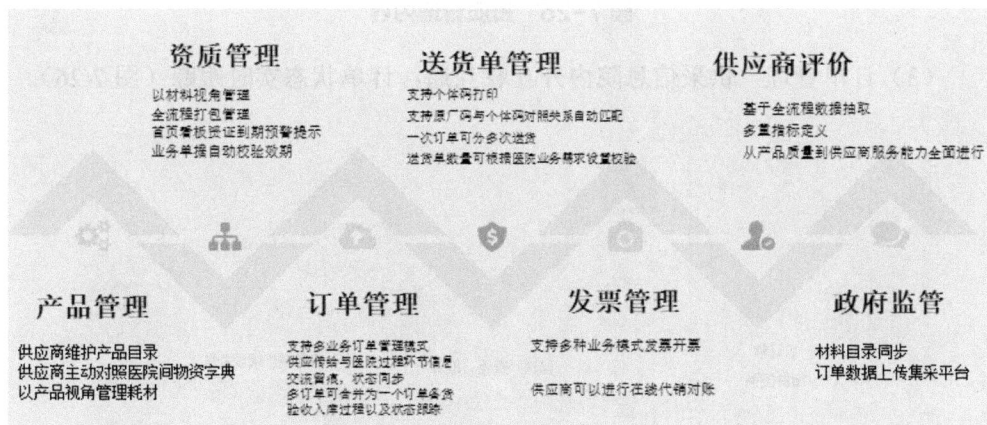

图 7-23　预测驱动的推式供应链模式主要功能

（1）产品管理　统一供应商物资材料分类，实现材料目录的信息同步、供应商产品维护及新产品推送（图 7-24）。

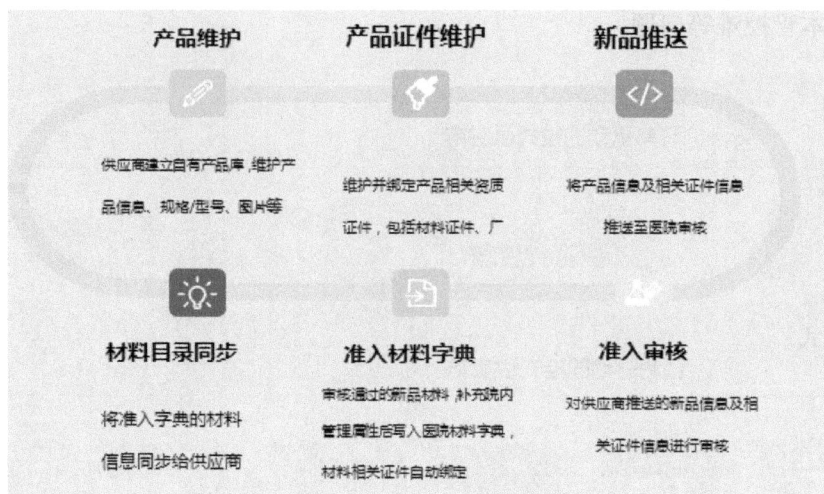

图 7-24　产品管理内容

（2）资质管理　实现医疗供应链全链条证件监管，由生产厂商到流通环节再到医院。完整链条的产品证件监管全面安全（图 7-25）。

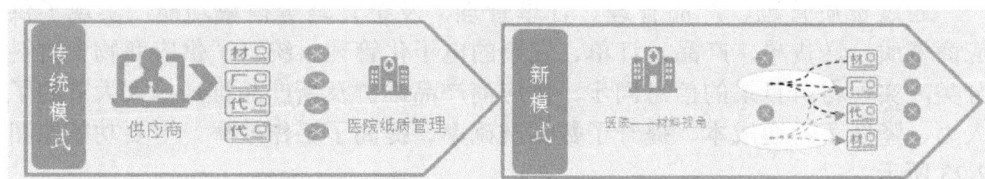

图 7-25　资质管理内容

（3）订单管理　供采信息院内外互联互通，订单状态实时跟踪（图 7-26）。

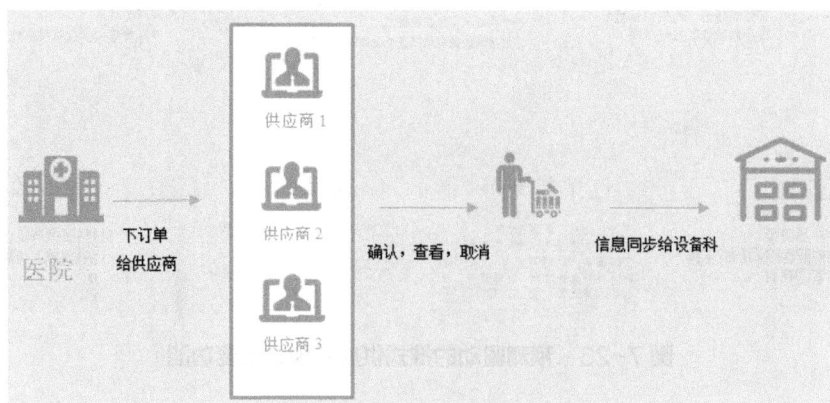

图 7-26　订单管理流程

（4）送货单管理 送货单信息同步给医院，医院可根据送货单"一键导入"生成验收单，无需手工录入信息和校验信息，节省了医院人工审核工作量，提升工作效率（图 7-27）。

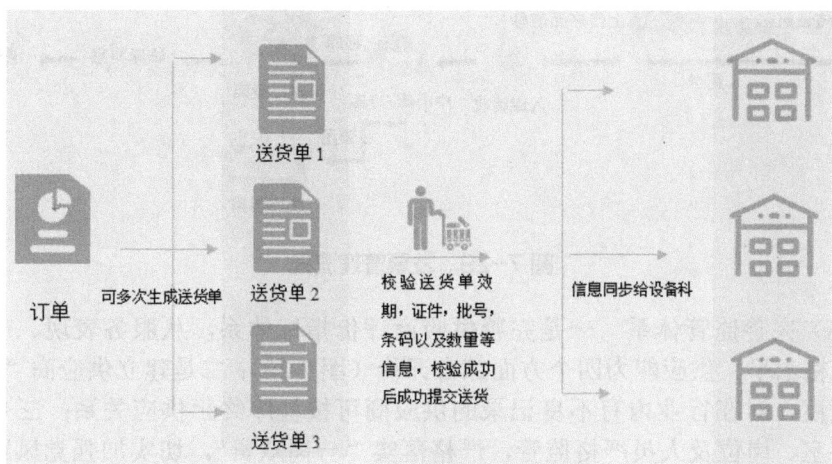

图 7-27 送货单管理流程

（5）实现购销采购类型发票管理 见图 7-28。具体流程为：医用耗材管理委员会按照医院耗材管理办法遴选后，统一由设备科负责执行下单、验收、入库、出库等事项。设备科和供应商可以在平台上完成下达采购计划、确认接收计划、配送等操作。同时，配送单的信息可以在物资系统上由采购计划单一键导入，生成入库单，减少错漏，且提高工作效率。该平台还可以实现订单追踪、

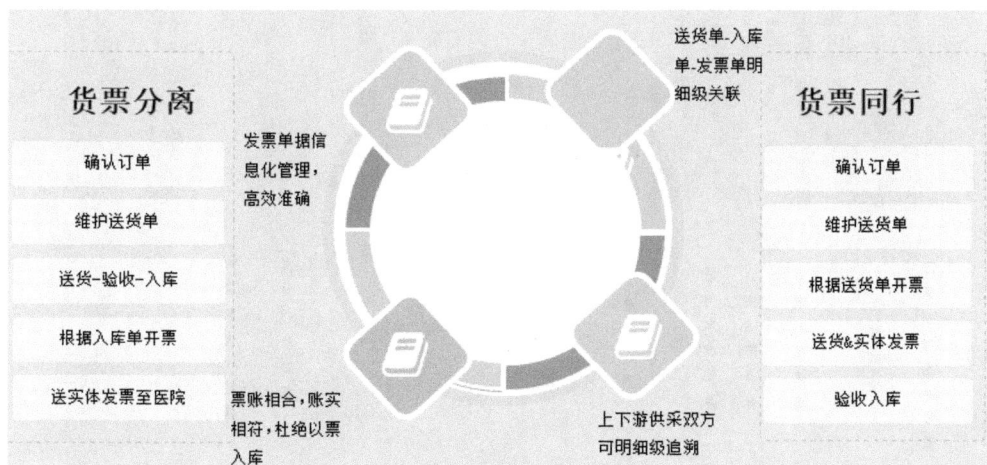

图 7-28 发票管理内容

收货情况反馈等功能，确保医院与供应商的实时沟通，对物资供应链进行全程、实时、智能化和集中化监管（图 7-29）。

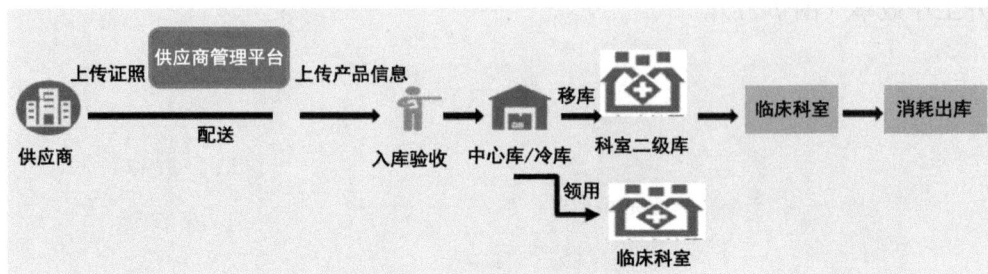

图 7-29 发票管理流程

（6）完善监管体系 一是完善供应商评价指标体系，从服务表现、产品质量、价格水平、供应能力四个方面综合评价（图 7-30）；二是建立供应商"黑红"名单制度，对在行业内有不良记录的供应商可按程序终止供应关系；三是对高风险科室、岗位及人员严格监管，严格落实"一岗双责"，切实加强党风廉政建设和反腐败工作。

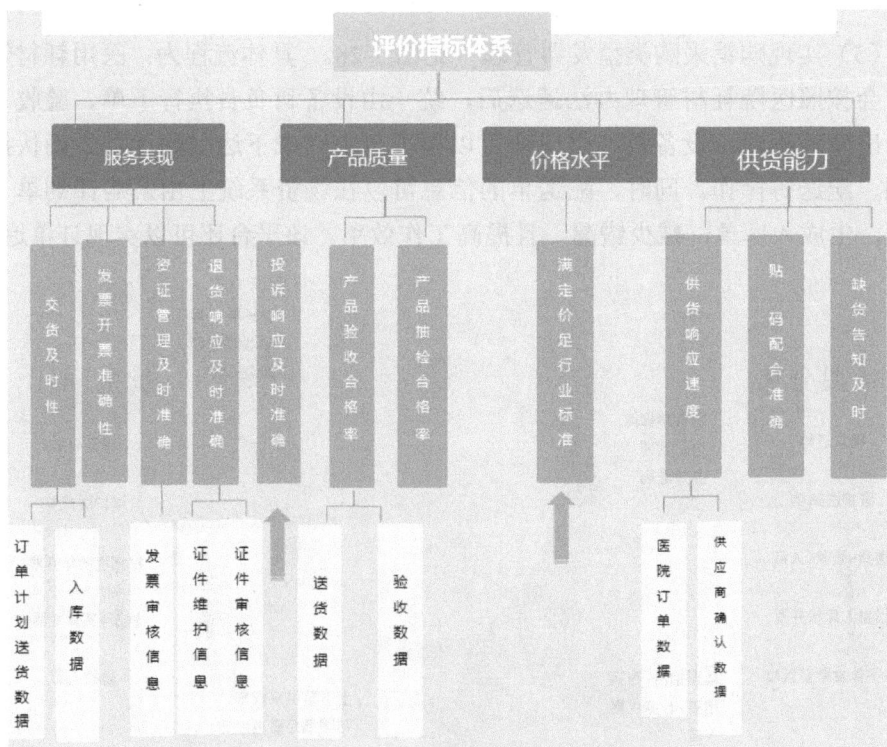

图 7-30 供应商评价指标体系

6. 根据耗材类别设计管理方式和管理流程

（1）不同类别耗材予以不同管理方式 根据医用耗材的分类予以不同的管理方式。高值耗材（包括代销、跟台、其他）是医用耗材管理的重点，实行一物一码全程条码化管理，全程可追溯流程；检验试剂实现零库存管理，以实际消耗计算成本；低值耗材实行以销补货的方式，倒逼使用科室主动管理。

（2）各类耗材的具体管理流程

① 代销高值耗材的管理流程：设备根据各临床科室申购计划下达采购计划，供应商接收计划后完成贴码打包等工作后配送至院内中心库（虚拟库，不计入医院库存量），由工作人员分别完成清点、验收、入库等手续，实物和账目同时从院内中心库移库至手术室、介入室等二级库（虚拟库，不计入医院库存量），使用时科室扫码、确认，即同步完成 HIS 系统生成医嘱、收费和物资管理系统耗材出库，每月核定实际消耗数与供应商定期结算。如图 7-31。

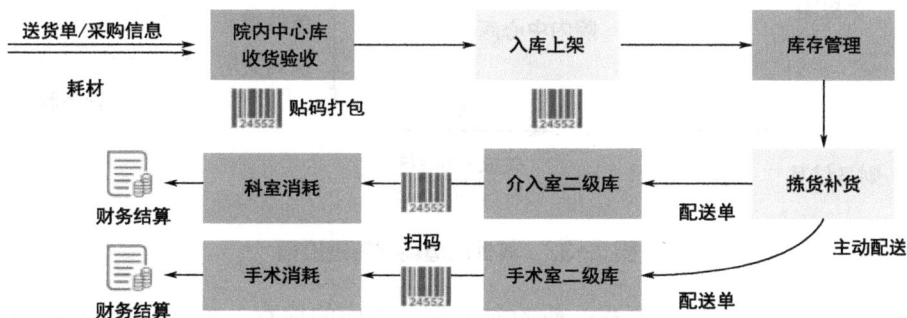

图 7-31 代销高值耗材的管理流程

② 跟台高值耗材管理流程：手术前由设备科根据临床科室申请向供应商发起通知，供应商送达备用跟台高值耗材后在设备科完成预验收、扫厂家码虚拟入库手续后，送消毒供应室消毒灭菌。消毒灭菌后送手术室，术中根据手术情况使用耗材，术后清点、收集耗材条码，患者信息绑定后扫码确认，即同步实现 HIS 系统生成医嘱、收费和物资管理系统耗材出库，同时未使用耗材原路退还。最后，按实际消耗与供应商定期结算。如图 7-32。

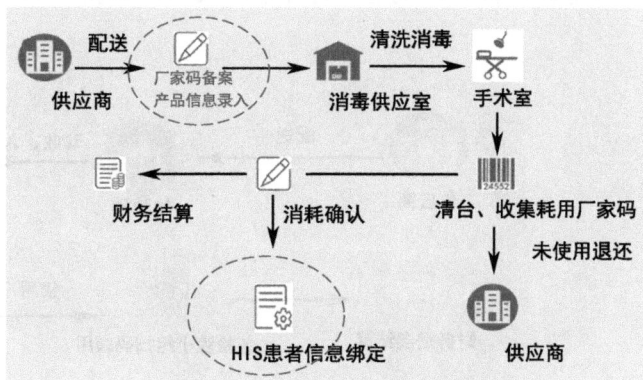

图 7-32 跟台高值耗材管理流程

③ 其他高值耗材管理流程：设备根据各临床科室的申购计划下达采购计划，供应商接收计划后贴码并及时配送至院内中心库，由耗材总库完成清单、验收、入库和出库手续，临床科室向总库领用。领用后管理责任由设备科耗材总库转移至科室，由科室负责保管、盘点和使用扫码、收费工作。虽然此类高值耗材的管理责任已落实到科室，但设备科作为耗材归口管理部门仍负有监管责任，通过定期或不定期盘点和抽查等方式，对领用科室高值耗材的管理工作进行监督和指导，如图 7-33。

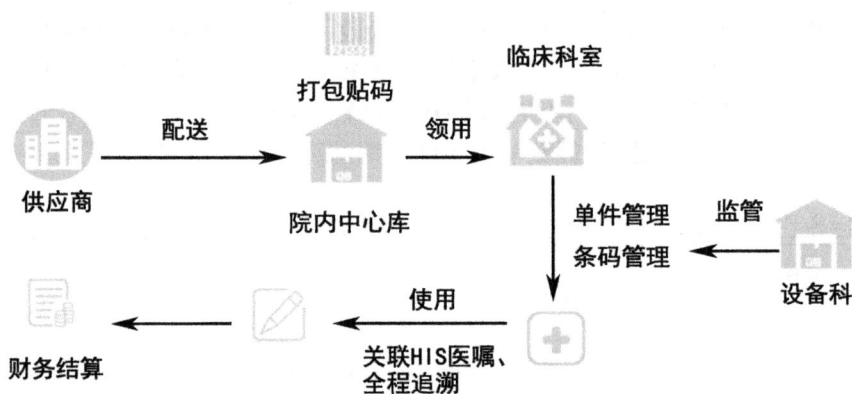

图 7-33　其他高值耗材管理流程

④ 检验试剂的管理流程：检验科根据二级库的库存、效期预警向设备科提出申购，设备科在"供应链高效协同管理平台"下达采购计划，供应商根据采购计划配送。检验科指派专人负责管理科室二级库，各检验组向二级库领用试剂时扫码扣减库存，此时方计入医院成本。医院根据实际消耗量与供应商定期结算。同时，通过平台大数据定期分析检验收入与试剂消耗成本比，纳入科室绩效考核，督促科室主动管控消耗成本，如图 7-34。

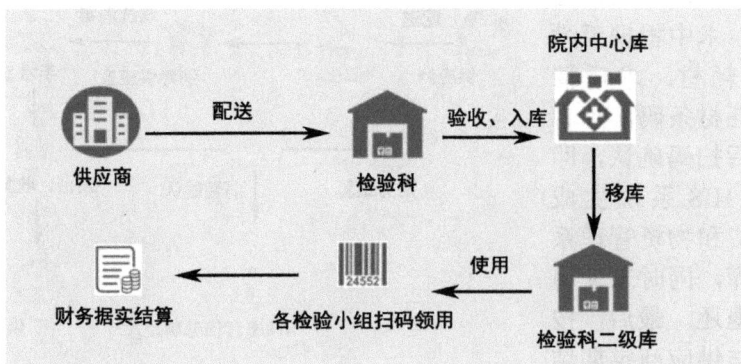

图 7-34　检验试剂管理流程

⑤ 低值耗材的管理：将低值医用耗材根据使用后是否可以收费，细分为可收费和不可收费两大类，分类进行管理。

a. 建立科室库存基数管理模型，通过信息技术，直接从收费系统中抓取收费的数量，由设备科根据收费数量生成补货单配送至科室。同时配比医嘱计费管控，由物价科对此部分耗材的使用计费进行比对、分析和智能监控，强化事中干预管理，倒逼科室规范管理。

b. 对于不可收费的低值医用耗材，兼顾成本效率原则，以绩效考核作为补充管理手段。一是此类耗材直接与科室绩效成本挂钩；二是根据各科室的分类、专科特点和历年消耗情况制定耗材比，纳入绩效考核。引导科室强化责任意识和节约意识，主动规范管理。

7. 智能审核和监控

利用医用耗材编码的唯一性自动匹配收费与消耗数量，监控和智能审核可收费耗材的收费和消耗情况，严防溢库情况的发生。通过事前预警、事中干预的柔性管理，促使临床科室、医护人员自觉规范、自我管理，减少事后扣罚和惩罚等硬性纠正，充分调动医护人员管好医用耗材的积极性和主动性（图7-35）。

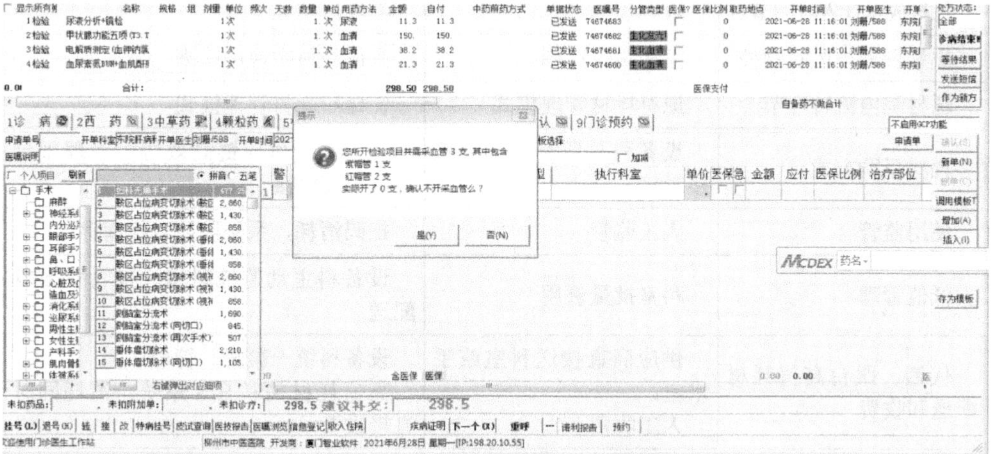

图 7-35　智能审核和监控示例

四、结果与成效

1. 革新了传统的管理模式，医用耗材管理向信息化、精细化转型

建立起供应链服务体系的一体化管理模式，实现医用耗材管理标准化。一是网络一体化，把供应商融入医院的供应链体系，建立起统一的耗材基础信息、

供应商基础信息、部门基础信息、人员基础信息库，实现信息准确、实时共享、一以贯之，提高工作时效和质量。二是管理环节一体化，对物流各环节包括入库、申领、审核、备货、出库、退库、退货、库存、付款等过程控制，把管理流程嵌入医院综合运营管理系统，实现精细、高效的管理。三是在二级库管理基础上，整合各信息系统，利用扫码关联收费，实现高值耗材"实耗实销"的成本核算模式，实现耗材使用情况、医嘱信息、医嘱时间、收费价格等信息的实时可查。

通过流程化、标准化、规范化的信息流转，使得医用耗材的业务管理更为规范，流转流程更为优化；关键风险点嵌入内控措施，减少人为错漏，工作效率得到了提高；实现了高值耗材的闭环管理。显著提升了医院管理水平，进一步推进医院管理向信息化、精细化转型（表7-1）。

表 7-1　精细化管理实施前后对比

对比维度	传统管理	耗材精细化管理
供货方式	订单驱动拉式	订单驱动推动
管理精益化	中心库领用消耗	从二级库消耗记录
提高效率	手工方式管理	信息化管理
耗材成本计入时间节点	以领代销	消耗后结算
质量管理与风险管控	无法实时追溯	高值耗材实现可追溯
耗材院内流转环节	原有耗材管理模式	优化后耗材管理模式
耗材采购方式	设备科与所有供应商直接对接	通过医疗供应链高效协同管理平台与供应商对接
使用监管	人工监管	扫码消耗，系统监控二级库存
低值管理	科室批量领用	设备科主动监控科室，按收费数量配送
代销、跟台高值耗材配送和收费	供应商直接送科室或手术室； 人工收费	设备科统一验货、管理； 高值耗材关联 HIS 系统，消耗同时直接收费
成本占用	先采购，库存占用医院资金	高值耗材实际消耗量才结算，减少资金成本占用
信息系统	未实现系统间联动	建立耗材字典表，系统联动
供应商管理	未进行评价	开展供应商评价，评价结果影响续约

2. 减少了资金占用，降低医院运营成本，实现降本增效

一是高值耗材的"零库存"和"用后结算"减少了资金占用，带动耗材管理效率与配送服务质量的共同提升。二是通过设置"安全库存量"预警，实现了低值耗材的"最优"库存管理,在保障耗材安全存储、及时供应的同时尽量减少库存资金占用,实现降本增效。

3. 工作质量和效率提高

耗材的信息可以在物资系统上由采购计划单直接生成,减少工作量且提高工作效率。该平台还可以实现订单追踪、收货情况反馈等功能,确保医院与供应商的实时沟通,对物资供应链进行全程、实时、智能化和集中化监管。

系统自动审核校验生产厂家、配送商以及耗材资格资质,配送耗材可"一键导入"生成入库单、自动关联收费等,提高了工作及时性和准确性,避免人工操作的错漏,提高了工作效率,临床科室和患者的满意度提高(表7-2)。

表7-2 精细化管理实施前后效果

各节点	实施前	实施后	效果
低值配送时效	各科室派人自取	送达科室	临床科室满意度提高
专科备货	3天以上	1小时内送达	配送效率提高
缺货情况	视供应商送货	安全量上下限备货,缺货率下降90%	服务质量提高
收费结算时效	1~3个工作日	即时结算	病人满意度提高

4. 全程可追溯,强化了质量管理

通过系统记录可收费耗材从供应商到医院再到病人的全流程闭环管理,全面覆盖耗材的申领、审核、采购、验收、入库、储存、出库、盘点、重点监控、超常预警、临床使用、不良反应监测等多个环节,实现了医用耗材的全生命周期管理,保证了产品质量和患者安全。

5. 促进供应商主动服务

通过建立供应商评价考核体系,将评价结果与后期运用挂钩,促进供应商从注重销售向注重服务质量、服务水平和健康服务转型,提高合作效率。

6. 智能审核和监控,促进医疗业务管理规范

耗材实时监控和智能审核,促进各部门、各环节、各岗位人员加强耗材的规范管理,促进医务人员合理使用、合理收费,保障患者权益。

五、经验总结

1. 信息互联互通是基础

医用耗材的流转涉及多个部门、多个信息系统,通过信息系统的互联互通把管理流程嵌入各环节的过程控制,实现管理的闭环和一体化,推进管理的精

细化、高效化。同时，信息化需要一批信息专业人员不断维护和更新，因此应关注信息人才的培养。

2. 决策层的支持是重要保障

"经营的重心在管理，管理的重心在决策"，推进医用耗材管理的改革和创新，必须取得决策层重视和支持。一项管理创新需要大量的人力、物力和财力，创建医疗供应链高效协同管理平台和对现有系统的改进都需要经费的支持。另外，在项目实施过程中需要多个部门的配合，新旧衔接期间难免会出现工作复杂、任务量大的问题，临床科室有可能产生抵触心理等，这些困难的克服都需要决策层的支持和帮助。为顺利推行此项工作，医院组建由院领导和相关职能部门组成的项目领导小组，制定项目实施方案，总会计师主抓项目实施，保障项目成功推行。

3. 多部门联合（行政 MDT）是关键

项目涉及部门多（包括临床科室、设备科、信息中心、财务科、物价科、采购办、医务部、护理部等），涉及业务和流程多（包括医疗业务、物资管理、财务管理、物价管理等）。因此借鉴临床多学科合作（MDT）诊疗模式，由多部门组成项目组，通过定期会议，共同商讨管理措施、管理流程、内控措施的嵌入等，通过 MDT 集中解决多部门协调机制运转不畅的管理难点，系统地解决问题，避免"头痛医头，脚痛医脚"。

4. 循序渐进推动是主要方法

实施工作采取先试点后全面推进。首先对规范安全性有严格要求、价格相对较高、群众费用负担重的高值医用耗材和检验试剂耗材的管理，再规范价格相对低，但临床使用量大、品种规格繁多的低值耗材；项目组采取了试点上线的方法，先选取典型科室在全院形成试点标杆效应，再通过对试点成果的阶段性小结后着手全院推广。同时在此基础上完善细节、不断优化系统功能、报表管理，顺应耗材管理的新导向，为医院管理层提供更多数据参考。

5. 加强绩效考核是重要手段

将医用耗材的日常管控、合理使用、合理收费等纳入绩效管理，与绩效挂钩。结合智能审核的事中提醒和监管，规范员工行为，使合法合规使用耗材成为医院文化。

六、结语

通过医用耗材的精细化管理，基本实现多数可收费耗材的全流程可追溯管理，有效杜绝了"多收、乱收、误收"等现象，从源头上堵住了"溢库"的发生。

第八章
公立中医医院运营管理信息化建设

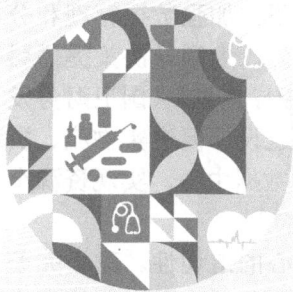

第一节　运营管理信息化简介

一、建立医院运营管理和数据中心的背景与意义

1981 年，财政部提出"会计电算化"概念，引导企业关注自身信息技术的提高，并在财务管理实践中将会计学、管理学、计算机信息技术方面的知识和工具融合使用。21 世纪以来，随着移动互联网的高速发展，以大数据、物联网、云计算、区块链、人工智能为代表的新技术快速崛起，为企业数字化转型提供了技术可能；同时，在企业数据呈几何级数高速增长的环境下，高效满足管理者对数据的个性化需求成为企业财务管理的新挑战。对此，一些企业开始向数字化阶段转型。运营数据中心在数字化转型中发挥着重要作用，是一套将机构的数据利用起来的机制，把数据变成资产并服务于业务，将海量数据经过"集成—治理—建模—服务"为管理决策赋能，助力财务部门延伸管理职能，充分发挥有益经验数据总结的"后视镜"、实时数据监测的"仪表盘"、面向未来发展规划的"望远镜"等职能。医改不断深化，要求医院向高质量、精细化发展，强化信息化支撑作用，医院业务系统输出的是业务流程，财务系统输出的是货币化计量的业务结果，运营数据中心作为业务系统和财务系统的交汇点，输出的是各类财务和非财务数据产品。在运营数据中心搭建过程中，财务部门可发挥核心作用，自上而下看业务，自下而上抽取数据产品并提供共享服务，赋能业务创新、管理提升，创造增量价值。

2020年,《关于开展"公立医疗机构经济管理年"活动的通知》(国卫财务函〔2020〕262号)提出:"推进信息化建设,推进实现单位内部运营管理平台系统与医疗教学科研等业务系统互联互通,数据共享共用。加强数据管理和分析应用,强化数据资源整合,定期开展数据综合分析研究,为领导决策提供科学参考和建议。"同年,《关于加强公立医院运营管理的指导意见》(国卫财务发〔2020〕27号)提出:"加强医院内部运营管理信息系统建设,促进实物流、资金流、业务流、信息流四流合一""建立运营管理系统和数据中心,实现资源全流程管理""促进互联互通,实现业务系统与运营系统融合"。

多项政策文件的出台,凸显了医院建立数据运营中心的迫切性。建设完整的运营数据中心,能够实现业务数据与财务数据整合、业务管理和运营管理融合,以及财务管理标准化、集成化、智能化,加快财务职能从"重核算、记录价值"向"重管理决策、创造价值"转型,赋能资源配置和运营管理是大型公立医院经济管理的重点发展方向。

二、公立医院构建运营数据中心的必要性

1. 公立医院规范化、精细化管理的需要

《国务院办公厅关于建立现代医院管理制度的指导意见》(国办发〔2017〕67号)指出:"推动各级各类医院管理规范化、精细化、科学化,基本建立权责清晰、管理科学、治理完善、运行高效、监督有力的现代医院管理制度。"同时,精细化管理理念、"公立医疗机构经济管理年"活动都将提高精细化管理水平作为医院管理的重要目标。随着公立医院综合改革向纵深推进,医院收入增速放缓,盈余空间逐步缩小,医院面临人力资源成本、资金成本、能耗成本等迅速增长问题,迫切需要借助各类数据分析工具,挖掘自身潜力实现转型升级,提高医院管理的精细化水平。运营数据中心可以将医院管理活动的过程和结果高效连接,实现业务、信息、价值的"三流合一",通过数据分析结果反哺业务、支撑决策、优化流程,保证数据可用、能用、易用、好用,为医院的数字化转型、精细化经营奠定基础。

2. 医院大量数据充分利用的需要

20世纪90年代以来,部分大型公立医院开启了信息化建设工作,形成以临床信息平台和医院运营平台为基础的两大数据平台。临床信息平台主要包括门诊、住院、护理、检验、病案等子系统、子模块,医院运营平台主要包括会计核算、资产管理、人力资源、后勤管理等子系统、子模块。两大平台经过不断开发和完善,积累了大量业务、财务数据。但由于使用部门的需求、程序编写方式、数据口径或标准不同,各子模块、子系统没有完全实现数据的互联互通,加上缺乏顶层设计和系统整合,存在信息孤岛,导致财务数据、业务数据难以

实现双向校验、层层下钻分析，增加了管理会计报告从财务数据分析向业务活动分析转变的难度，制约了数据分析结果的时效性。运营数据中心的建立有助于激活医院现有的大量"沉睡"数据，将其有效利用。

3. 医院管理会计功能有效发挥的需要

《管理会计基本指引》（财会〔2016〕10 号）提出："单位应将管理会计信息化需求纳入信息系统规划，通过信息系统整合、改造或新建等途径，及时、高效地提供和管理相关信息，推进管理会计实施。"《财政部关于全面推进管理会计体系建设的指导意见》（财会〔2014〕27 号）要求："指导单位建立面向管理会计的信息系统，以信息化手段为支撑，实现会计与业务活动的有机融合，推动管理会计功能的有效发挥。"加强管理会计工作，要求医院财务工作主动向业务延伸，从数据的记录者、报告者向分析者、业务价值挖掘者转变，通过信息和报告创造更多的管理价值。医院业务和财务的有机融合，需要整合全域数据，统一数据标准，提高数据质量。构建"集成—治理—建模—服务—赋能"的运营数据中心驱动机制，有助于实现数据的集中统一管理，自动生成管理会计信息；有助于实现数据的一次采集，以及全流程、各部门、多维度的共享复用；有助于管理会计信息和报告向业务系统、财务系统的联查和自由定制；有助于快速响应医院外部环境变化和内部业务、组织、流程变化，满足医院各层级管理者的需求。

三、医院运营管理信息化要求

1. 立足公立医院运营管理的内涵，统筹规划医院信息化建设

公立医院运营管理是业务活动和经济活动的集合体、统一体和共同体。产出方面，医院主要向社会提供医疗、教学、科研等公益性服务；投入方面，政府和社会向医院投入人力、财力、物力、房屋、土地等资源。医务人员在开展每项具体的医疗服务过程中均消耗一定的人力、物力、财力、空间、时间等成本，并按照政府确定的医疗服务价格获取医疗收入。公立医院开展的医疗服务等业务活动与经济活动密不可分，它们是同一事物的两种价值表现形态的不同表达；业务活动是经济活动的载体，经济活动服务和服从于业务活动。

公立医院运营管理信息化是实现业务管理和经济管理科学化、规范化、精细化的重要支撑与基础保障，建设过程中应将两者的流程管控和管理要求进行整体设计、有效衔接、融合贯通，并持续推进两类数据的分析应用。

2. 面向公立医院运营管理的要求，丰富和完善医院信息化建设

按照系统互联、数据共享、业务协同原则，公立医院运营管理信息化需要在继承、融合和创新的基础上做好工作。一是充分利用医院医疗服务与医疗管理信息化基础，盘活信息化资源存量。二是完善或构建人、财、物、事等资源

管理信息化基础，做好医院经济运行专业管理信息化增量。三是进一步推动核心业务工作与运营管理深度融合，利用信息化手段提升医院业务活动和经济活动的管理质量。

3. 面向数字化时代的发展，加强数据资源管理和网络信息安全

以数据为核心资源的数字化时代，正在成为引领和推动新一轮科技革命的核心力量，将会深刻影响卫生健康行业。医疗服务模式、运营管理形态、行业监管要素及手段将会快速迭代更新。公立医院运营管理信息化除了关注业务能力、基础功能外，还要关注把数据作为医院运营管理的重要资源，关注利用人工智能、大数据及物联网等新技术作为医院运营管理的重要工具与手段，将网络信息与数据安全作为医院运营管理的底线能力进行设计。

第二节　运营管理信息化建设内容

公立医院运营管理信息化的整体功能，分为医教研防业务活动、综合管理、财务、资产、人力、事项、运营管理决策、数据基础、基础管理与集成 9 大类业务，对 45 级 163 个功能点进行功能设计。

一、业务活动域

包括医疗服务、医疗管理、临床科研、临床教学、疾病预防等业务功能。本指引为整体性体现医院运营管理框架，列举医、教、研、防等业务。

1. 医疗服务

医疗服务是各级各类医疗机构及其医务人员运用各种卫生资源为社会公众提供的诊断、治疗、康复等服务的总称。医疗服务信息化是医院医护技防等专业人员和其他服务人员面向患者提供的诊疗服务和其他服务的过程中，采用信息化手段作为支撑医疗服务的全过程管理；包括临床诊疗服务、护理服务、药品服务、检查检验医技服务等内容。

2. 医疗管理

医疗管理是遵循国家相关医疗管理政策，为方便患者就医，保障医疗质量和医疗安全，维护患者权益，面向医疗服务过程而采取的管理行为和措施。医疗管理信息化以患者和临床为中心，以公益性和事业发展战略为导向，实现系统化、科学化、规范化、精细化、智能化的医疗管理模式；包括诊疗组织管理、医疗技术管理、医疗安全管理等内容。

3.临床科研业务

临床科研业务是医院利用科学方法开展的，以个体或群体（包括医疗健康信息）为研究对象，研究疾病的诊断、治疗、康复、预后，以及病因、预防和健康维护等活动。临床科研业务信息化主要围绕临床科研各类专病及医药研究等开展科研业务数据采集、清洗、建模及分析等工作；包括临床科研专病库数据管理、临床科研专病库流程管理、临床科研专病库质量管理、药品使用监测、临床综合评价管理等内容。

4.临床教学业务

临床教学业务主要是在临床教学基地进行的，在临床带教教师指导下，开展医学生临床教学实践活动和试用期医学毕业生的临床实践活动，包括住院医师、专科医师规范化培训和轮转管理、师资带教和培训管理、理论和实践教学活动以及继续教育阶段管理等。临床教学业务信息化本着教学的科学性、规范性、严谨性、高效性、系统性原则，利用信息技术支撑临床带教活动有序开展；包括医学模拟示教管理、远程医疗教育管理、临床轮转管理等内容。

5.疾病预防业务

疾病预防业务是医院按照国家相关规定，进行预防保健、疫情报告、传染病诊疗、医院感染预防控制等疾病预防工作的统称。疾病预防业务信息化通过信息技术手段支撑疾病预防相关管理工作开展，并在临床知识库的帮助下，对患者的临床检验检查数据进行分析，对院内感染或者疑似传染病进行风险预警，完成上报处置及协调资源应对管理；包括完成各类法定传染病及时报卡、疾病智能预警、院内感染预警及管理等。

6.其他

本域相关功能描述未尽事宜，按照国家及行业相关标准规范，医院可考虑实际情况和最佳行业实践进行拓展。

二、综合管理域

包括预算管理、成本管理、绩效管理、物价管理、医保管理、内控管理、审计管理等 7 类 33 个功能点。

（一）预算管理

医院预算管理为医院经济运行控制主线，包括业务预算、收入预算、支出预算、项目预算、采购预算、资金预算等内容，实现各预算之间的联控功能。支持自上而下、自下而上、两上两下等编制流程。支持对预算执行实时监控，实现执行核销、预算执行分析、预算绩效考评。实现事前计划、事中监督、事后分析的管理。

1. 业务预算

支持业务预算的编制依据、编制、审核、审批、下达、执行、调整、查询、执行监控等功能。支持零基预算、增量预算、固定预算、概率预算等编制方法；支持年度预算、月度预算等编制期间；支持所有预算编制数据留痕、各编制节点预算数据留痕。

2. 收入预算

支持收入预算的编制依据、编制、审批、调整、执行、结转、查询、执行监控等，包括收入总预算、医疗收入预算、财政拨款收入预算、科教项目收入预算和其他收入预算等。支持采用零基预算、增量预算、固定预算、概率预算等编制方法；支持年度预算、月度预算等编制期间；支持所有预算编制数据留痕、各编制节点预算数据留痕。支持验证收入预算结构合理性。

3. 支出预算

支持支出预算编制、审批、下达、调整、执行、监控、报表等，包括支出总预算、医疗支出预算、科教项目支出预算和其他支出预算等。支持医院根据预算内容不同，采用不同的编制模板和编制方法进行支出预算编制审批管理；支持年度预算、月度预算等编制期间；支持所有预算编制数据、各编制节点预算数据留痕。支持验证支出预算结构合理性。支持提供项目预算与人力资源、物资管理、药品管理、固定资产管理、无形资产管理、绩效分配、会计核算、报账管理等各系统支出预算联控功能。

4. 项目预算

支持对财政项目、科教项目、基建项目、通用项目等进行预算的外拨经费及医院的配套经费预算管理。支持项目库管理、项目概算管理、预算编制、经费到账认领、预算分解、预算调整、预算执行、预算执行监控、预算报表等。支持与科研项目管理、教学项目管理、基建项目管理、通用项目管理共享项目库信息；支持提供项目预算管理、项目经费管理、医院配套经费管理等相关业务功能；支持项目经费余额跨年结转。支持项目经费报销请款业务管理。支持提供项目预算与物资管理、资产管理、设备管理、药品管理、供应商协同、会计核算、报账管理、招标管理、合同管理等各项目预算联控功能。

5. 资金预算

支持对医院的现金流量进行预算编制与监控。支持期初货币资金、资金计划、资金预算、资金存量预算、资金预算执行、资金预算执行监控、资金预算执行分析、筹投资管理、资金成本和资金收益管理等。

（二）成本管理

医院成本核算是指医院对其业务活动中实际发生的各种耗费，按照成本核算对象和成本项目进行归集、分配，计算确定各成本核算对象的总成本、单位成本等，并向有关使用者提供成本信息的活动。按照成本核算的不同对象，可分为科室成本、诊次成本、床日成本、医疗服务项目成本、病种成本、按疾病诊断相关分组成本、按病种分值付费、按疗效价值付费、中医优势病种成本等。

1. 科室成本核算

支持以科室为核算对象，按照一定流程和方法归集相关费用、计算科室成本。支持数据采集、数据质量校验、数据归集、核算结果查询、基础设置等。支持科室间接成本按不同科目、不同科室按不同分摊参数配置，进行逐级分摊，支持分摊结果的全程追溯。支持提供体系化的成本分析功能，主要从收益、构成、排序、单元、绩效等角度进行分析；支持区分医疗业务成本、医疗成本、医疗全成本、医院全成本，从集团、医院、科室及各成本核算单元的比较分析、结构分析、趋势分析、因素分析；支持提供成本指标分析及盈亏平衡点测算分析等。

2. 诊次成本核算

支持以诊次为核算对象，将科室成本分解到门急诊人次中，计算诊次成本。支持采用分摊后的临床门急诊科室总成本，计算诊次成本等。

3. 床日成本核算

支持以床日为核算对象，将科室成本分解到住院床日中，计算床日成本。支持采用分摊后的临床住院科室总成本，计算床日成本。支持核算结果查询等。

4. 医疗服务项目成本核算

支持以科室开展的医疗服务项目为对象，归集和分配各项费用，计算各项目单位成本。支持提供体系化的项目成本分析功能，主要从盈亏、构成、工作量、排名等角度分析；支持区分医疗业务成本、医疗成本、医疗全成本、医院全成本，从集团、医院、科室及各项目的比较分析、结构分析、趋势分析、因素分析；支持提供盈亏平衡点测算分析等。

5. 病种成本核算

支持以病种为核算对象，按照流程和方法归集相关费用，计算病种成本。支持提供药品的管理成本核算、材料成本核算。支持提供体系化的病种成本分析功能，主要从盈亏、构成、收益、排名等角度分析；支持区分医疗业务成本、医疗成本、医疗全成本、医院全成本，从集团、医院、科室及各项目的对比、趋势、环比分析；支持提供盈亏平衡点测算分析等。

6.按疾病诊断相关分组/按病种分值付费成本核算/按疗效价值付费/中医优势病种成本

支持以DRG组/DIP组为核算对象，按照流程和方法归集相关费用，计算DRG/DIP成本。支持提供药品的管理成本核算、材料成本核算。支持提供体系化的DRG/DIP成本分析功能，主要从盈亏、构成、收益、排名等角度进行分析；支持区分医疗业务成本、医疗成本、医疗全成本、医院全成本，从集团、医院、科室及各项目的对比、趋势、环比分析；支持提供盈亏平衡点测算分析等。

（三）绩效管理

绩效管理要与公立医院绩效评价指标框架和医院发展规划相适应，突出工作量、工作质量、工作效率、成本控制、患者满意度、职工满意度、技术难度、风险程度及教学科研等内容，充分考虑各科室、各病种技术难度、责任风险差异等，完成综合绩效评价、成本控制考核、关键绩效指标考核和绩效分配等。

1.绩效考核管理

支持医院、职能部门、业务科室、诊疗组、个人等绩效考核评价，支持多级绩效管理方案、核算、分配。支持从目标计划、执行反馈、考核评价、结果应用、绩效改善的全过程绩效管理。支持自动获取成本核算数据、质控数据、财务数据、工作量数据、患者满意度数据等形成绩效评价指标。支持科室绩效方案设置、员工绩效方案设置、评价方法选择、科室关键绩效指标管控、绩效方案审核、绩效考核、总结与分析反馈等。

2.绩效应用管理

支持获取绩效预算控制数据，并提供绩效执行数据，实现绩效预算控制以及预警功能。支持绩效单元管理、绩效因素管理、绩效指标管理、考核评价管理、核算方案配置等。支持绩效工资核算、科室绩效分配、员工绩效分配等。

（四）物价管理

物价管理要符合相关物价管理制度、符合上级主管部门和物价部门要求的收费标准和相关信息，并按规定的医疗价格项目名称和服务内容提供医疗服务和收取服务费用等。

1.申报定价

支持新增医疗服务项目进行临床验证、评估、审核。支持科室申报、立项评估、成本核算、定价申报、价格公示、价格维护等。

2.价格维护

支持建立医院收费项目编码库，收费项目按照国家规定的诊疗服务字典/药品价格字典对应设置。支持对医疗服务价格、集中采购药品、集中采购医用材料、医院制剂、中药饮片价格变化情况以及单病种收费情况等进行监督和管控。支持价格维护、物价监控、物价预警等。

3. 价格调整

支持医院依据政府医疗服务价格政策变动和成本核算情况在国家指导价格内进行价格调整；支持公立医院对特需医疗服务进行价格调整。支持调价申请、调价评估、价格制定、调价公示等。

4. 执行核查

支持核查医疗服务项目、药品价格执行情况；支持对自定收费项目、超标准收费、重复收费以及漏收费等核查。支持价格自查、费用结算、结算复核、结算调整等。

（五）医保管理

医院需要及时掌握、分析医保制度下医院运营情况，及时采取有效的应对措施，推进医院健康可持续发展。医保管理分为事前规则制定、事中流程管理、事后考核监管等。

1. 医保信息管理

支持从社会保障部门下载医疗服务项目目录、药品目录、材料目录等。支持医疗服务项目对照、药品目录对照、材料目录对照等。

2. 医保结算

支持医院对纳入医保支付范围的医疗服务项目或药品费用与统筹地区医保经办机构按规定直接结算；对于职工个人负担的费用，由职工医保个人账户支付。支持费用采集汇总、医保审核、特种报销、结算查询等。

3. 单病种医保费用管理

支持对按病种付费的医院、患者人群、病种范围、病种费用等进行监测和分析；支持根据医药价格变化、适宜技术服务应用、医保基金运行评估结果等，对医保付费病种支付标准动态调节。

4. 医保费用核查

支持就诊人次、医师处方、就医购药等费用核查，掌握参保人员就诊信息和医院核查复诊行为等有关记录。支持增加审核监控规则，细化监控数据指标，对医疗服务费用结算明细、药品、耗材、医疗服务项目和门诊病历等信息进行实时和全流程监管。

5. 医保查询

支持对当地医保政策和个人医保账户信息的查询。支持定点医院查询、医保药品查询等。

6. 商保直赔支付

支持出院结算实时分账、结算等，从滞后赔付转为即时支付。支持商保公司管理、参保人管理、商保审核、对账管理等。

7. 按疾病诊断相关分组 / 按病种分值付费控费

支持在院病例分组，对医保付费流程进行监控、预警等。支持费用超支预警、病例分组分析、全院科室及病种的盈亏分析等。

（六）内控管理

内控管理主要为了保证医院经济活动合法合规、风险可控、资产安全和使用有效、财务信息真实完整，有效防范舞弊和预防腐败，提高资源配置和使用效率。

1. 风险管控

支持医院对风险数据指标归集、风险识别、风险分析、风险评估、风险应对、风险监控、风险事件库等。

2. 内部控制管理

支持医院为规范经济活动及相关业务活动，规范重点领域、重要事项、关键岗位的流程管控和制约。支持制度规范管理、权限划分流程图、控制矩阵、内控评价、内部监督等。

3. 风险预警

支持医院根据收集风险相关的数据信息，设置预警线指标体系，监控风险因素的变动趋势，评价各种风险状态偏离预警线的强弱程度，向特定对象发出预警信号等。

4. 评价整改

支持医院在风险识别、内控评价基础上，制订整改计划，并对整改结果进行跟踪、监控及整改评价等。

（七）审计管理

审计管理要从以事后审计为主，逐步向以事前、事中、事后审计相结合的方式过渡，充分利用大数据技术等提高医院审计的经济性、效率性、效果性。

1. 审计作业

支持审计计划、审计项目、审计资源、审计档案等管理。支持审计管理人员掌握审计项目进展情况、审计人员工作状况；支持风险及控制点识别、审计计划制订和管理、审计项目执行情况跟踪；支持审计台账等档案管理。

2.专项审计

支持审计人员对特定事项进行审核、稽查，包括离任审计、清算审计、经济责任审计、财产转移审计等。支持项目成员确定、审计方案提交、审计方案变更、审计方案实施、专项审计调查报告出具、专项审计档案归档等。

3.审计整改及后续评价

支持审计人员检查审计发现和建议纠正整改情况。支持建立后续审计问题库、分析和确定后续审计重点问题、制订后续审计计划、督促审计整改、实施后续审计、分析审计整改情况、提出建议等。

4.预警管理

支持审计管理人员提供财务和经济活动的评价以及审计领域相关风险预警；支持通过定义业务、风险与合规关键指标，完善执行数据分析模型，进行数据指标比对，按事先定义的风险指标汇报形式与途径，及时提交风险信息等。

5.大数据审计

支持医院运用大数据技术方法和工具，开展跨层级、跨地域、跨系统、跨部门和跨业务的数据挖掘与分析。支持数据接口采集、数据验证、数据清理、数据转换、数据分析、疑点核实、疑点反馈、审计风险指标管理、审计线索清单、审计样本规则管理等。

三、财务域

包括会计核算、报账管理、资金管理等3类共20个功能点。

（一）会计核算

满足医院执行政府会计制度的要求，支持账簿处理、凭证编制、报表编制、查询分析等。支持通过凭证生成及入账，实现业财融合及一体化。支持多院区、集团化等财务管理模式下的会计核算功能。

1.科目期初

支持科目设置，期初余额结转，未达账项、往来明细、累计折旧、累计摊销导入等。支持现金银行期初医院未达账和银行未达账的初始化登记。支持科目设置、余额结转、数据初始化等。

2.账务处理

支持凭证录入、审核、记账、结账和打印等基本业务操作。支持医院多种辅助核算。支持凭证制作保存后自动核销或者手工核销往来款项。支持现金流量标注，自动生成现金流量表。支持自动生成收入数据凭证、会计凭证等。支持凭证查询、凭证审核、初始账管理等。

3. 账簿查询

支持财务会计科目和预算会计科目相应账簿查询；支持多种明细账簿查询；支持凭证的联查功能。支持辅助核算账、余额表、现金流量明细表、盈余与预算结余差异明细表和序时账的查询。支持应收票据等相应备查簿管理。支持与固定资产、无形资产以及库存物资等业务的账账核对。支持联查报账管理的数据源、会计科目明细和余额情况等。

4. 期末处理

支持月末、年末结转；支持财务会计科目和预算会计科目分别进行结转；支持按照辅助核算进行结转。支持设置结转模板，财务会计和预算会计科目、辅助核算等的相互核对和校验、复核及自动生成结转凭证。支持医院按具体业务和报表填报的要求，通过自定义结转方案配置，按照发生额或余额等方式自动生成结转凭证。

5. 出纳管理

支持出纳根据审核无误的现金收付凭证顺时逐笔登记现金账簿。支持出纳根据审核无误的银行存款收付凭证顺时逐笔登记银行账簿。支持现金和银行存款的报表查询。支持自动生成银行存款余额调节表。支持现金盘点表、资金日报表。支持现金银行初始账管理、银行日记账管理、现金日记账管理、银行自动对账、未达账核对、现金银行报表查询等。

6. 往来管理

支持对往来类科目造成的时间性差异通过往来标注核销自动生成会计凭证。支持供应商往来、患者往来、职工往来、科室往来等医院的核算要求。支持往来账和账龄区间的初始化设置。支持往来账龄查询、分析。支持坏账计提。支持预付转应付，应付账款与采购、预算、资金等的关联及控制等。

7. 报表管理

支持灵活定义医院管理报表，可自动产生报表数据；支持表间取数、跨医院、跨年度取数。支持报表定义、制作、汇总、查询和审核等基本业务功能。支持决算报告和财务报告异常指标预警。支持会计报表附注和情况说明的电子化编制。支持报表合并的业务需求。支持自动生成政府会计制度要求的整套报送报表。支持与成本核算、预算管理等医院资源运营管理报告进行数据关联稽核。支持会计核算与其他模块的信息共享。支持为经济运行分析评价提供决策数据支撑。支持符合医院财务管理特点的多种分析方法。

8. 对账管理

支持总账核算与各专项核算进行对账，如固定资产、无形资产、物资管理、收入管理、工资管理、奖金分配、药品管理、基建管理、资金管理等的对账。支持对账设置和对账分析、明细数据联查等。

（二）报账管理

报账管理主要实现医院员工填单及业务审批等报账业务管理。报账管理支持使用扫描、文字识别等新技术，推动报销业务支出标准化、报销便捷化、流程自动化、票据影像化、审批移动化、档案电子化和业财一体化。

1. 报账设置

支持医院的报销业务、费用管理、审批流转等相关活动；并满足医院内控管理、流程设计和费用控制等要求。支持各种设置规则，如资金来源设置、费用申请控制规则设置、常用单据设置、借款控制设置、授权代理设置、个人授权设置、费用类型设置、报销类型设置、报销标准设置、分摊规则设置、分摊结转单据对应设置、流程配置等。

2. 费用申请

支持费用申请及预算管控。支持费用报销标准知识库嵌入及维护。支持对已审批通过的费用申请进行关闭操作及对应预算释放。支持申请单录入、管理、查询等。

3. 借/还款管理

支持医院借款管理业务，根据借款条件和借款报销标准进行借款单据的录入、审批、管理及查询。支持与报销管理、预算管理相关联，满足借款占用预算、报销冲借款、扣减预算等功能。支持针对已借款项进行还款核销、借款转移等。

4. 报销管理

支持医院报销管理业务，根据报销业务和报销标准进行报销单据录入、审批、管理及查询。支持与费用申请、借款管理、预算管理、往来管理相关联，满足员工直接报销、借款报销、代理报销等业务，可在报销时扣减费用申请所占用预算、核销已借款项、往来款项及扣减借款单所占用预算。支持商旅订单/采购订单等的关联报销。

5. 费用核算

支持医院借款、报销等业务的费用核算。支持单据凭证生成及入账、费用分摊、费用待摊、跨账套往来凭证生成等。支持多部门业务费用分摊；支持跨院区的费用业务的往来凭证生成；支持多个会计期间的费用按期分摊。支持费用处理时的预算控制等。

（三）资金管理

资金管理主要实现统一资金计划、监控、调度、结算管理，支持银医直连付款、资金调拨、银行对账单信息收集、余额查询等，提升医院资金利用效率，降低资金风险和财务费用。

1. 账户管理

支持开户申请和开户管理，对银行账户基本信息、开户业务流程、账户性质等进行管理。支持设立资金结算中心的医院对内部账户的开户、销户、冻结、解冻等管理。支持变更销户管理，对银行账户的变更申请、变更业务、销户申请、销户业务流程进行管理。支持账户年检管理，对银行结算账户的合规性、合法性及账户信息、账户资料的真实性、有效性进行审核；支持结算记录管理等。

2. 结算管理

支持现金业务管理。支持医院收付款业务、内部转账业务。支持医院资金流入、流出管理，分析资金存量与流量，提供资金监控依据。支持日常业务管理、结算管理、银行对账、账表查询等。支持委托结算业务。支持支付信息变更等。支持设立资金结算中心的医院，管理成员医院的现金缴存、现金支取、内部特转、对外收付款业务等。

3. 资金管控

支持资金计划管理。支持对付款计划确定是否支付、提前支付、延期支付、部分延期支付等进行付款排程，并合理付款。支持资金调度；支持设立资金结算中心的医院管理资金上收、资金下拨和资金调拨业务。支持外部融资管理，提供融资申请、合同登记、授信占用、台账管理、利率变更及合同结项管理等业务处理流程。支持对资金的管理流程、模式、使用效率等进行分析、管理。

4. 票据管理

支持支票管理及电汇管理，可记录支票发出业务的相关信息项。支持支票登记、领用和相关登记簿的查询。支持银行电汇信息的维护管理。支持空白票据的购置、领用、报销等进行管理。支持商业汇票管理。支持应收票据的收票、托收、背书、贴现、内部托管、银行托管、内部调剂、内部领用。支持应付票据的签发、付票、到期付款处理。支持税票、非税票、内部结算收据管理；支持票据入库、领用、核销、查询统计等。支持电子票据管理，包括在线开票、查重、验伪、入账、核销、受票、报销等。

5. 银医直连

支持网银配置，可提供银医直连正常业务开展的基础配置。支持支付指令信息管理，可通过银医互联接口实时查询指令状态和支付状态。支持电子银行回单、银行对账单管理，支持到账通知或对账信息，提供离线查询银行对账单的信息。支持指令查询，查询付款单生成的转账支付指令，生成付款指令提交金融服务公司或银行，对指定账户执行电子支付。支持银医互联接口实时完成各类支付业务，包括材料支付、固定资产支付、无形资产支付、设备支付、工资支付、奖金支付、职工借款支付、职工报销支付等。

6. 专项资金管理

支持专项资金申报、专项资金设立、专项资金预算编制、经费使用等流程管理。支持基本信息维护，包括项目编码、项目名称、项目简称、财务编码、负责人、立项时间、项目周期、起始时间、结项时间等。

7. 资金安全管理

支持完整存储与备份网络支付业务交易记录、账目核对等资料。支持结算业务数据源追溯。支持规范对账和结算管理，可进行统一结账控制。支持银行对账单与银行日记账自动勾对，确保医院信息系统、银行结算账户账款保持一致。支持提供内部核查机制，支持报表和数据多方核对、验证。支持安全验证管理、数据加密等。

四、资产域

包括物资管理、资产管理、供应商协同等 3 级共 22 个功能点。

（一）物资管理

物资管理是指对医院的低值易耗品、卫生材料等进行供应、保管、分配等的管理。药品管理不在本指引描述范围内。

1. 物资基础信息管理

支持基础信息维护，按照供应商、物资、领用科室、领用申请人、时间等多维度设置与维护。支持医院内部物资的目录维护，包括物资编码、名称、种类、规格、供应商、批次、价格等基本信息；支持历史物资目录的查询和导出。支持库房信息、领用申请人权限管理、审批设置等。

2. 领用申请

支持领用申请人根据业务需求、科室需求发起，填写领用申请单，包括物资编码、名称、规格、数量、单价、金额、预计领用时间等。支持领用申请查询、备货进度查询等。

3. 物资常规管理

支持入库管理，包括物资编码、名称、规格、数量、单价、金额、存放地点等。支持调拨管理，对存放地点、仓库之间进行物品转移，包括概要信息、调拨单号、明细信息、调拨原因、经手人、审核人、日期等。支持出库管理，包括物资编码、名称、规格、数量、单价、金额、存放地点等。支持库存管理，包括批次管理、有效期管理、定额控制管理、库存预警管理。支持物资组合套件操作，便于套件出库操作。支持物资盘点，可生成损耗单，损耗物品的库存数量、结存均价、结存金额等自动发生相应变化。支持提供二级库、科室库等多级库房的管理模式等。

4. 物资条码管理

支持对条码管理的物资进行全生命周期管理。支持与医院医嘱等系统共享条码物资数据，实时更新物资的使用对象。支持分析不同卫生材料类型、病区、员工操作记录等信息。支持领用对照管理，把物资数量和实际医嘱及收费进行对比。支持智能存取、效期管理、智能追溯、库存预警、盘点、医嘱核销等。

5. 消毒供应管理

支持消毒供应管理，包括供应室人员、器械、货架、程序、部门类型及条码设置（人员、器械、货架、程序、部门）；支持对消毒灭菌流程、流程节点、消毒包类型等进行设置。支持对消毒灭菌器械的全生命周期追溯管理；支持消毒包入库、消毒包领用申请、消毒包回收、消毒包清洗、消毒包打包、消毒包灭菌、消毒包发放、消毒包使用、消毒包盘点、消毒包追溯等各个环节的管理。

6. 试剂管理

支持试剂管理，提供临床试剂出入库管理；支持试剂全程冷链监测，记录试剂流转全过程的温度监控信息。支持检验试剂仓库统一动态管理；支持在库试剂盘点；支持库存报警管理等。

（二）资产管理

资产管理围绕医院固定资产及无形资产的日常核算等全过程，实现对固定资产及无形资产等的全生命周期流程管理。

1. 资产信息管理

支持资产卡片管理，验收入库后建立资产卡片。支持资产类别、部门归属、资产汇总台账、明细账、零部件台账等分类管理。支持对资产卡片信息进行动态维护等。

2. 资产购置管理

支持购置关键环节的业务联动，包括购置申请立项、购置计划、论证审批、招标采购、验收管理、合同支付、资产入库、资产出库、台账管理、资产盘点、资产折旧、付款等。

3. 资产调拨

支持资产调拨管理，针对人员变动、部门调整、资产归属部门变动等情况，明确调出部门、调入部门、资产管理人、资产信息、调拨原因等，形成资产调拨单。支持部门间调拨、跨院区调拨等。

4. 资产领用及借用

支持资产领用及借用的申请、审批、确认、归还等流程管理。

5. 资产盘点

支持资产盘点、审批、盘盈盘亏、差异调整等。支持输出盘盈、盘亏以及差异调整数据等。

6. 资产处置

支持资产处置鉴定、处置申请、处置记录、处置报告生成等。支持完整记录资产生命周期管理；支持资产报废、报损、出售、出让、转让、置换、捐赠等。

7. 资产出借／出租

支持医院与外单位之间资产出借／出租的双向管理。支持租借合同管理、合同变更管理、合同付款管理、资产租借管理、资产归还管理、资产租借停用管理、资产租借预警设置、合同到期预警、应付款到期预警等。

8. 资产维修与保养管理

支持资产维修与保养管理，包括保修信息、资产保养计划、详细记录保修条款和维修记录（含维修成本）、与原厂商或供应商保修合同、台账及其他管理等。支持资产保养管理，包括保养类型、保养项目、保养时点的配置，查询保养预警信息；支持按科室、按品名、按厂家增加保养计划。支持计量检定单位管理、计量检定品名目录管理、资产计量检定预警时点设置；支持根据预设资产计量检定周期自动生成计量检定单据；支持计量检定单据审批进度查询；支持计量检定结果录入、计量检定单据归档等。

9. 资产统计分析

支持提供统计报表、管理报表、自定义报表等；支持资产流水账的统计分析，资产管理部分查询、上报财务报表、拓展分析等。支持资产的入库统计、出库统计、供应商统计、折旧报损统计、资产月报、资产折旧报表、资产变动报表、资产处置报表、资产分布查询、报表制作、报表查询、报表管理等。

10. 资产质量及效益分析

支持资产质量管理及资产效益分析相关功能，包括资产资质与证照管理、计量与检测管理、质控情况记录，资产采购前的效益论证，运行过程中的各类效益、效率、成本分析处理等。支持与相关业务系统共享信息，自动生成分析报告；支持获取汇总各科室各类资产的收入和成本数据等。

（三）供应商协同

供应商协同管理主要面向医院和重要供应商建立供应业务协作。供应商协同支持医院采购订单下达、供应商采购订单接收、入库验收信息同步及采购结算等业务。医院可以借助供应商协同信息共享，提高医院与供应商的作业效率，构建医院的供应链体系。

1. 供应商基础信息管理

支持对供应商进行全生命周期的管理，包括供应商基本信息、资质、供应商财务信息、采购信息、物资资质管理、供应商准入、供应商投诉与建议、采购询报价、供应商信息变更等。支持供应商价格管理，及时了解采购价格波动，实时控制采购价格等。

2. 采购计划

支持采购计划管理，包括采购计划填报、审批、批复，上级组织对下级计划汇总、修订、调整；支持采购计划按照指定的审批流流转；支持按照预算平台的流程多级批复。支持采购申请管理。支持采购到货进度查询等。支持后续采购时可继承订单内容，并进行数据对比分析。

3. 订单管理

支持订单管理，包括订单编制、录入、新增、修改、删除、审核、查询等，向供应商发送催货单等；支持入库单、出库单、退货单等同步管理。支持根据采购计划自动生成采购订单；支持向物资管理传递订单信息；支持订单执行情况分析、供应商评价管理等。

4. 采购结算

支持和供应商结算对账。支持审核确认供应商结算申请单、报账管理推送、审核、付款等。支持付款跟踪，供应商和采购部门查询审批及付款进度。支持验收管理、供应商结算确认及查询等。

5. 发票管理

支持采购发票管理，包括增值税专用发票、普通发票和费用票据等。支持与入库单关联生成应付账款。支持预制发票、OCR识别、采购发票查询，发票自动匹配，发票自动校验、验重，电子化单据文件生成等。

6. 供应商评价

支持对供应商的准入评估与日常评估，包括供应商评估表、供应商评估报告、评估信息查询等。支持供应商投诉与建议，对供应商的供货情况进行监督管理。支持供应商评价方案、供应商评价体系维护与分析等。支持投诉、建议、维护与分析等。

五、人力域

包括人力资源管理1级共12个功能点。

人力资源管理完整覆盖医院人力资源的选、育、用、留、汰等业务环节，包括组织管理、岗职管理、人事管理、人才库管理、招聘管理、劳动合同管理、考勤管理、薪酬管理、培训管理、职称评审管理、报表管理和员工自助管理等功能模块。

1. 组织管理

支持组织架构的建立、调整、撤销、编制等业务处理，包括医疗集团、医共体、医联体等多医疗单位组织、集团型或单体型医疗机构，可对机构编码、机构名称、机构分类、与其他机构的上下级隶属关系、职能描述等信息进行管理。支持科室管理，包括部门科室管理、部门或科室的合并迁移等变更管理，变更部门时可同时将其下属的岗位和员工进行变更；支持诊疗组虚拟组织设置。支持组织机构、部门和人员等历史沿革管理。

2. 岗职管理

支持岗职管理，包括职位管理、职务管理、岗位管理等。支持部门职位体系构建、职位职责定义、职位职权定义、职位协作关系定义、职位任职资格定义、职位说明书、职位体系图、岗位体系管理、科室定岗定员、岗位执行作业定义、岗位说明书、职务管理等。

3. 人事管理

支持医院人员全流程、多分类、多属性管理。支持员工从入职到离职退休全过程人员的档案信息全面管理维护，包括员工入职、员工档案管理、职称管理、虚拟组织人员管理、资质证件管理、年度考核、个人简历、奖惩记录、医护垂直信息管理、变更业务及相关预警、人事业务流程审批等，可批量采集维护员工信息等。支持不同用工类别员工分类管理，包括在编员工、合同员工、劳务派遣、临聘、返聘、进修、借调、双跨、引进人才、特聘专家、退休员工、培训人员、进修员工、规培员工、实习学生等；支持人员差异化信息管理，包括对医生、护理、医技、医辅、行政等人员分类的垂直管理。支持员工动态管理，包括离退休管理、离职管理、人事变动管理、轮转管理等。支持人员异动事件处理以及历史记录管理，包括外派、借调、降职、晋升、兼职、轮岗、内部调转、离职、辞退、开除、退休、合同到期等，可通过参数化设置来配置薪资福利。支持职称晋升管理。支持提供员工不同培养阶段前后的成长分析等。

4. 人才库管理

支持人才选拔培养。支持提供医院后备人才与后备干部管理；支持建设医院梯队人才库等。

5. 招聘管理

支持招聘需求采集及审核；支持根据岗位编制情况分析生成招聘岗位信息。支持对外发布招聘需求、在线收集简历，提供应聘简历初选、科室筛选等多个甄选环节处理；支持提供人事筛选入职及人才储备管理等。

6. 劳动合同管理

支持劳动合同、派遣合同、进修协议、出国培训协议等管理。支持劳动合同全生命周期管理，包括合同签订、续签、变更、终止及预警功能等。支持人员变动与薪酬核定业务、合同业务的自动关联。支持合同到期提醒预警等。

7. 考勤管理

支持考勤排班，对不同出勤类型等进行管理。支持各类请休假审批及销假管理，包括病假、产假、年休假等。支持考勤数据采集以及考勤统计等。

8. 薪酬管理

支持薪资管理；支持内置岗位工资、薪级工资标准和套改政策查询，建立医院需要的相关工资标准；支持多套薪资核算。支持社会保险/公积金管理，完成社保、公积金等从建立到清算的全过程管理。支持员工个税信息管理；支持对残疾人按比例缴税等特殊计税规则及免税处理。支持工资发放，并生成与银行交互的数据文件等。

9. 培训管理

支持培训相关管理，包括培训记录、培训计划、培训考核、培训统计等。支持不同岗位设置不同的培训课程和培训计划；支持培训考勤、培训效果考核等。

10. 职称评审管理

支持职称评审的全流程管理，包括人员遴选、职称评审主题设置、取值来源、试用范围等。支持个人填报职称评审补充资料等。

11. 报表管理

支持综合统计及专题分析。支持根据需要设置生成有关人员、科室的月度、季度、半年、年度的统计数据表和计算公式，并生成统计报表；支持全院（科室、工资类型、人员类型）工资结构分析、趋势分析、比较分析；支持科室工资结构分析、趋势分析、比较分析等；支持生成卫生健康行政部门要求的人力资源统计报表；支持年龄结构分析、职称结构分析、性别结构分析、学历结构分析等统计分析；支持提供多维度、多角度自定义查询及报表统计等。

12. 员工自助管理

支持员工信息采集、维护、查询；支持员工简历信息阅览、员工考勤明细、休假信息查询及管理；支持员工薪资查询、员工年度绩效考核及奖金查询等；支持移动请假、考勤管理等。

六、事项域

包括科研项目管理、教学项目管理、基建项目管理、通用项目管理、招标项目管理、经济合同管理、后勤管理、档案管理、对外投资与合作管理、应急资源调度管理、其他等 11 级共 53 个功能点。

（一）科研项目管理

科研项目管理是医院核心竞争力和未来发展能力的重要指标。科研项目管理主要包括科研项目（包括研究者发起的临床研究）申报、评审、立项、研究、验收及成果管理等全流程的管理，并支持科研课题的分类分层管理。

1. 科研项目申报

支持科研项目申报，包括项目基本信息、详细信息、文件上传等。支持储备项目管理、查询项目详情、查询审批意见等。

2. 科研项目评审

支持内部审核和上会审核管理；支持项目审核通过后，按规定项目固化；支持对项目详情、审批意见等查询和文件上传；支持对不符合或需要补充资料的项目进行环节回退。支持储备项目审核、储备项目上报、项目评审核减调整、多年项目库管理等。

3. 科研项目立项

支持对科研项目立项信息维护及审核；支持对储备项目立项固化或项目手工新增、项目变更、项目分解等。

4. 科研项目过程管理

支持在预算管理、合同管理的基础上，对科研项目计划的执行、经费使用、各类资源使用等进行全过程管理。支持按内控要求对科研项目的过程监管和成本控制。支持预算执行控制、计划管理、进度任务管理、收支管理、绩效指标监控、结余管理等。

5. 科研项目验收

支持对科研项目进行结项结题管理，包括结项结题汇报、评审、验收科研项目工作成果；支持科研成果鉴定，包括产品、服务、论文、专著、软件著作权、专利、奖项等。支持优化项目结项各类材料的收集与归档、项目成果的分类与归档等。

6. 科研项目成果管理

支持对科研成果进行统一备案和存储管理，包括论文、专著、软件著作权、专利、成果评价、数据、产品、新型服务等多种工作成果。支持按照科研成果资本化的管理要求，纳入无形资产管理体系，核算科研成果的资本价值，建立资产卡片等。

（二）教学项目管理

教学项目管理需根据不同项目的管理特征、资金来源和资源需求，匹配管控力度和流程要求，支持院内相关部门为项目分配合适的资源，确保项目执行并跟踪项目的成果，提升医院的教学项目管理能力及效率。

1. 教学项目申报

支持不同类型的教学项目申报功能，包括项目基本信息、详细信息，以及项目申报书、经费预算、计划任务书等文件上传管理。

2. 教学项目评审

支持内部审核和教学项目上会审核管理；支持项目审核通过后，按规定项目固化；支持对项目详情、审批意见的查询和文件上传等；支持对不符合或需要补充资料的项目进行环节回退。支持项目评审核减调整、项目库查询、项目评审等。

3. 教学项目立项

支持院内相关部门对完成评审的项目库内的项目进行立项及批复，批准项目立项并反馈立项建议。支持与合同管理、供应商协同、项目经费管理联动对接等。

4. 教学项目过程管理

支持项目计划执行、经费使用、各类资源使用等的全过程管理，包括预算执行控制、计划管理、进度任务管理、收支管理、绩效指标监控、结算管理等。支持教学项目经费管理、报账管理与项目管理联动等。

5. 教学项目验收

支持对项目进行结项结题或项目验收管理；支持结项结题汇报、评审、验收项目工作成果等管理；支持成果鉴定或专题审计，包括产品、服务、专著、论文、奖项等；支持获取经费预算执行情况、收入、支出明细及结算情况等，并进行经费核算等。

（三）基建项目管理

基建项目管理需要关注业务关键点，实现对项目前期管理、价值管理、业务管理、项目评价管理等综合统筹管理。项目前期管理应包括项目申报、评审、立项等；价值管理应包括项目概预算、合同订单、结算支付、成本归集、竣工决算、工程转资等；业务管理应包括计划进度等；项目评价管理应包括评价指标、评价方案、项目评价、综合评价、评价分析等。

1. 项目论证管理

支持基建项目前期论证管理，包括项目规划及审核、项目计划、可行性研究、申请及审核、项目可行性研究上报等。

2. 项目立项管理

支持申报立项及审核等，包括项目类型、资金来源、项目名称、负责人、主管部门、项目周期等主要信息。支持上传项目申报书、经费预算、项目计划等。

3. 项目初步设计

支持基建项目的初步设计方案、各类设计会议纪要、初步设计方案的申请报告、投资计划等的管理。

4. 计划进度管理

支持对基建项目事前、事中、事后的全面管理，包括项目计划（包括招标计划、采购计划、质量计划、安全计划、环保计划、施工计划）编制，以及审核业务流程等。

5. 项目验收管理

支持对基建项目进行结项、结题或项目验收管理等，包括项目阶段性验收、项目竣工验收、项目验收付款等。

6. 项目决算管理

支持未完工程管理、费用分摊、验收设备资产清单、决算报表等功能。支持对完成决算的工程进行项目费用分摊，形成固定资产的原始价值。支持生成竣工决算报告、竣工决算报表。支持工程转资等。

7. 项目归档管理

支持按项目执行阶段对所有项目文档进行归档及查询等。

8. 项目风险控制

支持基建项目执行的风险控制管理，包括风险识别、风险控制、风险评估、风险分析等。

（四）通用项目管理

通用项目管理需根据不同项目的管理特征、资金来源和资源需求，匹配管控力度和流程要求，支持资源分配、项目执行、项目跟踪，满足医院滚动项目库动态管理需求。在医院未构建专项项目（科研项目、教学项目、基建项目等）特殊管理时，可采用通用项目管理功能实施。

1. 项目申报

支持项目申报，包括项目类型、资金来源、项目名称、负责人、主管部门、项目周期等项目主要信息。支持上传项目申报书、经费预算、计划任务书、项目技术方案等材料信息管理。

2. 项目评审

支持内部审核和项目上会审核管理；支持项目审核通过后，按规定项目固化；支持对项目详情、审批意见的查询和文件上传等；支持对不符合或需要补充资料的项目进行环节回退。支持项目评审核减调整、项目库查询、项目评审等。

3. 项目立项

支持院内相关部门对完成评审的项目库内的项目进行立项及批复，批准项目立项并反馈立项建议。支持与合同管理、供应商协同、项目经费管理联动对接等。

4. 项目过程管理

支持项目计划执行、经费使用、资源使用等的全过程管理。支持项目经费管理、报账管理与项目管理联动，可按项目、分类、预算版本维度查询预算编制值、实际预算执行发生值；支持分类层级查询项目的预算编制值、实际发生价值、资金收入、资金支出等信息。支持查询项目执行情况及项目经费使用进度及明细等。

5. 项目验收

支持结项结题或项目验收管理；支持结项结题汇报、评审、验收项目工作成果等管理；支持成果鉴定或专题审计，包括产品、服务、专著、论文、奖项等；支持获取经费预算执行情况、收入、支出明细及结算情况，并进行经费核算等。

6. 项目成果管理

支持对项目成果进行备案和存储管理，包括论文、专著、软件著作权、专利、成果评价、成果报奖、数据、产品、新型服务等多种工作成果。支持按照项目成果资本化的管理要求纳入资产管理体系，核算项目成果的资本价值，建立无形资产卡片等。

（五）招标项目管理

招标项目管理是指根据医院采购需求申请进行医院内部招标论证、招标申请、招标管理、定标审核、中标公示等的管理。

1. 招标论证管理

支持标的物的招标论证信息管理，包括医院内部同类产品使用情况、效益分析、预算资金、标的物价格等；支持医院内部论证管理等。

2. 招标申请

支持医院内部固定资产、无形资产、药品、物资等相关标的物的招标申请管理。支持根据论证结果生成招标申请。支持招标审核等。

3. 招标管理

支持医院内部固定资产、无形资产、药品、物资等相关标的物的招标管理，包括招标单、投标书、开标记录、评标记录管理等。

4. 定标审核

支持对招标单填写定标供应商、定标日期、定标记录、定标内容等的提交与审核等。

5. 中标公示

支持中标公示状态修订、记录、中标文件上传、中标通知书管理等。

（六）经济合同管理

经济合同管理是指提供合同起草、录入、审批、生效、执行、完结的全生命周期管理。支持合同信息共享及合同执行管控。本功能不包括人事劳动合同管理。

1. 签订管理

支持经济合同的签订管理，可定义采购合同、协议供货合同、维保服务合同等多种合同模板；支持合同的起草编制、合同审批、电子图片及电子文件管理、合同签订、用印审批、合同打印、合同备案、合同借阅等。支持提供灵活可配置的合同整体流程管理；支持合同预警、到期提醒等信息管理。

2. 履行管理

支持对经济合同履行情况跟踪及管理。支持项目管理模块可调用查阅相关合同；支持追踪指定合同的项目进展情况。支持合同履约相关计划及动作管理。支持记录合同履行过程中发生的重要事项，提示合同到期付款提醒、未履行提醒等预警信息。支持在合同执行完成后对合同执行情况进行定性和定量评价等。

3. 合同模板

支持对医院相关管理部门常用的、多种类合同的标准化模板进行管理，包括模板定义、模板变更、模板复制、模板审核、模板发布、模板停用等。

4. 归档查询管理

支持归档记录查询。支持档案借阅信息记录查询，包括借阅人、借阅时间、归还时间、借阅理由等。支持检索查询，包括按合同编号、合同内容、自定义条件检索等。

（七）后勤管理

医院后勤管理作为医院的保障和支撑，是协助完成医疗服务、医疗管理、教学业务、科研业务、疾病预防等业务活动的重要支撑体系。主要用于加强医疗废弃物品管理、数字化楼宇管控、安保管理、危险品管理、综合保障服务管理等。

1. 医疗废弃物管理

支持医疗废弃物收集、转运、转出处理、监督与追踪等。支持对科室产废、院内搬运、入库暂存、院外转运处置等全流程监管。

2. 楼宇管控

支持房屋使用分配与记录、设备设施监控、能耗与资源管理、成本计量与分配等业务管理；支持医院开展房屋资产规划管理，包括房屋台账、空间分布、科室空间规划、科室面积统计、更改房屋使用属性、空间绩效评价、管道分布、设备分布、安全联动等；支持医院水、电、气、汽、煤、油等能源管理；支持变配电、智能照明、暖通空调、管线、弱电、消防、给排水、医用气体、视频监控、环境监控等设备设施管理。

3. 安保管理

支持视频监控管理。支持重点区域安保信息管理，包括财务信息等部门、电力燃气等设施、毒麻精神药品及危险品存放区域等。支持院区进出人员、车辆等门禁管理。支持对消防重点部位隐患巡查管理；支持监测医院建筑消防水状态信息管理。支持盲点火灾预警管理；支持与院区现存火灾自动报警系统、门禁系统无缝对接，实现按防火分区或集中联动。支持医院建筑用电安全监测信息采集。支持应急疏散照明监测管理。支持医院车辆进出收费管理等。

4. 危险品管理

支持危险品的全流程管理，包括危险品分类存储管理、危险品消耗管理、危险品实时监控管理、危险品应急处理管理、危险品事故处理管理等。支持与第三方专业处理机构实时连接等。

5. 综合保障服务管理

支持综合服务信息统一管理，包括餐饮、工程维修、物流运送、电梯服务、保洁服务等。支持医院后勤服务业务的一站式管理，包括报修、应急保洁、运送、安保、投诉等。支持外包单位考核管理并建立外包人员台账。支持医院车辆使用管理，包括驾驶员档案管理、车辆档案管理、用车出车管理等。支持会议室使用管理。支持运送任务管理，对运送人员、运送物资的全流程监控。支持医院就餐模式管理，包括预订及支付、饭卡管理、菜谱管理等。支持医院日常宿舍管理。支持对日常被服入库、收发、洗涤、报废等全流程管理。支持医院和第三方洗消中心联动管理等。

（八）档案管理

档案管理是指按要求对医院在日常运营过程中形成的如财务会计、资产管理、采购、合同、对外投资等档案资料，进行收集、整理、归纳、借阅以及统计等全流程管理。

1. 档案采集

支持档案模板导入，包括电子模板导入、纸质档案扫描等；支持档案分类管理，按编码规则生成档案编号。支持合同需求管理、版本管理、合同扫描、分类、存档、查阅、定时提醒等。

2. 借阅管理

支持电子借阅和实物借阅管理。支持借阅提醒服务等。

3. 档案库房管理

支持档案库房管理，包括档案入库、档案调拨、档案接收/退回、档案盘点等。支持归档双轨制，项目档案电子文件和实体文件共同保存；支持项目档案与电子数据间的关联关系。支持重要项目档案资料电子备份。支持档案销毁、销毁审批设置，并在对应案卷信息上做销毁标记等。

4. 档案安全

支持按各级权限严格管理档案。支持电子档案数据通过数据库加密、软件加密等多种机制管理。支持实现专人管理，设置操作密码和使用权限等。

5. 会计电子档案管理

支持电子档案管理凭证信息匹配、凭证打印、凭证综合查询、凭证分册查询、电子凭证入库归档等。支持会计核算中记账的单据和生成的电子凭证后台自动匹配；支持档案管理员手动完成匹配。支持影像查重等，保证原始凭证的有效性、合规性。

（九）对外投资与合作管理

对外投资与合作管理主要为医院提供高效合理的对外投资与合作管控、项目申报、评审、立项、投资、产权登记、评价、结项等功能。

1. 对外投资与合作管控

支持医院对外投资与合作管控，包括项目申报、评审以及资产评估、产权登记管理等。

2. 对外投资与合作项目评审管理

支持对提交的投资项目进行评审，包括组织评审工作、材料申报及查验，评审意见及评审结论反馈、生成审批材料等。

3. 资产评估或认缴出资管理

支持医院资产评估或认缴出资备案管理；支持对项目进行资产评估登记，包括资产评估备案、认缴出资备案、生成审批材料等。

4. 产权登记管理

支持医院产权登记管理，包括资产产权登记、附件管理等。

（十）应急资源调度管理

应急资源调度管理是指医院在应对突发公共事件以及各种灾害或资源紧缺情况时，为确保医院能维持工作有序、正常运转，结合医院的实际资源储备情况制定相应的应急资源调度管理方案。

1. 专项防疫物资管理

支持专项防疫物资的仓储管理，跟踪物资的使用等，包括入库管理、调拨管理、出库管理、库存盘点、科室请领、医嘱核销、防疫物资溯源等。

2. 专项防疫资金管理

支持专项防疫资金管理，对资金的使用进行全程追溯等，包括资金账户管理、资金台账管理、资金日记账管理、资金明细账、资金余额表管理等。

3. 援助防疫物资管理

支持援助防疫物资的仓储管理，跟踪物资的使用等，包括入库管理、调拨管理、出库管理、库存盘点、科室请领、医嘱核销、防疫物资溯源等。

4. 援助防疫资金管理

支持援助防疫资金管理，对资金的使用进行全程追溯等，包括资金账户管理、资金台账管理、资金日记账管理、资金明细账、资金余额表管理等。

5. 应急资源调度管理

支持医院人力资源、财力资源、物资药品、医疗设备等资源调配调度管理，包括疫情处理紧急预案、疫情汇报、需求发布、人才备案库、医疗队调度（引入、外援）、捐赠管理、紧急采购管理、物资配送管理、防疫物资使用追踪、专项资金使用追踪、专项资金账务管理等。

（十一）其他

除上述相关功能外，还应支持医联体、医共体、专科联盟、远程医疗协作、互联网医疗等相关业务模式管理。

七、运营管理决策域

包括资源与流程监控分析、专项运营分析、综合运营决策分析等 3 级 6 个功能点。

（一）资源与流程监控分析

资源与流程监控分析是指通过对医院的人员、材料、药品、设备、土地、房屋、资金、技术等要素的信息表达及运行情况，以图谱化的方式进行监控分析；并对医院开展医疗服务过程中的各类资源消耗或使用情况，按照流程作业节点进行数据监控，持续推动医院资源配置优化、管理流程优化、提高决策质量，促进业务活动、资源配置管理活动、经济活动融合，持续加强医院整体综合运营能力。

1. 资源要素监控分析

支持对人员要素、资金要素、物资要素、土地要素、房屋要素、技术要素、设备要素、信息要素、药品要素、管理要素等的监控与分析。

2. 业务流程监控分析

支持对医疗服务业务流程、医疗管理业务流程、临床科研业务流程、临床教学业务流程、疾病预防业务流程等的监控与分析。

（二）专项运营分析

专项运营分析是指对综合管理、财务、资产、人力、事项等方面所涉及的业务，通过分析主题的方式，利用统计学的分析方法，按照管理者视角对各项运营业务进行专项统计分析，以便管理者直观了解医院运营业务的综合运行情况。支持人力资源、财务管理、预算管理、成本管理、资产管理、设备管理、物流管理、采购管理、绩效考核、科研管理、教学管理、后勤管理、医保管理、科室运营等不同主题分析。

（三）综合运营决策分析

综合运营决策分析主要用于满足医院管理者对医院整体运营宏观决策需要，提供相关的数据支撑及决策依据，充分利用经济学分析方法、统计学分析方法、系统论分析方法等，利用信息化管理手段实现对公立医院整体运营情况、经济运行预测、持续发展能力等方面的运营决策分析，提升医院整体精细化运营管理决策水平，努力实现社会效益与经济效益的有机统一，赋能医院事业发展战略规划，推动公立医院高质量发展。

1. 综合绩效评价

支持综合绩效评价，通过构建资源投入与产出逻辑分析模型、医疗资源服务能力模型等，对医院整体运营效率进行绩效分析。

2. 经济运行预测

支持经济运行预测模型构建及预测分析。支持综合经济预测，通过构建资源要素与经济运行产出的预测模型；支持调整相关资源要素投入或流程优化改进，为医院管理者提供决策分析数据等。支持专项经济预测，对绩效投入、新技术引入、新基建投入等某项变化而引起的经济运行变化的预测，为医院管理者提供经济数据分析等。

3. 持续发展能力

支持医院对持续发展能力的量化分析。支持学科建设与能力分析，包括科研项目经费、科研成果转化金额、社会服务、梯队建设、学术交流、建设成果等。支持人员结构与人才培养分析，包括卫生技术人员职称结构、医护比、45岁以下人群中职称占比、进修返回独立工作情况、首次参加医师资格考试通过率等。支持科研能力分析，包括科研获奖情况、科研项目情况、论文、论著、科研成果转化等。支持经济运行分析，包括预算执行监测、成本控制监测、偿还债务能力监测、运营效率监测等。

八、数据基础域

包括数据管理、数据治理等 2 类共 9 个功能点。

（一）数据管理

医院运营数据作为数字化时代医院重要的资产形式之一，数据管理突出将数据作为关键要素的管理要求，实现数据完整性、标准化、安全性和可用性。

1. 主数据管理

支持主数据的全生命周期动态管理，包括主数据初始化、主数据录入、主数据质量管理、主数据分析报表、共享管理等。支持医院运营管理的主数据构建，包括数据采集归类、有效性检验、规范描述、查重、转换、调整等。

2. 元数据管理

支持元数据采集、元数据获取、元数据变更管理；支持元数据应用，包括元数据浏览检索、数据血缘分析、影响性分析、对比分析、数据冷热度分析、数据资产地图等。

3. 数据质量管理

支持数据质量管理，包括对数据源接口、数据实体、处理过程、数据应用和业务指标等相关内容的管控机制和处理流程。支持质量规则配置、质量校验、质量预警、质量问题处理等。

4. 数据标准管理

支持维护数据标准，包括业务术语标准、参考数据和主数据标准、数据元标准、指标数据标准等。支持数据标准变更管理、数据标准检索等。支持数据标准应用评估管理等。

5. 数据安全管理

支持数据安全管理，包括隐私数据字段及数据加密、数据脱敏、数据导出保护及控制。支持应用权限与数据操作管理、服务安全管理、数据交换与接口安全管理等。支持数据备份与恢复管理等。

6. 数据模型管理

支持运营管理数据模型的设计、数据模型和数据标准词典的同步、数据模型审核发布、数据模型差异对比、模型版本管理等。

（二）数据治理

从医院相关业务系统中抽取数据，进行脱敏、映射处理及数据清洗，以提高数据质量。支持对数据进行自然语言处理、数据归集和结构化处理及存储等。

1. 数据源支持

支持多种数据源、多种类型的数据采集，包括源数据库连接、采集表定义与配置、文件上传、文件目录采集以及定时采集、自动校验、增量采集和全量采集等。

2. 数据转换 / 清洗

支持数据转换处置服务，包括值处理配置、数据标化配置、自定义转换配置等；支持多种转换方法。支持数据映射、数据清洗、数据质控等。

3. 数据分析 / 存储

支持不同场景的医院运营管理需求，提供不同应用场景（实时分析、离线计算、智能算法等）的数据计算 / 存储引擎。支持应用场景或模型的任务创建、发布、管理、运维等。

九、基础管理与集成域

包括基础管理功能、系统集成等 2 级共 8 个功能点。

（一）基础管理功能

医院运营管理信息化是医院信息化的重要组成部分，可通过直接使用、整合、新建等方式，完成基础信息、用户注册、权限管理、日志管理等基本功能配置。

1. 基础信息管理

支持医院运营管理基础信息管理与维护，包括建立统一化、标准化的基础信息管理，提供统一的信息服务，实现医院运营管理信息化应用系统之间交互消息的语义统一，提高系统间业务协同能力。支持数据字典管理、编码规则等信息统一维护等。

2. 用户及权限管理

支持用户维护和角色维护，包括用户权限、角色权限、功能权限、数据权限、查询权限、审批权限、授权权限等。

3. 日志管理

支持日志管理，包括提供关键单据、用户、用户权限、字典、数据库等的修改和删除记录等。支持提供访问、显示、备份、清理、安全存储、安全授权查阅和管理等。

4. 系统配置

支持对系统应用模块、子模块及菜单管理及配置。支持工作流配置，管理审批的定义、发起、撤回、审核、审批意见、退回、终止、通过等全过程。支持对配置工作的相关流程的对接关系管理，包括数据提交、数据接收、单据转换、审核、维护权限控制等。支持配置系统参数，实现不同医院管理模式下的内控管理需求。

5. 安全管理

支持安全管理，包括访问安全、身份认证安全、数据存储调用安全、通信安全等。

（二）系统集成

系统集成主要完成医院内部异构系统间集成服务，完成智能设备、物联网设备接入等服务，实现医院内部系统互联互通，促进业务活动、资源配置管理活动、经济活动融合。兼顾医院信息化建设现状，对已建设集成平台和未建设集成平台的医院信息系统提出相关功能要求（图8-1）。

1. 内部应用系统集成

支持与医院集成平台对接，按照医院集成平台的整体框架，接入各种业务信息系统，实现业务应用接入、数据汇集与交换、服务调用、服务提供等。支持对于没有集成平台的医院，实现与医院信息系统、电子病历系统、实验室信息系统、医学影像信息系统、手术麻醉系统、移动护理系统、办公自动化系统等主要业务系统的对接。

2. 外部应用系统对接

支持与区域全民健康信息平台对接，提供医院运营管理相关数据及指标项。支持与外部系统对接，包括与银行系统、医保系统、保险监管系统、民政系统、人力资源社会保障系统、区域统一采购系统、食品药品监管系统、残联系统、税务系统、办公用品采购系统、商旅系统等对接。

3. 智能设备、物联网设备接入

支持与互联网、物联网、移动互联网、人工智能、泛智能等设备对接。

顶层设计

运营分析　一体化　｜　集约化　｜　数智化　｜　…

| 财务分析 | 成本分析 | 预算分析 | 资产分析 | 智能报销 | 供应链分析 | 人力资源分析 | 设备效益分析 | … | 协同平台 |

业务应用

财务管理
- 全面预算：项目库管理、预算控制、预算绩效考核
- 成本核算：科室成本、项目成本、病种成本
- 科研管理：科研项目管理、科研资金管理、决策分析报表
- 智能报销：智能填报、自助收单、智能付款
- RPA应用：报销机器人、对账机器人、集成机器人…
- 合同管理：合同签订、合同履行、合同归档
- 其他：…

财务管理：总账、统一对账平台、HIS账务、药品账务、报表管理、发票管理、电子会计档案、出纳管理、银医直连、应收应付

SPD平台：运营中心、智能柜、配送车…

人事管理：人才评价、绩效管理、…

智能会计平台

供应链管理：证件资质、高值管理、采购管理、库存管理、UDI管理、评价管理、存货核算、科室多级库、移动仓储、耐用品　…

资产设备：固定资产、设备管理、效益分析

人力资源：组织人事、薪酬管理、招聘管理、考勤管理

协同门户：员工服务、科室平台、业务工作台

供应商门户：商品发布、订单管理、证件库管理、发票结算、小程序

平台支撑：BOS开发平台、智能AI、流程引擎、标准库引擎、规则引擎、集成平台、微服务

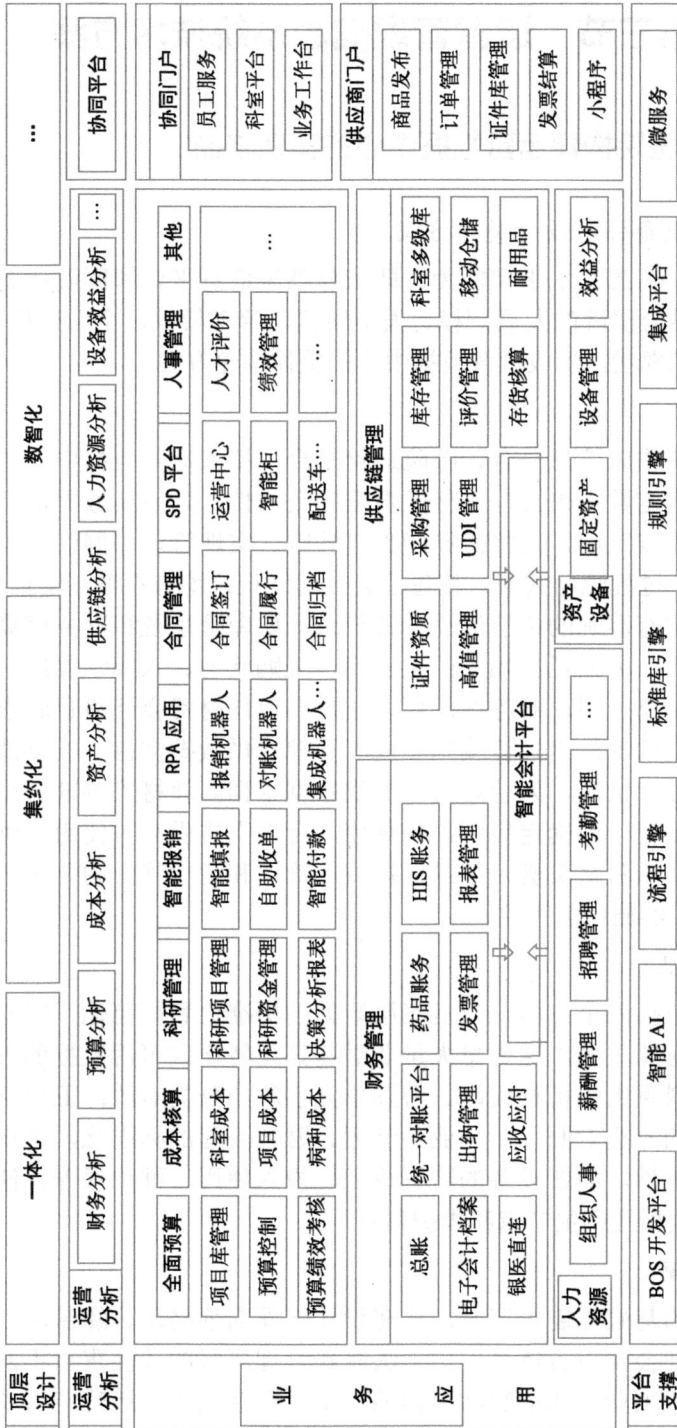

图 8-1　医院运营管理信息化建设内容

第三节　运营管理信息系统技术方案

一、公立医院构建运营数据中心的实现路径

1. 评估建设条件，设计整体方案

医院可基于信息化水平和能力，即依靠临床信息平台和医院运营平台提供海量数据，并结合医院的发展规模、发展阶段、管理模式，全面评估组织现状、业务现状和技术现状，形成运营数据中心的整体构建方案。

2. 数据集成

梳理需要从临床信息平台、医院运营平台中接入运营数据中心的相关模块或表单数据，确定数据来源，并保证数据的全面性，为后续数据加工和建模奠定基础。数据集成过程，是打破职能科室界限、实现管理协同的过程，最终达到全域数据的全过程流动共享，使每项会计信息记录均有业务活动信息的支撑，每项业务活动均有准确的价值流动会计记录。如库管系统和财务核算系统接入运营数据中心后，高值耗材相关的供应商、采购状态、入库、领用、核算等信息可供多部门共享使用，财务部门可以通过高值耗材费会计科目联查至业务端各类品目的消耗情况，为预算编制和成本管控提供数据支持；物价部门可以监测高值耗材溢亏库情况，为动态监管提供数据依据；耗材采供部门可以查询高值耗材的使用情况，为确定集中采购规模，合理安排供应与使用提供准确及时的集成数据；临床科室负责人可以根据成本管控和运营管理的要求查询高值耗材的使用情况，实施精准管控。

3. 数据治理

数据治理包括两个方面。一是底层数据的标准化和规范化，建立业务信息和会计核算的对照关系，这是将大量非财务信息转化成可用数据的关键。如成本核算单元与科室组织机构代码、考勤单元字段的分类对照；卫生材料费的品目和会计科目的分类对照。二是业务流程、财务流程的标准化，这有利于提高数据质量和完整性。如新设备的购置论证、投入使用、维护保养、使用效率等环节需要明确数据的产生节点和维护科室。

4. 数据建模

数据建模的基础是需求调研，旨在设计出面向战略层、经营层、管理层的多层级医院管理会计报告体系。由于医院各管理层级的关注重点不同，需要按管理者视角将各项业务活动的结果归纳总结成经营结果、运营能力及专项分析指标，指标的展现方式包括各类可实时查询的日常表单、定期报告的生成、特

定场景的分析预测，以此为基础，梳理取数规则和工具模型，实现数据分析和数据服务的敏捷化、自动化，让数据使用更便捷。以医疗收入为例，医院领导可以按照日、周、月、年查询全院医疗收入整体情况；医务处可以查询各科室医疗收入情况，并可以与历史同期进行比较；科主任可以查询医疗组、医师个人的医疗收入、收费项目。

5. 数据服务

运营数据中心根据不同层级的管理者和医院管控需求提供不同业务类型、精细程度的数据指标及变动趋势、业务信息的联查下钻服务。在数据展现形式上，与院长驾驶舱、数据大屏、移动 APP 相结合，用图表等形式进行可视化展现，提高数据的可读性。同时，数据服务岗位的财务人员做好对科室数据的解读分析，协助科室制定管理方案；沟通探讨异常数据，及时发现数据背后隐藏的问题，持续优化运营数据中心的运行机制。

6. 数据赋能

构建运营数据中心最终是为了实现医院财务与业务的广泛连接，通过高效支撑决策释放数据价值，为医院的管理活动赋能。运营数据中心构建框架如图 8-2 所示，其主要功能如下。

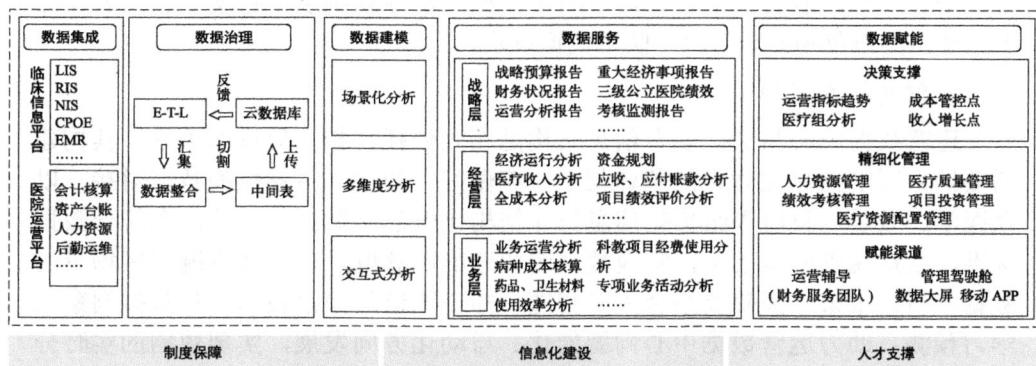

图 8-2　公立医院运营数据中心构建框架

（1）为优化收入结构、严格成本管控赋能，通过医院、科室、医疗组等不同层级归集，分析各层级的收入、成本、盈余，观察工作流，梳理价值流，在保证医疗质量的前提下，优化诊疗方案。

（2）为人力资源管理赋能，通过对人事考勤、工资和绩效等系统数据的整合，形成医院人力成本变化监测和特定人员成本测算，实现人力资源合理配置、绩效考核和激励机制精准有效。

（3）为资金的高效使用赋能，结合供应商管理、库房管理、后勤运维和合同管理等系统，合理调度和使用资金，提高资金使用效率。

（4）为资产管理赋能，科学分析与评价存量资产使用情况，为新增资产投入提供科学配置方案；分析大型设备的投资效益，提高设备使用效率。

（5）为综合监管赋能，监测医疗服务价格动态调整和医保基金使用情况，建立综合监管的知识库，管控关口前移，有效发挥综合监管效能。

（6）为内部控制赋能，动态监测和分析单位内部控制执行节点数据，通过流程优化和有效管控，防范可能出现的财务和审计风险。

二、构建医院运营数据中心的保障措施

1.组织架构和制度保障

医院推进运营数据中心建设，需要成立专项工作小组，组长由分管财务的副院长或总会计师担任；小组成员除财务部门人员外，还应有职能部门、业务科室成员，并制定相应的工作职责和管理制度。运营数据中心最终是服务于医院运营管理，为各层级管理者决策提供数据支持。因此，首先，管理者要重视数据价值和运营数据中心建设，积极推动运营数据中心各项工作的开展，平衡部门需求和全院整体需求。其次，为保障数据的统一性，要设计统一的数据结构和目录，保障多部门使用数据的一致性，知晓对应数据的管理部门、数据属性、统计口径、联查关系。最后，制定数据内部控制制度，定义数据录入、修改、使用的角色和安全等级，防范数据风险。

2.信息技术保障

运营数据中心与医院现有信息架构是相互依托、相互促进的关系，其构建需要纳入医院信息化建设的整体规划。应做好多模块、多系统的数据对接，以及医学、教学、科研等结构化信息与非结构化信息向数据的转化。在统一数据标准、数据规则的基础上，实现数据的快速准确获取，进行多维度和多场景的数据分析。未来，医院要结合人工智能、知识图谱等前沿技术，从数据洞察到学习预测，助力运营数据中心向智能化、自动化方向发展，实现数据的实时分析、自动化运行、智能预警，让数据驱动业务创新。

3.人才团队保障

运营数据中心与医院现有信息架构是相互依托、相互促进的关系，其构建需要纳入医院信息化建设的整体规划。应做好多模块、多系统的数据对接，以及医学、教学、科研等结构化信息和非结构化信息向数据的转化。在统一数据标准、数据规则的基础上，实现数据的快速准确获取，进行多维度和多场景的数据分析。未来，医院要结合人工智能、知识图谱等前沿技术，从数据洞察到学习预测，助力运营数据中心向智能化、自动化方向发展，实现数据的实时分析、自动化运行、智能预警，让数据驱动业务创新。

运营数据中心数据的构建需要一批熟悉医院管理、财务管理、信息技术、

内部控制的人才团队。应设置数据治理、需求跟踪、数据建模、数据分析、数据服务的工作岗位，形成数据的全生命周期管理。人才团队要建立与业务科室、管理部门的长效沟通机制，及时跟进了解科室的数据需求，协助科室做好数据解读、运营分析、管理流程优化等工作。

准确获取并进行多维度和多场景的数据分析。未来，医院要结合人工智能、知识图谱等前沿技术，从数据洞察到学习预测，助力运营数据中心向智能化、自动化方向发展，实现数据的实时分析、自动化运行、智能预警，让数据驱动业务创新。

三、数据驱动的医院信息系统建设方法和关键技术

医疗行业具有特殊性，运营管理模式相对落后，仍存在手工收集和统计数据的行为，导致了以下问题：信息的获取和收集工作烦琐，无法保证数据的及时性、准确性；不同医疗业务部门分析角度不同，数据口径不一致，数据一致性存在出入；医疗行为中的手术、检查检验、治疗行为、药品材料的使用，出入院情况、满意度等缺乏全流程跟踪和校验机制，较难评价和改进运营水平。

针对以上问题，在建设数据驱动的运营管理系统时应包含以下几个步骤。

1. 全院数据集成

建设医院运营管理系统首要解决的是数据的获取与利用问题。

（1）医院应该建立数据中心或数据仓库（HDR），将各业务系统数据和系统数据库解耦，充分利用 HDR 对医疗记录和各类管理系统数据进行综合分析和挖掘。建设 HDR 时应在评估医院现有主要业务系统运行情况的基础上开展数据中心的技术选择，例如 HIS、HRP 等系统数据量大小、支持的数据集成方式、硬件资源使用情况、使用存储量大小及增长情况、网络交换机带宽占用情况、安全防护情况等。对于数据量大、业务复杂的情况，要规划使用分布式计算和存储模式，例如，Sql Server 的 DTC 部署模式或选用 Hadoop 等支持高并发的数据库。

（2）建立统一的数据交换服务机制或平台，将各业务系统间的交互进行解耦，并解决数据一致性问题。建立数据服务平台，目前可以采用的主流建设方式有企业数据总线模式、微服务架构模式、数据订阅与发布模式等。

（3）建立数据质量管理规则库，通过分析运营管理过程中需要的主要信息，例如，收费项目与其关联科室的使用情况、入出库情况等，结合国家考核和监测的相关文件要求对数据采集的范围和颗粒度进行动态管理和控制。医疗和运营数据的统一集成并建模是消除数据孤岛、决定医院运营管理系统能否运行成功的关键一步。

2. 数据治理与标准化

集成医院原始数据后，可以将《电子病历基本数据集》《电子病历共享文档规范》等行业标准作为基础，对数据进行治理和标准化，将医疗记录和财务、人事等运营数据转变成有价值的标准模型数据。整理和收集业务系统原始文档并汇集到 HDR 中，形成医院数据模型。构建 HDR 模型时使用主数据管理（master data management，MDM），建立患者主索引、员工主索引，用以整合业务流程中形成的数据，同时，按业务分析的重要性对数据颗粒度进行相应的细化和明确，再将这些数据统一到 HDR 中。使用 MDM 建模的过程中，关键是对数据关系的梳理，规范化数据和标准之间的关系，建立数据映射规则。对于异源异构数据，经过 MDM 的标准化，将医院已有系统中的数据碎片转化成相应的标准数据集，实现数据标准的统一和医院总体数据模型的构建。模型构建中选择自然语言处理工具或利用数据结构化的方式对非结构化数据进行标准化；采用统一标准对计量单位、数据字典进行维护和发布；利用综合评分法选取人员、科室、财务核算单位的可靠信源来确定业务基础数据，实现数据的标准化和业务基础数据一致性的治理，解决数据碎片化与异源异构系统数据不一致的问题。

基于上述基础数据治理和标准化，还可以对涉及人财物、空间等资源消耗、内部控制重点项目、医疗诊疗、医生工作量及成本核算、医疗质量控制、医疗保险支付状况等运营关注的重点数据建立标签类目体系。数据标签是指具备一定业务知识和医院管理实践技巧的人员在已有标准和知识的基础上，从所在医院的实际出发，对数据涉及领域的规则定义。医院管理者可以主观定义标签，也可根据现有标准和知识对其进行定义。使用数据标签化工具给数据打上对应的标签，有助于医院提升利用和处理数字资源的效率，更有利于应用人工智能和数据挖掘工具深入探索数据和数字之间的关联性，支持更高效、更科学的运营管理和临床决策。

3. 运营管理目标的数字化

建成医院数据中心并实现医院数据标准化和数据治理后，应按照《全国公共卫生信息化建设标准与规范》《公立医院运营管理信息化功能指引》，对医院的业务流、信息流、实物流、资金流的技术指标进行系统功能的设计。对于医疗运营分析方面，主要涉及业务量、业务费用额与费用构成、治疗质量指标、医院工作效率指标、医保支付和疾病相关诊断综合评价指标、互联网医院诊疗指标等；对于财务运营方面，除了一般性的财务报表之外，还涉及医疗成本核算、收支结余核算指标等；对于全面预算管理和医院内部控制方面，主要涉及全面预算执行考核，能级与能效分析、医保收入分析、薪酬与医疗质量考核指标等。同时根据时间，从医院总体、一级科室、二级科室、医疗组等维度对相应的指标进行分解和数据分析，实现对运营目标的全过程监控和展示。

4.数据驱动运营系统管理智能化

驱动机制分为四个阶段，数据驱动是通过内外部数据综合闭环管理形成的数据分轮驱动组织的运营管理。医院运营管理系统不能只具备简单的信息报告和展示功能，还应对获取的内外部信息进行知识的输出和信息的反哺。系统设计时不仅应支持运营管理部门对指标的考核和督办，还应支持信息部门对系统数据质量的校对，利用特征值提取、结果有效性判断等技术不断完善已有系统的功能。

对于医疗运营来说，可以从先前的"重增长"转变为"降成本"，利用大数据技术综合分析资源消耗量，对于运营中的可控成本，例如，药耗、人力等应按标杆医院的标准值进行综合对比，快速定位和发现本单位成本控制中的优势和不足。根据优势和不足，推送相关的预警信息和知识给对应的管理者进行提醒和决策研判。运营管理系统也可利用外部的扩展应用，例如，利用人工智能技术对既往的门急诊科室就诊量进行综合分析，找出科室、季节、节假日、天气、出诊人员职称数量、就诊时间等因素对门诊量需求变动的关联因素大小，来综合调配医院的诊间、诊室、出诊医生人力等资源，实现对人、财、物的高效利用，优化就医体验，满足人民群众的就医需求，提升医院精细化管理能力。

第四节　运营管理信息化实施

一、数据驱动医院运营管理系统设计

医院运营管理系统基于医院数据中心和信息交换平台提供的基础服务，在应用层面建设功能和服务。基于调研，将运营管理系统建设在医院虚拟化平台，信息交换平台采用数据总线模式建设，由医院信息部门主要负责接口的制定和发布，其他软件提供商负责配合实施和接入。系统总体分为四层：即平台层、基础服务层、应用层和拓展层。通过平台层完成对数据采集转换加载处理；基础服务层是对原始数据进行治理，提高数据的标准化程度和可用度，通过提高数据质量使数据适应运营管理系统的分析指标和管理规则需要；应用层和拓展层主要与用户进行交互，基于角色权限的方式对用户进行访问管理，对不同级别的用户授权推送不同级别的功能界面，可以展示、操作和下载应用内各类统计表和数据，从而实现对运营全流程的闭环监管。

二、研究并明确智慧运营管理目标、搭建策略

通过管理体系梳理与信息化建设规划，明确"业财融合、全面内控、协同

互联、便捷服务、数据驱动、智能决策"的管理目标后，制定智慧化运营管理体系搭建策略。

1. 第一阶段：完善智慧运营体系

重点结合当前医院运营管理实际和信息化现状，完成运营信息系统的补齐、整合和运营数据中心建设。以建立融合协同的运营信息化体系、规范标准的运营数据支撑体系、初步智能分析决策支撑体系为主要目标。重点解决系统条块分割严重、相互沟通欠缺的问题，从医院管理层层面关注信息系统项目开发事先评估、信息项目事后专项绩效评价。保证信息系统上马前分清主次与层级、先面后点。避免上了一个系统之后，才发现不得不再配套另一个系统的情况，从而减少二次投入费用，充分发挥运营管理信息化系统其系统性功能应有的潜力。

2. 第二阶段：医院智慧运营体系深化扩展

在整合系统和运营数据中心的基础上，扩展智能运营分析决策服务深度与广度，使业务计划与资源配置从院级、科室级走向病种级，从事后病种成本核算走向事前、事中病种资源消耗管控，进一步扩展对药品、耗材、设备资产运行、资金管理等数据的智能分析决策能力，持续提高医院运营效率。

三、整合提效视角下的智慧运营体系建设路径

基于运营管理的目标，医院设计了以运营管理为核心、运营数据中心为基础、各运营业务系统统一生产、消费数据的整体智慧运营管理系统建设框架。在落地框架的过程中，医院也采用了多步走战略，将数据治理、业务支撑、决策支撑分步骤实现。

1. 数据科学管理，打牢应用基础

医院的业务特点决定了其信息系统必然是多维度综合的复杂信息系统。无时无刻不产生庞杂的各类数据的同时，各类数据使用角色会从不同的维度调取、统计、消费原始数据，并最终产生多样的被加工二级数据。如药品、耗材、患者、资产、账务、招标集采、合同、医保、教研、员工人事、薪酬等多样化、复杂的数据来源必然会导致数据结构化程度参差不齐，医院运营管理角色在采集、使用这些数据时并不一定可以直接使用，往往需要进行加工后才能进行高效的应用，加工手段可能有重新设计、结构化整理、特例例外处理等。同时在新的数据注入数据池的同时，伴随着医院近几年的快速发展和业务变化也长时间累积了大量历史数据，这就要求医院需要考虑使用数据信息、结构标准化以及批量验证、自动处理能力。

（1）打通数据链条，规范数据采集。医院在通过整合、打通业务链前端[（医院信息系统、供应链管理系统等、中端（科室成本、病案系统等）、后端

（人力资源、财务会计、固定资产、薪酬发放系统等）业务全链条系统，并采用数据采集、清洗校验、任务监控、数据自动质控，以及数据推送的数据管理流程保证数据准确性、一致性、全面性与及时性，实现运营管理主数据存储、整合及共享，也实现不同部门、不同厂商业务系统主数据的共享联通。有力保证相关运营系统的主数据可以清晰地映射至各业务数据。

（2）分层管理数据，助力运营取用。构建运营管理数据资产库，按业务域划分，覆盖全运营范畴数据，划分不同角色并设置用户权限，数据资产进行分层管理。分层管理充分考虑科学性、稳定性、实用性、扩展性，基于医院不同系统数据来源、特点、应用，以及数据治理管理的不同环节和应用场景，分层详情如下。

① 贴源层（原始数据层）：本层数据作为应用基础，以原始数据进行存储和展示，取自 HIS、病案、药品、物资、固定资产、人事等各业务系统。

② 标准层：保留数据的最小颗粒度，构建统一数据视图以备后续使用，该层数据已经完成清洗、校验和标准化处理，统一输出为标准的明细数据。

③ 汇聚层：形成汇聚数据以支撑更多的应用场景及主题分析，可以通过增加维度等方法增加数据的可用性和易用性。

④ 应用层：该层数据可以充分实现数据灵活调用，降低数据管理、维护、集成的成本，按需求推送至成本、财务或其他业务系统进行数据应用和呈现。

⑤ 共享层（应用数据层）：统一管理数据层，通过共享、分发支持各业务系统的数据需求，既保证了数据质量，也节约了数据维护成本。

2. 助力业财融合，实现全面风控

通过信息化手段控制经营风险，将预算管理、业务流程和内控有机融合。通过数据联动实现重复性工作自动化，赋能财务运营管理增效。

（1）把控经营风险，实现会计核算、成本核算一体化，以精准成本数据支撑运营决策。通过成本数据治理保障数据一致性，实现管理口径的成本核算，推动成本数据的高效分析和管理应用。实时产出成本报表，为院内不同的管理角色提供成本分析，支撑推进成本管控和运营决策。

（2）把控经济风险，实现前期预算编制与审批、中期预算执行与调整、后期预算分析与绩效评估的全流程闭环管理，以医院全面预算的有效管理为运营导向，以业务流程为主线。分级进行预算编制及预算管理，明确各部门职责、规范编制流程、归口管理部门，让临床业务科室实质性参与到预算管理中。在实际发生的财务指标与预算编制的原始不一致的缺口较大时，运营管理系统可以通过信息提醒、可视化呈现等方式提醒医院管理部门及时关注，并对必要的业务流程进行干预。医院运营管理人员可以充分利用信息化手段设立内部控制点、监控点，协助监控医院多维度的财务状况，及时规避医院的财务问题。将内部控制点嵌入进业务流程执行和预算分级管理中，在实现内部控制与费用控制的业务关联、有效防范经济风险的同时，严格执行内部控制要求并固化进系统。同时保障财务预算工作的高效完成。

（3）把控操作风险，提升财务管理效率，将财务人员从重复劳动中解放，减少操作导致的错误。运营数据中心作为数据中台，实现收入支出凭证制单自动化、报表生成自动化、报销报账数据联通，有效提升财务效率、防范操作风险。

① 保证业务与财务核算的同步性。将收费、物流、资产、人员工资及福利支出、经费报销等业财系统与财务核算系统并联互通，提高业财系统与财务核算的互通程度和信息同步程度。

② 自动生成凭证，确保账实相符。实现准确的、可自动勾稽关系的相关会计凭证的自动生成。

③ 实时反馈、自动核销。实现往来账项管理精细化，实时反映往来账项分布、账龄情况，支持自动核销。仅需业务流程前端的基础信息数据录入，大量财务管理工作可以由运营数据中心自动化完成，在财务管理效率获得提升的同时、保证了财务管理工作准确性和有效性，同时避免各种错漏情况的发生。提高医院的经济效率，对医院操作风险进行管控。

④ 提高员工工作效率，支撑分析报告生成。可提高成本核算的及时性和精确性、减少财务人员重复劳动。减少医疗服务过程中的大量手工服务和重复流程，提高患者就诊效率。帮助医疗人员投入更多精力提供医疗服务及进行医学技术研究。从增效维度提高财务效率以及门诊效率。信息系统的应用也使各科室的工作联系更高效、和谐。信息化手段运用后医疗机构人员满意度调查结果也显著提升。通过在财务预测报告中选择有价值的信息进行参考，操作系统能够自动生成会计报表和分析报告，并通过财务决策帮助完成效率分析、成本控制和绩效评估，从而制订出科学合理的财务决策计划。为医院制定科学合理、切实可行的规划发展目标，以可量化数据作为决策依据。

3. 实现数据驱动，智能辅助决策

基于运营流程及内部控制点设置运营大屏。动态监控医院运营情况及变化趋势，一眼发现问题，多角度定位问题，分析原因，找到规律，掌握趋势，为医院管理者和医护人员提供决策支持。增强对数据的洞察力和决策力，提升诊疗效率。随着大数据和人工智能等前沿技术的不断发展，数据可视化能够不断地完善知识积累和智能学习，不断提升对异常数据及趋势作出预警的能力，提高运营管理准确性及效率。

以科室损益为切入口，将科室的预算管理、收支结构、药品消耗、设备使用等信息串联起来，对科室运行情况进行实时、动态、可视化的分析，深入挖掘医院各科室、科室人员、设备、床位等医疗资源的使用效率及贡献情况，分析效率现状和发展趋势，通过数据将考核机制与绩效考核挂钩，从医疗资源配

置、人力资源管理等多个方面进行思考，发挥绩效考核管理价值，支撑医院医疗资源经济效率最大化。

　　伴随着医院业务的高速发展，运营管理信息化是帮助医院避免粗放式管理、加强精细化管理的重要手段，也是新医改要求必须要大力推进的一项重要工作。一个良好的信息化运营管理体系可以在帮助医院完善管理制度、业务流程、和内部控制的同时，促进医院优化资源配置、深化符合管理诉求的分析手段建设、有机结合核心业务发展与运营管理工作。为愈发严格的政策法规要求和强竞争下的医院发展愿望，带来了"牵一发而动全身"的业务流程和管理模式变革。对于系统来说，需要谨慎评估、通盘考虑。同时仍需发掘运营管理体系和系统在海量数据智能化提取、运用、分析和可视化展示上的空间。随着智慧运营管理信息化建设工作的不断推进，运营数据中心及各项业务系统陆续上线，业务全流程数据逐步打通，数据分析和为实现医院运营管理目标提供有力的支持和帮助，促进医院的健康发展。结果可视化呈现不断有效输出，提高了医院的应变能力，有力地帮助了医院的正常运营，充分发挥了将经验决策转变为数据决策的作用，帮助医院达成运营管理目标。

第九章

公立中医医院运营管理评价体系

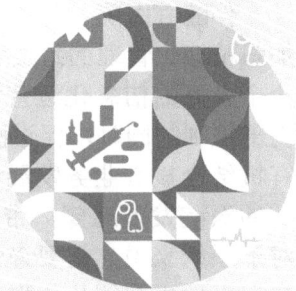

第一节　运营管理评价概述

一、运营管理评价的内容

1.运营管理评价的内涵

公立医院运营管理是以全面预算管理和业务流程管理为核心，以全成本管理和绩效管理为工具，对医院内部运营各环节的设计、计划、组织、实施、控制和评价等管理活动的总称，是对医院人、财、物、技术等核心资源进行科学配置、精细管理和有效使用的一系列管理手段和方法。公立医院的运营管理评价是客观、真实、全面地评价医院运营效果的方法，有助于医院加强自身的运营管理能力，提高医院运营效率和服务质量。评价过程严格遵循既定的行业标准与规范，数据来源均取自医院日常运营中可追溯、可验证的真实记录。避免任何主观臆断与人为干扰，确保评价结果能够真实反映医院在各个运营环节的实际状况。

运营管理评价是以提升医院运营效率、服务质量和经济效益为目标，运用一系列科学合理的评价方法，对医院在全面预算、全成本核算、内部控制、资产管理和绩效管理等多个运营管理环节的表现，进行量化评估与定性分析。运营管理评价是对过往工作的总结，通过定期开展评价，医院能够及时发现运营管理中存在的问题，采取有效的改进措施，不断优化管理流程，提升管理水平。通过系统地评价，医院能清晰认识自身的优势与不足。而评价结果为医院的决策提供科学依据，助力医院合理配置资源，制定科学的发展战略。

2. 评价工作的重点

当前，我国大部分医院运营管理评价都侧重于财务维度，例如：着眼于费用负担、运营效率、成本管理、风险管理、预算管理、发展能力6个维度构建的医院经济运行评价，通过设置经济管理指标，对医院的经济运行和管理状况进行评价；从医院经济增长、收入结构、经济效率、财务风险、工作强度等维度出发，筛选具有代表性的量化评价指标，如业务收入增幅、药占比、人均创收、资产利润率、人均门诊量等评价指标，以此评价医院经济运行状况；开展信息化环境下的运营状况绩效评价，通过提取医院收支结构指标、资产运行管理指标、风险管理指标、医疗服务质量指标、患者满意度指标等，全面评价样本医院运营管理状况。由此可见，医院运营管理评价多倾向于经济财务运行层面，而医院作为我国医疗卫生事业重要组成部分，运营管理评价不仅包括经济运行状况，还应涉及医院服务质量与社会责任的履行等。

公立医院的运营管理办公室负责研究起草运营管理工作制度、计划、分析评价报告等；提出完善运营管理流程、优化资源配置、绩效考核指标等意见建议；组织推动各项运营管理措施有效落实；组织开展运营效果分析评价，撰写运营效果分析报告等。而运营管理委员会的工作职责之一就是审议医院运营管理分析评价报告，对医院运营管理工作提出意见和改进措施。从质量、风险、时间、成本等维度，定期检查评价各运营流程的科学性、规范性和适应性，找出问题，分析原因，提出建议。

二、运营管理评价的意义

积极开展运营管理评价具有极其重要的现实意义。评价结果能够直观地反映出医院在运营管理过程中存在的优势与短板。医院管理层基于这些精准的反馈信息，可以有针对性地制定改进策略，加强对薄弱环节的管理力度，优化运营流程，完善管理制度，有效提升医院自身的运营管理能力。以满足人民群众健康需求为出发点和落脚点，实现社会效益和服务效能最大化。

1. 提高运营管理水平

在运营效率提升方面，通过对业务流程的深入评价与优化，减少不必要的中间环节，提高信息传递速度与工作协同性，使患者能够更快速地接受诊断与治疗，医院的各项资源也得以更高效地运转，实现医疗服务供给与需求的精准匹配，极大地提高医院的运营效率。公立医院将决策分析结果重点应用于业务管理、资源规划、资金统筹和风险管控等方面，进一步提高运营效率和管理能力，推进医院现代化治理体系构建和治理能力提升。运营管理评价助力公立医院深度挖掘正在开展的运营管理体系中潜藏的各类问题与不足。以问题为导向，医院能够迅速且有针对性地制定一系列切实可行的改进策略与提升计划。通过持续深入地推进基于运营管理评价结果的改进工作，医院能够进一步强化自身的运营管理能力。借助信息化技术与数据分析手段，对各项工作的执行情况进行实时监控与动态调整，确保医院运营管理的每一个环节都能按照精细化标准高效运转，从而提高管理水平和效率，进一步强化医院运营管理能力，提升医院精细化管理水平。

2. 促进组织学习和创新

运营管理评价在公立医院的发展进程中，深度促进院内员工的广泛参与和深度思考。在评价过程中，通过构建多维度、多层次的评价体系，将医院运营的各个环节细化为具体可衡量的指标，这一过程使得医院的每一位员工，无论是奋战在临床一线的医护人员，还是身处行政后勤岗位的支持人员，都能清晰地认识到自己的工作在医院整体运营中的关键作用以及与其他环节的紧密关联。这种主动发现问题的机制，进一步催生了员工积极改进的热情与行动。员工们不再被动等待上级指示，而是自发地组成改进小组，针对发现的问题展开深入调研与讨论。通过促进员工参与、推动问题改进、激发学习创新，运营管理评价最终实现了医院竞争力的不断提升。

3. 审视目标和绩效

借助这一科学有效的工具，能够对公立中医医院既定的战略目标以及绩效考核体系展开全面且深入的审视与评估。运营管理评价从各个维度对医院战略目标的落地执行情况进行细致剖析。通过定期的评价与反馈，医院能够不断调整和优化战略与目标，使其始终顺应中医药事业发展的趋势以及社会对中医医疗服务的需求。

4. 促进沟通和合作

运营管理评价在公立中医医院的日常运作中，紧密连接起各个部门和团队，有力地促进彼此间的沟通与合作。运营管理评价通过一套系统、全面的评价指标体系，将各部门的工作纳入统一框架进行考量，使各部门清晰认识到自身工作与其他部门的紧密关联，以及对医院整体目标的影响。这种以运营管理评价为契机的沟通与合作，能够有效协调各方的利益和资源，实现整体目标的协同推进。

5. 保障决策的科学性和合理性

通过全面且深入的运营管理评价，能够全方位、多层次地剖析医院运营的各个环节，从而为战略目标决策提供坚实依据，确保其科学性与合理性，极大程度地降低错误决策的风险。在财务数据方面，运营管理评价详细梳理医院的收入结构、成本支出、资产负债等情况。基于这些详实且精准的数据，医院在制定战略目标时能够做到有的放矢，确保决策的科学性与合理性。

6. 助力资源的合理配置

基于运营管理评价结果，医院能够对自身的资源状况有清晰的认识，进而实现资源的合理配置。在资产管理方面，通过对设备使用效率的评价，医院可以合理安排设备的购置和更新计划，避免设备的闲置和浪费。在人力资源管理方面，通过对各科室工作量和人员配置的评价，医院可以优化人员结构，提高工作效率。

三、公立中医医院运营管理评价的方向

在医疗行业竞争日益激烈、公立医院改革持续深化的背景下，准确评估医院运营质量，对提升医院管理水平、实现可持续发展至关重要。从服务能力、效率、效益、发展潜力四个关键维度出发，并以此作为"运营健康度指数"的综合性量化工具，全面衡量医院运营状况，为医院管理者提供清晰、精准的决策依据。

（一）聚焦资源配置，实现效率最大化

1. 全面预算的精细化评价

对全面预算的评价，要深入预算编制的合理性、执行的严格性以及调整的灵活性。预算编制充分考虑医院的业务发展规划以及中医药特色项目的开展需求。在执行阶段，关注各科室预算执行进度等，通过对预算调整机制的评价，判断医院及时应对突发状况、政策变化的能力。

2. 资源分配的动态优化

基于全成本核算数据，分析各科室、各项目的成本构成与效率产出，评价资源在不同部门、不同业务之间分配的合理性。

（二）关注服务品质，提升患者体验

1. 服务流程的优化评估

从患者角度，评价覆盖挂号、就诊、检查、缴费、取药等全流程。调查患者在各环节的等待时间，分析流程中是否存在烦琐、重复的步骤。通过对排队时间过长问题的分析，推动医院整合服务窗口，引入信息化手段，实现线上预约、缴费和报告查询，让患者少跑腿、少等待。

2. 中医特色服务的深化评价

医院在中医特色服务开展的广度与深度，不仅要看中医适宜技术的应用数量，更要关注其临床疗效与患者满意度。通过评价中医治疗方案的个性化程度、中医护理服务的专业性，以及中医治未病理念在健康管理中的融入情况，让患

者切实感受到中医药服务的独特优势。

（三）重视健康效益，提高防风险能力

1. 经济效益指标

医院的健康发展要关注例如资产负债率等指标，负债总额与资产总额的比率反映医院负债水平以及偿债能力。合理的资产负债率有助于医院充分利用财务杠杆，提高资金使用效率，过高的资产负债率会增加医院的财务风险。通过对资产负债率的监测和分析，合理调整负债结构，优化财务状况。

2. 社会效益指标

通过问卷调查、患者投诉率等方式收集患者对医院医疗服务质量、医护人员态度、就医环境等方面的评价，反映医院在满足患者需求、提供优质医疗服务方面的成效。较高的患者满意度有助于提升医院的社会声誉和品牌形象，吸引更多患者前来就医。重视医疗服务公平性，重视在为不同经济状况、地域、年龄等人群提供医疗服务时的公平程度。例如，关注医保患者和自费患者在医疗费用负担、治疗效果等方面的差异，以及医院在偏远地区或弱势群体医疗服务覆盖方面的情况。提高医疗服务公平性是公立医院履行社会责任的重要体现。

（四）深挖发展潜力，助力可持续发展

1. 积极开展学科建设评价

关注重点学科数量、学科带头人数量、科研项目数量与级别等。拥有的省市级及以上重点学科的数量，反映医院在学科建设方面的实力和影响力。重点学科通常在医疗技术、科研水平、人才培养等方面具有优势，能够带动医院整体医疗水平的提升。学科带头人是学科建设的核心力量，他们的数量和质量直接关系到学科的发展潜力和创新能力。关注医院承担的国家级、省部级等科研项目的数量以及项目的级别，科研项目的开展有助于推动医学技术创新，提升医院的学术地位和核心竞争力，为医院的长远发展奠定基础。

2. 重视人才培养评价

加大对人才培养的重视，通过医护人员培训、人才梯队结构、高层次人才等方面评价医院人才培养的能力。持续的培训能够提升医护人员的专业素质和业务能力，为医院的发展提供人才支持。合理的人才梯队结构能够保证医院人才队伍的稳定性和可持续发展，为医院的未来发展储备充足的人才资源。关注从国内外知名医疗机构或高校引进的具有博士学位、高级职称等高层次人才的数量，因为高层次人才的引进能够为医院带来先进的医疗技术和管理理念，提升医院的整体实力和发展潜力。

（五）强化内部管控，筑牢发展根基

1. 内部控制的有效性审查

对医院的内部控制制度进行全面审查，评价其在防范财务风险、廉政风险、医疗风险等方面的有效性。检查采购环节是否遵循公开、公平、公正的原则，有无违规操作的情况；评估医疗质量管理制度是否健全，对医疗事故的预防与处理机制是否有效，确保医院运营在合规的轨道上稳健前行。

2. 资产管理的规范化评价

从资产的购置、使用、维护到报废，进行全生命周期的评价。考察设备购置是否经过充分的论证，有无盲目采购的现象；评估设备的使用效率，是否存在闲置浪费的情况；检查资产维护保养制度是否落实，保障资产的安全与完整。

第二节 运营管理评价体系设计

一、运营管理评价体系设计原则

评价体系是一种用于衡量和评估某个对象、过程或结果的标准和方法。它可以帮助我们了解事物的优劣，从而做出更好的决策和改进措施。所以运营管理评价体系设计的原则尤为重要，建议公立中医医院在设计时注意以下原则。

1. 科学性原则

在公立中医医院运营管理评价体系的构建中，科学性原则贯穿始终，是确保评价结果真实可靠、切实有效的核心准则，其在理论与实践融合以及科学方法运用方面有着极为关键的体现。从理论层面来看，公立中医医院运营管理评价需以坚实的科学理论作为基石。评价指标体系并非单纯的理论构建，而是理论与实际紧密结合的成果。在实际操作中，需要充分考虑公立中医医院运营的实际情况。在评价方法的选择上，无论是定性方法还是定量方法，亦或是构建评价模型，都必须做到客观地抽象描述公立中医医院的运营实际。在构建模型过程中，需要准确选取反映公立中医医院运营实际的投入产出指标，确保模型能够真实地抽象描述医院的运营状况。对客观实际的抽象描述越清晰、越简练且越符合实际，评价指标体系的科学性就越强，进而为公立中医医院运营管理提供精准、有效的评价结果，助力医院管理者做出科学决策，推动医院持续健康发展。

2. 系统优化原则

运营管理评价用若干指标进行衡量，这些指标是互相联系和互相制约的。

有的指标之间有横向联系，反映不同侧面的相互制约关系；有的指标之间有纵向关系，反映不同层次之间的包含关系。同时，同层次指标之间尽可能界限分明，避免相互有内在联系的若干组、若干层次的指标体系，体现出很强的系统性。

（1）指标数量的多少及其体系的结构形式以系统优化为原则　即以较少的指标、数量较少、层次较少、较全面系统地反映运营管理评价的内容，既要避免指标体系过于庞杂，又要避免单因素选择，追求的是评价指标体系的总体最优或满意。

（2）评价指标体系要统筹兼顾各方面的关系，由于同层次指标之间存在制约关系，在设计指标体系时，应该兼顾到各方面的指标。

（3）设计评价指标体系的方法应采用系统的方法，例如系统分解和层次结构分析法 AHP，由总指标分解成次级指标，再由次级指标分解成次次级指标，通常人们把这三个层次称为目标层、准则层和指标层，并组成树状结构的指标体系，使体系的各个要素及其结构都能满足系统优化要求。也就是说，通过各项指标之间的有机联系方式和合理的数量关系体现出对上述各种关系的统筹兼顾，达到评价指标体系的整体功能最优，客观、全面地评价系统的输出结果。

3. 通用可比原则

通用可比性指的是不同时期以及不同对象间的比较，即纵向比较和横向比较。

（1）纵向比较　即同一对象这一时期与另一个时期作比较。评价指标体系要有通用可比性条件是指标体系和各项指标、各种参数的内涵和外延保持稳定，用以计算各指标相对值的各个参照值和标准值不变。

（2）横向比较　即不同对象之间的比较，找出共同点，按共同点设计评价指标体系，对于各种具体情况，采取调整权重的办法，综合评价各对象的状况再加以比较，对于相同性质的部门或个体，往往容易取得可比较的指标。

4. 实用性原则

实用性原则指的是实用性、可行性和可操作性。

（1）指标要简化，方法要简便，评价指标体系要繁简适中，计算评价方法简便易行，即评价指标体系不可设计得太繁琐，在能基本保证评价结果的客观性、全面性的条件下，指标体系尽可能简化，减少或去掉一些对评价结果影响甚微的指标。

（2）数据要易于获取，评价指标所需的数据易于采集，无论是定性评价指标还是定量评价指标，其信息来源渠道必须可靠，并且容易取得，否则评价工作难以进行或代价太大。

（3）整体操作要规范，各项评价指标及其相应的计算方法、各项数据都要标准化、规范化。

（4）要严格控制数据的准确性，能够实行评价过程中的质量控制，即对数据的准确性和可靠性加以控制。

5. 目标导向原则

在公立中医医院运营管理评价体系中，评价的核心目的绝非仅仅局限于简单地排出名次、界定优劣程度，其更为深远且关键的意义在于为医院的发展提供精准导向，激发医院朝着正确的方向与目标稳步前行。绩效考评作为运营管理工作中控制环节的核心构成部分，在整个评价体系中发挥着举足轻重的作用。在医院运营管理情境下，绩效考评并非指对医院运营过程全然不知，而是在充分尊重医院日常复杂运营活动的基础上，着重关注其最终呈现的实际成果。通过对这些实际成果的系统评价，进而对医院各部门、各岗位人员的行为施加有效的控制与引导。这种目标导向的评价机制，贯穿于公立中医医院运营管理的各个层面与环节。从医疗服务、人力资源管理、财务管理到学科建设与科研创新等，都能通过绩效考评手段，依据实际成果对医院运营行为进行调控。它激励着医院全体员工不断优化自身工作，将个人目标与医院整体战略目标紧密结合，共同推动公立中医医院在提升医疗服务质量、提高运营效率、加强学科建设等正确方向上持续发展，为实现医院的长远发展目标以及中医药事业的繁荣进步奠定坚实基础。

6. 符合性与有效性相结合原则

运营管理评价体系并非一套标准模板，不同医院的运营管理千差万别，这决定了运营管理评价体系的有效性评价应当针对不同医院有所差异。因此，运营管理评价体系要与医院运营相符合，并能够有效运行。符合性是前提、基础，而且是为有效性服务的。符合性应当包含规定要求的符合和使用要求的符合两个层面。对于相关运营管理要求的符合，是通识性的符合要求。然而即使符合了所有的运营管理要求，也不一定能够有效控制风险并切实地满足医院运营管理风险控制的合规管理需求。因此，还需要确定医院本身的运营管理使用需求，而符合使用需求的前提就是对医院自身的特性有充分的理解。符合性实现了两个层面的要求，辅以有效地运行和保障，则能够保障运营管理体系运行产生预期结果。

7. 全面性原则

运营管理评价体系作为医院实现高质量发展的系统性遵循的保障体系，全面性是不可或缺的原则要求。全面性包含全员、全域、全过程三个方面。当然这种有效性评价是较为理想的状态，即一家医院所有科室、所有运营活动在各个环节都可以被有效地管理。这种理想目标是否应当作为一种客观评价运营管理评价体系有效性的标准值，在全面性的三个不同方面中，全员是不可或缺的评价标准。医院的运营管理需要全员参与才能保障管理落实到位。因此，全员是全面性中必须解决的问题。而全域和全过程则是可以循序渐进的部分。只要全员参与运营管理体系，此后通过深化、扩大领域，增强过程管控。

8.独立客观原则

在公立中医医院运营管理评价体系中，评价独立客观是一项具有基石意义的必然原则性要求，深刻影响着评价结果的权威性与有效性，进而对医院的长远发展起着关键作用。

独立性作为实现客观性的保障基础，在医院运营管理评价中体现在多个关键层面。评价主体需具备独立性。负责开展运营管理评价的团队应独立于医院日常运营管理体系，避免受到医院内部行政权力、利益关系等因素的干扰。在评价过程中，数据收集环节的独立性至关重要。评价团队应通过独立的渠道收集数据，不依赖于医院单方面提供的数据信息。

客观性还体现在评价结果的呈现与解读上。评价报告应如实反映医院运营管理的优势与不足，以客观、中立的语言进行描述与分析，为医院管理层提供清晰、准确的决策依据。通过独立客观的运营管理评价，公立中医医院能够获取真实可靠的运营反馈，发现自身存在的问题与潜在发展空间，从而有针对性地制定改进策略，提升运营管理水平，实现可持续发展。

二、运营管理评价体系

评价体系是指用于评价、衡量和比较相应主体的各种因素、指标、标准和方法的体系化组合。无论是在学术界还是在实际应用中，评价体系都起着至关重要的作用。一个完善的评价体系可以帮助我们更准确地评估目标对象的质量和绩效，并提供有根据的反馈和改进方向。

（一）目标和标准

运营管理评价体系的第一个组成要素是明确的目标和标准。评价体系的目的通常是为了评估对象是否达到特定的目标或标准。这些目标和标准可以是定性的，例如医疗质量、患者满意度、员工满意度等。也可以是定量的，不外乎时间、质量、数量、成本和风险等五个角度；例如服务人次的增长率。确切的目标和标准是评价体系的基础，可以帮助确定评价的方向和依据。

作为公立中医医院运营管理评价体系的目标和标准，首要是推动公立医院的高质量发展，建设优质高效中医药服务、提升中医药健康服务能力、建设高素质中医药人才队伍、做好中医药事业的传承创新，所以在设计运营管理评价体系时要把握好符合医院整体发展的方向或评价需求的目标和标准。

（二）指标和数据

运营管理评价体系的第二个组成要素是指标和数据。指标是用于度量和衡量对象特定方面的量化指标，一个完整的指标一般由指标名称和指标数值两部分组成，它体现了事物质的规定性和量的规定性两个方面的特点。指标是对目标和标准的量化。有了指标后就需要持有准确的数据，准确的数据对于评价体系的有效性非常重要，因为它提供了客观依据来支持评价的结果。

而公立中医医院运营管理评价体系的指标和数据也是十分重要的一环，评价体系的指标要契合医院的评价目标，要能多维度地说明目标的完成情况。如果公立中医医院的运营管理目标之一是加强固定资产的管理，在设置指标时就要注意关注固定资产的使用情况、使用效率、资产原值、使用期限等；如果是全面预算管理的评价，要注意预算全流程的评价，包括预算指标设置是否合理、预算编制数据是否准确、预算编制方法是否合理、执行监测是否及时、绩效评价是否达到闭环管理等。运营管理评价体系的数据要保证准确，不准确的数据会影响评价的结果导致影响评价的效果，提升医院信息化能力，提高运营数据的准确性，监管数据的真实性尤为重要。

（三）方法和工具

运营管理评价体系的第三个组成要素是评价过程中使用的具体方法和工具，评价的方法和工具可以是定性的或定量的，可以包括自我评价、数据统计、数据对比、问卷调查、面试、观察等。选择合适的方法和工具取决于评价的目的和对象的特点。例如，在评估公立中医院的服务质量时，可以采用患者反馈调查、就诊期间观察等方法和工具。

公立中医医院运营管理评价过程中使用的具体方法和工具可以多种结合进行评价，管理评价方法有很多种，以下是一些常见的管理评价方法。

1.360 度反馈法

该方法通过多个角度来评估员工的表现，包括自我评价、上级评价、同事评价、下属评价等。这种方法可以帮助员工全面了解自己的优点和不足，从而有针对性地改进自己的工作表现。

2. 关键绩效指标（KPI）法

这种方法将员工的绩效与医院的战略目标相联系，通过设定具体的、可度量的、可实现的绩效指标来评估员工的表现。这种方法可以帮助医院更好地实现战略目标，提高管理效率。

3. 平衡计分卡（BSC）法

这种方法将医院的战略目标分解为具体的绩效指标，包括财务、客户、内部业务流程、学习和成长四个方面。这种方法可以帮助医院全面地评估自己的绩效表现，找出改进的方向。

4. 目标管理（MBO）法

这种方法通过设定具体、可度量的目标来评估员工的表现。上级和下级共同制定目标，并定期对目标进行评估和调整。这种方法可以激发员工的积极性，提高管理效率。

5. 关键事件法

这种方法通过对员工的优秀表现和不良表现进行记录和评估，来了解员工的绩效表现。这种方法可以帮助医院全面了解员工的工作表现，并找出改进的方向。

（四）反馈和改进

运营管理评价体系的重要目标之一是提供有根据的反馈和改进方向。评价的结果应该及时地反馈给对象，并为改进提供方向和建议。例如，在员工调查表中，评价结果可以用于确定员工的职业需求和职业发展计划。有效的反馈和改进机制可以促进个人、组织或系统的成长和进步。

在公立中医医院运营管理评价体系中，更需要提供有根据的反馈和改进方向。评价反馈是将评价的结果反馈给被评估对象，并对被评估对象的行为产生影响的过程。它是运营管理过程中的一个重要环节，旨在让被评估对象了解自己开展的运营管理是否达到所定的目标，从而促进员工的发展和提高管理能力。评价反馈不仅是一种手段，其积极目的在于使被评估对象了解真实的运营情况，反馈评价信息，帮助被评估对象在执行医院工作任务时认识自己的不足和找到发展的方向。通过评价反馈，能够意识到目前运营管理的优点与缺点，并清楚如何提高运营能力，达到医院的战略目标。

（五）参与和透明度

运营管理评价体系的成功还取决于参与度和透明度。评价的主体应该充分参与评价过程，以确保评价的公正和可信度。透明度是指评价过程和结果的可见性和可理解性。公开的评价过程和结果可以增加评价的可信度，并促进评价结果的应用。

公立中医医院运营管理评价体系需要多科室的参与，加大评价的透明度。例如：监察室和审计科等监督管理部门，加强医院运营管理评价的真实性。

（六）持续改进

运营管理评价体系应该是一个持续改进的过程。评价体系的各个组成要素应该不断地根据实践和经验进行调整和完善。评价过程本身也应该接受评价，以确定其有效性和可行性。通过持续改进，评价体系可以更好地适应不断变化的环境和需求。

只有不断改进的体系才能真正助力公立中医医院的运营管理评价工作，最终达到医院的战略目标。包括确定改进目标、寻找可能的解决方法、测定实施结果、正式采用等。营造一个全员参与、主动实施改进的氛围和环境，以确保改进过程的有效实施。首先，持续改进只在有反馈可用时才有效，所以要加强反馈的真实性和准确性。其次，持续改进就是不断找出错误。确保所有改进都得到认可和回报，而不是理所当然的。每一天都要做得更好，这才能让所有人对自己工作都感觉越来越舒服，而不是越来越坏。最后，要清楚地知道，持续改进要从长远利益考虑，而不是让所有细节都达到完美，注意不能吹毛求疵。

综上所述，评价体系包括目标和标准、指标和数据、方法和工具、反馈和改进、参与和透明度以及持续改进等组成要素。一个综合考虑了这些因素的评价体系可以帮助我们更准确地评估目标对象的质量和绩效，并提供有根据的反馈和改进方向。评价体系对于个人、医院的发展以及社会的进步都具有重要意义。

三、运营管理五力分析评价模型

（一）评价指标的内涵

评价指标是运营管理评价的核心要素，全面且具有针对性，既涵盖财务数据等定量指标，用于衡量医院在资源利用、成本控制等方面的成效；又包含患者满意度、医疗服务质量等定性指标，借此反映医院的社会价值和服务水平。例如，通过分析全成本核算数据，医院可以精准定位成本过高的科室或业务环节，采取针对性的成本控制措施；借助患者满意度调查结果，了解患者的就医体验，优化服务流程，提升服务质量。

（二）五力分析模型

五力分析模型是迈克尔·波特（Michael Porter）于 20 世纪 80 年代初提出的，对企业战略制定产生了全球性的深远影响。用于竞争战略的分析，可以有效地分析客户的竞争环境。根据医院的发展，建立适宜中医医院的运营管理五力分析评价指标体系，从成长力、收益力、安定力、活动力、生产力来分析（图 9-1）。

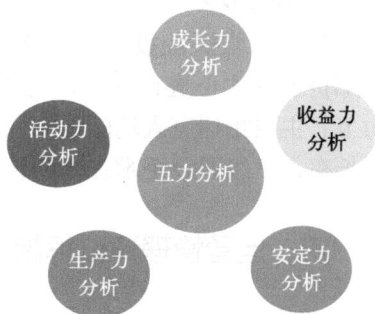

图 9-1 中医医院的运营管理五力分析评价指标体系

1. 成长力分析

成长力指医院在技术、人才、科研等方面的可持续发展能力。主要分析医院各项指标的增长状况，用于评价医院发展前景。主要指标有业务量增长率、床位使用率、均次费用增长率、医疗收入增长率、固定资产增长率、收支结余增长率、净资产增长率等。通过业务量增长率分析看发展，医疗收入增长率分析看收益贡献，资产增长率分析评判规模效率等。

2. 收益力分析

收益力指医院经济收益与资源利用效率。分析评价医院成本控制贡献产出能力，是评价医院可持续发展的重要指标。主要指标有收入结构分析、边际贡献率、毛贡献率、总资产收益率、净资产收益率、现金收益比例等。比如关注药占比、耗材比、医疗服务收入占比等情况，以调整结构提高医疗附加值。

3. 安定力分析

安定力指医院风险控制、运营稳定性与医疗安全。分析评价医院的运营基础是否稳固、财务结构是否合理、偿债能力是否具备。主要指标有流动比率、速动比率、资产负债率、资产周转率、固定资产对净资产比率、安全率等。通过资产负债率分析防范过度负债，利用流动比率、速动比率分析做好资金规划预算等。

4. 活动力分析

活动力即资产运用效率，指医院是否充分利用了其现有资产，目的在于评价医院经营的效率。主要衡量平均总资产以及现金、应收账款、存货、流动资产、营运资金、固定资产等的运用效率。主要指标有总资产周转率、流动资产构成比率、长期资产构成比率、应收账款周转率、固定资产更新率、货币资产周转率、每床位占用固定资产、人均占用固定资产、坪效贡献、床位贡献、医疗设备贡献等。

5. 生产力分析

生产力指医院投入产出比与资源转化能力。对医院从事生产活动所创造的附加价值的大小进行分析，生产力高低可显示医院运营效率优劣，并反映在收益力上。主要指标有人均医疗收入水平、床日医疗收入水平、$RW \geqslant 2$ 占比、CMI 值增长率、三级四级手术占比增长率、人均收支结余率、净资产保值增值率等。

四、运营管理评价框架

（一）全面预算管理评价体系

全面预算管理评价体系对于公立中医医院的发展和运营具有重要的意义，

通过建立明确的评价指标体系、制定合理的评价标准和权重、设计科学的评价方法和程序，以及建立健全的考核机制和激励机制，可以提高预算编制和执行的效率和质量。通过全面预算管理评价体系的实施，促进资源的优化配置和使用效率的提高，提升预算执行的透明度和规范性。因此，公立中医医院应积极建立和完善全面预算管理评价体系，以提高管理水平和效能。

1. 全面预算考核评价体系的重要性

公立中医医院全面预算考核评价体系对于医院的发展和运营具有重要的意义，主要体现在以下几个方面。

（1）提高预算编制的科学性和合理性　全面预算考核评价体系可以通过对各项指标的量化评估，提高预算编制的科学性和合理性。通过评价体系，可以充分考虑各种因素对预算的影响，避免主观和随意性的干扰，确保预算的合理性和科学性。

（2）优化资源配置和使用效率　全面预算考核评价体系可以通过对资源配置和使用情况的评估，优化资源的配置和使用效率。通过评估结果，可以及时发现和纠正资源配置中存在的问题和不足，并提出相应的改进意见，以提高组织的资源利用效率。

（3）促进预算执行的透明度和规范性　全面预算考核评价体系可以通过对预算执行情况的评估，促进预算执行的透明度和规范性。通过评估结果，可以及时发现和纠正预算执行中存在的问题和不足，提高预算执行的透明度和规范性，增强医院对财务管理的监督和控制能力。

2. 全面预算考核评价体系的构建要素

构建一个全面预算考核评价体系，需要考虑以下几个要素。

（1）建立明确的评价指标体系　评价指标是全面预算考核评价体系的核心，在构建评价指标体系时，需要充分考虑医院的战略目标和预算编制的要求，确保评价指标与医院的医疗业务和目标相匹配，具有一定的可操作性和监控能力。

（2）制定合理的评价标准和权重　评价标准是衡量评价指标达成情况的依据，在制定评价标准时，需要根据医院的实际情况和目标要求，确定相应的标准和权重，以保证评价结果的准确和公正。

（3）设计科学的评价方法和程序　评价方法和程序是全面预算考核评价体系的操作手册，在设计评价方法和程序时，需要根据评价指标和标准，确定评价的具体方法和步骤，以确保评价的科学和可靠。

（4）建立健全的考核机制和激励机制　考核机制和激励机制是全面预算考核评价体系的关键要素，在建立考核机制和激励机制时，需要明确考核对象和范围，设定相应的考核标准和指标，以及激励措施和奖惩制度，以推动组织的改进和发展。

3. 全面预算考核评价体系的实施方法

全面预算考核评价体系的实施方法主要包括以下几个步骤。

（1）制定评价计划和指标体系　在实施全面预算考核评价体系之前，首先需要制定评价计划和指标体系。评价计划明确评价的目标和内容，评价指标体系包括主要的评价指标和标准。

（2）收集和整理相关数据和信息　收集和整理相关数据和信息，包括财务报表、绩效数据、成本数据等，以提供评价的依据和材料。

（3）进行综合评价和分析　根据收集和整理的数据和信息，进行综合评价和分析，得出评价结果，并对评价结果进行解释和分析。

（4）提出改进意见和建议　根据评价结果，提出改进意见和建议，包括对预算编制和执行过程中存在的问题和不足进行分析和解释，并提出相应的改进措施和建议。

（5）监督和跟踪改进实施　监督和跟踪改进实施，对改进措施和建议进行有效的落实和跟踪，以确保改进效果的实现和持续改进的实施。

（二）成本管理评价体系

成本管理评价体系是指为了全面掌握和管控成本、提高运营效率制定的一套成本管理评价机制。其目的是通过建立科学的成本管理评价体系，实现对公立中医医院成本的全面分析与控制，进而提高医院的运营能力。成本管理评价体系的研究与实施有利于改善和加强公立中医医院的运营管理，衡量一个医院的运营管理水平的重要维度之一是看它的成本控制成效，所以正确地运用成本管理评价理论与方法是目前提高运营管理水平的重要一步，必须要建立科学、完善、有效的现代化医院成本管理评价体系。系统、科学的成本管理评价方法有助于公立医院有效降低成本、提高运营能力，有助于管理层制订有效的运营规划，提高患者的服务能力。

1. 成本管理评价体系的重要性

（1）提升核心竞争力的重要举措　建立成本管理评价体系是公立中医医院提升核心竞争力的重要举措，它不仅有助于医院降低成本、提高运营能力，还有助于医院优化资源配置、提高效率。医院应该根据自身的发展需求，建立科学、全面的成本管理评价体系，不断完善和优化成本管理，以推动公立中医医院的高质量发展。

（2）提高成本管理的科学性　医院员工处在不同部门，所从事工作性质不同，即使同一部门中的员工，从事的工作也不尽相同。所以，很难对所有成本进行客观、全面的管理评价。因此，医院急需建立科学评价体系，力争实现客观、统一的管理。医院进行成本核算时，需要先梳理那些比较繁琐的业务，然后依据标准进行归类，同时还要具体规定成本分配及其确认方式，并在此基础上，建立评价体系。结合各个成本核算特点，因地制宜地调整评价方法。在实践中不断修改，使评价体系日趋完善并稳步发展，使之能够引导评价工作朝着良好方向发展，进一步提高成本管理的科学性。

2. 成本管理评价体系的构建要素

（1）成本管理评价体系的构建原则

① 目标导向原则：成本管理评价体系的构建应该以医院的整体发展目标为导向，明确成本管理的核心目标和指标，确保成本管理与医院战略目标保持一致。

② 系统性原则：成本管理评价体系应该是一个系统化的、全面的评价框架，包括成本控制、成本分析、成本考核等多个方面，并且各项指标之间相互关联、相互影响。

③ 管理性原则：成本管理评价体系应该是对成本管理工作的全面评价，包括对成本管理政策、流程、人员、技术和制度等方面的评价。

④ 实用性原则：成本管理评价体系应该是能够被操作和应用的，实际可行的，能够帮助医院达成成本管理目标。

（2）成本管理评价体系的指标建立　成本管理评价指标体系是成本管理评价体系的核心，其建立需要充分考虑公立中医医院的特点和具体情况。衡量和评价医院成本管理水平的指标模型，是医院基于成本管理目标和成本管理任务，对成本管理机构和成本管理工作进行量化和评价的工具体系。常见的成本管理评价指标包括直接成本率、间接成本率、生产效率、成本控制效果等。还需考虑医疗环境、中医特色、质量管理等因素，以构建全面有效的成本管理评价指标体系。在医院日常运营管理中，通过成本管理考核指标体系，可以更加有效地提高医院成本管理水平，帮助医院优化财务结构。推动成本管理评价工作的实施，需要制定实用的成本管理评价指标体系，以协助院领导更好地掌握医院成本管理情况。

具体而言，成本管理考核指标体系的构成应包括以下四个方面。

① 成本管理任务评价指标：成本管理任务评价指标主要用于评价成本管理科室是否有效按照医院成本管理目标和计划开展工作，具体指标包括：成本管理目标是否有效实现；成本结构的合理性；对成本控制难点的准确把握及有效应对。

② 成本优化评价指标：成本优化评价指标主要用于评价医院是否有效通过升级成本管理模式、增强成本掌控等方式，进行成本优化，具体指标包括：成本细项的合理评估与管控；成本优化方案的实施和效果评价管理层对成本优化工作的支持与推动程度。

③ 成本效率评价指标：成本效率评价指标主要用于评价医院成本管理成果的经济效率，具体指标包括：成本水平的降低程度；成本管理工作对医院运营

的改善程度；医院运营能力是否有提升。

④ 成本管理工作评价指标：成本管理工作评价指标主要用于评价医院成本管理工作的执行情况，具体指标包括：成本管理部门的组织设置、人员配备及公开透明度；成本管理机制的规范程度和效率；成本管理工作执行细节的有效把控和实施。

（3）成本管理指标体系的设计　成本管理指标评价体系的设计要站在医院发展和运营管理的高度，重点考虑以下几个方面。

① 充分论证：在设计评价指标体系时，应结合医院的实际情况和具体成本管理工作特点，充分加以论证，形成与医院运营管理特点相符的评价指标体系。

② 量化考核：设计评价指标体系时，应尽量运用量化指标，从而实现与指标的数据化效果相结合，减少指标体系设计中的证明难度和提升实施可操作性。

③ 阶段性设计：设计评价指标体系时，应根据医院运营管理计划和目标的特点，设置相应的阶段性指标体系和评价标准，以达到更好的评估和指导效果。

（4）建立成本管理评价体系的方法

① 确定成本管理评价指标体系：根据发展战略和成本管理的实际需要，确定成本管理评价指标，包括成本控制效果、成本结构分析、成本绩效评价等方面的指标。

② 设计成本管理评价流程：建立成本管理评价流程，明确各项指标的评价方法和评价周期，以及评价结果的反馈和改进机制。

③ 实施成本管理评价：按照成本管理评价流程，对医院的成本管理工作进行评价，包括对各项指标的收集、分析、汇总和评定。

④ 反馈和改进：根据评价结果，及时向相关部门反馈，并对成本管理策略、措施及管理制度进行调整和改进，以提高成本管理水平和效果。

3. 成本管理评价体系的实施方法

根据成本管理评价指标，制定相应的评价流程和程序，形成成本管理评价工作的规范化和系统化。可以建立月度成本分析会议制度，对成本进行定期评价和分析；设立成本管理评价小组，负责具体的成本核算及评价工作；建立成本管理评价报告制度，及时反馈成本管理评价结果等。

（1）确定成本管理评价权责　在成本管理评价体系实施过程中，需要明确成本管理评价的权责，包括专门人员负责成本核算和评价、部门负责人负责成本控制和改进、成本管理委员会负责成本管理政策的制定等，确保成本管理评价的顺利实施。

（2）建立成本管理评价信息系统　成本管理评价信息系统是成本管理评价体系的载体，可以帮助医院实现成本数据的及时、准确采集和分析。可以借助信息化手段，建立成本管理评价信息平台，提高成本管理评价的效率和准确性。

（3）成本管理评价方案运营流程

① 收集数据：成本管理评价方案的运营依赖于数据的收集和分析。因此，首先需要收集与成本管理相关的数据，包括财务数据、运营数据、采购数据等。为保证数据的准确性，需要建立完整的数据收集、记录和分析体系。

② 执行评价：在收集数据的基础上，对各项成本管控指标进行评价。通过数据的对比和分析，识别与改善成本管理的关键问题，为后续制定改进措施提供依据。

③ 制定改进措施：在完成成本管理评价后，需要根据评价结果，制定针对性的成本管理改进措施，明确具体的改进方向和目标。此外，还需要建立有效的执行体系和监督机制，保证改进措施的顺利实施和执行效果的评估。

④ 监督执行：通过对改进措施的监督和跟踪，确保执行效果达到预期目标。如果出现偏差，则需要及时纠正，并对执行效果进行评估，以进一步完善成本管理评价方案。

（4）成本管理评价体系的效果评价

① 成本管理评价效果的定量评价：通过比较成本管理评价前后的核算数据，评估成本管理评价体系的实施效果。比较成本率的变化、成本控制成果提升等指标，来定量评价成本管理评价体系的效果。

② 成本管理评价效果的定性评价：除了定量评价外，还可以通过对员工满意度、患者满意度等方面进行定性评价，从而全面评估成本管理评价体系的效果。

成本管理评价体系的构建、实施和效果评价是一个相互衔接、相互促进的过程，需要医院在实际操作中不断完善和改进，以适应医疗市场变化和医院发展的需要，实现成本管理的科学化和规范化。

（三）绩效管理评价体系

绩效评价是指运用一定的评价方法、量化指标及评价标准，为实现其职能所确定的绩效目标的实现程度以及为实现这一目标所安排预算的执行结果所进行的综合性评价。通过绩效评价推动医疗机构在发展方式上由规模扩张型转向质量效率型，在管理模式上由粗放的行政化管理转向全方位的绩效管理，促进收入分配更科学、更公平，实现效率提高和质量提升，促进公立中医医院的高质量发展。

1.绩效管理评价体系的重要性

（1）提高工作效率　通过对员工的工作表现进行客观评估和量化，绩效评价可发现并解决工作中的问题，提供针对性的培训和指导，帮助员工改进工作方法和提高工作效率。

（2）激励员工积极性　绩效评价为员工提供一种获得认可和奖励的机制，激励他们主动参与工作、提升自身能力和表现。优秀的绩效评价结果可以带来晋升机会、薪资调整、绩效或其他激励措施，从而增强员工的积极性和工作动力。

（3）发现和培养人才　通过绩效评价，可以全面了解员工的能力、潜力和发展需求，发现潜在的高绩效员工，并为他们提供个性化的培养和发展机会，帮助他们实现个人与组织的共同成长。

（4）支持决策和管理　绩效评价提供了客观的数据和信息，为管理层做出人才选拔、晋升、调整薪酬等决策提供参考依据，有助于制定合理的人力资源战略和管理方案。

2. 绩效管理评价体系的构建要素

（1）构建有效的绩效评价体系需要设定明确的目标　绩效评估的目标应与公立中医医院的战略目标相一致，明确向科室、员工传达什么样的绩效是被认可和奖励的，以及绩效评价的目的是什么。目标的设定应该具有指导性和可衡量性，能够为科室、员工提供明确的方向和动力。

（2）制定科学的指标体系是构建有效绩效评价体系的关键　指标体系应该与科室工作内容、岗位职责和绩效目标相匹配，能够客观地衡量科室、员工的工作质量和工作量。指标的设定应尽量避免主观性和模糊性，要能够量化、可衡量，并且能够反映科室和员工的实际工作情况。同时，指标的权重也需要根据各种特殊性进行合理设定，以充分考虑科室的实际情况。

（3）建立权威的评价机制也是构建有效绩效评价体系的必要条件　评价机制应该建立在科学、公正、公平的基础上，确保绩效评价过程的客观性和中立性。评价者需要具备专业的知识和能力，能够根据指标体系进行准确的评价。评价的结果和决策应该有一定的权威性和可信度，能够为科室、员工提供公正的评价和发展方向。

（4）进行有效的沟通与反馈也是构建有效绩效评价体系的重要环节　在绩效评价过程中，应该及时、清晰地向员工沟通评价的标准、方法和结果，以及评价结果的影响和意义。沟通过程应该注重双向的信息交流，理解科室及员工的看法和意见，并对其进行积极的反馈和指导。通过及时的反馈和指导，可以帮助科室了解不足之处，并提供提升和改进的机会和方法。

（5）为了构建有效的绩效评价体系，需要将绩效评价与奖惩制度相结合，以激励积极工作和提高绩效。

奖励应该根据绩效评价的结果而定，公平地给予表现优秀的科室、员工相应的奖励和认可，同时对于低绩效者则应进行适当的考核和改进。通过将绩效评估与奖惩相结合，可以更好地调动积极性和创造力。

构建有效的绩效评估体系是医院运营管理的重要任务。通过设定明确的目标、制定科学的指标体系、建立权威的评价机制以及有效的沟通与反馈等措施，可以构建一个科学、公正、客观的绩效评价体系，促进科室、员工的发展和医院的进步。应根据自身的特点和需求，结合实际情况，灵活调整和优化绩效评价体系，以实现更好的绩效管理效果。

3. 绩效管理评价体系的实施方法

绩效管理评价的目标是使绩效管理起到沟通医院战略、指引奋斗方向、层层落实推进医院战略实现的作用。绩效，是根据事前定好的评价规则，根据团队工作产出的数量、质量和效果，计算出来的劳动报酬。绩效水平取决于两方面：业务单元的工作产出与医院的绩效评价规则。评价规则是根据医院的发展定位、发展策略确定的，不同的医院、不同的发展模式、不同的发展阶段，评价规则不同。评价规则没有对错，只考虑是否有效。评价规则是指挥棒、是杠杆，希望业务单元和组织目标、组织要求同频共振。绩效的本质是指挥棒、是风向标。所以，绩效管理评价的实施显得尤为重要。

要根据绩效评价的目的、依据及评价的方向和重点，确定绩效评价的总体思路、指标和方法。说明指标设计思路、指标设计依据、权重设计思路、评价标准及评价方式确定的原则和方法等。详细说明每项指标的指标解释、指标权重、评价标准、数据来源和取数方式等。按照公开、公平的原则，开展评价工作。在评价过程中发现问题、研究工作、谋求对策，要做到程序规范、结果公正、报告严谨，客观评价成效，如实反映问题，确保绩效评价工作整体质量进一步提升。强化评价结果应用，提高评价工作实效。不断加大应用的内生动力和外部约束力，严格落实问题整改，构建起评价结果应用与提升绩效的良性互动长效机制。落实绩效工作责任，建立绩效问责制度，对绩效评价结果较差、绩效工作推进实施不力的应进行绩效问责。应将绩效评价过程中发现的问题及时予以反馈，并提出改进完善的举措建议，确保评价工作顺利有序推进。

（四）内部控制评价体系

内部控制评价是对内部控制的有效性进行全面评价，形成评价结论，出具评价报告的过程。内部控制评价的对象是内部控制的有效性。所谓内部控制的有效性，是指公立中医医院建立与实施内部控制对实现控制目标提供合理保证的程度。单位负责人作为单位运营管理的核心领导者，肩负着保障单位内部控制有效运行的首要责任。指定专门部门或专人负责评价工作，能够确保评价过程的专业性、独立性与连贯性。专门部门或人员凭借其专业知识与技能，运用科学合理的评价方法与工具，对单位内部控制的各个环节进行全面、深入的审查与评估，从而为单位负责人提供准确、可靠的内部控制自我评价报告。这份报告不仅是对单位内部控制现状的客观呈现，更是单位负责人进行管理决策、改进内部控制措施的重要依据。通过持续、深入的运营管理评价，及时发现内部控制存在的缺陷与漏洞，制定针对性的改进措施，不断完善内部控制体系，确保公立医院在高质量发展的道路上稳健前行，为社会提供更加优质、高效、安全的医疗服务。

从控制过程角度看，内部控制的有效性可分为内部控制设计的有效性和内部控制运行的有效性。内部控制设计的有效性是指为实现控制目标所必需的内部控制程序都存在并且设计恰当，能够为控制目标的实现提供合理保证；内部控制运行的有效性是指在内部控制设计有效的前提下，内部控制能够按照设计的内部控制程序正确地执行，从而为控制目标的实现提供合理保证。

评价内部控制设计的有效性，可以考虑以下三个方面：一是内部控制的设计是否以内部控制的基本原理为前提；二是内部控制的设计是否覆盖了所有关键的业务与环节，对各个层级具有普遍的约束力；三是内部控制的设计是否与医院自身的运营特点、业务模式以及风险管理要求相匹配。评价内部控制运行的有效性，可以从三个方面进行考察：一是相关控制在评价期内是如何运行的；二是相关控制是否得到了持续一致的运行；三是实施控制的人员是否具备必要的权限和能力。

目前，公立中医医院内部控制管理普遍存在"重收入、轻控制"的问题。构建科学合理的内部控制评价体系，有助于为医院管理层进行资源分配提供更加科学的依据，使"好钢用在刀刃上"，并及时了解医院的运行状况。从医院自身管理角度讲，内部控制评价体系有助于管理层统筹安排各项业务活动，在各业务、各环节之间进行资源的合理配置，实现资源利用效率最大化。内部控制评价体系的构建将促使医院更好地发挥公益性功能。

1. 内部控制管理评价体系的重要性

通过评价进一步督促公立中医医院不断对现有的管理制度进行完善，充分考虑到医院自身的情况，并且深入了解相关制度和条例，使得医院的内部控制有效性得到保障，进而提升医院的运营能力，降低医院的运营风险，更好地实现公立中医医院的高质量发展。

（1）防止和发现内部风险行为　内部控制评价可以帮助公立中医医院建立健全制度和流程，有效防止内部风险行为的发生。通过对内部控制的评价，可以发现潜在的风险和漏洞，及时采取措施加以防范和纠正，保护医院的利益。

（2）规范医院的内控管理　医院开展内部控制评价的主要目的在于提升内部控制的有效性，并且在运营中按照相关规定要求在医院内部建立完善的内部控制体系，并且对内控实施的有效性进行评价，给出专业的内控评价报告，是医院增强自身的管理能力，优化管理质量的重要手段。实施内部控制有效性的评价，能够帮助医院的管理层在经营管理中不断强化内部协调管理，优化医院的管理模式，进一步实现医院的战略目标。

（3）提高医院运营效率　内部控制评价可以帮助公立中医医院优化业务流程，提高运营效率。通过评价内部控制的有效性，可以发现业务流程中的瓶颈和问题，并提出改进建议，以提高医院的运营效率。

（4）保护医院资产和财务信息的安全　内部控制评价可以帮助公立中医医院保护资产和财务信息的安全。通过评价内部控制的完整性和可靠性，可以发现和纠正存在的安全风险和漏洞，防止资产和财务信息被盗窃、篡改或滥用。

（5）提高医院的决策质量　内部控制评价可以提高公立中医医院的决策质量。构建内部控制有效性的评价体系需要全方位收集医院的各项信息，并且将收集到的信息经过系统分析处理，对当前的医院运营状况、内控运行状况以及财务状况进行全方位的有效性评价。同时，内控评价的结果也是医院当前整体运营管理的直接反映。通过对内控的评价，帮助管理层了解当前的发展现状，为其提供完善的信息支持，帮助管理层制定出符合医院发展战略的决策，促使医院实现经营管理以及经济效率的双提高，通过评价内部控制的有效性，可以提供可靠的信息和数据，为医院决策提供支持和依据，减少决策的风险和不确定性。

（6）增强医院的风险防范管理能力　公立中医医院的发展存在着相应的风险因素，内控体系中大多存在相应的风险导向，但开展内部控制，风险评估能力也是其中的要素。内控评价的实施，需要对医院各个项目环节以及各部门进行全面的、系统性的研究与分析，通过相关的内控信息数据，对医院中存在的风险因素进行准确的评估，进而制定出完善的风险防范以及应对方案，促进医院内控体系的完善，有效增强医院的整体风险防控能力。

2. 内部控制管理评价体系的构建要素

内部控制评价是一个过程，是指内部控制评价要遵照一定的流程来进行。内部控制评价工作不是一蹴而就的，它是一个涵盖计划、实施、编报等多个阶段，包含多个步骤的动态过程。内部控制评价的对象是内部控制的有效性，而内部控制的有效性是公立中医医院建立与实施内部控制对实现控制目标提供合理保证的程度。内部控制的目标包括合规目标、资产目标、报告目标、经营目标和战略目标。因此，内部控制评价的内容应是对以上五个目标的内控有效性进行全面评价。具体地说，内部控制评价应紧紧围绕内部环境、风险评估、控制活动、信息与沟通、内部监督五要素进行。

（1）内部环境评价　公立中医医院组织开展内部环境评价，应当充分发挥公立医院党委在内部控制建设中的领导作用，明确公立医院党委主要负责人是整体内部控制建设与实施的第一责任人，明确党政领导班子其他成员作为各自分管领域内部控制建设与实施的负责人，将内部控制工作纳入党政领导班子年度履职清单。建立健全公立医院内部控制领导小组或内部控制委员会工作机制，鼓励公立医院综合职能部门作为内部控制建设的牵头部门，鼓励公立医院内部审计部门或指定的相关部门对内部控制建立和实施情况进行监督评价，明确公立医院内部各部门是本部门内部控制建设和实施的责任主体，部门负责人对本部门的内部控制有效性负责。建立健全公立医院议事决策机制，"三重一大"事项应当严格履行集体决策程序。完善内部控制关键岗位责任制，实行内部控制关键岗位轮岗制度，明确轮岗周期。不具备轮岗条件的公立医院应当采取专项审计等控制措施。强化公立医院内部控制文化建设，创新方式方法，定期组织党政领导班子和干部职工学习内部控制知识，开展内部控制典型案例的学习交流，提高全体人员对医疗领域共性风险及本医院个性风险的认识，确保内部控制理念入脑入心，持续营造公立医院全体人员学习内部控制、人人参与内部控制的良好氛围。加强公立医院内部控制人才队伍建设，定期组织开展内部控制培训，提升公立医院内部控制人员的专业技能和综合素质，为内部控制建设提供人力资源保障。

（2）风险评估评价　公立中医医院组织开展风险评估评价，应当以《行政事业单位内部控制规范（试行）》（财会〔2012〕21 号）、《公立医院内部控制管理办法》（国卫财务发〔2020〕31 号）有关风险评估的要求，以及各项应用指引中所列主要风险为依据，结合本医院的内部控制制度，对日常经营管理过程中的目标设定、风险识别、风险分析、应对策略等进行认定和评价。

健全完善定期风险评估机制，公立医院至少每年组织一次风险评估，并形成书面风险评估报告。当外部环境、业务活动、经济活动或管理要求等发生重大变化时，公立医院应当及时对经济活动及相关业务活动的风险进行重新评估。鼓励有条件的公立医院聘请具有胜任能力的第三方机构开展风险评估工作。加强公立医院风险评估的针对性，在开展单位层面风险评估的基础上，重点对涉及资金规模较大、廉政风险较高、业务模式较新、影响可持续发展等领域进行风险评估。进一步提升公立医院风险应对能力，综合运用风险规避、风险降低、风险分担和风险承受等风险应对策略，实现对风险的有效控制。

（3）控制活动评价　公立中医医院组织开展控制活动评价，应当以《行政事业单位内部控制规范（试行）》（财会〔2012〕21 号）、《公立医院内部控制管理办法》（国卫财务发〔2020〕31 号）和各项应用指引中的控制措施为依据，结合本医院的内部控制制度，对相关控制措施的设计和运行情况进行认定和评价。

加强预算管理，强化预算刚性约束，建立预算执行、分析和改进机制，加强预算调整审批控制，坚持"无预算不支出"原则，落实全过程预算绩效管理。健全收支管理，依法依规组织各类收入，规范各类支出的审批流程，明确资金流向和使用范围，确保不相容岗位职责分离与授权审批，进一步明确收入管理、票据管理、支出管理、公务卡管理、医疗费用管理的控制点，严控"三公"经费支出。加强采购管理，严格落实国家药品和医用耗材采购政策，明确职责划分与归口管理，确定药品、医用耗材、仪器设备、科研试剂等品类多、金额大的物资和设备，以及信息系统、委托（购买）服务、工程物资等采购过程中的关键管控环节和控制措施。强化资产管理，严格按规定程序配置各类设备资产，严禁举债购置大型医用设备，规范国有资产出租、出借和处置行为，落实定期清查盘点制度。严格控制对外投资，明确对外投资的可行性评估等相关内容。

加强基本建设项目管理，严禁公立医院举债建设和超标准装修，规范基本建设项目的全过程管理。加强多院区建设管理，严禁未批先办、未批先建，坚决杜绝无序扩张。完善合同管理，明确合同管理归口部门、合同各相关部门职责权限，加强合同合法性审查、授权管理、合同签署和履行管理。严格按照卫生健康行政部门（含中医药主管部门）批准范围开展诊疗活动，诊疗项目的收费应当符合物价部门、医保部门的政策。加强依法执业自查管理，建立依法执业自查工作制度，对执业活动依法依规情况进行检查。规范使用医保基金，严格落实医保政策，强化定点医疗机构自我管理主体责任，加强医保管理，促进临床合理诊疗，完善医保基金使用管理，定期检查本单位医保基金使用情况。严格执行教育项目经费的预算控制和闭环管理。优化完善科研项目管理制度，确保科研自主权接得住、管得好。完善互联网诊疗管理，明确归口管理部门、各部门权责界定，健全与第三方合作的评估、审批程序。优化医联体管理，明确医联体业务的审批程序，明确牵头医院与医联体成员之间的职责权限、业务联动、诊疗服务与收费、资源与信息共享、绩效与利益分配等制度，加强对医联体业务的监督。加强生物安全管理，规范生物医学新技术临床研究管理，强化实验室生物安全风险管控，加强人类遗传资源采集、保藏、利用、对外提供等活动的管理和监督，健全生物安全相关管理制度，筑牢公立医院生物安全防线。

（4）信息与沟通评价　公立中医医院组织开展信息与沟通评价，应当以内部信息传递、财务报告、信息系统等相关指引为依据，结合本医院的内部控制制度，对信息收集、处理和传递的及时性，反舞弊机制的健全性，财务报告的真实性，信息系统的安全性，以及利用信息系统实施内部控制的有效性进行认定和评价。

充分利用信息化技术手段，加强公立医院内部控制建设，落实管理制度化、制度流程化、流程表单化、表单信息化、信息智能化的建设要求。推进内部控制建设融入公立医院信息化建设，将岗位职责、业务标准、制度流程、控制措施以及数据需求嵌入医院信息系统，通过信息化的方式进行固化，确保各项业务活动可控、可追溯，有效减少违规人为操作。加强公立医院信息平台化、集成化建设，积极探索打通各类信息系统之间的壁垒，保障公立医院信息系统互联互通、信息共享，实现各类经济活动及相关业务活动的资金流、实物流、信息流、数据流有效匹配和顺畅衔接。加强公立医院网络安全与数据安全建设，强化账户授权管控要求，建立数据分类分级保护制度，保障网络信息的存储安全，以及数据在产生、传输和使用过程中的安全，防止患者隐私和个人信息泄露。

（5）内部监督评价　公立中医医院组织开展内部监督评价，应当以《行政事业单位内部控制规范（试行）》（财会〔2012〕21号）、《公立医院内部控制管理办法》（国卫财务发〔2020〕31号）有关内部监督的要求，以及各项应用指引中有关日常管控的规定为依据，结合本医院的内部控制制度，对于内部监督机制的有效性进行认定和评价，重点关注内部审计机构等是否在内部控制设计和运行中有效发挥监督作用。

公立医院应建立健全内部控制评价办法，定期对内部控制体系建立与实施情况进行自我评价，科学评价内部控制的有效性。鼓励有条件的公立医院委托第三方机构对内部控制进行评价。按照财政部门和上级主管部门要求，公立医院应及时、完整、准确报送内部控制报告，加强内部控制报告审核工作，提高内部控制报告质量。根据内部控制评价中所发现的问题，强化问题整改，明确整改责任落实，及时制定整改措施，完善内部控制制度，实现内部控制工作闭环管理。加强内部控制成果应用，鼓励将内部控制评价结果和内部控制报告作为绩效管理、监督问责等工作的重要依据，提高广大干部职工对内部控制的重视程度。完善内部控制监督的联动机制，将内部控制建立及实施情况与内部审计、纪检监察等其他内部监督机制有效联动，充分利用党和国家各项监督体系成果，形成监督合力。

具体的内部控制评价内容可通过设计内部控制评价指标体系来确定，评价指标是对内部控制要素的进一步细化，评价指标可以有多个层级，大体可分为核心评价指标和具体评价指标两大类，医院可根据其实际情况进行细分。具体的评价内容确定之后，内部控制评价工作应形成工作底稿，详细记录医院执行评价工作的内容，包括评价要素、评价指标、评价标准、评价和测试的方法、主要风险点、采取的控制措施、有关证据资料以及认定结果等。工作底稿可以通过一系列评价表格加以实现，通过对每个要素核心指标的分别分解、评价，最终汇总出评价结果。

3. 内部控制管理评价体系的实施方法

（1）内部控制评价的程序

① 制定评价工作方案：内部控制评价部门（审计科）在分析医院运营管理过程中的重要业务事项和高风险领域后，制订科学合理的工作方案，明确评价范围、工作任务、人员组织、评价方法、进度安排和费用预算等相关内容，组织相关人员实施。

② 组成评价工作组：评价工作组要吸收医院熟悉情况的业务骨干、参与日常监控的负责人或其他管理人员参加。并聘请第三方机构或专家协助相关工作。评价工作组成员应具备独立性、业务胜任能力和职业道德素养。

③ 实施现场测试：确定检查评价范围和重点后，开展现场测试，充分收集医院内部控制设计和运行是否有效的证据，按照评价的具体内容，如实填写评价工作底稿，研究分析内部控制缺陷。

④ 汇总评价结果：评价工作组汇总评价人员的工作底稿，认定内部控制缺陷，形成评价报告提交内部控制评价部门。内部控制评价部门对评价工作底稿及时归档。

⑤ 报告反馈与跟踪：内部控制评价部门对认定的内部控制缺陷提出整改建议，要求责任部门及时整改，并跟踪整改落实情况；已造成损失或负面影响的，医院追究相关人员的责任。

（2）内部控制评价方法　包括个别访谈、专题讨论、调查问卷、穿行测试、控制测试、抽样调查、比较分析等方法。实施中综合考虑选择多种评价方法，获取充分、相关、可靠的证据对内部控制设计和运行的有效性进行评价。

（五）资产管理评价体系

资产是医院经营发展的基本保障以及物质基础，对于医院社会公益服务功能以及经济效率目标的实现具有重要作用。2017 年国务院办公厅出台了《建立现代医院管理制度的指导意见》，明确指出现代医院管理制度是中国特色基本医疗卫生制度的重要组成部分，要求健全医院财务资产管理制度，确保医院经济活动合法合规，提高资金资产使用效率。2019 年十三届全国人大常委会第十四次会议审议了国务院关于加强国有资产管理情况的报告、2022 年财政部《关于加强行政事业单位固定资产管理的通知》、2021 年 4 月 1 日中华人民共和国国务院令第 738 号《行政事业性国有资产管理条例》公布实施，一系列资产管理的行政法规、规范性文件相继出台，对医院国有资产管理提出了更高更严要求。如何健全医院国有资产管理体制、加强国有资产管理与监督、提升国有资产管理规范化水平，已成为医院管理的重中之重。

1. 资产管理评价体系的重要性

资产管理评价体系是将资产管理作为一项业务活动，除了对经济性、效率性和效果性进行分析外，还应当包含对资产管理人员的责任性进行评价。通过评价，掌握资产管理及使用的情况，在资产管理使用的有效合规性基础上，从资产的"投入—过程—产出—责任"四个阶段，将资产管理整个过程中的每个重要环节设定指标参数，从多方面了解各部门、各个环节资产管理效能和管理目标实现程度，对发现的管理漏洞和缺陷深入剖析问题原因，有针对性地推动资产管理制度和约定事项的落实，提升管理水平和使用效能，实现资产高效使用，避免无效浪费。

资产在医院运营管理中占据着重要的位置，是医院运营、开展医疗活动的基础设施。资产管理面临许多困难，例如需要大量的资金来购买和维护这些设施，需要它们保持高技术水平以适应不断变化的市场需求，以及需要确保设备在一定的使用寿命内达到预期的使用效果和患者服务。因此，需要建立一个完善的资产管理评价体系来解决这些问题。一个完善的资产管理评价体系，可以帮助医院科学地管理资产并提高管理效率，同时也可以提高医院的资产利用率，并优化成本效率和降低运营风险。因此，构建资产管理评价体系具有重要的意义。

2. 资产管理评价体系的构建要素

资产管理评价体系，对资产管理从合规有效性、经济性、效率性、效果性、责任性等五个方面进行评价，具体如下。

（1）合规有效性评价　主要对医院资产管理制度的建立及运行情况进行分析。审查资产管理制度建立情况，包括各相关部门和岗位职责权限，资产的清产核资、调剂、处置的具体程序和审批权限的规定，以及资产监督管理的执行情况等；审查是否建立并严格执行资产监督管理；资产配置程序是否合规，需求论证与预算是否合理，资产配置重大事项是否经可行性研究和集体决策并履行了审批程序，是否编制了合理预算；资产购置方式是否合规，列入政府采购目录的资产是否执行了政府集中采购，达到公开招标限额的资产是否进行了公开招标等。

（2）经济性评价　主要审查资产预算编制的准确合理性，预算资金执行率情况以及产生收益的使用及管理情况，包括报废、对外投资等处置产生的收益情况；处置收入纳入预算管理并统一核算的情况和实行"收支两条线"管理的情况等。

（3）效率性评价　主要对资产从立项、采购、配置、登记、变更、入库、盘点到使用、处置等情况进行分析。审查采购立项程序执行和购置情况；资产配置的需求论证、重大事项可行性研究和集体决策程序等情况，根据科室工作需求，依据资产配置标准，核实资产配置是否存在不合理等情况；预算配置数量执行情况等；资产登记、变更、入库、盘点等按制度执行并管理的情况；账账相符和账实相符的情况；对调剂、资产集中调配、报废处置等报批报备情况；资产集中调配专项工作落实情况等。

（4）效果性评价　主要考察资产使用、产出情况。包括患者满意度、患者服务量、效率提升情况等。对资产产生的效果进行评价，证实资产配置的合理性。对部分设备实行共享机制，统一管理，按需调配，从而提高设备使用率，降低科室运营成本，优化资源配置。

（5）责任性评价　主要考察资产归口管理科室及管理人员对资产管理的负责程度。包括审查资产报废率、资产管理合法合规性、盘点真实准确程度等。

从医院整体发展格局角度出发，资产管理是一项业务事项，每个环节都不可割裂，相互交错，在开展资产管理评价时，需要对上述合规性、有效性、经济性、效率性、效果性和责任性等进行综合考量，对资产管理的制度建设到处置等进行评价，一方面审查资产管理中各方面存在的薄弱环节或缺陷，及时提出针对性、可行性的建议，更好地提高资产的使用效率；另一方面提高资产使用率，达到提质增效的作用。

3. 资产管理评价体系的实施方法

（1）设立资产管理评价目标　建立科学的资产管理评价体系，全面评价资产的使用效率和管理效果；提高资产利用效率，减少资产闲置和浪费；优化资产配置，降低资产管理成本，提高医院运营能力；提高资产管理的透明度和规范化水平，降低管理风险。

（2）设立资产管理评价指标体系

① 定性指标：包括基础指标，如资产制度管理、资产管理人员配备、档案管理、资产报告、内部监督等内容，重点评价资产管理工作的规范性；日常指标，对资产配置预算执行、资产配置管理、资产使用管理、资产处置管理、资产统计管理、资产报表报送等内容，重点评价资产管理工作的合法合规性。

② 定量指标：包括资产预算执行率、资产增长率、资产使用效率、资产周转率、资产负债率、流动比率、资产折旧率、每床位占用固定资产（不含房屋）、每百元固定资产医疗收入（不含药品）、每百元固定资产服务人次、资产维护成本、调剂利用（共享共用）率、人均资产占有率等。确保评价指标能够全面反映资产管理的各个方面。

（3）建立资产管理信息化系统　资产管理信息化就是运用医院的资产管理信息系统建立起所有资产的数据库，实现资产的电子化、数字化、网络化管理和调度利用的快速运转。资产管理信息系统的建立和运用，是实现资产管理动态化、预算编制精细化的重要举措，是编制年度新增资产配置预算的重要支撑，实现数据动态管理、实时查询和综合分析，利用条形码技术实现对实物资产的实时盘点，规范资产管理业务流程，开展资产管理事项网上审批等功能，有利于提高工作效率、降低管理成本、实现资产管理和预算管理的有机结合，实现资产管理的信息化、规范化和全覆盖。加强资产管理信息化工作，实现资产管理的信息化、清晰化、有序化，加强资产的有效管理的重要方式；确保节约资源，提高资产利用效率，实现资产利用效率最大化，实现资产保值增值的有效保障；为医院各项工作的有效顺利开展提供优质高效服务；提高资产管理的安全性，防止资产流失的重要途径；实现资产公开透明管理，是建设廉洁医院的有力抓手。为评价工作提供基础，进一步提高资产管理评价的能力。

（4）定期进行资产管理评价　设立定期的资产管理评价机制，对资产管理进行全面评价，及时发现问题并采取有效措施加以解决。开展针对性培训工作，提高全院资产管理的意识和能力，确保资产的规范使用和管理，夯实资产管理的基础。

第三节　运营管理评价实施

一、建立运营管理评价组织

1.明确领导核心，统筹全局

为保障运营管理评价工作的顺利推进，医院成立运营管理评价领导小组，书记、院长任运营管理评价领导小组组长，负责全面统筹评价工作，制定评价工作的总体目标和战略方向。各分管领导及总会计师任领导小组成员。领导小组定期召开会议，对评价工作中的重大问题进行决策，协调各部门之间的关系，确保评价工作的高效开展。在确定评价指标体系时，院长组织各部门负责人进行深入讨论，结合医院的发展规划和实际情况，确定了符合医院特色的评价指标，为后续评价工作奠定了坚实的基础。

2. 组建专业团队，分工协作

领导小组下设运营管理评价工作小组，负责医院运营管理评价的日常工作。该小组由财务、审计、医务、护理、信息等多个部门的负责人组成，成员具备丰富的专业知识和实践经验。各成员明确分工，相互协作，共同完成运营管理评价工作。

（1）财务部门 负责对医院的财务数据进行分析，为评价提供数据支持；组织关于预算、成本、资产等财务相关运营工作的评价工作，制定方案及设定评价指标。

（2）运营管理部门 负责牵头开展各项运营评价工作，制定评价目标和工作开展周期，制定运营评价的总体方案等。

（3）审计部门 则对评价过程进行监督，确保评价工作的公正性和合规性。

（4）医务和护理部门 从临床角度出发，对医疗服务质量进行评估，为运营评价工作提供医疗及护理相关数据及医疗和护理相关方面的指导。配合开展与医保相关的运营管理评价工作，为运营评价工作提供医保数据及医保方面的指导。

（5）人力资源部门 负责组织开展关于绩效激励管理的评价工作，制定方案及设定评价指标。为所有运营评价工作提供人力资源的数据。

（6）信息部门 负责收集和整理医院的信息化数据，为评价提供技术保障。利用医院的 HRP 平台，为运营评价工作全程提供数据，搭建多维度、全面的医院运营数据。

3. 定期开展评价，确保有效

定期开展调整和反馈，适应公立中医医院的运营管理战略目标的变化和发展。在医院发展的不同阶段，适时调整和转变工作方向和评价要求，确保运营评价工作的有效性和适应性。建立有效的沟通渠道，确保团队成员可以及时、准确地交流和反馈，定期召开反馈协调会议，讨论评价工作的开展和问题，并协商解决方案。

4. 开展培训赋能，提升能力

医院开展针对性培训活动，提升评价组织成员履行职责的能力。培训内容涵盖运营管理评价的理论知识、方法技巧、指标体系等方面。邀请行业专家授课，分享其他医院的成功经验和案例。通过培训，评价组织成员对运营管理评价有了更深入的理解，掌握了科学的评价方法，提升了业务能力。同时，组织成员之间还可以通过交流和讨论，进一步明确工作思路，提高工作效率。

二、实施运营管理评价工作

1. 确定评价范围，制订方案

在实施评价工作前，要确定评价范围。运营管理评价涵盖医院的全面预算、全成本核算、内部控制、资产管理、绩效管理等多个方面。根据评价范围，制定详细的评价方案。评价方案包括评价目标、评价方法、评价流程、时间安排等内容。例如，在评价全面预算时，采用定量分析与定性分析相结合的方法，对预算编制的科学性、预算执行的严肃性、预算调整的合理性等方面进行评估。明确各阶段的时间节点，确保评价工作有条不紊地进行。

2. 确立评价方法，选取指标

明确评价的目的、目标，定下被评价的对象，确定评价的内容和标准。接着，设计评价方案，包括确定评价的方法和工具、设计评价的指标和量表等。结合运营管理具体内容及公立中医医院的实际，制定评价工作实施计划，细化任务、措施，制订科学合理的工作方案，明确评价范围、工作任务、人员组织、评价方法、进度安排等相关内容，组织相关人员实施。根据计划及细化任务明确评价方法及评价指标的设定，评价方法的选取要充分考虑评价对象的实际情况，符合运营管理的需要。评价指标的选取要切实可行，要有具体的解释及核算方法。切实提高评价方法和指标选取工作的公平性及有效性，做好前期调研工作，充分收集运营评价工作小组成员的意见及专业指导。

评价指标应全面涵盖财务、法律、廉政等风险防控相关内容，评价方法可综合运用定量分析与定性分析，如通过数据分析财务指标的变化趋势，结合实地调研、访谈等方式了解法律与廉政风险防控措施的实际执行效果。评价周期可根据医院实际情况设定为定期评价与不定期评价相结合，定期评价可每年或每半年进行一次全面审查，不定期评价则针对重大项目、关键业务环节或出现风险预警信号时及时开展专项评估。

3. 收集数据信息，深入分析

在公立中医医院运营管理评价工作中，落实评价方案是确保评价结果准确、可靠的关键环节。其核心在于依照既定的方法和工具，全方位、精准地开展数据收集工作，从而为科学评价医院运营状况筑牢基础。数据及资料的收集可以是多方位、多渠道的，充分利用公立中医医院的信息化，通过 HIS、HRP、财务软件、医保信息等收集数据，再采用一些工具和技术来收集和分析数据，为评价工作提供依据。除了依托信息化系统，还需采用一些专业工具和技术来收集和分析数据，进一步提升数据的可靠性与有效性。问卷调查便是一种常用工具，用于收集患者满意度、员工满意度等主观数据。在数据收集过程中，质量控制至关重要。建立严格的数据审核机制，对从各个系统和渠道收集到的数据进行核对与验证。例如，对于从 HIS 系统导出的门诊人次数据，与挂号系统记录、收费系统数据进行交叉核对，确保数据的一致性与准确性。对于问卷调查数据，检查问卷填写的完整性、答案的合理性，剔除无效问卷。在数据录入环节，采用双人录入、数据校验等方式，避免录入错误。完成数据收集后，及时将数据进行整理和归档。按照评价指标体系的维度，对数据进行分类整理。通过对评价指标等数据进行解读，对公立中医医院的运营管理工作情况进行全面、客观、公正的评价，及时发现评价中的问题和不足。

4. 开展实地调研，挖掘问题

评价工作小组深入各科室，通过访谈、观察、查阅资料等方式，了解科室的运营管理情况。与科室负责人和医务人员进行面对面交流，听取他们的意见和建议。实地观察科室的工作流程和操作规范，发现存在的问题。例如，在对手术室进行实地调研时，发现手术排班不合理，导致手术室利用率不高。

三、出具运营管理评价实施报告

1. 梳理评价结果，撰写报告

在完成数据收集和分析、实地调研等工作后，评价工作小组对评价结果进行梳理和总结。报告内容包括医院运营管理的基本情况、评价指标的完成情况、存在的问题及原因分析、改进建议等。在撰写报告时，要做到数据准确、分析深入、建议可行。如在分析内部控制存在的问题时，不仅要指出问题的表现，还要深入分析问题产生的原因，提出针对性的改进建议，完善内部控制制度、加强监督检查等。

2. 审核报告内容，确保质量

报告撰写完成后，要进行严格的审核。在评价工作小组内部进行审核，确保报告内容的准确性和完整性。然后提交给运营管理评价领导小组进行审核。领导小组从医院整体发展的角度出发，对报告内容进行把关，提出修改意见。评价工作小组根据审核意见对报告进行修改完善，确保报告质量。

3. 发布报告成果，推动改进

审核通过后，将运营管理评价实施报告在医院内部发布。组织召开全院大会，对报告内容进行解读，让全体员工了解医院运营管理的现状和存在的问题。各部门和科室根据报告提出的改进建议，制定具体的改进措施，明确责任人和时间节点。医院定期对改进情况进行跟踪和评估，确保改进措施得到有效落实，推动医院运营管理水平不断提升。

第四节　运营管理评价结果应用

运营管理评价结果的应用是公立中医医院开展运营管理评价的核心。根据评价结果，制定改进措施和计划，落实到实际的运营管理中，推动问题的解决和管理水平的提升。从质量、风险、时间、成本等维度，定期检查评价各运营流程的科学性、规范性和适应性，找出问题，分析原因，提出建议。运营管理评价工作不是一次性的，要持续进行改进，不断完善评价标准和方法，提高评价的科学性和准确性，进一步提高运营管理意识，不断优化运营管理工作，持续提升运营管理能力。通过评价工作，发现问题和不足，针对问题提出改进建议及措施，反馈至相关管理人员，并听取相关管理人员对评价和改进的意见和反馈。根据评价及反馈制定优化改进方案，持续进行评价和改进，形成一个不断改进—评价—改进的循环，解决提升运营管理水平，助力医院高质量发展。

一、全面预算管理评价结果的应用

1. 动态调整，贴合业务发展

某省重点公立中医院在运营管理评价中发现，后勤管理科室由于年初预算规划不合理，导致部分后勤保障业务开展受到限制；资产管理科室预算执行偏离较大，资产采购进度缓慢，影响医院医疗工作的开展。根据评价结果，医院启动预算动态调整机制。每季度对各科室的业务发展情况、预算执行进度进行全面评估，根据实际需求调整预算分配。

2. 严格考核，保障执行质量

为强化预算执行的严肃性，医院将预算执行情况纳入科室绩效考核体系。通过运营管理评价，对各科室的预算执行进度、资金使用效率等关键指标进行量化考核。对于预算执行良好、资金使用效率高的科室，在资源分配等方面给予倾斜；对预算执行不力的科室，进行扣罚处理，并减少下一年度的预算额度。

比如，在预算评价中，中药房通过合理安排采购计划、优化库存管理，不仅保障了药品供应，还降低了采购成本，预算执行效果显著。医院对中药房进行了表彰，并在次年增加了该科室的预算额度，以支持其开展新业务。相反，某临床科室因预算执行率过低，且资金使用存在浪费现象，在绩效考核中被扣分，其下一年度的预算额度也相应减少。

二、成本管理评价结果的应用

1. 精准分析，找准成本控制点

在运营管理评价过程中，医院通过全成本核算管理，对各科室的成本构成进行了深入剖析。结果显示，部分科室的耗材成本过高，如手术室在手术过程中存在耗材浪费现象；同时，能耗成本也是医院运营成本的重要组成部分，部分区域存在能源浪费问题。针对这些问题，医院采取了一系列针对性措施。在耗材管理方面，建立了耗材使用标准和审批制度，加强对耗材使用的监管，杜绝浪费现象。对于手术室，制定了详细的耗材使用规范，要求医护人员根据手术类型和患者情况合理选择耗材。在能耗管理方面，对医院的水电设施进行了节能改造，安装了智能电表和水表，实时监测能耗数据，及时发现并解决能源浪费问题。

2. 流程再造，降低运营成本

为进一步降低运营成本，医院结合全成本核算结果，对服务流程进行了优化。以住院患者的诊疗流程为例，通过分析发现，患者在检查检验环节等待时间过长，不仅影响了就医体验，还增加了医院的运营成本。基于这一分析结果，医院优化了检查检验流程，引入信息化管理系统，实现了检查检验申请、预约、报告查询的一站式服务。同时，合理调整了检查检验科室的布局和人员配置，提高了工作效率。通过这些措施，患者的检查检验等待时间大幅缩短，医院的运营成本也得到了有效控制。

三、绩效管理评价结果的应用

1. 优化指标，突出中医特色

在运营管理评价过程中，医院对现有的绩效指标体系进行了优化。除了保留传统的医疗质量、服务效率等指标外，增加了中医特色服务开展情况、中医经典理论运用等指标，引导医务人员积极开展中医特色诊疗服务。设立了中医特色诊疗服务奖，对在临床工作中运用中医经典理论和特色技术，取得良好治疗效果的科室和个人进行奖励。这一举措极大地激发了医务人员开展中医特色服务的积极性，医院的中医特色诊疗服务量得到了显著提升。

2. 结果应用，强化激励导向

将绩效管理结果与员工的薪酬待遇、职称晋升、评先评优等挂钩，充分发挥绩效激励的导向作用。通过运营管理评价，对绩效优秀的员工给予表彰和奖励，对绩效不佳的员工进行辅导和帮助，促进员工不断提升工作能力。在职称晋升过程中，优先考虑绩效突出的员工。一位中医师在临床工作中，不仅医疗质量高，患者满意度高，还积极开展中医科研工作，取得了多项科研成果。凭借出色的绩效表现，该中医师在职称晋升中脱颖而出，为其他员工树立了榜样。

四、内部控制管理评价结果的应用

1. 完善制度，防范管理风险

运营管理评价发现，医院在物资采购、项目审批等关键环节存在内部控制漏洞，容易引发廉政风险和管理风险。例如，在物资采购过程中，部分采购人员未严格按照采购流程操作，存在风险；在项目审批过程中，审批流程不规范，缺乏有效的监督机制。为堵塞这些漏洞，医院对内部控制制度进行了全面修订和完善。制定了详细的物资采购管理办法，明确了采购流程、审批权限和监督机制。同时，建立了项目审批委员会，对重大项目进行集体决策，确保决策的科学性和公正性。此外，加强了对员工的廉政教育和业务培训，提高了员工的廉洁意识和业务水平。

2. 强化监督，确保制度落地

为确保内部控制制度的有效执行，医院定期对各科室的内部控制执行情况进行检查。通过运营管理评价，对检查结果进行量化分析，及时发现存在的问题，并提出整改建议。某科室在设备维修过程中，未按照规定进行招标，存在违规操作行为。立即对该科室进行了通报批评，并要求其限期整改。同时，对相关责任人进行了严肃处理，起到了良好的警示作用。通过持续的监督检查，医院的内部控制制度得到了有效执行，管理风险得到了有效防范。

五、资产管理评价结果的应用

1. 清查盘点，摸清资产家底

在运营管理评价前，医院对资产进行了全面清查盘点。通过清查发现，部分设备存在闲置现象，如一些大型医疗设备因技术更新换代，使用频率较低；同时，部分资产账实不符，存在资产流失的风险。基于这一清查结果，医院建立了资产动态管理系统，对资产的购置、使用、报废等环节进行全程跟踪管理。对于闲置设备，通过内部调剂、对外租赁等方式，提高资产的使用效率。例如，将一台闲置的超声诊断仪调剂到设备调配中心，既满足了设备短缺科室的医疗需求，又提高了设备的利用率。对于账实不符的资产，进行了详细的核实和处理，确保资产的安全完整。

2. 科学规划，支持业务发展

根据运营管理评价结果，结合医院的业务发展需求，医院制定了科学合理的资产购置和更新计划。例如，随着医院中医肿瘤学科的发展，现有的诊疗设备已无法满足临床需求。医院通过多方调研和论证，购置了一批先进的肿瘤诊疗设备，如肿瘤标志物检测仪、肿瘤热疗仪等，为学科的发展提供了有力的支持。同时，医院还加强了对资产的维护保养管理，建立了资产维护档案，定期对资产进行维护保养，延长资产的使用寿命，降低资产的维修成本。

第五节　管理案例

L市中医医院内部控制评价的 PDCA 循环管理应用。

一、内部控制的内涵

（一）政策背景

1. 国家政策驱动：从"合规性"到"价值创造"

（1）《行政事业单位内部控制规范（试行）》 财政部正式印发了《行政事业单位内部控制规范（试行）》（财会〔2012〕21 号）（以下简称《规范》），标志着我国行政事业单位内部控制建设自此踏入了实质性操作的崭新阶段。目的在于通过构建一套科学、系统、规范的内部控制体系，切实加强行政事业单位的内部管理，有效防范各类风险，提高公共服务质量与资金使用效率。《规范》第六十三条明确规定"单位负责人应当指定专门部门或专人负责对单位内部控制的有效性进行评价并出具单位内部控制自我评价报告。"这一规定为行政事业单位内部控制评价工作的开展指明了责任主体与实施路径。

（2）《国务院办公厅关于推动公立医院高质量发展的意见》（2021） 明确提出"强化公立医院运营管理内部控制，防范财务、法律和廉政风险"，这一战略方向对于公立医院的稳健前行具有深远意义，与医院运营管理评价紧密相连。为切实强化公立医院运营管理内部控制，防范各类风险，需将运营管理评价作为重要抓手。建立健全科学完善的运营管理评价体系，明确评价指标、评价方法以及评价周期。

（3）《关于进一步加强公立医院内部控制建设的指导意见》（财会〔2023〕31 号） 提出，强化对公立医院内部控制的评价与监督，建立健全内部控制评价办法，定期对内部控制体系的建立与实施情况进行全面、深入的自我评价，科学、客观地评价内部控制的有效性。通过自我评价，及时发现内部控制存在的问题与不足，为持续改进提供依据。加强对内部控制评价结果的应用，将评价结果与医院绩效考核、干部任免、责任追究等挂钩，形成有效的激励约束机制，推动公立医院不断加强内部控制建设，持续提升运营管理水平。

2. 行业规范要求：中医药特色的内控标准细化

《关于印发公立医院内部控制管理办法的通知》（国卫财务发〔2020〕31号），紧密结合公立医院的运营特点与管理需求，进一步明确了公立医院内部控制评价工作的实施主体和内容。在实施主体方面，明确规定由内部审计部门或确定的牵头部门开展内部控制评价工作。内部审计部门作为医院内部监督的重要力量，具备专业的审计知识与技能，熟悉医院的运营流程与内部控制体系，能够从独立、客观的角度对内部控制的有效性进行评价。

《公立医院内部控制管理办法》还规定，公立医院可以自行组织或委托具备资质的第三方机构实施内部控制评价。自行组织评价具有熟悉医院内部情况、成本相对较低、沟通协调方便等优势。医院内部评价团队能够深入了解医院的历史沿革、文化氛围、管理模式以及业务流程细节，从而更精准地发现内部控制存在的问题。同时，在评价过程中能够及时与各部门进行沟通交流，获取一手信息，提高评价工作效率。而委托具备资质的第三方机构实施评价，则具有专业性强、独立性高、视角新颖等特点。第三方机构通常拥有丰富的行业经验、专业的评价方法与工具以及多元化的人才队伍，能够从外部视角对医院内部控制体系进行全面、深入的剖析，发现医院自身难以察觉的潜在风险与问题。

（二）实施的基础和必要性

1. **实施的基础**

（1）健全的内部控制体系构建　要实施有效的内部控制评价，首先需搭建一套健全的内部控制体系。这涵盖了从医院管理层到具体业务层面的全方位架构。在医院管理层，明确院领导班子、各职能科室等治理主体的职责权限，形成相互制衡又协同运作的决策与监督机制。例如，内部控制领导小组负责建立健全内部控制建设组织体系，审议内部控制组织机构设置及其职责；审议内部控制规章制度、建设方案、工作计划、工作报告等；组织内部控制文化培育，推动内部控制建设常态化。内部审计部门或确定其他部门牵头负责本单位风险评估和内部控制评价工作，制定相关制度；组织开展风险评估；制订内部控制评价方案并实施，编写评价报告等。内部纪检监察部门负责本单位廉政风险防控工作，建立廉政风险防控机制，开展内部权力运行监控；建立重点人员、重要岗位和关键环节廉政风险信息收集和评估等制度。在业务层面，针对预算管理、收支管理、政府采购、资产管理、建设项目管理、合同管理等，制定详细且规范的操作流程与控制措施。

（2）完善的信息系统支撑　现代公立医院高度依赖信息化手段进行运营管理，完善的信息系统是实施内部控制评价的重要基础。医院信息系统（HIS）、财务管理系统、物资管理系统、人力资源管理系统等各类信息系统需实现数据的互联互通与实时共享。完善的信息系统不仅提高了数据收集的准确性与效率，还能实现对业务流程的实时监控，及时发现潜在的内部控制缺陷。

（3）专业的人才队伍保障　具备专业知识与技能的人才队伍是实施内部控制评价的核心基础。内部控制评价工作涉及财务、审计、法律、医疗管理等多领域知识，需要专业人员运用科学的评价方法与工具开展工作。加强对评价团队成员的培训与继续教育，使其及时掌握最新的内部控制理论、法规政策以及行业最佳实践，不断提升专业素养与业务能力。

2. 实施的必要性

（1）有效防范风险　运营过程中面临着诸多风险，如财务风险、医疗风险、法律风险、廉政风险等，实施内部控制评价是有效防范这些风险的关键手段。在财务风险防范方面，通过内部控制评价，可审查医院财务预算的编制、执行与调整情况，评估资金筹集与使用的合理性与安全性，监控成本费用的控制效果，及时发现潜在的财务漏洞与风险点，如资金链断裂风险、成本失控风险等，并采取相应的改进措施，保障医院财务健康。对于医疗风险，内部控制评价可对医疗质量管理制度的执行情况进行评估，包括诊疗规范的遵循、医疗设备的维护、药品管理的合规性等，降低医疗事故发生率，保障患者安全。在法律风险防控上，评价医院在医疗服务、合同管理、医保政策执行等方面的合规性，避免因违法违规行为引发法律纠纷与经济损失。廉政风险方面，通过对物资采购、工程建设等重点领域的内部控制评价，防止腐败现象滋生，维护医院的良好形象与公信力。

（2）优化运营管理　内部控制评价有助于公立医院优化运营管理流程，提高管理效率。在评价过程中，对医院各项业务流程进行全面梳理与分析，发现流程中存在的繁琐环节、沟通障碍、职责不清等问题。通过内部控制评价，合理配置医院的人力、物力、财力资源，避免资源浪费，提高资源利用效率，如通过评估人力资源配置的合理性，优化人员岗位设置，实现人岗匹配，充分发挥员工的工作潜能，进而提升医院整体运营管理水平。

二、PDCA 循环管理的基本原理和步骤

PDCA 循环管理由美国质量管理专家休哈特博士提出，后经戴明采纳、宣传，获得普及，故又称戴明环。其核心在于将管理工作视为一个持续改进、螺旋上升的过程。PDCA 分别代表计划（plan）、执行（do）、检查（check）和行动（act）。

（1）P　计划（plan），明确目标与路径，明确目标与路径。

（2）D　执行（do），落地与数据收集按计划实施方案，并记录过程数据。

（3）C　检查（check），效果验证与差异分析，效果验证与差异分析。

（4）A　行动（act），标准化与迭代改进，固化有效措施，遗留问题进入下

一循环。

循环强调管理并非一次性的线性活动，而是通过不断重复这四个阶段，对各项工作进行逐步优化。在公立医院运营管理情境下，每一轮PDCA循环都基于上一轮循环的结果，对医院的内部控制体系、医疗服务质量、运营效率等方面进行调整与完善，促使医院管理水平持续提升（图9-2）。

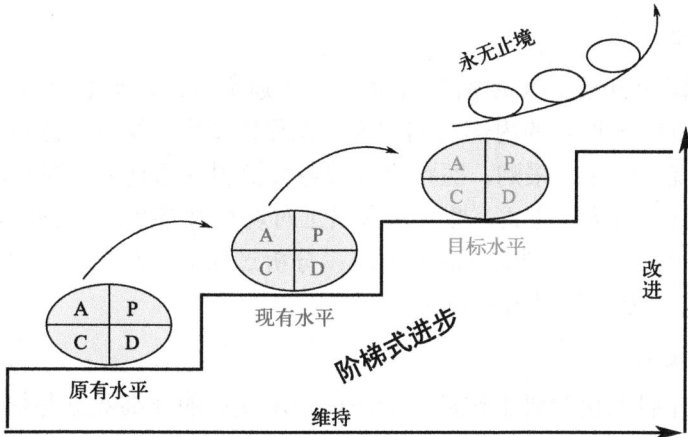

图9-2 PDCA循环管理模型

三、医院的内部控制情况

L市中医医院根据相关规定，编制《L市中医医院内部控制手册》（总篇）、《L市中医医院内部控制手册》（制度篇）、《L市中医医院内部控制手册》（流程篇）、《L市中医医院制度汇编》和《L市中医医院各级人员岗位职责》，在单位层面和业务层面等各方面建立了相关管理制度，管理制度基本涵盖了医院经营管理的主要方面。

（1）在单位层面 L市中医医院成立了内部控制小组，由医院院长、书记担任主任委员，内部控制办公室设在财务科，具体负责内部控制工作的前期部署、部门协调、进度跟踪、指导督促、宣传报道、信息报送等工作；内部控制监督小组设在审计科，作为医院内部控制管理工作监督部门，负责组织医院内部控制监督、评价工作。

（2）在业务层面 L市中医医院从预算管理、收支管理、政府采购管理、资产管理、建设项目管理、合同管理、医疗业务管理、科研项目和临床试验项目管理、教学管理、互联网诊疗管理、医联体管理、信息系统管理等方面入手，建立了一系列内控制度。合理设置内部控制岗位，明确划分职责权限，实施相应的分离措施，形成相互制约、相互监督的工作机制。内部控制监督部门定期或不定期对内控建立和执行情况进行监督检查。

四、内部控制评价的 PDCA 循环管理应用

（一）P：计划

1. 现状调研

在公立医院开展 PDCA 循环管理时，计划阶段的首要任务是全面调研现状。深入了解医院现有的内部控制制度、流程以及执行情况。通过查阅文档资料，梳理医院在财务、采购、医疗服务等各关键领域已制定的控制措施与规范；运用问卷调查、访谈等方式，收集医院员工对现有内部控制体系的认知与反馈，了解实际执行过程中遇到的问题与困难；分析过往的内部控制评价报告，掌握已发现的内部控制缺陷及改进情况。

2. 目标设定

在深入开展现状调研工作后，全面梳理所获取的详细数据与信息。紧密围绕医院既定的战略目标，深度契合医疗行业通行的规范标准，严格遵循外部监管部门所提出的各项要求，精准且系统地设定兼具明确性、可衡量性、可实现性、相关性及时限性的目标。

3. 制订方案

内部控制评价部门（审计科）在分析 L 市中医医院运营管理过程中的重要业务事项和高风险领域后，制订科学合理的工作方案，明确评价范围、工作任务、人员组织、评价方法、进度安排和费用预算等相关内容，组织相关人员实施。组建内部控制评价工作小组，评价工作组吸收 L 市中医医院熟悉情况的业务骨干、参与日常监控的负责人或其他管理人员参加。并聘请第三方机构或专家协助相关工作。评价工作组成员应具备独立性、业务胜任能力和职业道德素养。

评价工作组成员负责对各科室相关业务的流程和事项进行梳理，确定主要风险、关键环节和关键控制点，开展内部控制的评价工作。全院各科室先开展自查工作，结合部门的具体业务，及时反馈内部控制制度执行中的问题和情况。制定内部控制评价管理办法，确定评价方法、范围和目标等，明确各职能科室和岗位在评价中的职责和权限，形成内部控制工作闭环管理机制，奠定体制长效运作的制度保障。然后开展以评价工作组为主的全面评价工作，结合各科室的自查结果，通过个别访谈、专题讨论、调查问卷、穿行测试、控制测试、抽样调查、比较分析等方法。围绕设定的目标，制定详细的行动计划与方案。

（二）D：执行

1. 培训与宣传

方案制定完成后，便进入执行阶段。为了确保方案能够得到准确且高效的落实，首要任务是针对涉及的医院全体员工开展全面、深入的培训与宣贯活动。培训内容将涵盖方案的详细条款、实施细则以及预期目标，采用理论讲解、案例分析、模拟演练等多样化的方式，帮助员工充分理解方案内容。同时，通过一对一沟通、小组讨论等形式，明确每位员工在方案实施过程中的具体职责，确保责任到人，让每一位员工都清晰知晓自身工作对于整体方案推进的重要意义。通过医院内部公告、会议等形式，向全院员工宣贯优化后的药品采购内部控制流程，提高员工对新流程的认知度与配合度。

2. 具体实施

（1）各责任主体按照既定方案与时间节点，有序开展各项工作。各职能部门提交归口管理业务相关的现行各项规章制度，由内部控制评价小组组织专人，依据国家最新颁布的相关法律、法规、文件等结合各职能部门涉及的业务内容，对照各部门现行制度进行分析，查漏补缺。纳入评价范围的主要业务和事项包括预算管理、收支管理、政府采购管理、资产管理、建设项目管理、合同管理、医疗业务管理、科研项目和临床试验项目管理、教学管理、互联网诊疗管理、医联体管理、信息系统管理等。

（2）实施中综合考虑选择多种评价方法，获取充分、相关、可靠的证据对内部控制设计和运行的有效性进行评价。确定检查评价范围和重点后，开展现场测试，充分收集L市中医医院内部控制设计和运行是否有效的证据，按照评价的具体内容，如实填写评价工作底稿，研究分析内部控制缺陷。评价工作组汇总评价人员的工作底稿，认定内部控制缺陷，形成评价报告提交内部控制评价部门。内部控制评价部门对评价工作底稿及时归档。

（3）在执行过程中，注重收集员工与患者的反馈意见，及时解决出现的问题。召开沟通会，进一步了解各科室内部控制评价工作的进展和存在的问题，针对评价报告的撰写收集意见和建议。收集相关科室的自查报告，并报评价工作组进行整理汇总。

（三）C：检查

（1）内部控制评价与分析　在执行一段时间后，需对执行效果进行检查。对各职能部门的自评工作进行检查审核，在审阅各职能部门提供的业务流程支持性文档的基础上，综合运用评价方法对内部控制设计和运行的有效性进行检查测试，对各职能部门自评中发现的各类缺陷做重点测试，记录相关测试结果，评价相关内部控制设计与运行情况。

（2）效果评估与问题识别　　收集到的数据与预先设定的目标进行细致对比，从多个维度全面评估方案的执行效果。若发现实际成果未达到预期目标，便需运用系统分析方法，深入探究原因，从执行流程、外部环境变化等多方面识别存在的问题，为后续调整优化提供精准方向。例如，L 市中医医院虽然已建立绩效评价机制，但并非全过程预算绩效评价。不符合《公立医院内部控制管理办法》（国卫财务发〔2020〕31 号）第五章　业务层面的内部控制建设　第二十八条 预算业务内部控制"（五）强化对医疗、教学、科研、预防、基本建设等活动的预算约束，使预算管理贯穿医院业务活动全过程。强化预算绩效管理，建立'预算编制有目标、预算执行有监控、预算完成有评价、评价结果有反馈、反馈结果有应用'的全过程预算绩效管理机制"的相关规定。

（3）认定缺陷或风险　　内部控制评价工作组需要从定性和定量两方面判断是否构成内部控制缺陷。根据内部控制缺陷影响整体控制目标实现的严重程度，将内部控制缺陷分为一般缺陷、重要缺陷和重大缺陷。由于职能部门对归口管理的业务政策、信息掌握得更加全面、及时，判断更加到位，对于内控测试中发现的缺陷或风险，被评价职能部门提出异议的内容，评价组应和职能部门一起分析原因，找准风险控制点和风险控制措施。如果控制矩阵描述中的控制证据无法获得，或者职能部门提供的支持性文档记录无法充分证明控制内容存在或者有效，则考虑是否需要将该问题作为缺陷识别出来。同时提出制度、业务流程以及单据的修订和完善建议。

（4）内部控制评价报告　　包括引言、评价范围、依据与方法、评价过程、结果、改进建议及结论这些板块。引言点明背景和目的，如阐述医疗行业变化、监管要求下开展评价的必要性。评价范围广，涉及运营管理各关键领域与所有科室。依据相关法规及医院自身制度，方法多样，如文档审查、问卷调查、访谈、实地观察、数据分析，各有其作用。评价按 PDCA 循环的计划、执行、检查、处理阶段进行。结果从体系健全性、执行有效性方面说明，还汇总了缺陷。改进建议从完善制度、强化执行、优化流程、持续评价方面提出举措。结论为总结成果与不足，表达对提升管理水平的展望。

（四）A：行动

（1）经验总结与推广　　对于执行效果良好、达到或超过预期目标的部分，组织专项研讨会议，深度剖析其中的成功因素，从人员协作、流程优化、资源配置等多维度总结出可复制的成功经验。随后，借助院内培训讲座、内部通讯刊物、线上学习平台等多元化渠道，在医院内部进行全面推广。将成功经验固化到医院的管理制度与工作流程中，形成长效机制。对相关人员培训和教育，提高他们的内部控制意识和能力。

（2）问题整改与新计划制定　　针对检查中发现的问题，制定整改措施。对已发现的内部控制缺陷进行了全面分析和评估，明确了整改的优先级和紧迫性。

制定了详细的整改计划，包括整改目标、整改措施、整改时间表和责任人等，并严格执行。对整改过程进行了严格的监督和管理，确保整改工作的顺利进行。对整改效果进行了定期检查和评估，以确保整改措施的有效性。这些整改措施将被详细记录并系统规划，正式纳入下一轮 PDCA 循环的计划阶段，作为新一轮循环的重要起点与核心任务，以推动持续改进工作稳步推进。

五、结果成效

通过开展内部控制自我评价项目，公立医院能够向监管机构展示其内部控制体系的健全性与有效性，满足监管合规要求，避免因内部控制缺陷而面临监管处罚风险。同时，这也有助于监管机构全面了解公立医院的运营管理状况，为制定更具针对性的监管政策提供依据。

1. 财务风险管控

在 PDCA 循环驱动的内部控制评价作用下，医院财务风险防控取得突破性进展。通过计划阶段对财务流程的全面梳理，明确关键风险点。原 L 市中医医院收入管理相关制度设计有缺陷，电子票据已正式上线运行，但住院退费流程仍为原纸质发票的退费流程，原退费流程已不适用。不符合内控的适应性原则。内部控制应当符合国家有关规定和医院的实际情况，并随着外部环境的变化、医院经济活动的调整和管理要求的提高，不断修订和完善。通过评价发现问题并重新修订制度，并持续开展 PDCA 管理，加强收入管理。

2. 运营效率提升

PDCA 循环促使医院运营流程不断优化，运营效率显著提升。计划阶段，对现有运营流程进行全面审视，查找流程中的繁琐环节、沟通障碍与潜在风险点，设定流程优化目标，如缩短业务处理时间、提高资源利用率等。执行阶段，各部门积极实施流程优化方案，简化不必要的审批环节，加强部门间信息共享与协作。例如，原库房系统与财务系统数据不互通，药品盘点时存在部分药房的盘点账面数与财务账面数不一致的情况，且未能及时查明原因。评价后，及时完成信息系统的互联互通，提高资产盘点的效率。

3. 合规性增强

PDCA 内部控制评价有效增强了组织的合规性，提升了组织的信誉。计划阶段，深入研究法规政策要求，将合规目标融入内部控制体系，制定符合法规政策的业务操作规范与控制措施。执行阶段，各部门严格按照规范开展业务活动，确保各项工作符合法律法规与行业标准。例如，L 市中医医院部分制度散落于各套制度汇编中，若涉及多部门，会存在制度流转不畅，导致制度未能落实到位的情况。但是通过 PDCA 内部控制评价，将相互矛盾和落实不到位的制度逐步整改并进一步落实。

4. 内控体系完善

通过 PDCA 内部控制评价，内部控制体系的有效性得到持续提升。

（1）计划阶段　依据法规政策变化、组织战略调整以及风险评估结果，对内部控制制度进行全面审查与修订，确保制度的科学性与合理性。

（2）执行阶段　加强对内部控制制度的宣贯与培训，提高员工对制度的认知度与执行力，确保各项业务活动严格按照制度执行。例如，组织员工参加内部控制知识培训，开展制度执行情况的内部竞赛，强化员工的制度意识。

（3）检查阶段　采用多种评价方法，如内部审计、自我评价、外部审计等，对内部控制制度的执行情况进行全面检查，评估内部控制的有效性。如内部审计部门定期对关键业务流程进行审计，检查制度执行是否到位，是否存在内部控制缺陷。

（4）处理阶段　针对检查发现的内部控制缺陷，及时制定整改措施，明确整改责任与期限，跟踪整改落实情况。同时，将整改经验反馈到制度修订环节，进一步完善内部控制体系。

经过多轮 PDCA 循环，内部控制体系更加健全，内部控制缺陷数量减少，内部控制的有效性得到充分保障，为组织的稳健发展提供坚实支撑。

六、经验总结

从医院内部运营管理角度而言，内部控制自我评价项目是医院风险防控的关键手段。公立医院运营过程中面临着诸多风险，如财务风险、医疗风险、合规风险、信息安全风险等。通过内部控制自我评价，能够对医院各个业务环节进行风险识别、评估与应对。例如，在收支管理评价中，发现收费流程存在漏洞，可能导致收入流失风险，通过及时完善收费管理制度，加强收费人员培训，安装先进的收费管理系统等措施，有效防范财务风险。

内部控制自我评价项目是完善医院内部控制体系、提升管理效率的重要途径。在评价过程中，通过对内部控制制度的审查、流程的梳理以及实际执行情况的检查，能够发现内部控制体系存在的缺陷与不足。例如，发现采购管理制度中对供应商资质审核流程不够严谨，可能导致采购到不合格物资的风险，通过修订采购管理制度，细化供应商资质审核标准与流程，建立供应商库动态管理机制等措施，完善内部控制体系。同时，优化后的内部控制体系能够简化管理流程，减少不必要的审批环节，提高信息传递速度，从而提升医院整体管理效率。例如，通过优化合同管理流程，采用信息化合同管理系统，实现合同起草、审批、签订、执行、归档的全过程信息化管理，大大缩短合同审批周期，提高合同管理效率，进而促进医院各项业务的高效开展。

1. 精心筹备，明确方向

医院在开展 PDCA 内部控制评价之初，应组建一支跨部门的专业团队。成员涵盖财务、审计、医疗管理、信息等多个领域的骨干人员。财务人员凭借专业知识，能精准识别财务流程中的风险点，如预算编制不合理、费用报销审核漏洞等；审计人员擅长运用审计方法，对内部控制的有效性进行评估；医疗管理人员熟悉医院核心业务，能从医疗服务流程、医疗质量管控等方面提出关键问题；信息人员则负责保障评价过程中的数据收集与分析工作，确保数据的准确性与及时性。通过多领域专业人员的协同合作，为内部控制评价奠定坚实基础。

2. 各部门高效协同，有效沟通

内部控制五要素之一就是信息与沟通，单个业务流程往往需要各个部门参与配合才能完成，而许多内部控制缺陷出现在部门与部门的衔接环节，这就要求注重评价小组与被评价职能部门之间、业务主管部门与归口管理部门之间以及员工之间的信息交流与沟通，取得理解和配合，获得可靠和充分的信息，提高工作效率，形成跨部门的高效协同机制。内部控制评价报告提交之前，内部控制评价工作小组应与各职能部门负责人就业务流程发现的缺陷或风险以及潜在的问题及时交流，达成一致见解，从而促进评价结果得到有效落实，实现医院价值管理的目标。

3. 加强内部控制的培训教育

在推进内控评价时，尤其在初始启动阶段，需要对培训高度重视，应定期组织召开内部控制管理及评价相关的专题培训，培训方式可以聘请外部内部控制专家授课或组织医院内部控制制度的学习等，让参与内部控制评价的各级人员对内部控制工作有相对清晰的了解，为后续工作的推进打下基础。组织全院范围的内部控制培训，邀请专家对 PDCA 循环理念、内部控制制度以及评价方案进行深入解读。通过案例分析、现场演示等方式，让员工理解内部控制的重要性以及自身在其中的职责。

4. 建立内部控制有效性验证机制

内部控制评价的关键意义在于评价结果的运用。内部控制评价梳理出的管理建议需要经过确认并反馈意见，反馈信息包括整改时间或期限、整改预期效果。同时，积极探索建立内部控制有效性验证机制，充分利用外部监督检查和审计的结果，发现和验证内部控制存在的问题，与审计问题整改工作进一步结合，从而促进医院内部管理水平的提升。建立整改跟踪机制，定期对整改情况进行检查与评估。整改责任部门定期向内部控制评价工作小组汇报整改进展，确保整改工作按计划推进。对于整改不力的部门与个人进行问责，督促其加快整改步伐。同时，对整改效果进行验证，通过再次检查、数据分析等方式，确认问题是否得到有效解决。例如，在费用报销审核制度整改完成后，财务部门对后续三个月的费用报销情况进行跟踪检查，统计审核准确率，确保整改措施落实到位。

参考文献

[1] 徐元元，田立启，操礼庆，等．医院经济运行精细化管理 [M]. 北京：企业管理出版社，2014.

[2] 张庆龙，王洁，陈冲，等．公立医院运营管理 [M]. 北京：中国时代经济出版社，2022.

[3] 林青，董政军，王宏斌，等．公立医院采购管理实务 [M]. 上海：上海大学出版社，2022.

[4] 中国总会计师协会卫生健康分会．公立医疗机构经济管理年优秀案例集 [M]. 北京：中国财政经济出版社，2023.

[5] 贾凯．医保控费下的公立医院运营管理研究与实践 [J]. 会计之友，2023，（07）：63-68.

[6] 陆阳，杨林，戴剑峰，等．公立医院运营管理背景下医疗设备降本增效实践探索 [J]. 中国医院，2023，27（06）：98-101.

[7] 许菲斐，师韵．公益性视角下某医院运营管理评价体系构建 [J]. 中国医院，2023，27（05）：5-8.

[8] 乔伟，张冬青，蒋琳，等．公立医院"一院多区"运营绩效考评机制优化与思考 [J]. 中国医院管理，2023，43（02）：18-20.

[9] 尼燕，廖钧，肖谦，等．参数分配法 DIP 成本核算在公立医院精益运营管理中的应用探索 [J]. 中国卫生经济，2023，42（10）：60-64，70.

[10] 操礼庆，赵昕昱，程煜华，等．基于 ODR 的 A 医院智慧财务与运营管理信息化建设 [J]. 财务与会计，2023，（10）：31-33.

[11] 支帅蔚，邓勇．新形势下公立医院运营管理问题分析与对策探讨 [J]. 中国医院，2023，27（05）：1-4.

[12] 杨慧．医保支付改革下公立医院的运营管理 [J]. 山西财经大学学报，2023，45（S1）：49-51.

[13] 杨慧，刘妍．加强公立医院运营管理的几点建议 [J]. 财务与会计，2023，（05）：82-83.

[14] 苏梅英．公立医院 A 运营管理体系构建路径 [J]. 财务与会计，2023，（01）：66.

[15] 王素贤，郭智萍，赵要军，等．我国公立医院运营管理演变历程与发展趋势研究 [J]. 中国医院管理，2025，45（03）：15-17，27.

[16] 郭梓旭，郭智萍，赵要军，等．公立医院运营助理服务模式比较研究 [J]. 中国医院管理，2025，45（03）：18-21.

[17] 孙亚娟．绩效管理与中医医院收入结构优化 [J]. 山西财经大学学报，2024，46（S2）：188-190.

[18] 刘冀，钟琼娥．以高质量发展为导向的医院精细化绩效管理实践 [J]. 卫生经济研究，2024，41（09）：83-86.

[19] 石志学，孙经杰，盛森，等．公立中医医院运营管理评价指标体系构建与应用 [J]. 中国医院，2024，28（08）：78-81.

[20] 张琼，唐洛秋．基于 DRG 的公立医院综合绩效管理体系构建 [J]. 卫生经济研究，2024，41（04）：72-75，80.

[21] 王松堂，李宏英，张冬青，等．公立医院临床科室高质量精益运营指标体系构建 [J]. 中国医院，2023，27（08）：82-84.

[22] 沈杨，孙杰，叶青，等．"国考"背景下某公立医院绩效管理探索实践 [J]. 中国医院，2023，27（08）：95-98.

[23] 郑胜寒，陈新平．公立医院运营管理模式研究 [J]. 卫生经济研究，2023，40（04）：77-79，83.

[24] 龙岳华，徐甜甜，李姗姗，等．基于 RBRVS 与 DIP 的三级公立医院绩效管理改进策略研究 [J]. 卫生经济研究，2023，40（01）：82-85.

[25] 宋雄，倪君文．基于高质量发展的公立医院运营管理目标定位及策略 [J]. 中国医院管理，2022，42（08）：78-80.

[26] 王文天，姜增誉，张芳，等．专科运营助理模式下公立医院绩效考核管理探索 [J]. 中国卫生经济，2022，41（02）：57-60.

[27] 张钰婉，谈在祥．DRG 支付背景下公立医院运营管理问题与对策研究 [J]. 中国医院管理，2022，42（01）：49-52，56.

[28] 王志成，周筱琪，孙鹏南．基于协同理论的公立医院运营管理组织体系构建 [J]. 中国医院管理，2021，41（12）：57-59，63.

[29] 焦贵荣．基于 DRGs 付费的公立医院内部绩效管理体系构建 [J]. 会计之友，2021，（24）：65-73.

[30] 史金秀，周常蓉，戴小喆，等．医院运营管理的政策梳理、主要模式与实践探索 [J]. 中国卫生经济，2021，40（08）：74-77.

[31] 刘雅娟，黄玲萍．XH 医院"组团式"临床专科运营助理改革实践探索 [J]. 中国医院，2021，25（07）：65-67.

[32] 潘佳佳，王长青，张文良，等．价值医疗视角下中医医院 DRG 综合运营管理方案探索 [J]. 中国卫生经济，2021，40（06）：77-81.

[33] 陈旭，赵昕昱，姚盛楠，等．基于业财融合的公立医院运营管理体系研究 [J]. 卫生经济研究，2021，38（06）：66-68.

[34] 张明，喻丹，李敏，等."十四五"时期医保支付方式改革对我国公立医院经济运营的影响与思考 [J]. 中国医院管理，2021，41（03）：18-20，25.

[35] 杨棋，庚硕，刘瑾，等.公立医院 RBRVS 与 DRG 管理工具结合应用的思考——基于绩效管理视角 [J]. 卫生经济研究，2021，38（03）：57-58，62.

[36] 操礼庆，赵昕昱，陈旭，等.业财融合背景下公立医院运营管理现状研究 [J]. 卫生经济研究，2021，38（03）：70-72，76.

[37] 秦伟娜. DRG 付费下医院业财融合智慧成本管理体系构建 [J]. 财会通讯，2023，（10）：171-176.

[38] 王琳. DRG 和 DIP 付费方式下全成本管理体系研究 [J]. 会计之友，2023，（07）：69-74.

[39] 李青，于波，王志刚，等. 基于 DRG 再分解指标构建临床科室绩效评价体系 [J]. 中国医院，2023，27（02）：52-55.

[40] 邱英，王俊翔，詹俐，等. 政府会计制度改革下公立医院预算绩效管理评价体系探析 [J]. 中国医院，2023，27（11）：11-15.

[41] 孙燕超，李昭旭，赵鹏军. 复杂自适应系统理论视角下公立医院绩效评价体系探讨 [J]. 中国医院管理，2023，43（09）：57-59.

[42] 孟冬军，谭华伟. 公立医院预算绩效评价指标体系构建研究——基于层次分析法 [J]. 卫生经济研究，2023，40（06）：82-87.

[43] 王滨，张刚，姜晶，等. 某妇幼保健院整合 RBRVS 和 DRGs 构建妇幼保健机构绩效评价体系 [J]. 中国医院，2023，27（05）：93-96.

[44] 姚莉，彭俊英，熊佩，等. 公立医院智慧财务建设绩效评价体系研究 [J]. 中国卫生经济，2023，42（03）：82-86.

[45] 黄橙紫. 公立医院整体支出绩效评价指标体系构建 [J]. 会计之友，2023，（01）：101-106.

[46] 韩传恩. 公立医院绩效管理的实践与 DRG 应用探索 [J]. 中国医院管理，2021，41（01）：74-76.

[47] 蔡媛青，郑函，王文娟. 基于协同理论的公立医院全面预算绩效管理实证研究 [J]. 中国卫生经济，2020，39（09）：5-8.

[48] 谢世堂，王虎峰. 绩效管理如何驱动公立医院管理能力跨越发展——基于 DRGs 的案例分析 [J]. 中国卫生政策研究，2020，13（08）：23-30.

[49] 张培林，颜维华，高小玲，等. 基于 RBRVS 的公立医院内部绩效管理指标体系研究 [J]. 卫生经济研究，2019，36（12）：14-17.

[50] 倪君文，王贤吉，杨中浩，等. 公立医院临床科室运营助理设置的探索与思考 [J]. 中国医院管理，2019，39（07）：78-80.

[51] 刘利，武爱文，王楠，等. 基于 RBRVS 和 KPI 的医院科室绩效管理实践与思考 [J]. 中国医院管理，2018，38（05）：72-74.

[52] 李舒丹，陈阳，江婷，等．DRGs应用于医院内部绩效管理的述评与思考[J]．卫生经济研究，2017，（05）：69-71.

[53] 郑大喜．基于管理会计视角的公立医院经济运营分析[J]．中国卫生经济，2016，35（12）：110-113.

[54] 奚晓鸣，田志宏，吴迎新．BSC架构下的公立医院绩效管理体系研究[J]．天津大学学报（社会科学版），2016，18（04）：314-317.

[55] 唐庆华，张际，王净，等．PDCA循环法在医院绩效管理中的应用研究[J]．重庆医学，2015，44（12）：1713-1715.

[56] 李德勤，张同建．基于平衡计分卡的公立医院绩效管理体系研究[J]．会计之友，2012，（03）：77-79.

[57] 毛静馥，张久明．医院绩效管理的基本要素及其应用[J]．中国医院管理，2004，（05）：13-15.

[58] 庞玉成，于晓铭．医院EPC项目业主方风险评价体系研究[J]．建筑经济，2023，44（10）：26-32.

[59] 苏昱霖，邓睿淇．基于"业、技、管、审"四融合的公立医院信息系统全生命周期跟踪审计评价体系构建研究[J]．中国卫生经济，2023，42（10）：75-79，84.

[60] 杨旭丽，吴君，吴玮斌，等．基于定量指标的医疗质量评价体系对比分析[J]．中国医院管理，2023，43（09）：13-18.

[61] 杨玲，翁衡，肖波，等．公立中医医院高质量发展评价指标体系研究[J]．实用医学杂志，2023，39（15）：2004-2012.

[62] 尹璐，熊兴江，石伯伦，等．基于德尔菲法的公立中医医院高质量发展评价体系研究[J]．中国医院，2023，27（04）：24-27.

[63] 俞燕，戈彦丁．公立医院内部控制建设评价问题及对策探析[J]．会计之友，2023，（07）：81-86.

[64] 那晓红，江其玫，田晋瑜．高质量发展背景下公立医院全面预算管理探讨[J]．中国医院，2023，27（11）：1-5.

[65] 洪巍，陈微云，尼燕，等．公立医院全面预算管理建设现状研究[J]．中国医院，2023，27（11）：6-10.

[66] 何慧莹，张萍，费凡，等．DIP支付模式下公立医院预算精细化编制路径研究[J]．中国医院，2023，27（11）：16-20.

[67] 陈思．项目库管理在公立医院预算管理体系中的关键意义[J]．卫生经济研究，2023，40（11）：88-90.

[68] 高梅，周琳彦．高质量发展背景下公立医院全面预算管理的实践思考[J]．卫生经济研究，2023，40（10）：90-93.

[69] 杨少春．资源全生命周期管理视角下公立医院全面预算管理体系建设探索[J]．中国医院管理，2023，43（07）：60-63.

[70] 张文东．公立医院战略预算管理体系建设初探 [J]. 卫生经济研究，2023，40（03）：90-93.

[71] 夏鲁婧．以预算管理助力公立医院高质量发展的建议 [J]. 财务与会计，2023，（03）：70-71.

[72] 戴笑韫，李春梅，王振宇．精益管理视域下医院全面预算管理的实践 [J]. 中国卫生经济，2023，42（01）：65-68.

[73] 陈勇，贾晓倩，牛雨婷，等．DRG 支付方式下分级诊疗现状与策略研究 [J]. 中国医院，2023，27（10）：44-48.

[74] 许树强，张铁山．信息化赋能公立医院高质量发展 [J]. 中国医院，2023，27（07）：1-3.

[75] 许昌，孙逸凡，董四平，等．智慧医院建设促进公立医院高质量发展的思考 [J]. 中国医院管理，2023，43（01）：10-13.